의료기기운용

공학박사 나 승 권 저

도서출판 상 학 당

머리말

Preface

높은 전압 자체도 위험한 것이지만 인체에 위험한 영향을 주는 것은 실질적으로 전류이며, 수[μA]에서 수[mA]의 전류가 인체 내에 흐르게 되면 심한 경우 심장에 쇼크를 주어 심장박동이 멈추는 치명적인 사고를 발생시킨다. 특히 외부의 충격에 대해 면역력과 반응이 약해진 환자의 경우 그 위험도는 몇 배로 높아지게 된다.

따라서 이러한 사고를 보다 철저히 예방하기 위해 전기는 물론 생체와 접촉하는 의료기기의 재질, 방사선과 같이 환자와 접촉되거나 에너지가 투과되는 모든 의료기기의 안전에 대해 법규화가 필요한 것이다. 의료분야에서 최우선 순위는 항상 안전이며, 병원에서 근무하는 의료인은 물론 의료기기를 설계하는 개발자들은 항상 의료안전에 대한 법규를 충분히 숙지하여야 한다.

또한 의공인들은 다양한 의료기기들에 대해 각각의 구현된 원리와 정확한 사용법을 숙지하여야 하며, 어떤 의학적 지식을 적용하고 계측할 대상에 따라 어떻게 의료기기를 운용해야 할지 명확히 알고 있어야 한다. 이 교재는 바로 이 점에 역점을 두었다. 현대의학에서는 의료정보의 중요성이 대두하고 있으며, 이런 정보들의 데이터화는 좀 더 나은 품질의 의료 서비스를 의료인들이 제공하도록 도움을 줄 것이다.

이 책의 내용을 보면 의료정보학, 의료기기, 안전 및 법규에 대하여 다루었으며, 내용을 쉽게 풀이하여 설명하려고 노력하였으므로 초보자들도 이해하기 쉬울 것이다. 또한 이해하기 쉽게 하기 위해 그림에 설명과 한글화 발음을 표기하여 넣었으며, 사용된 의학용어나 영문 단어는 모두 한글용어를 병용 표기하였고, 한글화된 발음기호도 표기하여 실제 사용에 불편함이 없도록 노력하였다. 모든 내용은 최대한 쉽게 쓰려고 노력하였으며, 이 책을 지침삼아 의공학을 공부하는 수험생이나 의공인들에게 많은 도움이 되어 의공학 분야의 핵심 인재가 되길 기원합니다.

끝으로 의공학을 전공하는 이들에게 진정으로 학습에 도움이 되는 책이 되길 바라며 집필 중 많은 고심에도 손길이 미치지 못한 곳은 계속해서 보완할 것이다.

마지막으로 출판과정에 도움을 주신 도서출판 상학당 남승우 사장님과 이 책에 관심과 애정을 주신 모든 분께 감사의 말씀을 전한다.

공학박사 나 승 권 씀

차 례

Contents

제 1 장 의료정보학

제2장 의료기기

제 1장

의료정보학

01 의료정보학 개론

02 컴퓨터 기초

01 의료정보학 개론

제1절 의료정보학의 개념 및 컴퓨터 개론

의료정보학이란 의료에 정보기술을 접목시킴으로써 의학교육, 의학연구, 환자의 진료, 의료경영에 필요한 각종 의료정보를 효율적으로 시스템을 개발하고 체계화하여 관리하고 평가하는 것을 말하며 이를 응용하는 방법에는 컴퓨터와 통신기술을 실제 임상에 어떻게 쓰이는가를 말하는 것이다.

의료정보학의 범위는 의료와 공학인 정보기술을 접목함으로써 기술적 방법을 인식한 후 컴퓨터 모델과 공식을 사용하여 실험을 거친 결과를 부여하는 컴퓨터 처리시스템을 구축한 후 과학적 측면과 평가하는 기술적 측면이 있다. 따라서 의료정보학 인지과학, 정보과학 및 컴퓨터과학, 교육심리학 등이 포함된 복합적인 학문이라 할 수 있다.

1. 의료정보학의 목표(미국의료정보협회 권고)

표 1-1 ◦ 의료정보학의 목표

분 야	내 용
컴퓨터 조작방법	일반 개인용 컴퓨터의 조작방법 및 각종 소프트웨어 사용 및 활용법을 습득한다.
통 신	다른 유관기관 혹은 정보원을 접근하기 위한 전자통신망의 이용방법을 습득한다.
정보의 검색과 관리	전산화된 정보 데이터베이스로부터 정보를 검색하고 관리할 수 있는 능력 배양을 습득한다.
컴퓨터 보조학습(Computer aided learning : 컴퓨터 에이디드 러닝)	평생교육을 위한 컴퓨터 보조학습장치를 선택하고 활용하는 방안을 제시한다.
환자관리와 의사결정	환자관리를 위하여 데이터베이스와 통계 프로그램을 사용하는 방법을 습득하고 의사결정에 도움을 줄 수 있도록 한다.
의료사무관리	병원사무관리에 컴퓨터를 활용하는 방안을 강구한다.
병원정보 시스템 (Hospital Information System(HIS) : 호스피틀 인포메이션 시스템)	병원업무의 전산화에 대한 이해와 환자진료에 정보 시스템 활용방안을 제시한다.

미국의료정보협회(America Medical Informatics Association(AMIA) : 아메리카 메디컬 인포매틱스 어소시에이션)는 의료관리에 있어 발생될 수 있는 여러 가지 형태의 문제점을 의료정보학의 관점에서 파악하고 분석하여 그 문제점을 해결할 수 있는 능력을 키우기 위해 최소한 7개 분야가 목표에 포함되어야 한다고 권고하였고, 표 1-1과 같은 목표를 제시하고 있다.

2. 의료정보의 종류 및 형태

의료정보는 의료인을 위한 의학정보를 말하는 것이지만 현재의 의료정보는 소비자뿐만 아니라 의료 전반에 관한 정보를 말한다. 표 1-2는 의료정보를 종류 및 형태로 나누어 나타낸 것이다.

표 1-2 ● 의료정보의 종류 및 형태

의료정보의 종류	의료정보의 형태
임상정보	**의무기록**(차트, 슬립), 각종 **병리검사**(Lab) **결과**(혈액검사, 조직검사, 가검물검사 등), **생체신호**[ECG(Electrocardiography : 일렉트로카디오그라피 : 심전도), EEG(Electroencephalography : 일렉트로인서퍼러그라피 : 뇌전도), EMG(electromyograph : 일렉트로마이어그래프 : 근전도), EGG(Electrogastrogram : 일렉트로개스트로그램 : 위전도), EOG(Electrooculography : 일렉트로아크룰러그래피 : 전기 안구법), SpO_2, 혈류량, 호흡 등], **의학영상**[X-Ray, MRI(Magnetic Resonance Image : 마그네틱 리소넌스 이미지), CT(Computerized Tomography : 컴퓨터라이즈드 터마그래피), 초음파, PET(Position Emission Tomography : 포지션 이미션 터마그래피), G선 영상, 도플러 혈관촬영, DR(Digital Radiography : 디지털 라디오그래피) 등이다.
병원관리	병원경영정보, 의약품관리, 의료기기관리
보건복지 및 의료통계	출생률, 사망률, 전염병 발생률, 의료보험, 질병통제, 의약품 및 의료기 데이터베이스, 임상실험관리 데이터베이스
보건의료망	Telemedicine(텔레메디신), Medi-net(메디－넷), Medline(메드라인)
컴퓨터 보조교육	CAL(Computer Aided Learning : 컴퓨터 에이드 러닝) : 컴퓨터를 이용한 의학교육, CBT(Computer-based Testing : 컴퓨터 베이스드 테스팅)

3. 의료정보학의 역사

의료정보학이란 용어는 1960년대 말 유럽에서 사용되기 시작하였고 기타 지역으로 전파되었다. 미국에서 의료 환경에 컴퓨터를 도입하기 시작하여 발전의 가속화를 가져왔으며 1990년대 인터넷의 사용으로 사용자 중심 시스템으로 성장하였다. 또한, 21세기에 들어와서는 인터넷의 급격한 발전으로 원격/재택진료, 멀티미디어 환경을 이용한 **전자의무기록**(Electronic Medical Record : 일렉트로닉 메디컬 레코드 : EMR)이 사용되고 있다. 의료정보화의 발전단계를 그림 1-1에서 설명하였다.

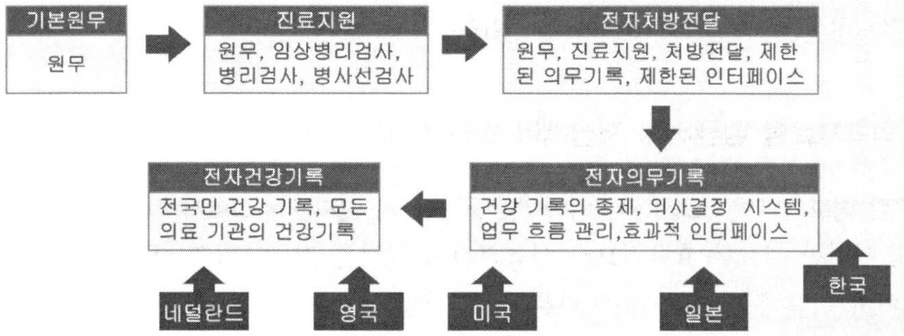

그림 1-1 ● 의료정보화의 발전단계

제 2 절 용어 및 분류체계

1. 필요성

일반적으로 환자진료기록의 자료는 차트화된 문서로 작성, 보관되어 왔고 대부분 문자나 검사 결과의 수치로 작성되어 차트화로 보관되어 왔다. 환자진료의 기록은 치료, 예방, 진단, 검사, 수술 등 환자관리에 쓰였으나, 다른 전공의의 손으로 쓴 의무기록 차트를 이용하여 병력을 재구성하려면 많은 어려움이 따랐다. 그 이유는 의학용어가 쓰는 사람의 주관에 따라 부정확하게 쓰이거나 약어와 라전어로 모호하게 쓰일 수 있기 때문이다.

약어와 라전어로 모호하게 쓰인 차트는 의료인의 의사소통에 크게 지장이 되지는 않지만 의학연구와 진료와 처방에 컴퓨터를 사용하는 데 커다란 장애요인으로 작용한다. 그러므로 역학, 임상연구, 의학적 의사결정, 문헌정리, 공중보건 등에 필요한 정보를 수집하고 연구하는 데 많은 문제점을 가지고 있다. 약어와 라전어로 모호하게 쓰인 문제점을 해결하기 위해 필요한 것이 모호성을 제거하고 코딩 시스템의 도입 및 어휘를 표준화하는 분류가 필요하다.

2. 의학자료를 코딩함으로써 얻을 수 있는 이득

코딩은 정보를 데이터 처리장치가 받아들일 수 있는 기호로 변환시키는 것으로 자료를 효율적으로 분류할 수 있다. 다음은 의학자료 코딩의 장점을 나타낸 것이다.

① 데이터가 양적으로 감소한다.
② 의사결정지원 시스템(전문가 시스템)과의 연계가 쉬워진다.

③ 어휘의 표준화가 되며 데이터 접근성의 향상된다.
④ 의학통계 및 연구가 쉬워지며 비용절감의 효과가 있다.

3. 의학자료를 컴퓨터에 저장해야 하는 이유

자료란 정보의 자원으로서 관찰이나 측정을 통해서 인지된 사실로서 정리되지 않은 데이터를 말한다. 어떠한 자료를 효율적으로 사용하기 위해서는 정보로의 탈바꿈이 필요하다. 의료자료 역시 다음과 같은 이유로 컴퓨터에 저장해야 한다.

① 효율적인 환자관리를 위함과 역학조사를 포함한 의학연구를 위해서이다.
② 의료의 질적인 관리를 위해서이다(동일한 치료결과 기대, 의사소통 관리, 통찰력 증대, 타 의료기관과 자료분석 비교한다).
③ 병원계획 수립 및 경영자료 제공을 위해서이다.

4. 자료전산화의 구성요소

자료전산화의 구성요소는 임상정보 시스템, 원무정보 시스템, 자료보관 시스템이 있으며 각각의 세부적인 내용은 표 1-3과 같다.

표 1-3 • 자료전산화의 구성요소

자료전산화 구성요소	자료전산화 구성요소 설명
임상정보 시스템	환자치료 자료를 관리하는 시스템이다.
원무정보 시스템	환자의 인적사항, 진료비 등의 정보를 관리하는 시스템이다.
자료보관 시스템	일정 기간이 지난 환자의 진료정보를 별도로 보관하는 시스템이다.

5. 의료정보학 용어 및 분류체계방법

의학자료 분류란 대상을 종류에 따라 나누는 방법으로 공통성에 따라 세분화하여 더 이상 나눌 수 없는 개체의 하나까지 차례로 나누어 단계를 확고히 함으로써 체계화하는 것이다. 자료분류의 대표적인 예는 표 1-4와 같다.

(1) 국제질병분류

국제질병분류(International Classification of Disease(ICD) : 인터내셔널 클레서피케이션 오브 디지즈)는 환자기록을 추출해내기 위한 원형적인 코드체계이다. 초판은 1900년에 나왔으며, 약

표 1-4 • 자료 분류방법

의학자료 분류방법	의학자료 분류방법 설명
DRG(Diagnosis-Related Group : 다이어그노시스-릴레이티드 그룹)	입원환자를 분류한다.
ICD(International Classification of Disease : 인터내셔널 클래서피케이션 오브 디지즈)	병분류용, 진단용어의 코드화를 목적으로 WHO에서 관리한다.
UMLS(Unified Medical Language System : 유니파이드 메디컬 랭귀지 시스템)	문헌, 환자기록 등을 통합적으로 검색한다.
SNOP(Systematized Nomenclature of Pathology : 시스터머타이즈 노우먼클레이쳐 오브 퍼솔로지)	병리학을 검색한다.
SNOMED(Systematized Nomenclature of Medicine : 시스터머타이즈 노우먼클레이쳐 오브 메디신)	각종 병리학에 필요한 항목들을 분류한다.
MESH(Medical Subject Headings : 메디컬 서브젝트 헤딩스)	국제적인 의학문헌을 색인한다.
ICPM(International Classification of Procedures in Medicine : 인터내셔널 클래서피케이션 오브 프러시저스 인 메디슨)	• 예방, 진단, 검사, 수술, 기타 치료과정에 대한 내용이다. • 독일, 네덜란드에서는 의료보험 청구나 관리에 필수적인 요소이다.
RCC(Read Clinical Classification : 리드 클리니컬 클래서피케이션)	• 1980년 영국 의사 James Read(제임스 리드)에 의해 만들어졌다. • 전자의무기록(EMR)을 위하여 만들어졌다. • 환자기록을 표현하기 위한 거의 모든 용어를 포함한다. • 거의 모든 표준 분류와 교차확인 가능하다.
ATC(Anatomic Therapeutic Chemical Code : 애너토믹 세라퓨틱 케미컬 코드)	• 약제의 체계적이고 계층 구조적으로 분류한다. • 약제이용연구의 WHO 표준이다.
CPT(Current Procedural Terminology : 커런트 프로시저럴 터미널로지)	치료비에 의거한 진단과 치료과정을 정의(미국에서 많이 사용)한다.
ICPC(International Classification of Primary Care : 인터내셔널 클래서피케이션 오브 프라이메리 케어)	외래, 입원, 수술 등 임상적인 상황을 코드화하는 데 사용한다.
의료정보화에서 표준 용어집 사용	• 시스템의 목적/용도(진단용/의료보험 청구용/연구용)에 따라 선택한다. • 전산환경에 얼마나 적합한가? (DB회, 전문가 시스템 활용, 동세)

10년마다 개정안이 나오고 세계보건기구(World Health Organization(WHO) : 월드 헬스 오르가니제이션)를 관리하고 있다. 하지만 많은 의무기록들은 아직도 ICD-9나 ICD-9-CM을 기초로 하고 있다.

ICD는 3자리 코드의 핵심분류로 구성되어 있는데, 이는 세계보건기구에게 사망통계를 보고하는 데 필요한 통계의 최소 요구사항이다. 선택자리인 마지막 4번째 자리는 좀 더 자세한 단계를 가진다. 남은 모든 단계에서 0에서 7까지는 상세 설명으로 쓰이고 숫자 8은 그 밖의 여러 가지 사례에 대비하여 두었고, 숫자 9는 특정화하지 않은 코드화에 사용한다.

ICD는 진단용어의 코드화를 목적으로 만들어졌지만 ICD-9나 ICD-10은 다른 의학용어 외에 다른 목적을 위한 확장성을 가지고 있다.

> ㉠ ICD-9에서 "V"로 시작하는 코드를 가지고 있는데 이는 어떤 사람의 방문이유나 건강상태를 표시하기 위함이다. "E"로 시작하는 코드들은 사망요인이 외부라는 것을 의미한다. "M"으로 시작하는 코드들은 신생물의 형태학에 대한 명명법에서 종양형태를 의미한다.

ICD-9와 ICD-10의 질병코드는 장(Chapter : 첍터)으로 그룹화되어 있다. ICD-9에서는 감염과 기생충 질환은 3자리 숫자코드인 001부터 139로 코드화되어 있다. ICD-10에서는 문자 A 또는 B로 시작되는 코드로 확장되어 숫자가 다시 매겨졌다. 결핵은 ICD-9에서 010부터 018을 사용했지만 ICD-10에서는 A16, A19를 사용한다. 4자릿수와 선택사항으로 5자릿수를 사용하면 보다 복잡한 사항을 코드화할 수 있다.

(2) 체계화된 의학 및 수의학용 명명법

체계화된 의학 및 수의학용 명명법(Systematized Nomenclature of Human and Veterinary Medicine(SNOMED) : 시스터머타이즈 노우먼클레이쳐 오브 휴먼 앤 베터러네리 메디슨)은 질병의 여러 가지 특성을 코드화할 수 있다. 체계화된 의학 및 수의학용 명명법은 1975년에 출판되어 1979년에 개정되었다. 최신판은 SNOMED International(인터네셔널)이라고 하였으며 다축체계를 가진다. SNOMED Ⅱ는 7가지의 축을 갖는 코드체계였고, SNOMED International은 11가지의 축을 가지고 있다.

체계화된 의학 및 수의학용 명명법의 진단은 국소해부학 코드, 형태학 코드, 살아있는 유기체 코드, 기능코드로 구성될 수 있다. 이러한 4개의 코드가 조합될 수 있도록 진단을 적절하게 정의하면 전용 진단코드가 정의된다.

(3) 현대행위 용어

미국에서 의료보험 청구 및 상환에 사용되고 있는 다른 코드체계가 현대행위 용어(Current Procedural Terminology(CPT) : 커런드 프로시저럴 터머날러지) 코드이다. 이 시스템은 치료비에 의거한 진단과 치료과정을 정의하는 코드이다.

(4) 국제의료행위분류

국제의료행위분류(International Classification of Procedures in Medicine(ICPM) : 인터내셔널 클레서피케이션 오브 프로시저럴 인 메디슨)는 세계보건기구가 1976년에 처음 시험용으로 발간한 분류법이다. 이것은 진단, 임상병리 실험, 검사, 예방, 수술, 기타 치료과정에 대한 내용으로 구성되었다. 처음에는 수년간에 걸쳐서 사용자들로부터 의견을 수렴한 후 이것을 방사선학이나 제약에 관한 내용에 추가하려고 했다. 불행하게도 이것은 반영되지 않았지만 국제의료행위분류는 수많은 다른 의료절차의 분류법에 새로운 방향을 제시하는 계기가 되었다. ICD-9-CM의 과정 부분은 모두 이것을 바탕으로 만들어졌다. 독일과 네덜란드에서는 ICPM의 확장코드가 병원의 의료보험 청구나 관리하는 데 꼭 필요한 요소가 되었다.

(5) Read 임상분류

Read식 임상분류(Read Clinical Classification(RCC) : 리드 크리니컬 클레서피케이션) 또는 Read 코드는 1980년대 초 영국의사인 James Read에 의하여 만들어졌으며, 1990년 영국 국가 보건의료서비스(Britsh National Health Service(NHS) : 브리티쉬 내셔널 헬스 서비스)에 처음 채택되었다. Read식 임상분류(Read Clinical Classification(RCC) : 리드 크리니컬 클레서피케이션)는 나중에는 임상용어 프로젝트에 의하여 더욱 확장되었다.

특히 Read식 임상분류는 전자의무기록을 위하여 만들어졌다. 이것은 환자기록을 차트에 기록하는 모든 용어들을 포함하려는 목적을 가졌으며 모든 특성의 환자관리에 대하여 각각의 내용으로 구성했다. 각각의 코드는 임상개념과 임상관련을 의미하며 또한 여러 가지의 동의어, 두문자어, 원명, 그리고 약어 등으로 연결되어서 자연어를 이용할 수 있다. 모든 개념들은 계층구조로 정리되어 있는데, 새로운 계층은 좀 더 복잡한 개념을 나타낼 수 있다. Read식 임상분류는 5자리와 문자 숫자 코드를 쓰는데, 이는 6억 5천만 이상의 코드를 나타낼 수 있다. Read식 임상분류는 거의 모든 표준분류(ICD-9, ICD-9-CM, CPT-4, Diagnosis Related Groups : 다이그노시스 리레이티드 그룹스)와 서로 교차확인을 할 수 있다.

(6) 해부치료 화학적 코드

해부치료 화학적 코드(Anatomic Therapeutic Chemical Code(ATC) : 에너타믹 세러퓨픽 케미컬 코드)는 약품을 체계적이고 계층적 구조로 분류하기 위하여 만들어졌다. 1970년대 초반 노르웨이 의학센터에서 이미 존재하는 유럽의약품시장조사협회(European Pharmaceutical Market Research Association : 유럽피언 파멀시큐티컬 마켓 리서치 어소시에션)의 3계층의 해부학 및 치료분류체계를 확장하고 2개의 화학물 수준의 계층을 더 만들었다. 나중에 세계보건기구의 약품활용연구단체 세계보건기구에서는 복합제제나 피부병 조제약제 및 국소조제약제는 포함할 수 없다는 것이며, 어떤 코딩체계도 모든 사용자의 요구를 만족시켜 주지는 못하는 단점이 있으며,

다음과 같은 장점이 있다.

① 약품의 정보를 확인하는 데 제조물질, 투여경로, 용량 등을 포함한다.
② 치료학적 뿐만 아니라 다른 분류법에서 찾아볼 수 없는 화학적 특성을 제시한다.
③ 약제이용 연구에 관한 국제적인 세계보건기구 표준이다.
④ 어떤 나라의 약제 데이터베이스에서는 각각의 약제마다 해부치료 화학적 코드를 가지고 있다. 이것으로 다른 약품정보 시스템이 대체 약제를 선택할 수 있고 의사결정지원 시스템을 통하여 약제반응과 이중처방, 용량 조절도 할 수 있게 정보를 제공해 주기도 한다.

(7) 의학논문 주제어

의학논문 주제어(Medical Subject Headings(MeSH) : 메디컬 서브젝션 헤딩스) 분류는 미국의 국립의학도서관(National Library of Medicine(NLM) : 내셔널 라이브러리 오브 메디슨)에서 발간된 분류이다. 이것은 세계적인 의학 문헌을 색인하는 데 쓰인다. 의학논문 주제어 안의 계층구조에서 개념들은 작거나 넓은 개념을 포함할 수 있다.

㉮ 폐렴은 호흡기 감염이나 허파질환으로 나타날 수 있다. 의학논문 주제어는 미국의 국립의학도서관에 의하여 통일의학용어 시스템을 발전시키는 근본이 되고 있다.

(8) 통일의학용어 시스템

통일의학용어 시스템(The Unified Medical Language System(UMLS) : 유니파이드 메디컬 랭기지 시스템) 프로젝트는 Maryland의 Bethesda에 있는 미국의 국립의학도서관에 의해 수행되었다. 통일의학용어 시스템은 문헌 데이터베이스, 의무기록관리 시스템, 지식기반 등 다양한 서로 다른 정보의 원천에서 얻은 정보를 사용자의 편의를 돕기 위해 개념적으로 연관 지으려는 시도로써 만들어졌다. 이런 여러 가지 정보의 출처에 따라 한 가지 개념도 다양한 방식으로 표현될 수 있으므로 주어진 질의에 대해서 어느 것이 적절한 정보를 담고 있는지 판단하는 것이 대단히 중요하다.

① 어휘록 총목록(metathesaurus : 매타쉬써러스)에는 250,000개의 개념과 540,000개 이상의 서로 다른 용어가 포함되어 있다. 여기에는 의학논문 주제어에서 온 용어(273,000개), 체계화된 의학 및 수의학용 명명법(Systematized Nomenclature of Human and Veterinary Medicine(SNOMED) : 시스터머타이즈 노우먼클레이쳐 오브 휴먼 앤 베터러네리 메디슨, 107,000개), ICD-9-CM(International Classification of Disease : 인터내셔널 클레서피케이션 오브 디지즈-9, 35,000개), DSM-IV(Diagnostic and Statistical Manual of Mental Disorders : 다이그노스틱 앤 스터티스티컬 매뉴얼 오브 맨탈 디스오더, 4th Edition), CPT 4분류(Current Procedural Technology : 커런드 프로시저럴 테크놀러지)에 더하여 COSTAR(Computer Stored

Ambulatory Record : 컴퓨터 스토어드 엠뷰러토리 레코드)와 같은 일부의 의무기록 전산화 프로그램과 PDQ(Personality Disorder Questionnaire : 퍼스널리티 디스오더 퀘스쳐니어), DXPLAN(disease explain : 디지즈 익스플레인), QMR(Optical Mark Recognition : 옵티컬 마크 래커그니션) 같은 지식 베이스에서 사용되는 개념을 추가하였다.

② 의미론적 그물망(semantic network : 시맨틱 네트워크)은 특정 의미론적 범주들 간의 관계에 대한 정보를 담고 있다.

㉮ "바이러스"는 "질병이나 증상"을 일으킬 수 있다. Informations source map(인포메이션 소스 맵)은 데이터베이스의 내용, 사용되는 어휘, 포괄하는 범위, 접근가능성 등에 대한 정보를 담고 있다.

전문가용 사전은 자연어처리 시스템(Natural Language Processing system(NLP) : 내츄럴 랭기지 프로세싱 시스템)이 필요로 하는 언어학적 정보(즉 구문론, 형태론, 문자소론 등의 정보)를 가지고 있다. 여기에는 의학용어와 일반 영어단어도 포함되어 있다.

(9) 국제일차진료분류

일차진료의와 가정의, 국립대학, 학술원, 학술협회 세계기구(World Organization of National Colleges, Academies, and Academic Association of General Practitioners/Family Physicians : 월드 오가니제이션 오브 내셔널 컬리지, 아카데미스, 앤 아카데믹 어쏘시에시션 오브 제내럴 프렉티션널스/패밀리 피지션스 : WONCA : 원카)는 외래방문, 입원, 수술 등의 이상적 상황을 코드화하는 데 사용하기 위하여 1987년에 국제일차진료분류(International Classification of Primary Care (ICPC) : 인터내셔널 클레서피케이션 오브 프라이머리 케어)를 제공하였다.

① 체계화된 의학 및 수의학용 명명법(Systematized Nomenclature of Human and Veterinary Medicine(SNOMED) : 시스터머타이즈 노우먼클레이쳐 오브 휴먼 앤 베터러네리 메디슨)처럼 조정하는 과정이 있으나 국제일차진료분류에는 용어들이 내부체계에서 어떻게 서로 연결되는지 제정되어 있다.

② 국제일차진료분류 시스템의 세부사항은 ICD-9보다 떨어진다. 이것은 진단에만 쓰이는 것이 아니고 검사나 치료의 코드화에 이용된다. 거의 모든 정보 시스템에서는 검사결과가 바로 코드화하여 숫자로 입력이 되기 때문에 손으로 코딩하는 것은 필요 없다. 제약모듈에서도 데이터와 약코드가 자동으로 생성되어 저장된다.

③ 국제일차의료상의 보건의료문제 분류(ICHPPC-2-Defined : International Classification of Health Care Problems in Primary Care : 인터내셔널 클레셔피케이션 오브 헬스 케어 프라브럼 인 프라이머리 케어)나 IC-Process-PC와 같은 코드의 국제일차진료분류는 최초의 WONCA 분류체계와 호환이 된다.

④ 국제일차진료분류는 2축의 시스템이다. 첫 번째 축은 기관계를 위한 축으로 문자로 되어 있으며 두 번째 축은 2자리 숫자로 구성요소를 의미한다. 국제일차진료분류 시스템에서는

폐렴진단은 R81로 코드화되어 있다. 여기서 R은 호흡계(Respiratory track : 레스퍼러토리 트랙)를 의미하며 81은 진단구성요소를 의미한다. 국제일차진료분류는 SOAP 원리를 코드화하는 데 쓰인다(S는 증상 같은 주관적인 정보, O는 이학적 검사나 검사결과 같은 객관적인 정보, A는 일차적인 진단, P는 치료나 투약 같은 것을 의미한다).

⑤ 국제일차진료분류위원회는 국제일차진료분류로부터 ICD-9나 ICD-10으로 변환 또는 역변환을 제시하였다. 여러 가지 기준이 국제일차진료분류의 여러 가지 진단에서 ICHPPC-2-Defined(디파인드)를 중심으로 정의되었다.

제 3 절 의료정보학의 데이터베이스

1. 데이터베이스 관리 시스템

상호 연관성이 있는 데이터의 집합과 컴퓨터 안의 데이터에 접근하여 필요한 데이터를 검색하거나 추가 및 변경하는 프로그램들의 집합으로 이루어져 있다. 데이터의 집합을 데이터베이스라 하며, 어느 특정 조직체(병원, 의료기기 제조업체)에 관련된 여러 정보들을 공유할 수 있도록 통합, 저장된 정보망이라고 정의할 수 있고 데이터베이스 관리 시스템(Data Base Management System(DBMS) : 데이터베이스 매니지먼트 시스템)이라고 말하며, 데이터베이스의 목적은 필요한 정보를 검색하거나 저장하는 데 있어 보다 편리하고 효율적으로 운영, 관리할 수 있도록 해주는 컴퓨터 중심의 관리정보 시스템이다.

2. 데이터베이스 관리 시스템의 필수기능

(1) 정의기능

① 응용 프로그램과 데이터베이스가 서로 인터페이스할 수 있는 수단을 제공한다.

② 하나의 저장 형태로 여러 사용자의 관점을 만족시키기 위해 데이터를 조직하는 기능이다.

③ 정의기능(Definition facility : 데피니션 패실리티)의 요건 : 데이터 모델의 기술, 물리적 저장에 관한 명세, 물리적/논리적 사상 명세 등이 있다.

(2) 조작기능

① 사용자와 데이터베이스 사이의 인터페이스를 위한 수단을 제공한다.

② 체계적 처리(검색, 갱신, 삽입, 삭제)를 위한 데이터 접근 지원능력이다.

③ 조작기능(Manipulation facility : 머니플레이션 패실리티)의 요건은 사용이 쉽고 자연스러운 도구이며 연산의 완전한 명세가 가능해야 하고 효율적인 접근이 이루어져야 한다.

(3) 제어기능

① 공용목적으로 관리되는 데이터베이스의 내용에 대해 항상 정확성과 안전성을 유지해야 한다.
② 데이터의 정확성과 보안성을 유지하는 기능이다.
③ 제어기능(Control Facility : 컨트롤 패실리티)의 요건 : 무결성(Integrity : 인테그리티) 유지, 보안 및 권한 검사, 병행수행 제어(Concurrency control : 컨커런시 컨트롤)이다.

3. 데이터베이스 관리 시스템의 발전배경

자료처리 시스템의 제한은 다음과 같다.

① 논리적 파일 구조와 물리적 파일 구조 간의 일 대 일(1 : 1) 사상을 요구한다.
② 물리적 데이터 구조에 대한 접근방법을 프로그래머가 응용 프로그램에 구현해야 한다.
③ 데이터 파일의 공용이 거의 불가능함 : 데이터처리 시스템의 문제점은 데이터의 종속성과 중복성에서 야기된다.
④ 데이터 종속성(Data Dependency : 데이터 디펜던시)
  ㉠ 응용 프로그램과 데이터 상호 간의 상호 의존관계가 있다.
  ㉡ 데이터의 구성방법이나 접근방법의 변경 시 이에 관련된 응용 프로그램도 같이 변경된다.
⑤ 데이터 중복성(Data redundancy : 데이터 리던던시)
  한 시스템 내에 같은 내용의 데이터가 중복되어 저장, 관리되는 것이다.
⑥ 데이터 중복성 문제점

표 1-5 ◦ 데이터 중복성 문제점

내부적 일관성	데이터 간의 불일치로 데이터베이스가 모순성을 포함한다.
보안성	똑같은 수준의 보안을 유지하기가 현실적으로 어렵다.
경제성	데이터의 중복으로 추가적인 저장비용이 발생한다.
무결성	데이터의 정확성을 유지하기가 어렵다.

4. 데이터베이스의 기본 개념 및 용어

데이터베이스란 어느 한 조직의 여러 응용 시스템들이 공유할 수 있도록 통합, 저장된 운영 데이터의 집합이다.

(1) 정보환경

① 데이터와 정보 : 데이터란 관찰이나 측정을 통해서 수집된 사실들이며, 정보는 의사결정을 할 수 있게 하는 데이터의 유효한 해석이나 상호 간의 관계를 정의한다. 따라서 데이터는 정보와 같은 의미로 해석될 수 없으며 데이터를 어떤 조건에 의해 처리한 결과를 정보라고 표현한다.

② 정보 시스템(Information System : 인포메이션 시스템) : 정보 시스템은 데이터를 수집, 조직, 저장하고 정보를 추출, 분배하는 수단을 제공한다.

③ 자료처리 시스템(Data Processing System(DPS) : 데이터 프로세싱 시스템) : 일괄처리 시스템은 원시 데이터(Raw data : 로우 데이터)의 수집과 데이터를 분류 정리하여 파일(File)에 수록하며 시스템 위주의 처리방법으로서 높은 시스템 성능과 낮은 처리비용을 제공한다.

④ 온라인처리 시스템 : 실시간(Real time : 리얼타임) 처리방법을 의미하며 사용자 위주의 처리방법으로서 낮은 시스템 성능과 높은 처리비용을 제공한다. 통신을 위한 제어기가 필요하고 시스템의 유지, 보수 및 회복을 위한 오버헤드가 증가한다.

(2) 데이터베이스 개념

1963년 6월 미국 제1차 SDC(System Development Corporation : 시스템 디벨럽멘트 콜포레이션) 심포지움에서 "컴퓨터 중심의 데이터베이스 개발과 관리(Development and management of a computer-centered data base : 디벨럽먼트 앤 매니지먼트 오브 어 컴퓨터－센터드 데미터 베이스)"라는 제목에서 처음 사용되었고 1965년 9월 제2차 SDC(System Development Corporation : 시스템 디벨럽멘트 콜포레이션) 심포지움에서 "컴퓨터 중심의 데이터베이스 시스템"이란 제목에서 데이터베이스 시스템이란 용어가 처음 사용되었다.

1) 데이터베이스

"한 조직의 여러 응용 시스템들이 공용(Shared : 쉐어드)되기 위해 통합(Integrated : 인티그레이디드), 저장(Stored : 스토어드)된 운영(Operational : 오퍼레이셔널) 데이터의 집합"으로 정의한다.

표 1-6 ● 운영 데이터의 집합

통합된 데이터(Integrated data)	최소의 중복(Minimal redundancy : 미니멀 리던던시), 통제된 중복(Controlled redundancy : 컨트롤드 리던던시)이다.
저장된 데이터(Stored data)	컴퓨터가 접근 가능한 저장매체에 저장된 데이터를 의미하며 자기테이프, 디스크 등이다.
운영 데이터(Operational data)	한 조직의 고유 기능을 수행하기 위해 필요한 데이터이다.
공유 데이터(Shared data)	한 조직의 여러 응용 프로그램이 공동으로 소유, 유지, 이용하는 데이터이다.

2) 데이터베이스의 특성

표 1-7 ● 데이터베이스의 특성

실시간 접근성(Real-time accessibilities)	질의에 대한 실시간 처리 및 응답이다.
계속적인 변화(Continuous evolution)	갱신, 삽입, 삭제를 위한 동적 특성이다.
동시공유(Concurrent sharing)	여러 사용자가 동시에 사용한다.
내용에 의한 참조(Content reference)	위치나 주소가 아닌 값에 따라 참조한다.

3) 데이터베이스의 논리적 구성요소

① **개체**(Entity : 엔티티) : 표현하려는 **유무형 정보의 객체**로서 정보의 단위를 나타낸다. 하나 이상의 **속성**으로 구성되며 **데이터의 가장 작은 논리적 단위**이다.

② **관계**(Relationship : 릴레이션십)

㉠ **속성관계**(Attribute relationship : 애트리뷰트 릴레이션) : **개체 내**(Intra-entity : 인터 엔티티) 관계이다.

㉡ **개체관계**(Entity relationship : 엔티티 릴레이션) : **개체 간**(Inter-entity : 인터 엔티티) 관계이다. 기본용어는 표 1-8과 같다.

표 1-8 ● 데이터베이스의 기본 개념 및 용어

데이터베이스의 용어	데이터베이스의 기본 개념
개체	정보의 최소단위이다(예 환자).
속성관계	개체를 표현하기 위한 특성이다(예 이름, 나이, 성별 등).
개체관계	개체와 개체 사이의 특정 연관성이다(예 환자와 의사).
기타 용어	테이블(Table), 레코드(Record), 필드(Field) 등이다.

4) 데이터베이스의 구조

데이터베이스의 논리적 구조(Logical organization : 로직컬 오가니제이션)는 다음과 같다.

① 사용자의 관점에서 본 데이터의 개념적 구조이다.
② 데이터의 논리적 배치이며, 논리적 레코드이고, 물리적 레코드이다.
③ 물리적 구조(Physical organization : 피지컬 오가니제이션)이다.
④ 저장관점에서 본 데이터의 물리적 배치이며, 저장장치에 저장된 데이터의 실제구조로서 인덱스, 포인터 체인, 오버플로우 등이다.

5. 데이터베이스의 조건 및 장점

데이터베이스는 모든 데이터를 보편적으로 처리하여 공통적으로 이용 가능한 형태로 통합해 여러 명의 이용자가 의료를 목적으로 이용할 수 있도록 하는 것이다.

표 1-9 • 데이터베이스의 조건 및 장점

구분	내용
데이터베이스가 갖추어야 할 조건	• 정보의 효율적인 저장 관리를 위하여 기능 및 정보의 조작을 위한 다양한 기능을 포함해야 한다. • 방대한 양의 정보를 관리할 수 있도록 설계되어야 한다. • 저장된 정보에 대한 안전성을 보장해야 한다.
데이터베이스의 장점	• 데이터를 공유하며, 보안성을 높일 수 있다. • 표준화가 가능하고 전체 데이터 요구의 파악 조정이 가능하다. • 데이터의 정확성과 일관성이 유지된다. • 데이터의 중복을 피할 수 있다.
데이터베이스의 단점	• 백업 및 회복이 어렵고, 시스템의 취약성이 있다. • 운영비의 오버헤드가 일어나며 자료 처리방법이 복잡하다.

6. 데이터베이스 시스템

(1) 데이터 독립성과 3단계 데이터베이스

데이터베이스 관리 시스템의 궁극적인 목적은 데이터 독립성을 제공하는 것이다.

① 데이터베이스는 정보를 추가하고 삭제함으로써 시간에 따라 변경된다. 어떤 순간에 데이터베이스에 저장된 정보의 모임을 데이터베이스의 사례(Instance : 인스턴스)라 하고, 데이터베이스의 전체적인 설계를 데이터베이스의 스키마(Schema)라 한다. 스키마란 데이터베이스를 구성하는 개체, 속성, 관계와 데이터의 조작 또는 이들 데이터 값이 갖는 제약 조건에 관한 정의를 의미하며 자주 변경되지 않는다.

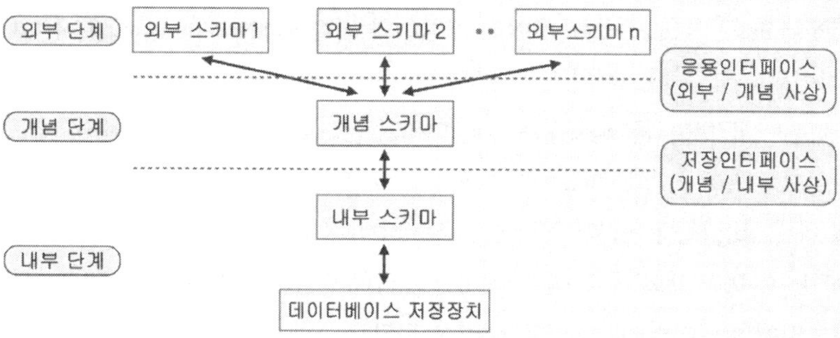

그림 1-2 ● 각 단계 간의 사상

② 데이터베이스 시스템에는 여러 개의 스키마가 존재하는데 최하위 단계에 물리적 스키마(Physical schema : 피지컬 스키마)가 존재하며, 중간 단계에 논리적 스키마(Logical schema : 로직 스키마)가 존재하고 최상위 단계에 서브 스키마(Sub schema : 서브 스키마)가 존재한다. 일반적으로 데이터베이스 시스템은 하나의 물리적 스키마를 가지며 물리적 저장장치의 입장에서 본 전체 데이터베이스의 명세를 의미하며 내부 스키마라고 한다.

③ 하나의 논리적 스키마는 데이터베이스의 모든 데이터 객체들을 기술할 뿐 아니라 데이터베이스 접근권한, 보안정책, 무결성 규칙에 관한 명세를 포함하며 개념 스키마(Conceptual schema : 컨셉쳐 스키마)라 한다. 여러 개의 서브 스키마는 데이터베이스의 여러 사용자나 응용 프로그래머가 접근하는 데이터베이스의 정의를 기술한 것으로 외부 스키마(External schema : 익스터널 스키마)라고도 한다.

그림 1-2는 각 단계 간의 사상이다.

(2) 데이터 언어

1) 데이터 정의어

데이터베이스의 정의(Data Definition Language(DDL) : 데이터 디피니션 랭귀지) 및 수정을 목적으로 사용하는 언어로서 논리적 데이터 구조 정의, 물리적 데이터 구조 정의, 논리적 데이터 구조와 물리적 데이터 구조 간의 사상(Mapping : 맵핑)을 정의하며, 컴파일러가 컴파일 후 데이터 사전에 정의하는 요소로 구성되어 있다.

2) 데이터 조작어

데이터 조작어(Data Manipulation Language(DML) : 데이터 머니퓰레이션 랭귀지)는 데이터 처리를 위해서 응용 프로그램과 데이터베이스 관리 시스템 사이의 인터페이스를 제공하며, 데이터

처리를 위한 연산의 집합으로 데이터의 검색, 삽입, 삭제, 변경 등을 제공한다. 데이터 조작어는 절차적(Procedural : 프로시저럴) 데이터 조작어와 비절차적(Non-procedural : 논 프로시저럴) 데이터 조작어로 구분된다. 절차적 데이터 조작어는 무슨(What : 왓) 데이터를 원하며, 어떻게(How : 하우) 접근하는지를 명세하는 고급 데이터 언어로서 한 번에 하나의 레코드만 처리하고 응용 프로그램 속에 삽입(Embedded : 임베디드)되어 사용되므로 데이터 조작어 예비 컴파일러가 필요하다. 비절차적 데이터 조작어는 무슨 데이터를 원하는지만 명세하는 고급 데이터 언어이며 한 번에 여러 개의 레코드를 검색하고 처리할 수 있다. 비절차적 데이터 조작어에서 어떻게 접근하는지에 대한 명세는 데이터베이스 관리 시스템으로 처리한다.

3) 데이터 제어어

데이터 제어어(Data Control Language(DCL) : 데이터 컨트롤 랭기지)는 데이터베이스를 공용하기 위한 데이터 제어를 정의하고 기술하는 언어이다. 관리 도구로서 데이터 보안(Security : 시큐리티), 데이터 무결성(Integrity : 인터그리티), 데이터 회복(Recovery : 리커버리), 병행수행(Concurrency : 컨커런시)이 있다.

(3) 데이터베이스 관리자

데이터베이스 관리자(DataBase Administration(DBA) : 데이터베이스 어드미니스트레이션)는 데이터 정의어와 데이터 제어어(Data Control Language(DCL) : 데이터 컨트롤 랭기지)를 이용하여 데이터베이스를 정의하고 데이터베이스 시스템의 전반적인 관리 및 운용에 대한 책임을 지는 사람 또는 집단이다.

표 1-10 ● 데이터베이스 관리자

데이터베이스 설계와 운영	• 권한부여와 유효성 검사를 위한 보안정책을 수립한다. • 저장구조와 접근방법을 선정하며 백업과 회복절차를 수립한다. • 데이터베이스의 구성요소를 결정하며 스키마로 정의한다. • 성능 향상과 새로운 요구에 대응하여 재구성한다. • 데이터베이스의 무결성을 유지하며 데이터 사전의 유지 관리한다.
시스템 감시 및 성능 분석	• 시스템의 자원 이용도, 병목현상, 장비 및 시스템의 성능을 감시한다. • 사용자 요구의 변화, 데이터 사용 추세, 각종 통계 등을 종합하여 분석한다.
행정 및 불평 해결	• 데이터의 표현과 시스템의 문서화에 있어서 표준을 설정한다. • 사용자의 요구 및 불평을 해결한다.

7. 병원에서의 데이터베이스 활용

데이터베이스를 통해 관리할 경우 많은 장점을 얻을 수 있으므로 병원에서 이루어지는 진료를 통해 얻어지는 각종 데이터는 데이터베이스를 통해 정리하는데, 다음은 병원에서 데이터베이스를 활용한 예를 나타낸 것이다.

① 환자의 신상명세를 관리하며, 투약, 처치에 관련된 정보를 관리한다.
② 병원 회계 관련 정보를 관리한다.
③ 환자의 입·퇴원 관리 및 외래환자검진 내역을 관리한다.
④ 환자의 검사결과, 의학영상(X-Ray, CT, MRI, 초음파 등)을 관리한다.
⑤ 의약품 및 의료기기를 관리한다.

8. 의료용 데이터베이스의 종류

(1) 병원용 데이터베이스

일상 업무를 목적으로 환자의 데이터를 중심으로 저장하는 것으로 데이터는 실시간으로 계속 바뀌고 간단한 검색을 할 수 있고 처리형태를 일정하게 설계할 수 있지만 출력된 데이터의 처리가 복잡하다. 다음은 병원용 데이터베이스의 특징이다.

① 환자 데이터를 중심으로 하고 있으며 3차원의 구조를 갖는다.
② 데이터가 계속 변화하므로 발생한 모든 데이터를 모두 저장해야 한다.
③ 검색되는 조건이 단순하며 여러 가지 조건에서 신속하게 필요한 데이터에 접근 가능하여야 한다.
④ 검색보다 데이터의 처리가 더 큰 비중을 차지하며 비밀보장의 관점에서 데이터 보호가 필요하다.

(2) 임상연구용 데이터베이스

임상연구를 목적으로 진료에는 직접 사용하지 않는 병력을 저장한 것으로 검색이 매우 복잡하고 연구대상이 무엇이 될지 모르기 때문에 다항목이 될 수 있다. 다음은 임상연구용 데이터베이스의 특징을 설명한 것이다.

① 구조가 복잡하고 다양하며 3차원의 구조를 가지고 있다.
② 처리형태를 예측할 수 있지만 키(key)가 될 항목이 무엇이 될지는 확실하지 않다.
③ 데이터 처리를 일일이 할 필요가 없이 데이터를 여러 개의 서브 테이블(Sub table)로 만들어서 처리한다.

(3) 의학정보용 데이터베이스

정보 서비스를 목적으로 하여 실시간으로 검색을 할 수 있다.

제 4 절 의료용 전문가 시스템

1. 전문가 시스템의 개념 및 필요성

인공지능(Artificial Intelligence(AI) : 알티피셜 인텔리젼스)은 인간의 인식, 판단, 추론, 문제해결 능력, 학습기능과 같은 인간의 두뇌 작용을 연구 대상으로 하는 학문 분야로서 인간의 기능을 컴퓨터로 실행하게 하는 것으로 인공지능의 목표는 인간과 같이 생각하고 판단하고 사고할 수 있는 능력을 가진 기계를 만드는 것이다.

① 인간의 특수한 능력이 지적행위, 언어 및 대화의 이해, 학습, 추론 등을 행할 수 있는 시스템의 구성을 목표로 하는 컴퓨터 과학의 한 분야이다. 인공지능에 관련된 많은 연구가 컴퓨터가 개발된 후에도 계속되어 왔다. 전문가 시스템은 이러한 인공지능의 응용분야의 하나로서 많은 분야에 응용되고 있다.

② 전문가 시스템(Expert system : 익스퍼트 시스템)은 전문분야의 전문가가 소유한 지식을 획득하여 컴퓨터에 저장하고, 저장된 전문가의 지식을 이용하여 문제에 대한 해결을 하며 질문에 응답하는 컴퓨터 시스템의 한 응용분야이다. 전문가 시스템은 이러한 저장된 전문가의 지식을 통하여 사용자의 질의에 대한 응답을 제공함으로써 의사결정 시스템의 한 형태라고 할 수 있다.

③ 최초의 전문가 시스템은 1968년 미국 스탠포드대학의 DENDRAL(덴덜)이다. DENDRAL은 물질의 구조를 파악하기 위해 스펙트럼 사진과 핵자기공명을 분석하는 프로그램이다. 또 전문가 시스템의 대표적인 상업용으로 개발된 것은 광물탐사를 위해 시추지역을 결정해주는 PROSPECTOR(프라스펙터)이다. 이런 전문가 시스템을 개발하기 위한 컴퓨터 프로그램 언어는 OPS5, G2, IRE, LISP, PROLOG 등이 있다.

④ 의학에 활용된 전문가 시스템은 MYCIN(마이신)이다. MYCIN은 스탠포드대학에서 개발되었으며 뇌막염의 진단 및 치료에 대한 약제의 처방을 결정해 주는 전문가 시스템이다. 의학분야의 전문가 시스템은 표 1-11과 같다.

표 1-11 ● 의학분야의 전문가 시스템

의학분야의 전문가 시스템 명칭	연구소	의학분야의 전문가 시스템 응용분야
MYCIN	HPP(Standford Heuristic Programing Project : 스탠포드 휴어리스틱 프로그래밍 프로젝트)	혈액전염병, 뇌막염의 진단, 치료, 조언 시스템이다.
PUFF(Pulmonary Function Data : 펄머너리 펑션 데이터)	HPP	폐기능 진단 시스템이다.
CASNET(카스넷)	Rutger 대학	녹내장의 진단, 치료 시스템이다.
EXPERT(엑스펄트)	Rutger 대학	갑상선 질환, 류머티스 진단, 치료 시스템이다.
PIP(Patient Information Package : 페이션트 인포메이션 패키지)	MIT	위질환 진단, 치료 시스템이다.
ONCOCIN(온코신)	HPP	암진단, 치료, 조언 시스템이다.
MeCS-AI(Medical Consultation System : 메디컬 컨설테이션 시스템)	동경대 병원	심부전진단, 치료 시스템이다.
CENTAUR(센토얼)	HPP	폐기능 진단 시스템이다.
VM(Ventilator Manager : 벤털레이터 매니저)	HPP	호흡보조 시스템(중병환자감시용) 등이다.
ELIZA(일라이자)	MIT	정신분석용 QA시스템이다.

2. 전문가 시스템 개발을 위한 지식획득

전문가 시스템에서 필요한 지식은 교과서, 보고서, 데이터베이스, 사례연구, 실험데이터 및 개인의 경험과 같은 많은 자원을 통해 얻는다. 그러나 전문가 시스템의 지배적인 자원은 영역 전문가(Domain expert : 도메인 익스퍼트)이다.

① 인간 전문가로부터 지식을 유도하고 구성하고 조직하는 방법 및 절차를 지식획득(Knowledge acquisition : 널리지 어큐지션)이라고 하며 지식공학자(Knowledge engineer : 널리지 엔지니어)들은 그림 1-3과 같이 전문가와 직접 상호관계를 통해 이들 전문가의 지식을 습득한다. 이 상호작용은 대체로 장기간에 걸쳐 체계적인 면담과 열성적인 노력으로 이루어지며, 면담을 하는 동안 지식공학자는 전문가 시스템이 다루어야 할 문제의 형식을 해결할 수 있는 실제적인 문제를 전문가에게 제공한다.

② 지식은 문제영역과 문제해결 절차에 따라 일반적인 지식(General knowledge : 제네럴 널리지)일 수도 있고 메타지식(Mete knowledge : 매타 널리지)일 수도 있다. 메타지식은 전문가가 문제를 풀기 위해 그들의 지식을 어떻게 이용하는지에 대한 정보를 의미한다.

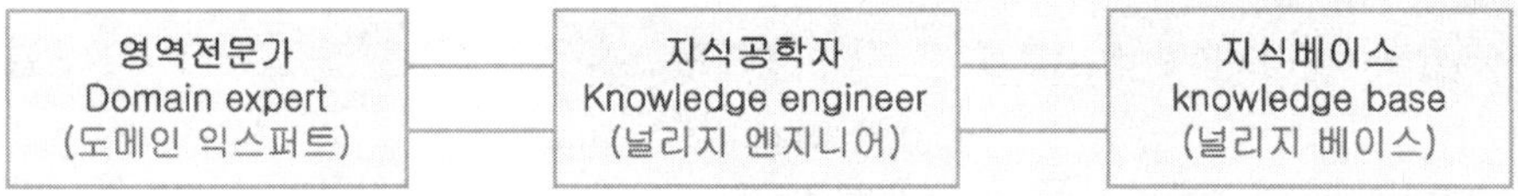

그림 1-3 ● 전문가 시스템 개발을 위한 지식획득 과정

③ 지식획득은 전문지식의 자원으로부터 지식을 추출하며 지식 베이스(Knowledge base : 널리지 베이스)로, 때로는 추론기관(Inference engine : 인퍼런스 엔진)으로 이동한다. 획득은 실제로 개발과정 전체에 걸쳐서 행하여진다. 지식은 전문화된 사실, 절차, 판단규칙의 모임이다.

3. 의료분야의 전문가 시스템

인공지능이란 인간의 지능에 대응하는 기능을 컴퓨터에 입력하여 인간과 같이 실행하게 하는 방법으로 인공지능의 목표는 인간같이 생각할 줄 아는 컴퓨터 프로그램을 지능화하는 것이다. 오늘날 컴퓨터 기술 중 인공지능이 보건의료 분야에서 질병의 진단에 많이 이용되고 있다. 전문가 시스템과 타 시스템과의 차이는 전문가의 지식을 이용하여 가공한 정보를 제공한다는 점과 단순한 업무처리보다는 복잡한 문제를 대상으로 관리자나 의사의 의사결정을 돕는다는 점이 가장 큰 차이다. 전문가 시스템은 인간의 전문성을 요구하는 의료 응용분야에 관한 전문가의 지식을 인공지능 기법을 이용하여 지식 베이스에 저장하고, 추론기관을 이용하여 전문가의 지식을 문제에 적용하여 해결책을 제시하고 사용자의 질의에 대한 응답을 제공하는 시스템이다. 따라서 의료분야의 전문가 시스템을 의사결정지원 시스템(Medical Decision Support System(MDSS) : 메디컬 디시전 서포트 시스템)이라 하기도 한다.

(1) 전문가 시스템

① 인간의 전문성을 요구하는 의료 응용분야의 문제해결에 도움을 주는 시스템이다.
② 인공지능기법, 지식 베이스를 이용한다.
③ 의학분야에서는 의사결정지원 시스템이다.

(2) 전문가 시스템의 역사

인간의 사고 및 판단을 대신할 수 있는 인공지능에 관한 최초의 연구로 시작되었으며 표 1-12와 같다.

표 1-12 • 전문가 시스템의 역사

DENDRAL(덴드랄)	물질의 구조 연구는 1969년 스탠포드 대학에서 하였다.
PROSPECTOR(프러스펙터)	광물탐사이다.
MYCIN(마이신)	최초의 의학적 응용을 스탠포드 대학에서 뇌막염 진단 및 치료에 관하여 연구하였다.
CADUCEUS(커듀시어스)	카네기 멜론 대학에서 500여 개의 내분비 질환에 대해 진단하였다.
Cortex(코텍스)	최초의 PC용 프로그램, 관상동맥질환이다.
국내	난청 및 중이염 진단, 간호진단 시스템을 위한 전문가 시스템 등이다.

(3) 의학적 의사결정지원 시스템

① 환자의 진료중 발생하는 복잡한 의사결정과정에 개입하여 환자에 필요한 정보를 제공함으로써 의료의 질을 높이고 진료 및 치료의 실수를 최소화하며 위험을 방지하였다.
② 의사결정 참고자료는 문헌정보, 의학적 지식 베이스, 자동진단, 법학지식, 환자기록, 약물정보 등이다.

4. 의료분야 전문가 시스템의 구조

의료분야 전문가 시스템은 6가지 요소로 구성되어 있으며 표 1-13과 같다.

표 1-13 • 의료분야 전문가 시스템은 6가지 요소

지식습득기능(Knowledge acquisition sub-system : 널리지 아쿼지션 서브-시스템)	문제를 해결하기 위해 지식의 소스(전문가 또는 문헌)로부터 전문지식을 컴퓨터 프로그램화하기 위하여 축적·전이·변형하는 것이다.
지식베이스(Knowledge base : 널리지 베이스)	문제를 이해하고 해결하는 데 필요한 지식들을 함유하고 있다.
추론엔진(Inference engine : 인퍼런스 엔진)	지식 베이스에 있는 정보들을 추론하고 결론을 이끌어내기 위한 컴퓨터 프로그램이다.
작업공간(Blackboard, Workplace : 블랙보드, 워크플레이스)	작업메모리의 한 영역이다.
사용자 인터페이스(User interface : 유저 인터페이스)	사용자와 컴퓨터 간에 문제해결을 위한 대화용 언어처리기이다.
설명기구 (Explanation Sub-system : Justifier : 엑스플러네이션 서브-시스템 : 저스터파이어)	문제해결과정에서 해결방법의 정당성을 설명하는 기구이다.

5. 의료분야 전문가 시스템의 종류

의료용 전문가 시스템은 표 1-14와 같다.

표 1-14 ● 의료용 전문가 시스템

주치의	모의외과수술상의 마취관리를 위한 의사의 계획을 분석하고 비평하는 시스템이다.
블루박스	의사가 조울증의 유형과 정도를 진단하여 조울증 환자를 통제 및 보호한다.
뇌종양 진단을 위한 시스템	뇌종양 진단을 위한 시스템을 말하는 것이다.
센토르	폐검사를 해석하여 환자의 발생가능성이 있는 폐질환의 감염 여부와 심각성의 정도를 알려 준다.
뇌파 시스템 분석	간질발작을 감지하기 위해서 EEG의 신호를 자동적으로 식별해주는 전문가 시스템이다.
해파	간과 담즙의 이상을 진단한다.
베이비	신생아 보호장치를 실시간으로 감시하며, 이상상태를 식별한다.
임상의사 결정지원 시스템	암환자들의 치료를 위한 자문시스템이다.

6. 전문가 시스템 개발을 위한 지식의 배경

(1) 지식의 자원

지식의 자원(Source of knowledge : 소스 오브 널리지)에서 지식은 많은 자원으로부터 수집할 수 있다. 자원은 책, 사진, 데이터베이스, 그림, 지도, 순서 다이어그램, 노래 또는 관찰된 행동들을 포함한다. 이 자원들은 문서화와 비문서화로 구분될 수 있다. 비문서화는 인간의 마음에 있다. 지식은 인간의 감각 가운데 어떤 것을 사용하여 확인될 수 있고 수집될 수도 있다. 다수의 자원과 지식의 유형은 지식획득의 복잡성의 원인이 되며 이 복잡성은 지식을 획득하기가 어렵다는 오직 하나의 이유가 된다.

(2) 지식의 단계

지식의 단계(Level of knowledge 레벨 오브 널리지)에서 지식은 다른 단계에서 설명될 수 있다. 지식은 얕은 지식(Shallow knowledge : 샬로우 널리지)과 깊은 지식(Deep knowledg : 딥 널리지)이 있다. 얕은 지식은 매우 특정한 상황들을 다루기에 익숙할 수 있는 표면 단계 정보의 표현을 나타낸다. 이것은 IF-THEN(이프-덴) 유형으로 존재할 수 있다.

① 얕은 지식의 단계는 제한적이며 복잡한 상황을 설명하기에는 불충분하다.
② 깊은 지식은 시스템의 **내부구조와 원인구조**를 언급하고 시스템의 구성들 간에 상호작용을 고려한다.

(3) 지식의 범위

지식의 범위(Categories of knowledge : 카테고리스 오브 널리지)에서 지식은 여러 가지 범위에서 나타난다. 중요한 범위는 표 1-15에 설명되었다.

표 1-15 • 지식의 범위

선언지식 (Declarative knowledge : 디클레어티브 널리지)	선언지식은 지식의 표현을 기술한다. 무엇인가. 이것은 사실적인 진술에서 설명된다. 예 "흡연과 폐암은 명확한 관련이 있다." **영역전문가**(Domain expert : 도메인 익스펄트)는 사실과 연상에 의해 말한다. 지식의 이 유형은 전문가가 말로 나타낼 수 있는 표면적 단계의 정보로 생각된다. 선언지식은 지식획득의 초기 단계에서 특히 중요하다.
절차지식 (Procedural knowledge : 프로시저럴 널리지)	절차지식은 다른 상황들의 집합하에 일하는 방법으로 여긴다. 예 "배당가격과 배당소득 간에 비를 계산하라. 이 비가 12보다 크면 당신의 연구를 멈춰라. 당신의 투자는 대단히 위험스럽다. 이 비가 12보다 작으면 대차대조표를 점검하라." 따라서 절차지식은 단계적인 순서와 명령들의 어떤 유형을 포함하고 있으며 그것은 또한 **설명기능**(Explanation : 익스플러네이션)을 포함할 수 있다. **절차지식은 자극에 자동 응답을 수반**한다. 그것은 또한 **선언지식을 사용하는 방법과 추론을 만드는 방법**을 말한다.
의미지식 (Semantic knowledge : 시멘틱 널리지)	장기간의 기억의 이용을 수반하는 **인식구조**(Cognitive structure : 컨그니티브 스트럭처)를 반영한다. • 단어와 다른 기호이며, 단어 · 기호 의미와의 사용규칙이다. • 단어 · 기호 적용과 상호관계이다. • 다루고 있는 기호, 개념과 관계에 대한 Algorithm(알고리즘)이다.
선발적 지식 (Episodic knowledge : 에피사딕 널리지)	**메타지식**(Meta knowledge)은 지식에 대한 지식을 의미한다. **인공지능**에서 메타지식은 그것의 추론 가능성에 대해 **지식기반 시스템**의 운영에 관해서 지식을 언급한다.

제5절 의료정보 시스템

의료정보 시스템은 병원 내의 업무처리에 국한된 병원정보 시스템과 병원 등 의료기관 간의 모든 의료정보를 통합하여 기능을 수행하는 **의료자료은행**과 **의료정보센터** 등과 같은 광역 의료정보 시스템으로 크게 나눌 수 있다. 이 중 의료정보 시스템은 그림 1-4와 같은 형태로 운용된다.

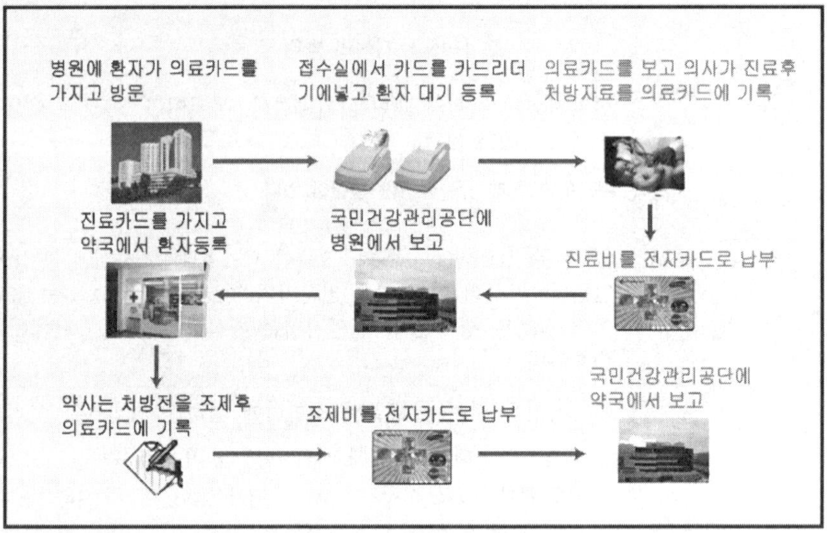

그림 1-4 • 의료정보 시스템의 운용 예 : 처방 전과 후

1. 의료정보 시스템의 개념

증가하는 환자관리 요구를 적시에 적절하게 수집, 유지, 관리하여 기관 내의 각 기능분야들이 신속하게 자료를 기록, 보관하고 적절하게 이용하여 효과적으로 환자를 진료할 수 있게 해주는 상호의사소통 연결 시스템을 의료정보 시스템이라 할 수 있다. 의료정보 시스템에 있어서 의료정보라는 정의가 애매하고 시스템이라는 용어도 시스템이라고 하기보다 서비스라는 성격이 오히려 강하기 때문에 그 통일된 정의를 내리는 데 어려움이 있으므로 여러 문헌에서 몇 가지 정의를 인용하면 다음과 같이 요약할 수 있다.

① 의료정보 시스템은 보건의료제도의 효과적인 운영을 위한 수단으로서 각종 정보를 수집, 분석하고 공급하는 의료정보의 유통체계로서 지역의 보건의료기관과 행정기관을 연결하여 주민들의 건강관리나 구급·구명 의료를 신속히 처리하는 체계이다.

② 의료정보 시스템은 신뢰성 있는 자료를 생산하고 상세한 내용의 정보를 신속 정확하게 공급함으로써 정책수립, 경과파악 및 사업평가를 원활히 할 수 있도록 하는 기능체계이다.
③ 의료정보 시스템은 정보유통기구를 확립함으로써 한정된 자원 안에서 최선의 의료체계를 유지하기 위한 수단이다.
④ 의학연구, 의학교육, 진료, 보건행정 등 모든 보건 분야에서 취급되는 데이터, 정보지식을 각 분야의 목적에 가장 효과적으로 이용할 수 있도록 하는 시스템이다.
⑤ 의료정보 시스템은 최신의료정보를 의사, 약제사 등 의료종사자들에게 제공한다.

2. 의료정보 시스템의 종류

의료정보 시스템은 여러 가지로 분류할 수 있지만 우리나라에 실행되고 있는 의료정보 시스템을 분류하면 병원정보 시스템, 지역의료정보 시스템, 의료정보 서비스 시스템, 의료보험관리 시스템으로 나눌 수 있으며 각각의 특징은 다음과 같다.

(1) 병원정보 시스템

병원정보 시스템은 크게 병원관리정보 시스템과 진료정보 시스템 두 가지로 나눌 수 있으며 각각의 시스템 내부의 구조는 표 1-16과 같다.

표 1-16 • 병원정보 시스템

병원관리정보 시스템	환자등록 시스템, 원무회계 시스템, 병원통계처리 시스템, 약품재고관리 시스템 등이다.
진료정보 시스템	임상검사 시스템, 약제처방 시스템, 심전도 자동해석 시스템, 의료영상정보처리 시스템, 방사선 선량계산 시스템, 환자감시 시스템, 병력관리 시스템 등이다.

(2) 지역의료정보 시스템

지역의료정보 시스템은 구급의료정보 시스템, 임상검사정보 시스템, 도서의료정보 시스템, 의료연대 시스템, 벽지의료정보 시스템, 역학정보 시스템, 건강관리 시스템 등을 총칭하는 것으로 한 지역에 국한되지 않고 여러 가지 정보를 공유함으로써 환자의 지역 안에서 모든 의료서비스를 받을 수 있도록 하는 것이다.

(3) 의료정보 서비스 시스템

의료정보 서비스 시스템은 크게 **의학교육정보 서비스 시스템**과 **의료정보 서비스 시스템**으로 나눌 수 있으며, 그 종류에 따른 프로그램은 표 1-17과 같다.

표 1-17 • 의료정보 서비스 시스템

의학교육정보 서비스 시스템	환자 시뮬레이션 프로그램, 구급의학 학습 프로그램, 심전도진단 학습 프로그램 등이다.
의료정보 서비스 시스템	의약품정보 서비스 시스템, 중독정보 서비스 시스템, 장기이식정보 서비스 시스템, 의학문헌정보 서비스 시스템, 특정질환정보 시스템, 혈액정보 서비스 시스템 등이다.

(4) 의료보험관리 시스템

의료보험관리 시스템에는 **보험급여관리**(현물급여, 현금급여, 급여사후관리, 요양취급기관관리, 결산, 통계), **심사관리**(진료비, 청구명세서 심사, 심사 결정금, 통계), **피보험자자격관리**(자격관리, 진료지역관리, 통계, 의료보험취급기관관리), **보험료징수관리**(보험료징수, 기타 징수, 정산, 결산, 통계), **기타**(인력관리, 회계관리, 자금관리, 고정자산관리) 등이 있다.

3. 의료정보 시스템화에 필요한 기술

의료정보 시스템화를 위해서는 관련기술의 진보가 뒤따라야 한다. 이것은 단순한 의료기기의 연구개발뿐만 아니라 **시스템 공학적 기술의 발전**이 요구된다. 그러므로 **정보의 시스템화에 관련되는 기술은 광범위한 영역에 포함되어** 있다. 이러한 기술은 기술지향이 아닌 **의료지향 형식으로 진행되어야 할 것이다.** 즉 의료와 기술이 서로 밀착되어 상호관련 속에서 진행되어야 한다. 이 중에서 의료정보의 시스템화에 필요한 기술을 요약하면 다음과 같다.

(1) 생체정보의 계측, 검사기술

생체정보의 계측은 환자의 활동범위를 넓혀 주면서 환자에게 부착된 센서로부터 계측된 생체신호를 수신하는 '**무선 생체계측 기술**', 측정 및 기록 시스템을 일체화하고 소형화해 환자가 휴대하거나 쉽게 이동하면서 생체에서 발생된 정보를 측정할 수 있게 하는 '**휴대형 생체계측 기술**', 가정에서 생체신호를 측정해 병원으로 전송해 주는 '**재택 생체계측 시스템**' 등이 모두 이 범주의 기술이라고 할 수 있다. 따라서 **필요한 생체정보를 얻지 못하면 의료정보의 시스템화는 불가능**하다. 이를 위해서 **계측, 검사기술의 발전이 필수적**이다.

(2) 생체정보처리기술

계측 검사된 생체정보를 활용하기 위해서는 필요한 정보로의 변환이 필요하다. 정보처리의 방법에는 여러 가지가 있다. 이것은 단순한 방법이 아니라 소프트웨어와 하드웨어의 측면에서 검토되어야 한다. 이 가운데는 정보의 표시기술도 포함된다.

(3) 정보의 전송기술

정보의 전송기술이란 사용자에 의해서 생성된 정보가 통신하기 적당한 형태의 신호로 변환된 다음, 여러 전송기술에 의해 통신로상에 전기적 신호형태로 실려서 상대에게 운송되는 것이다. 이때 정보를 전달하는 데 있어서 무엇보다 중요한 것은 송신한 정보가 상대에게 올바로 정확하게 수신되어야 한다는 것이다. 따라서 정보의 전송기술의 개발도 중요하다. 정보의 전송기술은 시스템화를 성공시키는 중요한 요인이다. 정보통신기술의 발전으로 많은 진전을 이루고 있다.

(4) 정보의 축적, 검색, 입력, 출력기술

정보는 필요할 때 언제든지 찾아볼 수 있어야 하며 의료정보를 참고할 수 있도록 하기 위한 종합적인 기술이 요구된다.

(5) 정보에 기초한 판정, 의사결정기술

진단은 생체정보와 종래에 가지고 있었던 지식을 종합해서 의사결정을 하는 것이다. 따라서 이를 위한 논리의 확립과 그에 필요한 소프트웨어와 하드웨어가 필요하다.

(6) 네트워크 기술

효율적인 네트워크를 만드는 기술이 요구된다. 네트워크의 발전방향은 고속화, 대용량화, 멀티미디어화, 유·무선 통합으로 특징지을 수 있다.

(7) 프로그래밍 기술

프로그래밍이란 컴퓨터에 주어진 과제를 분석하여 그 처리절차를 자세히 지시하는 명령을 체계적으로 구성하는 작업이며 정보를 처리하기 위해서는 프로그래밍 기술이 필요하다.

(8) 안정성, 효율성 등을 검사하기 위한 기술

기술과정의 성과를 충분히 달성하기 위해서는 효율성 및 안정성의 확보를 위한 기술이 필요하다.

(9) 인터넷의 의료정보

오늘날에는 환자와 가족의 의견이 존중됨에 따라 의료 영역에서 의료진의 일방적인 정보소유를 지양하고 환자들의 알 권리가 급속히 증가하고 있다. 현대의 의료정보란 의료 서비스의 의료인뿐만 아니라 환자와 가족도 이용의 주체가 되는 의료이용 전반에 관한 정보를 말한다.

인터넷은 환자와 가족 입장에서 의료의 정보와 상식을 보다 쉽게 찾고 얻을 수 있게 해준다. 네트워크 발달은 의료의 발달과 새로운 지식과 연구로 의료정보를 이용할 수 있게 하였다.

1) 인터넷 정보 서비스

표 1-18 • 인터넷 정보 서비스

전자우편(E-mail)	세계 어느 곳에서든 문장, 화상정보를 교환하며 속도가 빠르다.
파일전송(FTP)	인터넷을 통해 파일을 주고받는 프로토콜이며 대용량 정보를 보낼 수 있다.
원격접속(Telnet)	원격 컴퓨터에 접속을 가능하게 해주는 인터넷 프로토콜이며 공유가 가능하다.
인터넷 뉴스 (Usenet, Newsnet)	News 서버를 통하여 전 세계의 의학, 사회, 정치, 경제, 문화 등 다양한 분야의 정보를 얻고 인터넷 뉴스모임에 참여하고 관심 분야의 뉴스를 활용한다.
메일링 리스트(Mailing list)	전자우편으로 List Server(리스트 서버)에 정보 구독신청으로 메일로 구독한다.
인터넷 대화 (IRC, Worldchatting, Powwow)	모니터를 보며 서로의 모습을 보며 대화한다.
기타	Veronica(베로니카), Gopher(고퍼), Archie(아치), WAIS(와이스) 등 많은 발전이 있을 예정이다.

2) 의학정보와 의료정보

① 과거의 의료정보는 의료인을 위한 의학정보를 말하며, 오늘날의 의료정보는 의료서비스의 의료인뿐만 아니라 의료행위를 받는 자도 의학정보의 주체가 되는 의료정보이다. 전반에 관한 정보를 말한다.

② 테오도 어빌로스(19C초) : 치료성과 및 질(Quality : 퀄러티) 관리 도입, 의학통계 시도로 의료정보확립을 세웠다.

③ 알렉상드르 루이(19C) : 임상의학의 창시자로 의료발전을 가져왔다.

④ Canadian Preventive Services Task Force(캐나디안 프리벤티브 서비스 태스크 포스) : 근거(원인)의 중심이며 의학발전을 가져왔다.

3) 인터넷을 활용한 의료정보

① 검색엔진/메타검색엔진, 전자우편주소, 디렉토리, 찾기 등이다.

② **의학문헌 검색** : MEDLINE(메드라인 : Medical Literature Analysis and Retrieval System Online : 메디컬 리트럭쳐 어날리시스 앤드 리트리벌 시스템 온라인), MeSH(메쉬) 등이다.

③ **유즈넷 뉴스 그룹, 메일링 리스트** 등이다.

④ **의료정보의 제공** : 병원정보, 의학상식, 전자우편을 통한 의료상담 등이다.

⑤ **의학교육** : 의료 전문인에 대한 **의학정보 제공 및 보수교육, 환자 및 가족의학교육** 등이다.

4) 정보의 평가 및 인증

① 자료의 **참신성**(Timekiness : 타임키니스)이며, 저작자의 **확인**(Authority : 어소리티)이다.

② 웹페이지의 구성(Organization : 오거나이제이션)이며, 책임의 한계를 명시한다.

③ HON(Health On the Net foundation : 헬스 온 더 넷 파운데이션) : 의료정보 홈페이지 인증 기관 등이다.

4. 병원정보 시스템

최근 들어 국민생활수준의 향상으로 양질의 의료 서비스에 대한 요구가 증가하게 되었고, 특히 병원들 간의 경쟁심화 및 효율적인 병원경영의 필요성에 의해서 PC를 비롯한 컴퓨터 관련 하드웨어의 가격대비 성능이 향상되고, 그동안 PC를 단순 터미널 기능으로 사용하던 환경에서 편리한 소프트웨어 기능을 이용하여 **윈도우** 환경을 기반으로 GUI(Graphic User Interface : 그래픽 유저 인터페이스)를 실현할 수 있게 됨에 따라 병원에서 발생하는 모든 의료행위를 전산화하는 **병원정보 시스템**(Hospital Information System(HIS) : 호스피틀 인포메이션 시스템)의 도입이 가능하게 되었다. 이러한 도입은 **각종 정보에 대한 신속 정확한 통계와 분석이 가능해지고 그에 따라 의료의 양적·질적인 향상과 병원경영**에 도움을 줄 수 있게 된다.

① 병원을 비롯한 의료기관을 운영, 분석하고 나아가 의료행위의 질을 높이는 데 핵심적인 역할을 할 수 있는 **병원정보 시스템**(HIS)은 1990년대 중반부터 각 병원에서 본격적으로 도입하여 운영하고 있다. 즉 1978년 의료보험이 시작되고 1989년부터는 전 국민 의료보험이 확대 도입되면서 의료수요가 급증함과 동시에 병원도 양과 질적인 면에서 급속히 성장하게 되었다. 병원의 성장은 대단위로 발생하는 의료정보를 처리할 수 있는 새로운 정보구조에 의한 시스템 구축을 요구하게 되었다. 국내 의료정보 시스템의 역사는 다음과 같다.

㉠ 1978년 경희의료원에서 MEDIOS(메디오스) 설치(최초)하였다.

ⓛ 원무 시스템 1973년 도입, 현재 국내 종합병원에서 98[%] 도입하였다.

ⓒ **처방전달 시스템** : 1982년 최초 도입, 1990년대 초 폭발적으로 증가(1998년 현재 63[%])하고 있다.

② 시스템 구축에 따라 사회적 요구가 가속되고 기존 사용하던 원무행정 중심의 병원전산화로는 한계가 있으며, 새로운 구조, 즉 **처방전달 시스템**(Order Communication System(OCS) : 오더 커뮤니케이션 시스템)을 기본으로 한 **병원정보 시스템**를 구축하기에 이르렀다. 또한 PC 등 컴퓨터 관련 장비의 성능향상과 통신장비의 가격하락은 **분산처리방식**의 Client/Server(클라이언트/서버) 구조로 병원정보 시스템을 구축하는 것이 가능하게 되었다.

③ 병원 각 부문에서 발생하는 정보를 종합하여 정보처리를 일원화하여 병원 내의 모든 사용자에게 공통적인 정보기능을 제공하는 개방적인 시스템이 **병원정보 시스템**이다. 실용화된 병원정보 시스템을 보면, 다양한 방식들이 발표되고 있지만 아직은 완벽하지 못한 것이 현실이다. 병원 내의 모든 정보발생원을 컴퓨터 네트워크의 구성원으로 집어넣어 종합적으로 병원정보 시스템을 실현하고자 하는 노력은 계속되고 있다. **병원정보 시스템**은 표 1-19와 같이 구성되어 있다.

표 1-19 • 병원정보 시스템

진료정보	진료상담관리, 예약관리, 사후관리 등이다.
행정정보	수입 및 지출관리, 약품 및 재료관리 등이다.
원무정보	현황, 통계, 분석 등이다.
시스템 정보	기준정보관리, 시스템 관리 등이다.

④ 병원 내 정보의 흐름은 병원 내에는 수많은 정보가 흐르고 있지만 **병원의 기능수행을 하나의 시스템**으로 이해할 때 크게 **4가지의 주요한 흐름**으로 구분할 수 있다.

표 1-20 • 병원 내 정보의 4가지 흐름

환자의 흐름	Patient flows(페이션트 플로우스)
물자의 흐름	Materials flows(머터리얼스 플로우스)
자금의 흐름	Money flows(머니 플로우스)
정보의 흐름	Information flows(인포메이션 플로우스)

병원이란 다른 어느 조직체보다 **정보교환과 정보의 양이 많을 뿐만 아니라 신속 정확한 정보의 유통과 장기적 저장을 필요로 하는 조직**이며, 병원의 모든 부서는 정보를 생산하

여 교환하고 이용하면서 업무를 진행하고 있다. 그러므로 효과적인 정보의 유통이 없이는 능률적인 업무수행을 기대할 수 없다.

(1) 병원정보 시스템의 기본

1) 병원정보 시스템의 구조

병원정보 시스템은 그림 1-5와 같이 처방전달 시스템과 사무자동화 및 표 1-21과 같이 의료영상시스템의 3가지로 분류할 수 있다.

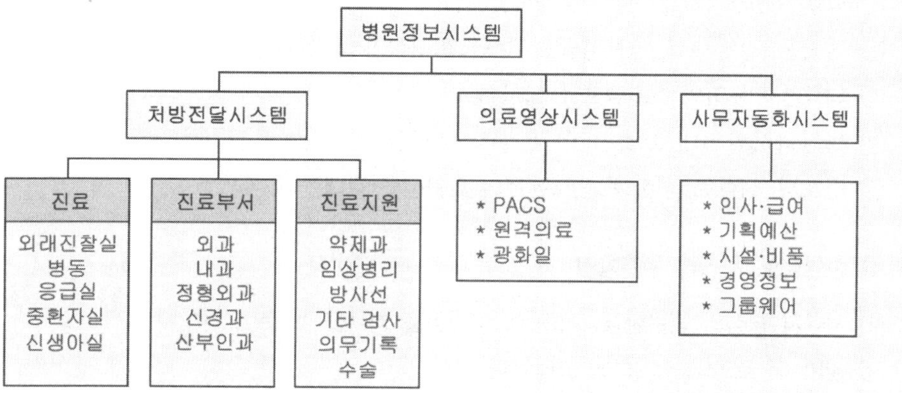

그림 1-5 • 병원정보 시스템의 구조

표 1-21 • 의료영상 시스템의 3가지로 분류

처방전달 시스템	병원정보 시스템 중 가장 기본이 되는 시스템으로서 환자에게 발생되는 처방을 중심으로 진료와 진료지원 및 원무행정부서 간에 전달되는 과정을 전산화한 시스템이다.
의료영상 시스템	병원에서 발생하는 영상정보 데이터를 전산화하여 저장하고 검색할 수 있는 시스템이다.
사무자동화	처방전달 시스템에서 발생되는 정보를 근간으로 인사·급여, 경리와 물품관리 및 원가분석, 경영지원에 이르기까지 병원경영에 필요한 시스템을 정보화한 것이다.

2) 병원정보 시스템의 기대효과

① 진료 서비스가 개선되고 의료진의 편의가 늘고 의학연구에 필요한 자료의 통계화가 이루어진다.

② 행정업무가 개선되고 수익성이 개선된다.

③ 자원관리의 효율성이 향상되고 의료업무에 의사결정을 지원한다.

3) 병원정보 시스템 구축목적

병원정보 시스템은 병원 내의 각 행위의 순간에 전체적인 환자의 정보를 공통으로 등록 및 조회하는 것으로 구축함으로써 다음과 같은 목적이 있다.

① 업무생산성을 향상시키고, 환자 서비스를 개선한다.
② 병원진료수익을 증대시키며 의료비용을 절감하고, 환자 대기시간을 단축한다.
③ 진료와 진료지원업무의 생산성을 증대시킨다.
④ 의료 서비스 향상을 통한 경쟁력을 제고한다.
⑤ 정확한 경영분석 정보제공을 통한 합리적인 운영계획을 수립한다.
⑥ 의학연구 분야의 효과적으로 지원 한다.
⑦ 병원행정의 3대 요소인 인원, 물자, 자금을 체계적으로 관리한다.
⑧ 정보의 정확도, 신속성, 인력운용의 효율성을 증대한다.

4) 병원정보 시스템 구축방안

① 사용자 중심의 정보환경 : 사용자 편리성을 최우선적으로 고려한다.
② 경비 대 효과의 경제성을 고려한다.
③ 기존시설과 환경에 적합한 전산망 및 전산장비를 도입한다.
④ 신기술 적용에 대한 적극적으로 대처한다.
⑤ 단계별 프로그램 개발 및 적용 계획을 수립한다.

5) 병원정보 시스템 구축에 따른 문제점

① 전산화에 필요한 시설 및 환경에 영향을 많이 받으며, 컴퓨터 활용이 가능한 인적자원을 많이 필요로 한다.
② 24시간 무정지 시스템을 유지하여야 하며 특히 진료정보에 대한 완벽한 backup(백업, 예비파일)이 보장되어야 한다.
③ 기존 병원정보 시스템 정보와의 호환성 유지 및 점진적인 교체기간이 필요하다.
④ 의료진이 주사용자임에 따라 PC 사용에 대한 거부감이 강하다.
⑤ 전산화에 따르는 경비가 많이 소요된다.

6) 병원정보 시스템 구축 시 고려사항

표 1-22 ■ 병원정보 시스템 구축 시 고려사항

보안성	의료관계자에 따라 정보의 입·출력에 관한 권한을 명백히 하여야 하며, 자료의 유출은 금지한다.
안전성	전산망 및 전산망 장비가 고장 없이 안정적으로 동작해야 하며, 이를 위해 여러 가지 고장 복구 수단, 백업 등의 기능을 갖추어야 한다.
정확성	모든 정보는 원하는 장소로부터 다른 원하는 장소로 오차 없이 전달되어야 한다.
전산망 설치 공간	전산망 설치공사시에는 최단거리에 가능하면 중앙집중식으로 설치할 수 있는 공간을 확보하여야 한다.
경제성	전산망 설치 및 전산망 장비구입에 소요되는 비용이다.

(2) 병원정보 시스템의 개념

병원정보 시스템은 병원의 여러 업무를 수행하는 데 필요한 정보를 적당한 시기에 적절하게 제공하는 시스템으로 여러 형태의 기능을 수행하는 하위 시스템의 복합집단으로 구성되어 있다. 병원정보 시스템 개념은 너무 광범위하므로 이를 다시 구체적으로 설명하면 다음과 같이 설명할 수 있다.

1) 각 기능별 하위 시스템들의 집단이며 상호 밀접한 연관

병원업무는 크게 진료업무, 진료지원업무(임상병리, 방사선, 의무기록, 약국 등) 그리고 일반사무업무(의료보험청구, 재고관리) 등으로 나눌 수 있다. 이들의 업무내용은 다양하고 처리해야 할 자료의 종류가 다르다. 그러시 종합적인 단일정보 시스템보다는 각각의 하위 시스템으로 나누어 구축하는 편이 더 효과적이다.

그러나 병원업무는 서로 연관성이 있으므로 각 하위 시스템들 간에 정보의 흐름이 원활히 이루어지도록 시스템이 구축되어야 한다.

㉮ 의료보험 청구를 위해서는 의료보험 시스템과 의무기록 시스템, 임상검사 시스템, 약품관리 시스템 등이 서로 연결되어야 신속하고 효율적으로 업무를 처리할 수 있다. 이러한 하위 시스템들 간의 연관성은 종합적인 병원정보 시스템의 전략적 장기계획과 각 시스템 구축 시에는 일정한 지침을 따르게 함으로써 이루어질 수 있다.

2) 병원기능과 진료에 필요한 의사결정을 지원

병원정보 시스템은 데이터 프로세싱과 같은 단순사무업무 처리 이외에도 병원경영이나 진료에 필요한 정보를 제공함으로써 이들 업무를 지원한다. 병원경영에 관한 의사결정은 앤터니(Anthony)의 분석에 의해 3가지로 나누며, 이들은 각기 다른 종류의 정보를 필요로 한다.

① **전략적 계획**(Strategic planning : 스트러티직 플래닝)에서는 **세부적인 것보다는 요약된 정보**가 필요하며, 전략적 의사결정은 일반적으로 미래지향적이며 먼저 병원의 목적과 방향을 정한 다음 이를 달성하기 위한 **주요사업을 계획하는 과정**을 말한다. 이에 필요한 정보로는 **내부에 관한 것뿐 아니라 외부환경에 관한 정보**(보건정책, 의료보험수가의 변경사항, 경쟁병원에 관한 사항 등)가 있다.

② **관리적 통계** : 관리적 통계(Management control : 매니지먼트 컨트롤)에서 관리적 의사결정은 정해진 사업계획을 달성하기 위해 **자원조달을 결정하는 과정**이다.

㉮ 시설유지, 예산수립 등을 들 수 있는데 이를 위해서는 전략적 의사결정에 비해 좀 더 세부적이고 내부사항에 관한 정보가 필요하다.

③ **운영적 통계**(Operational control : 오퍼레이셔널 컨트롤)에서는 병원경영뿐 아니라 임상적 의사결정을 지원하기 위해서도 **병원정보 시스템은 필요한 정보를 제공**한다. **병원정보 시스템**을 위해 여러 종류의 시스템들이 개발되어 있는데 그 중 대표적으로 ONCOCIN[1], HELP, ARAMIS[2](Arthritis Rheumatism and Aging Medical Information System : 아스라이티스 류머티즘 앤드 에이징 메디컬 인포메이션 시스템), MYCIN[3], CASNET[4](Causer Associational Network : 코저 어소시에이셔널 네트워크), PROMIS(Problem Oriented Medical Information system : 프로블럼 오리엔티드 메디컬 인포메이션 시스템)가 있다. 이들은 특정 사례들에 관한 과거의 치료기록, 학술논문에 실린 자료, 그리고 전문가들의 의견들을 종합하여 **진단방법을 우선순위별로 제공함으로써 중요한 순간에 임상적 의사결정**을 돕는다.

3) 양질의 정보를 제공하는 시스템

일반적으로 **자료는** 실제로 발생한 사건의 단순한 기록으로 처리, 가공되지 않은 상태를 말하고 **정보는** 어떠한 특정 목적을 위하여 처리된 자료를 일컫는다. 이제까지는 정보가 많을수록 좋다는 생각으로 정보를 대량생산하는 데 치중했었다. 하지만 이제는 정보의 양이 너무 많아지고, 이를 관리하는 데 이용하기도 힘이 들게 되고, 많은 비용이 들어서 **꼭 필요한 정보만 산출해야 한다는 방향**으로 나가고 있다.

이에 판단 기준으로는 다음과 같은 **정보의 속성을 이용**한다.

① 정보를 증명할 수 있어야 하고, 계량화될 수 있어야 하며 정확해야 한다.

② '**목적에 적합해야 한다.**' 등을 만족할 때에 양질의 정보라 한다.

---

1) ONCOCIN(An Expert System For Oncology Protocol Manage, Ment 언 익스퍼트 시스템 퍼 온콜로지 프로토콜 매니지먼트) : 암환자의 화학치료요법 자문이다.

2) ARAMIS : 데이터 수집 조직 시스템이다.

3) MYCIN : 감염성 질환의 진단과 치료를 목적으로 만들어진 시스템이다.

4) CASNET : 녹내장의 진단이다.

③ 정보를 적시에 신속히 제공되어야 하며, 정보를 얻기 쉬어야 한다.

(3) 병원정보 시스템의 구분

병원정보 시스템은 병원의 특성에 따라 시스템과 이용범위나 이용자 등에 따라 각각 다르다. 따라서 개발된 병원정보 시스템을 비교한다거나 구분하는 데 어려움이 많다. 그래서 병원정보 시스템을 의사결정지원 시스템과 업무처리 시스템으로 크게 나눈다.

1) 의사결정 시스템

의사결정 시스템이란 다음을 의미한다.

① 반구조적 업무 형태인 관리자의 의사결정과정에 있어서 관리자를 보조하기 위한 의사결정 시스템이다.
② 경영관리 판단보다는 지원을 하기 위한 의사결정 시스템이다.
③ 의사결정에 있어서 능률성보다는 효과성을 위해서 컴퓨터를 사용한다.

2) 의사결정지원 시스템의 정의

의사결정지원 시스템이란 반구조적 또는 비구조적 문제를 해결하려는 의사결정자에게 자료와 모형의 활용을 도와주는 상호 반응적 컴퓨터 중심의 시스템이다.

3) 의사결정지원 시스템의 목적

① 의사결정을 위해 특히 반구조적 또는 비구조적 의사결정을 위한 지원을 제공해야 하며, 필요할 때마다 모든 수준 사이의 통합을 제공함으로써 모든 조직계층의 사용자들을 위해 의사결정지원을 제공하고, 독립적일 뿐만 아니라 상호의존적인 결정을 지원해 주어야 한다.
② 탐색, 설계, 선택과 같은 의사결정과정의 모든 단계를 지원할 수 있어야 하고, 쉽게 활용할 수 있어야 하며, 다양한 의사결정과정을 지원해 주지만 반드시 특정한 한 과정에만 한정하지는 않는다.
③ 업무처리 시스템과는 달리 자료의 양은 많지 않으나 내용이 복잡하고 기관의 주요 의사결정에 필요한 정보를 제공하는 시스템이며, 기계적인 효율성보다는 의사결정의 질을 향상시키는 데 중점을 두기 때문에 정보의 입출력이나 보고서의 형태도 사용자의 요구에 따라 임의로 정해지는 것이 효과적이다.
④ 업무처리 시스템과 완전히 분리된 시스템이 되어서는 안 된다. 업무처리 시스템이 처리하는 세부적인 정보를 특정한 목적에 따라 여러 형태로 요약하는 것이 더 효과적이기 때문에 의사결정지원 시스템과 업무처리 시스템은 서로 밀접한 연관을 갖고 있어야 한다.

4) 업무처리 시스템

업무처리 시스템은 업무의 내용이 단순하나 자료의 양이 많은 업무를 기계적으로 처리하는 체계로서 데이터 처리와 유사한 개념이며, 단순한 업무를 기계적으로 처리하는 시스템으로 입·퇴원, 외래, 구매, 재고관리, 회계, 급여 등의 병원업무와 각종 통계정보와 보고서작성 등을 들 수 있다. 시간단축, 오류감소, 비용절감이라는 직접적인 효과가 있을 뿐 아니라 병원정보 시스템의 가장 기본이 되는 자료를 처리 및 축적하는 것이 장점이다.

5) 전문가 시스템과 인공지능

인공지능은 지적인 컴퓨터 프로그램, 다시 말해 인간만이 가지고 있는 지적 행위, 언어 및 대화의 이해, 학습, 추론 등을 행할 수 있는 시스템의 구성을 목표로 하는 컴퓨터 과학의 한 분야이다. 이런 분야의 연구는 컴퓨터가 나온 이후에도 계속되어 왔으며 전문가 시스템은 이러한 인공지능의 발달과정에서 발생되었다.

① **전문가 시스템** : 의사결정 시스템의 한 형태이며, 특별한 전문지식을 가진 사람에 의해 수행되던 비구조적인 의사결정을 컴퓨터로 하여금 판단할 수 있게 해주는 컴퓨터 프로그램이다. 전문가 시스템은 기능을 수행하는 과정에서 특정 응용분야의 지식을 추론능력과 결합시킴으로써 그 분야의 전문가가 수행하는 것과 비슷한 정도나 또는 더 우수한 수준의 의사결정에 도달할 수 있도록 조언을 하는 상담가처럼 작동한다.

② 전문가 시스템의 특징

㉠ 모든 문제에 적용될 수 있는 일반적 목적의 지식을 사용하기보다는 의학처방이나 건축설계와 같은 특정한 문제에 대한 전문화된 지식을 이용한다.

㉡ 관리자의 복잡한 기획이나 문제해결을 위한 지원, 질병의 진단 등 고도의 전문적인 업무를 수행함으로써 비전문적인 사람보다 우월한 수준으로 과업수행을 가능하게 해준다.

㉢ 단순한 수리적 서술계산이 아니라 상징적이거나 추상적 또는 질적인 추리를 요구하는 문제에 적용된다.

③ 전문가 시스템과 이전의 컴퓨터 시스템과의 중요한 차이점

㉠ 전문가 시스템은 최적의 해답은 아니지만 어느 정도 만족할 수 있는 결과를 도출해 내는 휴리스틱 추리를 사용하고 있다.

㉡ 전문가 시스템은 현재의 문제상태와 목적상태의 차이를 판단한 다음 그 차이를 줄이는 적합한 연산자를 사용하며 점차 목적상태에 접근하는 방법을 이용하였다. 즉 몇 가지 경험들과 기초적인 추측능력을 가지고 전문가의 행위를 모방하였다.

㉮ "머리가 아프면, 약을 주세요" 등으로 인간의 지식을 표현하였다. 이런 방법은 의사가 병을 진단하는 전문지식에 효과적으로 결부될 수 있을 것이다.

ⓒ 컴퓨터 시스템은 규칙에 따라 정확한 계산결과가 도출되는 알고리즘 방식을 채택한다.

ⓓ 전문가 시스템은 탐색기법의 발달과 지식을 컴퓨터에 효율적으로 표현하는 방법이 개발됨에 따라 가능하게 되었으며 다른 여러 분야와 상호관련성이 생기게 되었고, 임상의학에 있어서 인공지능 및 전문가 시스템은 활발히 연구되고 있다.

5. 병원정보 시스템의 종류

병원정보 시스템을 크게 네 가지로 분류하며, 진료정보 시스템, 진료지원정보 시스템, 병원행정지원정보 시스템, 종합적인 병원정보 시스템 등이다.

(1) 진료정보 시스템

표 1-23 ● 정보 시스템

진료정보 시스템	다기능의 간편한 처방관리, 간호관리 자동화, 검사결과 및 누적결과 조회 통합, 진료재료청구 자동화이다. 진료정보 시스템(Medical information system : 메디컬 인포메이션 시스템) 기능이다.
환자추적 시스템	정기적인 치료를 필요로 하는 환자의 추적을 위해 개발된 시스템이며, 컴퓨터가 진료예정일 얼마 전에 자동적으로 진료일자를 출력하여 담당의사와 환자에게 보내게 함으로써 정기진료에 차질이 없게 하고, 암환자와 같이 장기적 치료를 요하는 환자의 추적에 효과적일 것이다.
검사 및 감시 시스템	임상적 의사결정지원 시스템들이 검사 및 감시 시스템 분류에 속한다. 이 외에도 심전도 기기나 다른 감시기기에서 나오는 신호들을 디지털화하여 입력한 후 자료들을 미리 저장된 프로그램에 의해 해석하고 임상적 의사결정에 필요한 정보를 제공하는 시스템들이 있다.

(2) 진료지원정보 시스템

진료지원정보 시스템(Medical supporting information system : 메디컬 서포팅 인포메이션 시스템) 기능 처방에 의한 검사예약관리, 검사장비와의 인터페이스이다.

1) 임상병리 시스템[5)]

의학의 발전에 따라 환자의 치료 및 처치에 관한 의료정보는 폭발적으로 증가하고 있으

---

5) 임상병리 시스템(Laboratory information System(LIS) : 레버러터리 인포메이션 시스템)
① 병원에서 수행되는 검사 중 50[%] 이상 차지하는 임상병리관련 정보를 체계적이고 효율적으로 관리하고 타 시스템으로 자료 연계를 제공하는 시스템이다.
② 검체채취 및 접수 시스템, 자동기기 사용부서 시스템, 수작업부서 시스템, 정도관리 시스템, 검사결과보고 시스템으로 구성되어 있다.

며, 이러한 의료정보를 체계적으로 정리하여 환자에게 양질의 의료 서비스를 제공하는 종합적인 병원정보 시스템이 의료진에게 절실하게 요구되고 있다. 임상병리과는 병원에서 수행되는 검사 중 50[%] 이상 차지하는 임상병리 관련정보를 각종 자동분석기기들과 연결하여 사람의 손을 거치지 않고도 이 기기들을 자동으로 조작함으로써 신속하고 정확한 검사자료를 산출해 내며 또한 다양한 형태로 검사결과의 변화 추이를 볼 수 있는 기능을 갖추고 있다. 임상병리 시스템은 검사시간을 단축시킴으로써 진료에 도움을 주기도 하지만 비용면에서도 이익이다. 국외 병원들을 대상으로 한 조사에 의하면 계산착오나 분실 등 수작업시 실수로 인한 손실이 임상병리검사로 인한 수입의 3~5[%]라고 한다. 미국에서는 1960년대 말부터 컴퓨터가 일부 임상병리과에 도입되었고, 1980년 말에는 종합병원 및 대학병원의 80~100[%]에서 임상병리 정보시스템이 도입되어 있다.

① 임상병리 시스템 구축시 시행착오 원인

㉠ 국내에는 상품화된 임상병리 시스템 Package(패키지)가 없다(처방전달 시스템 : OCS)의 한 부분으로 인식되고 있다).

㉡ 임상병리과의 고유업무와 진료, 원무행정 인식으로 복잡한 업무가 연계된다.

㉢ 임상병리과 내부 부서 간의 독특한 업무 흐름이 나타난다.

㉣ 일반회계업무에 적합한 데이터베이스의 구조적 약점이 있다.

㉤ 경영진의 지속적인 관심이 있어야 한다. 그림 1-6은 임상병리과의 검사업무 흐름도이다.

② 임상병리과의 검사업무 흐름

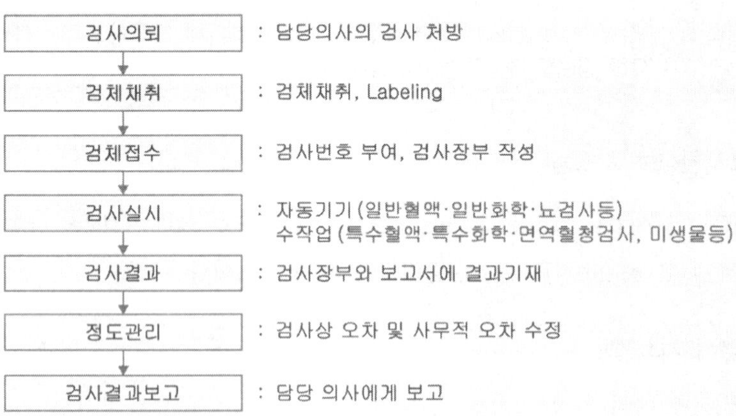

그림 1-6 • 임상병리과의 검사업무 흐름

2) 의무기록 시스템

의무기록은 환자진료뿐만 아니라 보고 및 통계 등의 사무업무용으로 중요한 역할을 하며 즉시 작성되어야 하고 환자상태를 확인하고 진단이나 의료를 시행하고, 치료의 타당성을 입증할 수 있는 충분한 자료를 포함하여야 하며, 그 결과는 정확히 서류로서 만들어져야 한다. 따라서 이를 효과적으로 관리할 시스템이 필요하다. 의무기록 시스템은 일반적으로 의무기록의 대출시 이를 추적 관리하는 기능이 있고, 환자와 질병별로 색인을 하며, 각종 통계를 산출해 내는 기능이 있다.

① 의무기록의 역사

표 1-24 ● 의무기록의 역사

히포크라테스 증례기록	환자 스스로가 기록한 자가 중심 기록이다.
1819년 레넥	청진기 발명 후 기록된 의사관찰 중심 기록이다.
19C 후반 메이요 클리닉의 집단진료 중심 의무기록	현대적 의무기록의 원형이다.
1907년 플럼머	환자중심의 의무기록 권고이다.
1940년	구조화된 의무기록 요구이다.
1960년대	컴퓨터 기반의 병원정보 시스템 출현이다.
문제 중심 의무기록	POMR(Problem Oriented Medical Record : 프라브럼 오리엔티드 메디컬 레코드)이다.

② 의무기록의 목적

㉠ 환자의 임상 진료를 위한 자료 : 일차적 목적이다.

㉡ 임상의사의 기억을 보조하는 의사결정지원 도구이다.

㉢ 임상경험, 의학지식축적, 역학연구 및 임상연구 수행의 핵심적 기반이다.

㉣ 병원, 임상의, 보험회사 사이에 중요한 의사소통 매개체이며, 법적·재정적 자료기록과 의학연구도 중요한 목적이며, 환자의 임상진료에 관련된 정보 보관소이다.

③ 현재의 의무기록의 한계

㉠ 자료수집원 지향식 기록의 특징은 다음과 같다.

㉮ 자료들은 각각의 수집원별로 구분된 기록이다.

㉯ 각 구분 내 관찰의 시간 순서에 따른 기록이다.

㉰ 각 자료유형별 변화 추이 분석이 용이하다.

㉡ 자료수집원 지향식 기록의 단점은 다음과 같다.

㉮ 임상 정보가 분산되고, 기록이 중복되며, 필요할 때 찾기 어렵고, 기록자마다 개념상의 차이가 있는 언어로 기록한다.

㉯ 종이 매체 기록의 한계이며, 의사결정 도구로의 역할은 미흡하다.

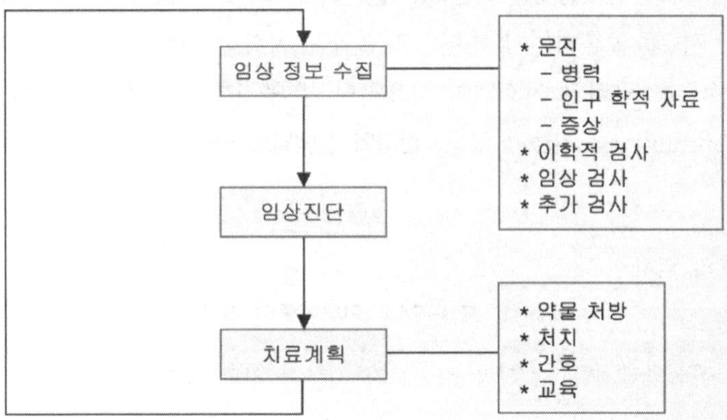

그림 1-7 • 자료수집원 지향식 의무기록

④ 컴퓨터 기반 의무기록(CMR) 기대효과

㉠ 다양한 정보를 적은 비용으로 효율적으로 관리할 수 있다.

㉡ 완전한 기록 및 기록의 질이 향상되고, 자료의 공유 및 의사소통량이 증가한다.

㉢ 자동화되고 정형화된 입력과정을 통하여 객관적이고 완전한 기록을 재생(의사의 연령이나 컴퓨터 사용 능력과 무관하게 체계적인 문항에 대한 응답률은 95[%] 이상)한다.

㉣ 컴퓨터의 자문을 통하여 의료의 질적 향상이 되고, 접근성 및 보안성이 좋으며, 자료의 재생산성 및 가공능력 향상이다.

㉤ 의료정보의 모델링 : 의무기록을 정보화한다는 것은 적절한 DBMS를 설계하는 것이다. 의무기록 자료에 정보모델을 도입하고, 임상진료 과정을 모델링한다. 환자의 상태에 대한 의사의 이해와 지식을 추상적으로 모델링한다.

㉥ 의무기록의 모델 : 자료수집원 지향식 의무기록이며, 자료수집원별 혹은 유형별 기술이다. 시간순서로 기술하며 분석적 방식을 강조, 통합적 측면을 무시한다.

⑤ 문제지향식 의무기록

㉠ 의학적 의사결정과정을 문제해결과정으로 인식한다.

㉡ 문제지향식 의무기록문제 : 환자진료를 위해서 주의를 기울여야 하는 모든 사항이다.

㉢ SOAP : Subjective, Objective, Assessment, Plan이다.

㉣ 문제 항목이 독립적인 경우에는 이상적 방법이나 대부분의 문제는 중첩되고 상호 연관성이 있으므로 한계점을 내포한다. 그림 1-8은 문제지향식 의무기록이다.

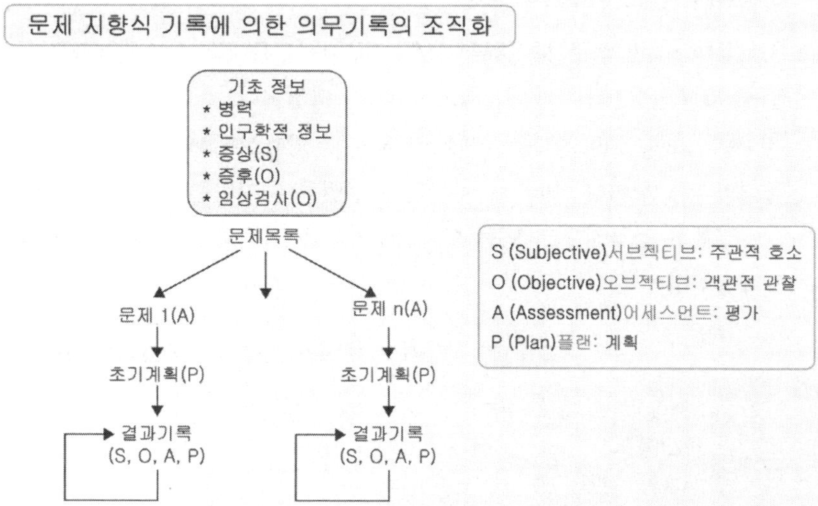

그림 1-8 • 문제지향식 의무기록

전자의무기록(EMR : Euducable Mentally Retarded : 에듀커블 멘털리 리타르디드)은 **병원에서 사용되는 종이문서를 없애고 모든 데이터를 전산매체에 저장하는 방식**이다. 현재까지 널리 사용되고 있는 종이의무기록은 오랫동안 모아지면 언젠가는 관리 및 보관상에 한계가 오기 때문에 의무기록 차트를 영구보존하는 대부분의 병원에서는 진료 후 일정 기간이 지난 비활용 의무기록을 **과거에는 마이크로필름에, 최근에는 광디스크, 콤팩트디스크 등에 수록하여 관리**하고 있다. 이들을 전산과 연계시키고 네트워크를 연결하면 이미지로만 구성된 전자의무기록이 **보관 및 검색 목적으로 제한적으로 활용될 수 있는 초기 단계의 전자의무기록으로 구성**된다.

국내에서는 1990년대 들어 신설된 병원들을 주축으로, **전 병원을 네트워크 환경으로 구축하고 전산 시스템도 원무 및 보험청구 중심에서 한 단계 발전하여 처방전달 시스템**(Order Communication System(OCS) : 오더 커뮤니케이션 시스템)을 도입하는 형태로 **병원 전산환경이 발전하였**다. **전자의무기록**(Electronic Medical Record(EMR) : 일렉트로닉 메디컬 레코드)의 개념은 다음과 같다.

㉮ 환자의 **임상진료에 관련된 모든 정보의 보관소**이다.

㉯ 임상경험과 의학지식을 축적과 **역학연구 및 임상연구 수행의 핵심적 기반**이며, **임상의사의 기억을 보조 의사결정** 과정의 직접적 도구이다.

㉰ 병원, 임상가, 보험회사들 사이의 의사소통의 중요한 매개체이다.

3) 컴퓨터 기반 의무기록 종류

① 컴퓨터 기반 의무기록 종류 : TMR, COSTAR, RMRS, STOR, OMR 등이다.

② COSTAR(코스타) : 메사츄세츠 제너럴 병원이다.

③ RMRS(Regenstrief Medical Record System : 리젼스트리프 메디컬 레코드 시스템) : 인디애나 대학 의료원이다. 1400개 이상의 생성법칙에 기반한 기억 보조 프로그램으로 RMRS 프로그램은 적극적으로 모든 환자의무기록을 검색하여 각 환자에 알맞은 처치 안내문을 제공한다.

표 1-25 • 컴퓨터 기반 의무기록 개발 목표 및 모듈

컴퓨터 기반 의무기록 개발 목표	의무기록을 조직화, 접근성을 높이고, 내장된 행정, 경영, 제정 정보 기능을 통해 진료지원 기능을 제공하다.
여섯 개의 모듈로 구성	• 시스템 보안 및 자료 무결성 • 환자등록 • 예약 • 청구 및 제정 보고서 • 의무기록 보관 저장 • 경영 보고

④ TMR(The Medical Record : 더 메디컬 레코드) : 듀크대학을 중심으로 한다.

㉠ 약물 처방은 임상의사 스스로 수행 : 약물 상호작용이나 알레르기, 정확한 처방용량과 관련된 문제들을 컴퓨터 프로그램이 즉시에서 검증한다.

㉡ 환자의 모든 기록문제 목록별, 시간순, 방문별의 세 가지 형태로 기록이 제시되며, 문자형식과 그림형식의 표현 모두가 지원된다.

4) 전자의무기록 구축 시 고려사항

① 의학용어의 표준화 : ICD[6], CPT[7], SNOMED[8], MeSH[9] 등이다.

② 데이터의 표준화 : 서로 다른 병원정보시스템간의 정보교환 촉진을 위해 HL7을 사용한다.

③ 의학용어의 의미론적 일치 : 미국 국립의학도서관(National Library of MedicineNLM : 내셔널 라이브러리 오브 메디신)의 UMLS(Unified Medical Language System : 유니파이드 메디컬 랭

---

6) ICD : 국제질병사인분류(International classification of disease and cause of death) 세계보건기구(WHO)에서 권고한 국제질병사인 분류체계

7) CPT : 현대 절차상 용어(Curren procedural termindldgy) 치료비에 의거한 진단과 치료과정을 정의

8) SNOMED : 전자기록을 위한 체계화된 명명법(Systematized Namenclature of Medicine) College of American pathologists에서 개발되어 Reference Termindogy로 사용되고 있는 포괄적인 제어된 명명법으로써 대학병원에서 EMR 구축 시에 대부분 채택하고 있다.

9) MeSH : (Medical Subject Headings. 의학논문주제어) 국제적인 의학문헌을 색인한다.

귀지 시스템)이다.

④ 어휘 총목록과 의미론적 그물망을 제공하고 Information Source Map(인포메이션 소스 맵)을 통해 유연한 확장성을 제공한다.

⑤ 인간적 요소들 : 사용자 친숙성, 보안, 사적 비밀 보장, 신뢰보장, 그리고 의료정보 시스템 도입에 따른 의사·환자 관계 및 의료인의 행동변화 등에 미치는 영향, 보건의료 인력에 대한 정보를 교육한다.

⑥ 소프트웨어 환경

표 1-26 ● 소프트웨어 환경

적절한 DBMS 선택	지식 공학적 모델링, 즉 개념의 추상화, 의미론적 결합, 속성의 상속성과 다형성, 의학적 의사결정 법칙의 모델링 등이 가능하다.
네트워크 및 분산처리기술의 발달	인터넷의 보급 및 웹브라우저 기반의 인터페이스를 제공한다.

5) 전자의무기록의 미래

① 컴퓨터 기반의 전자의무기록 시스템 개발을 위한 하부구조를 완성한다.

② 다양한 전문가 시스템, 의학적 의사결정지원 시스템, 의료정보 데이터베이스들과 통합되어 더욱더 지능적인 통합 시스템으로 발전한다.

③ 객체지향 기술, 인터넷 기술과 의학용어 표준화 등에 의한 의무기록의 통합 : 월드 와이드 의료 데이터베이스가 가능하다.

④ JIT(Just-in-Time : 저스트 인 타임) 의료정보전달 : 스마트카드 기술이나, 휴대용 PDA (Personal Digital Assistance : 퍼스널 디지털 어시스턴스), 무선 LAN, ITI(Internet Telphony, Integration : 인터넷 텔레포니 인티그레이션) 등의 무선 기술을 의료정보 시스템으로 통합한다.

⑤ 머지않은 미래에 범세계적 의료 통신망의 구축으로 진료의 연속성과 효율성이 향상되고, 언제 어디서나 최적의 진료 서비스의 혜택을 받을 수 있게 될 것이다.

6) 전자건강기록 시스템 개요

전자건강기록 시스템(Electronic Health Record(EHR) : 일렉트로닉 헬스 레코드)은 병원의 전자의무기록(Electronic Medical Record(EMR) : 일렉트로닉 메디컬 레코드)을 네트워크로 연결해 의료기관들이 표준화된 환자의 진료정보를 공유할 수 있도록 하는 첨단 의료정보화 시스템이다.

7) 전자건강기록 시스템의 기능

표 1-27 ● 전자건강기록 시스템의 기능

직접적 진료기능	진료관리, 임상의사결정지원, 운영관리 및 커뮤니케이션이다.
진료지원기능	임상지원, 측정 · 분석 · 연구 · 보고, 행정 및 재정적 기능이다.
정보인프라구조	보안, 정보 및 기록관리, 고유식별자 등록, 디렉토리 서비스이다.

8) 전자건강기록 시스템의 목적

① 개인의 건강유지 향상을 위한 개인 건강정보를 저장한다.

② 의료 제공자들 간의 정확한 의사소통을 위한 정보제공으로 환자의 안전과 진료의 질을 향상시키며, 건강정보전달 시스템의 생산성과 효율성을 향상시킨다.

③ 임상적인 연구와 교육지원은 증진되고, 공공보건정책을 관리 지원한다.

④ 지식 베이스와 의사결정지원 시스템의 지원을 받기가 용이하다.

⑤ 개인에 대한 건강관련 정보의 기밀성과 무결성을 확보한다.

9) 약품관리 시스템

병원의 약국에서는 조제업무뿐 아니라 각종 통계작성, 그리고 약품재고현황까지 파악해야 하므로 자료를 처리하는 데 많은 시간을 소비하고 있다. 약품관리 시스템은 처방에서부터 조제과정 및 투약내용 등을 자동화함으로써 자동적으로 약품재고량이 조정되고 필요에 따라 각종 통계표를 작성하게 된다.

표 1-28 ● 약품관리 시스템 장점

장 점	• 처방전 및 봉투 자동출력, 환자별 약처방내역 조회로 진료시간 및 환자의 대기시간을 단축할 수 있다. • 효과적인 재고관리와 비용절감뿐 아니라 재고부족을 방지할 수 있다. • 통계를 신속하고 정확하게 작성할 수 있다.

10) 방사선정보 시스템

방사선과의 주요기능은 방사선영상의 획득과 분석으로 능률적이고 의학적 효과가 좋은 서비스를 환자, 의사, 의료기기 제공자들에게 제공하는 것이다. 방사선정보 시스템(Radiology Information System(RIS) : 라디올로지 인포메이션 시스템)의 주목적은 방사선과의 의료적 · 행정적 기능 모두를 지원하면서 이미지 관리 및 전송 시스템과 병원정보 시스템과의 효율적인 통합에 있다. PACS(Picture Archiving and Communication System : 픽처 아카이빙 앤드 커뮤니케이션 시스

템 : 팩스)에 의해 방사선과에서 생성되는 여러 의료영상들을 병원 내의 다른 장소에서도 볼 수 있게 되었다.

(3) 병원행정지원정보 시스템

1) 기 능

병원행정지원정보 시스템(Management supporting information system : 매니지먼트 서포팅 인포메이션 시스템)기능은 정보의 흐름을 효과적으로 제어함으로써 **의료 서비스의 향상과 원가절감 및 환자 대기시간을 단축**한다.

2) 원무행정

원무행정의 범위는 일반적으로 서무, 인사, 구매, 재무, 경리 그리고 시설관리를 제외한 **환자가 병원에 입원하여 퇴원할 때까지의 모든 일체의 사무**를 말한다. 그 중에서 의료보험청구와 환자등록만을 표 1-29에서 살펴본다.

표 1-29 ● 의료보험청구와 환자등록

환자등록 시스템	외래 또는 입원환자가 병원에 방문하였을 때 초·재진 여부를 확인하여 환자의 이중등록을 방지하며 해당 진찰료를 산출한다.
의료보험청구 시스템	각 급여 종별에 따라 후불액을 국민의료보험관리공단에 청구하기 위한 시스템이다. **의료보험청구 시스템**에서는 창구회계 후 보관되어 있는 해당 환자들의 진료자료 및 급여자료를 이용하여 각 급여종별의 청구서 양식에 따라 **청구서, 총괄표, 집계표** 등을 작성한다.

3) 경리회계

일반적으로 업무처리 시스템 분류에 속한다. 경리업무는 오늘날 구체적으로 **회계정보 시스템**(Accounting Information System(AIS) : 어카운팅 인포메이션 시스템)으로 체계화되어 있다. 회계정보 시스템은 **경영정보 시스템**(Management Information System(MIS) : 매니지먼트 인포메이션 시스템)의 한 부분으로 **원가계산 시스템, 부문별 생산성관리 시스템, 의사결정지원 시스템, 자금관리 시스템** 등이다. 경영정보 시스템의 여러 이론에 근거를 두고 있으며 주로 **회계에 관한 모든 자료**를 처리한다.

4) 재무관리와 기획업무

재무관리와 기획업무를 다루는 시스템은 원무행정이나 경리업무를 처리하는 시스템과는 성격이나 구성면에서 크게 다르다. 즉 **재무관리나 기획업무를 다루는 시스템은 의사결정지**

원 시스템 분류에 속하는 반면, 원무행정이나 경리업무를 다루는 시스템의 업무처리 시스템 분류는 표 1-30과 같다.

표 1-30 • 재무관리와 기획업무

재무관리	예산수립 및 통계, 원가분석, 재무계획 및 분석업무 등이 있다.
기획업무	병원의 정책수립 및 감사업무, 주요 사업계획이 있다.

(4) 종합적인 병원정보 시스템

종합적인 병원정보 시스템(Total information system : 토털 인포메이션 시스템)이란 진료, 진료지원, 병원행정업무 등의 시스템들로 구성된다. 이들은 각자 독립적인 고유의 기능을 수행할 뿐만 아니라 유기적으로 연결되어 정보를 교환하고 있다.

① 종합적인 병원정보 시스템이 구축되어 효과적으로 운영되면 환자의 대기시간 단축, 신속하고도 정확한 진료정보 제공으로 인한 의료의 질적 향상, 실무자들의 생산성 향상 등이 있다.

② 재무업무나 경리업무 등의 사무행정이나 진료내역 등과 같은 정보가 서로 연관성을 갖게 됨으로써 병원 재정상태나 경영에 관여한다. 그림 1-9는 통합의료정보 시스템의 구성이다.

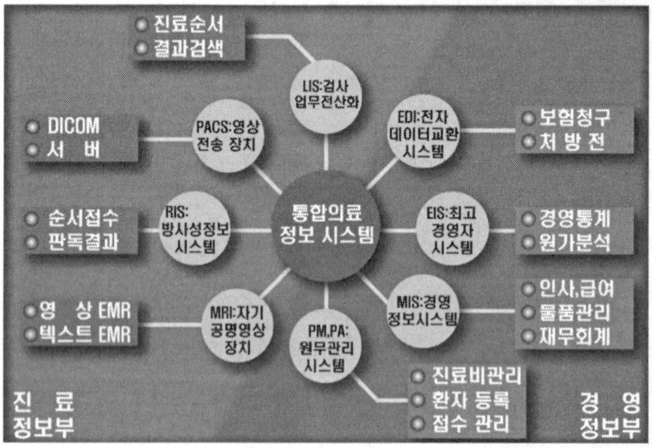

* DICOM : Digital Imaging and Communication in Medicine(디지털 이머징 앤드 커뮤니케이션 인 메디신)
* EIS : Enterprise Information System(엔터프라이즈 인포메이션 시스템)
* PM, PA : Patient Management(페이션트 매니지먼트)/Patient Account(페이션트 어카운트)

그림 1-9 • 통합의료정보 시스템의 구성

1) 불확실한 상황의 임상 의사결정

임상진료란 임상자료를 근거로 이용하는 진료의사결정이나 임상자료에 포함되어 있는 부정확성으로 인해 합리적 의사결정에 많은 어려움을 갖고 있다.

임상자료의 부정확성과 치료결과에 대한 불신임으로 인하여 임상의사들은 진료에 관련된 선택과 결정에 어려움을 겪어왔다. 제2차 세계대전 이후 급격한 산업화의 발달로 시스템공학 및 경영학, Operation Research(오퍼레이션 리서치)의 도움으로 의사결정을 조직적이고 합리적으로 진단할 수 있는 새로운 기법들이 개발되었다.

2) 임상의사결정의 어려움

① 임상자료의 불완전성으로 인한 데이터 오류가 발생할 수 있다.
② 치료결과에 대한 불신임으로 정확한 의견제시가 불가능하다.
③ 불확실한 상황에서도 의사결정을 해야 하며 양자택일을 해야 할 경우가 많다.

3) 의료정보와 의학판단

① 진료란 고도의 정보처리(Information processing : 인포메이션 프로세싱) 과정이다.
② Expert System(익스퍼트 시스템) 정보란 수신자에게 의미 있는 형태로 처리된 자료로서 현재 또는 미래의 행동이나 의사 결정에 실제적 혹은 지각된 가치를 지닌다(Davis and Olson : 데이비스 앤드 올슨).
③ 컴퓨터를 이용한 Medical Decision-Making(메디컬 디시즌 메이킹), Decision Support System(DSS : 디시즌 서포트 시스템)이다.

6. 병원정보 시스템 구축의 시스템적 접근

의료기관도 하나의 시스템 구조이다. 병원규모의 크기에 상관없이 다양하고 복잡한 기능을 수행하는 곳이다. 의료기관의 정보화 작업은 병원정보 기능을 주요 대상으로 한다. 정보기술자들은 병원기능을 찾아내고 정의하기 위해 시스템의 병원 근무자들이 하는 일을 질문하고 정리하는 일을 하게 된다. 병원정보 대상 시스템이 복잡하고 구성이 복합적일 때 시스템적 접근을 필요로 한다. 병원정보 대상 전체를 접근하기 위해 시스템을 여러 개의 부문으로 나눈 후 이들 부문 간의 관계를 시스템 전체가 수행하는 목적에 따라 설정하고 이들 각각의 부문이 전체에 합당한지를 조사하는 작업이다.

정보기술자들은 시스템에 속한 병원 근무자들과 수많은 대화를 통해서 그 시스템에서 필요로 하는 정보는 무엇이며, 그중에서 어떠한 정보를 디지털화하여야 하는가를 파악하는 작업을 통해 병원 근무자들의 요구사항을 정리한다. 이것이 정보 시스템 구축의 출발점이자 가장 핵심 작업이다.

병원을 대상으로 각 부서의 요구사항을 파악하자면 많은 어려움이 있다. 각 부서의 생각의 차이로 의사소통의 한계에 부딪히기 때문이다. 또한 동일한 의료기관에서 한 부서의 요구는 다른 부서에게 새로운 요구사항이나 제한조건을 가할 수도 있다. 양자 간에 타협을 주선해 보지만 모두를 만족하기는 어렵다. 각 부서 간의 어려움을 해결하기 위해서 대화방법 및 개발방법의 절차를 시스템화할 필요가 있다.

(1) 병원이라는 시스템

각 진료과, 진료지원 부서, 행정부서와 같은 Sub-system(서브-시스템)이 복잡하게 연관되어 기능을 수행하는 시스템이다.

(2) 처치맨의 시스템적 접근

표 1-31 • 처치맨(Churchman)의 시스템적 접근

전체 시스템의 목표설정과 업적의 측정	• 병원의 진정한 목표는 수익, 명예, 연구, 봉사이다. • 시스템 수행결과에 대한 객관적이고도 정확한 진단이 필요하다. • 피드백(Feedback) 시스템 : 목표를 설정하고 평가하여 정상적이지 않을 때 목표값을 수정하고 재평가하여 목표를 수정한다.
시스템 환경	• 내부 시스템과 외부의 환경과의 경계가 명확하게 정의한다. • 외부환경변화에 효율적으로 대응함으로써 시스템 목적을 달성하는 것이다. • 외부환경은 내부 시스템으로 통제하기가 어렵다. • 외부환경의 변화(예 세계화 추세)에 신속하고도 효율적으로 대응한다.

(3) 처방전달 시스템

처방전달 시스템(Order Communication System(OCS) : 오더 커뮤니케이션 시스템)은 처방의 원활한 전달을 위해 구성된 시스템으로서 진료의사에 의하여 발생된 처방이 신속, 정확하게 필요한 부서로 전달되어 처리, 수행된다. 또한 처방전달 시스템은 환자의 등록에서 진료, 수납까지 병원 내의 모든 데이터를 관리 전달하는 것은 물론 병원의 모든 행정을 효율적으로 관리할 수 있도록 하는 통합 의료정보 시스템이다. 처방전달 시스템(OCS)은 병원정보 시스템(Hospital Information System(HIS) : 호스피탈 인포메이션 시스템)의 가장 핵심이 되는 부분으로서 병원을 찾아오는 환자를 중심으로 일어나는 일련의 흐름을 전산화하는 것이라 할 수 있다. 처방전달 시스템은 환자가 진료받는 장소에 따라 외래 처방전달 시스템과 병동 처방전달 시스템으로 구분할 수 있으며 업무에 따라서는 진료, 진료지원, 원무행정으로 구분할 수 있다. 이러한 처방전달 시스템 구축으로 기대할 수 있는 효과는 표 1-32와 같다.

표 1-32 ◦ 처방전달 시스템 구축 기대효과

환자 서비스 개선	진료정보의 활용, 정확한 전달체계를 통한 진료로 질적으로 향상된다.
진료생산성 향상	외래 대기시간 단축을 통한 외래환자가 증가한다.
수익의 증가	의료물품의 철저한 관리로 손실을 최소화할 수 있다.
경영효율화	효율적 재료관리를 통해 진료재료의 비율을 감소한다.
의사결정 지원	병원 내 활동의 변화추이 분석을 통해 미래를 예측할 수 있다.

처방전달 시스템 세부기능은 다음과 같다.

1) 진료 시스템

① 외래 처방전달 시스템 : 환자가 병원에 찾아와서 진찰을 받고 귀가하기까지의 과정을 전산화한 것으로 환자측면에서는 예약제에 의한 진료 대기시간의 단축과 처방전달과정의 자동화로 진료수가의 자동산정으로 인한 수납오류방지와 신속성이 보장되면, 약을 타거나 각종 검사를 하기 위해서 소요되는 시간 등이 단축된다. 의사가 찾아온 환자의 상태에 따라 처방을 하는 행위를 정보화하는 시스템이다. 그림 1-10은 외래 처방전달 시스템 구조이다.

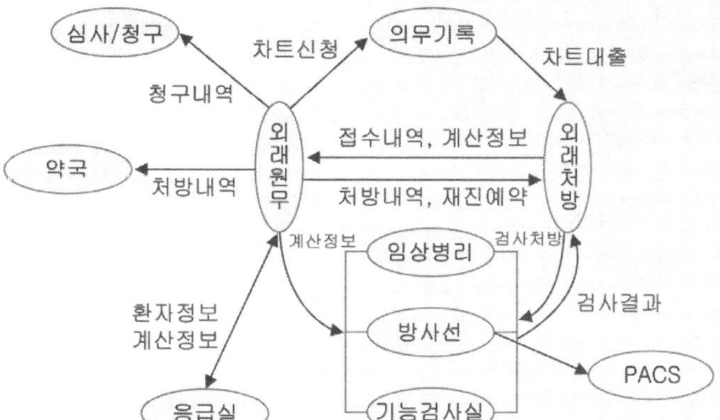

그림 1-10 ◦ 외래 처방전달 시스템 구조

표 1-33 ● 외래 처방전달 시스템 해설

기본화면	주치의에 따른 환자의 인적사항 조회와 약처방, 진단명 입력화면이다.
입력기능	진단명, 약처방, 임상병리검사처방, 방사선검사처방, 기타 검사처방, 처지처방 · 재료, 외래 진료예약입력, 의사별 약속처방입력, Chart(차트)대출 신청, 법정 전염병 신고, 의약품 이상반응을 보고한다.
조회기능	약품입 · 출력 조회, 검사명 및 결과 조회, 의사별 월별 예약 Schedule 조회, 의사별 진료 Schedule 조회, 환자별 진단명 · 처방내역 조회, 당일치료환자 List 조회, Hot Key 정보 조회, 약속처방 조회, 상위병동 조회, 환자인적사항 조회이다.

② **병동 처방전달 시스템** : 환자가 외래나 응급실을 거쳐 입원을 하게 되는 경우 병동에 환자가 있는 동안 처방에 관련된 모든 행위를 전산화하는 것으로 외래 처방전달 시스템과 다른 점은 진료행위가 이루어진 후 원무수납이 이루어지는 후수납과 식사처방이 발생한다는 점이다. 환자의 입장에서는 외래 처방전달 시스템처럼 정보의 흐름에 따라 환자가 움직이는 것이 아니고 병동에 있는 상태에서 대부분의 행위가 이루어진다. 진료(의사와 간호사), 원무과, 진료지원부서(약국, 진단방사선과, 임상병리검사, 기타 검사실)로 구성된다. 그림 1-11은 병동 처방전달 시스템 구조이다.

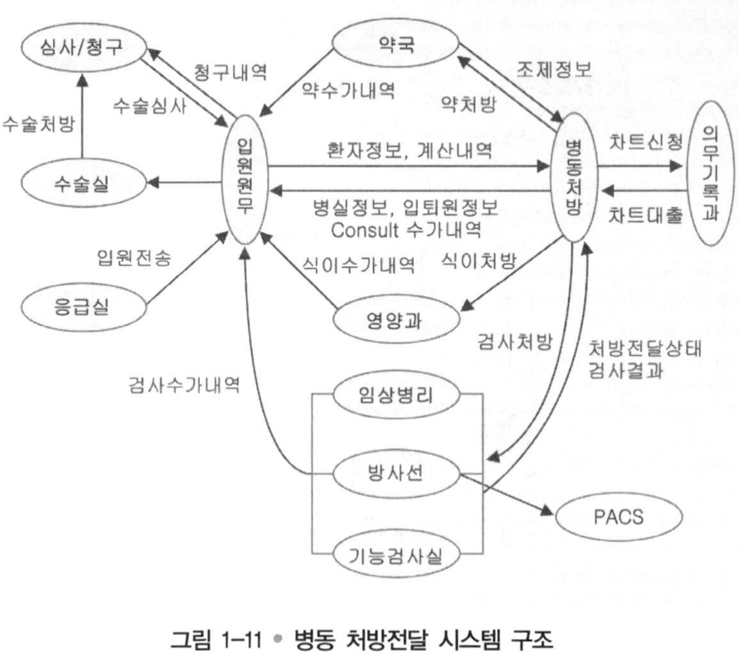

그림 1-11 ● 병동 처방전달 시스템 구조

③ 병동 처방전달 시스템 해설

표 1-34 ◦ 병동 처방전달 시스템 해설

기본화면	기본화면은 의사지시서이며, No slip 형태로 모든 처방이 전산으로 이루어지고 전달될 수 있어야 한다.
입력기능	식이처방, Message 처방, 협의진료 및 완료, 전과 · 전과완료, 병실이동신청, 퇴원 후 외래진료예약, 진단서 입력, 퇴원 sign 입력, 처방중지, 수술 Schedule 입력 등이다.
조회기능	약품 보험인정기준 조회, 환자별 투약내역 조회, 환자별 처치내역 조회, 환자별 처방 시행내역 조회, 협의진료내역 조회, 전과내역 조회, 관리항생제 허가 · 사용내역 조회, 환자조회, 환자별 진단명 조회, 환자별 의사지시사항 조회, 약속처방 조회, 협의진료의뢰현황 조회, 환자별 수술내역 조회, 약품정보 조회, 검사명 조회, 검사결과 조회, 환자정보 조회, 예정식이 조회, 식이내역 조회, 대진현황 조회, Daily 검사내역을 조회한다.
출력기능	입원환자 출력, 일자별 처방내역 출력, Order No별 처방내역 출력, 환자별 투약, 처지내역 출력, 환자별 Order 시행내역 출력, 관리항생제 허가 · 사용내력 출력, 약속처방 출력, 협의진료의뢰내역 출력 등이다.

④ 병동간호 처방전달 시스템

표 1-35 ◦ 병동간호 처방전달 시스템 해설

입력기능	처방반환 입력, 병실이동신청, 병상변경 입력, 퇴원간호기록 입력, Chart 대출신청, 간호사 병동, 환자배정 입력, 병실정보 입력, 한 끼 식이 입력, 처지실시 입력, 소모품신청 입력, PRN 처방 입력, Daily 검사 신청, 처방 시행 입력, 약 조제형태 변경 입력, 추가약 신청, Repeat 약 신청, Hold 입력, 직위 변경 등이다.
조회기능	반복약처방 조회, 반환내역 조회, 소모품 신청내역 조회, 추가 Order내역 조회, 검사결과 조회, 환자별 투약, 병동현황 조회, 병실상태 조회, 환자배정내역 조회, 예정식이 조회, 식이내역 조회, 각종 약 Worklist 조회, 처치내역 조회, 환자별 처방 시행내역 조회, 혈액준비상황 조회, 장기 입원환자 조회 등이다.
출력기능	일자별 처방내역 출력, Order No별 처방내역 출력, 환자별 투약, 처지내역 출력, 환자별 Order 시행내역 출력, 관리항생제 허가 · 사용내력 출력, Worklist 출력, 병동별 현황 출력, 병동별 환자식이 출력, 소모품 List 출력, 약품 약국 전체처방 List 출력, 추가 Order List 출력, 반환 List 출력, 장기 입원환자 출력, 임상병리 병동채혈 검사 Barcode 출력 등이다.

2) 원무행정업부

환자에 관계되는 일체의 병원업무를 말하며 환자가 찾아온 경로에 따라 외래 원무와 입원원무로 구분하고, 업무로는 환자등록관리, 진료비 계산 · 수납, 보험청구 등으로 구분된다.

3) 진료지원업무

의료진의 처방에 따라 수반되어 이루어지는 제반 검사, 조제, 급식, 물품공급 및 의무기록 등의 업무를 수행하는 약품관리, 임상병리 관리, 방사선 관리, 의무기록 관리, 급식관리, 의료소모품관리, 수술실 관리 등을 포함한다.

(4) 모바일 의료정보

모바일 의료정보(Point Of Care(POC) : 포인트 오브 캐어) 시스템은 의사 및 간호사 등 의료인력들이 PDA를 휴대하고 다니면서 병실 및 응급실, 중환자실, 임상검사실 등 진료현장에서 실시간으로 진료처방이나 검사결과, 투약처치기록 등 임상정보를 입력하고 조회하는 시스템이다.

병원에서는 PDA를 이용해 시간과 장소의 제약 없이 진료현장에서 실시간 임상정보 처리에 의한 정확하고, 신속한 진료수행을 가능하게 함으로써 의료 서비스의 질적 향상을 실현하고, 의료업무의 많은 부분을 차지하고 있는 차트 작성(Paper work : 페이퍼 워크)과 잡무를 줄여서 의료관련 업무효율 향상에도 기여하게 될 것이다.

제 6 절 의원급 종합정보 시스템

개인병원의 진료형태를 보면 다음과 같다.

① 환자가 보험카드를 접수처 에서 의무기록사에게 제출하면 의무기록사가 진료카드 보관실에서 접수 환자의 진료카드를 찾아서 의사의 책상 위에 방문한 순서대로 갖다 놓게 된다.

② 의사가 환자를 호출하면 진료실에 들어가 증상을 호소하고 상담과 진료를 하면 의사는 환자의 진료카드에 그 내용을 기록하고 필요한 검사나 투약지시서를 작성하여 간호사에게 건네주게 된다.

③ 간호사는 그 검사서를 작성하여 환자에게 건네주게 된다. 환자는 그 검사서를 접수 의무기록사 혹은 검사실의 임상병리사에게 제시함으로써 검사를 받고 약은 약국으로 가서 약사에게 받고 해당하는 진료비를 지불하고 나오게 된다.

④ 의원에서는 한 달에 한 번씩 그 달에 치료했던 모든 외래와 입원환자의 진료기록을 찾아서 보험 및 의료보험관리공단, 산업재해 환자는 근로복지공단, 자동차보험 환자는 자동차보험회사에 진료비청구를 위한 보험청구 작업을 하게 된다.

⑤ 일반적인 의원들의 진료형태의 문제점은 다음과 같다.

㉠ 외래환자나 입원환자가 많을 때 차트를 관리할 공간이 많이 필요하다.

㉡ 개인병원은 전산화되지 않으므로 의료보험청구에 많은 시간과 비용이 든다(과거).

㉢ 환자 개개인의 질병에 대한 통계부족으로 질 높은 환자관리가 어렵다.

㉣ 전반적으로 전산화 부족으로 경영(환자의 분류, 질병)에 대한 점검이 어렵다.

⑥ 개인병원의 문제점은 자본과 인력의 부족으로 종합정보 시스템 구성이 어려웠으나 컴퓨터와 정보산업의 발달로 소프트웨어와 하드 디스켓의 발전으로 가격이 하락하여 병·의원들이 종합정보 시스템 도입에 투자하고 있으므로 앞으로 의료 서비스의 양적·질적 발전을 가져왔다.

1. 전자 차트 시스템의 기대효과

표 1-36 • 전자 차트 시스템의 기대효과

환자진료적 관점	대기시간 감소, 환자의 특성을 관리함으로써 오진방지, 참고자료 조회, 그래프나 비교자료 참조한다.
환자관리적 관점	가족 주치의 형태의 진료 가능, DM을 통한 환자관리, 설명을 위한 멀티미디어 자료 활용, 서류 및 자료의 신속한 처리이다.
병원 행정업무적 관점	보험청구, 관리대장의 자동작성, 각종 서류/서식 작성, 진료기록의 보관/검색이 혁신적으로 개선, 원외처방전 발급의 전산화로 업무효율의 증대이다.
병원 경영적 관점	현금관리, 보험청구, 인건비 절감, 다양한 통계분석, 의약품재고관리, DM을 이용한 마케팅이다.

2. 전자 차트 시스템의 장점

전자 차트 시스템의 장점은 다음과 같다.

의료기록의 자동화·통계화로 인해 진료시간 및 대기시간이 감소하고 인건비 절감효과가 있으며, 보험청구업무의 자동화 및 실시간 처리가 가능해진다.

3. 전자 차트 시스템의 문제점

전자 차트 시스템의 문제점은 다음과 같이 나눌 수 있다.

① 적응기간과 노력이 필요하며, 시스템 정지에 대한 불안감이 있다.

② 장애대책 및 공급업체의 도산 등에 대비하여야 한다.

③ 병원 간 차트 서식의 표준화가 어렵고 업무범위와 양이 증대하여 치밀한 관리가 필요하다.

④ 임상병리 검사, 특수검사 등 외부에서 발생한 자료의 입력이 어렵다.

4. 의원급 종합의료정보 시스템 환경

표 1-37 ● 의원급 종합의료정보 시스템 환경

사회적 환경	1978년 의료보험 도입, 1989년 전국민의료보험을 실시하였다.
기술적 환경	PC 일반화되었고, LAN 보급되었다.
전자 차트	의료보험/EDI, mini-PACS, 장비 인터페이스(Interface) 등으로 구성되어 있다.

5. 전자 차트 발전의 5단계

표 1-38 ● 전자 차트 발전의 5단계

1단계 (Automated medical record)	의사는 종이에 기록, 의무기록실에서 컴퓨터를 도입하여 관리한다.
2단계 (Computerized medical record)	• Document imaging(도큐멘트 이머징) 방식(광파일)이다. • Paperless system(페이퍼리스 시스템)을 지향하지만 여전히 종이 차트 중심의 진료이다. • 입력된 자료의 분석이나 지식 · 정보 생성이 현실적으로 불가능하다.
3단계 (Electronic medical record)	• 의사가 직접 진료기록을 컴퓨터에 입력, 데이터베이스로 관리한다. • 의사중심, 네트워크 연계의 한계가 있다.
4단계 (Electronic patient record)	환자중심, Global database(글로벌 데이터베이스) 구축 및 네트워크 연계이다.
5단계 (Electronic health record)	병원이라는 특정 장소에서 발생된 환자자료 이외에 건강에 관한 모든 정보 통합관리이다.

6. 전자 차트 시스템 도입 시 주요 고려사항

안정성, 속도와 용이성, 호환성, 확장성 그리고 고객지원과 업체의 안정성이다.

7. 전자 차트 시스템의 제도적 장애요소

전자적 기록 · 문서의 법적보호가 어렵고 의료보험의 복잡성과 잦은 변경으로 자료의 일반화가 어렵다.

8. 의료보험 청구와 EDI

① 병원과 의료보험공단에서 공통적으로 겪는 인적 · 경제적 · 시간적 낭비를 최소화하기 위하여 EDI(Electronic Data Interchange : 일렉트로닉 데이터 인터체인지)가 되었다.
② 의료보험 EDI는 1994년 11월 한국통신이 주관으로 개발하였고 1996년에 상용화하여 현재 거의 모든 병의원에서 사용중이다.
③ 의료보험 청구방식은 명세서 → 디스켓 → EDI로 발전하였다.

제 7 절 자료보안 및 보호

1. 자료보안 및 보호의 필요성

네트워크의 발전은 사회전반에 다양한 공공의 서비스를 탄생시켰으며 일상생활에 보다 나은 편의를 가져왔다.

① 정보산업의 발달로 인해 대량정보의 신속한 처리 및 관리가 가능해짐에 따라서 다양한 개인정보의 수집, 축적, 이용이 용이하게 되어 개인에 관한 각종 정보가 본인도 모르는 사이에 수집, 축적되거나 본인이 예상도 하지 못한 목적으로 유출되고 이용될 가능성 또한 증대되고 있다. 이러한 개인정보 유출방지의 해결 없이는 컴퓨터 네트워크를 사회 기반으로 한 고도의 정보화 사회 실현의 안정적인 전개는 기대할 수 없다.
② 컴퓨터에 관련된 기술의 발전으로 보건 의료 분야에서도 환자의 진료를 비롯한 관련 분야에서 다양하게 활용되고 있고 그 분야와 기술은 계속해서 개발, 확장될 전망이다.
③ 환자에 관한 의료정보들을 컴퓨터를 이용하여 처리하게 됨으로써 또 다른 문제들이 발생될 우려가 있다. 즉, 지극히 개인적이고 비밀로 유지되어야 할 환자의 병력 정보가 유 · 무선 통신망 또는 전자 매체를 통하여 잘못 취급됨으로써 진료기록의 비밀보장 문제, 사생활 침해, 정보의 오용 등의 문제가 발생할 소지가 높아진 것이다.
④ 의료정보의 처리는 사생활 보장(Privacy : 프라이버시)과 자료보호(Data protection : 데이터 프로텍션)의 측면에서 새로운 위험성을 유발시켰다. 그림 1-12는 환자비밀보호의 배경과 필요성이다.

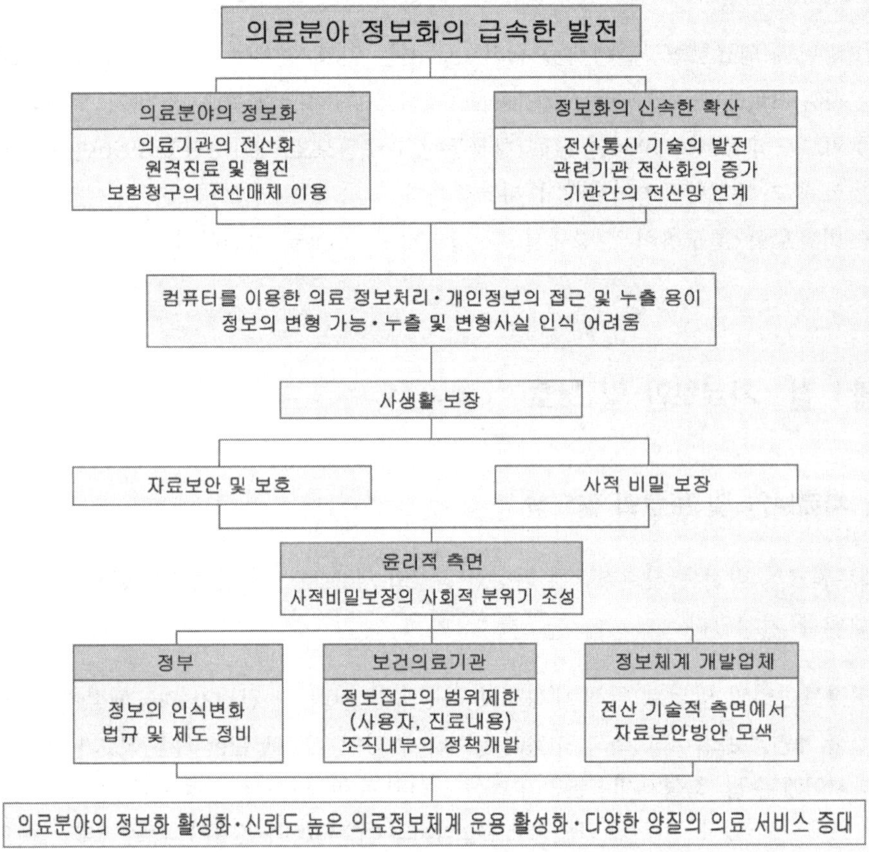

그림 1-12 • 환자비밀보호의 배경과 필요성

2. 정보 시스템의 보안

① 정보 시스템의 자료와 자원의 무결성, 기밀성, 가용성을 관리하기 위하여 수립되는 통제 구조로 정의한다.

표 1-39 • 정보 시스템의 보안

구분	내용
무결성	자료가 의도적이나 비의도적으로 변경 또는 파괴되지 않아야 하는 특성을 말한다.
기밀성	정보가 비인가된 개인, 개체에게 누설되거나 공개되지 않는 특성을 말한다.
가용성	인가된 실체가 요구할 때 정보기술 자원에의 접근과 사용을 가능하게 하는 특성을 말한다.

3. 정보 시스템의 보안위협 요소

일반적인 보안위협 요소는 6가지로 구분되며, 예방을 위한 대책수립이 필요하다.

표 1-40 • 정보시스템의 보안위협 요소 6가지

관리자의 실수와 태만	관리인에 대한 지속적인 교육과 상호 교차 감시활동 등이다.
위조와 절도	업무체계나 구조를 조정하여 외부에 틈을 주지 않도록 한다.
직원의 데이터 파괴	직원의 관리를 철저히 한다.
외압 또는 구조적인 문제로 인한 물리적인 타격	천재지변이나 재난 그리고 건물자체의 문제점으로 인한 위협 등이다.
악의를 가진 해커	보안 시스템 관리자의 철저한 시스템 관리 등이다.
프로그램 자체의 문제	프로그램의 보완을 위한 패치 설치 등이다.

4. 사생활 보장

표 1-41 • 사생활 보장

사생활 보장(Privacy)	자신의 정보를 필요에 적합하게 스스로 관리하는 것을 의미한다.
사적 비밀 보장 (Confidentiality)	타인의 정보를 타인의 사생활을 보호하기 위하여 관리하는 것이다.
보안(Security)	전산화된 정보체계에서 사생활 보장이 컴퓨터로부터 사람을 보호하는 것이라면 보안은 사람으로부터 컴퓨터를 보호하는 것이다.
사생활 보장 측면에서 의료 정보 기밀 유지의 난점들	• 대중성과 기밀 유지가 힘들다. • 기밀유지와 제3자 지불집단 등이다. • 의료 서비스 제공 형태의 변화 등이다.
의료 정보와 사생활 침해	• 의료정보를 불법으로 축적 및 불법으로 처리한다. • 의료정보를 불법으로 이용, 유통, 수집한다. • 의료정보를 유출로 인한 피해 등이다.

5. 자료보호

① 완전성 : 자료가 언제든지 유효하고 접근 가능해야 한다는 의미이다. 이는 자료의 부적절한 사용뿐만 아니라 컴퓨터 바이러스, 저장매체의 파괴로 인한 갑작스럽고 치명적인 자료의 손실에 의해 영향을 받을 수 있다.

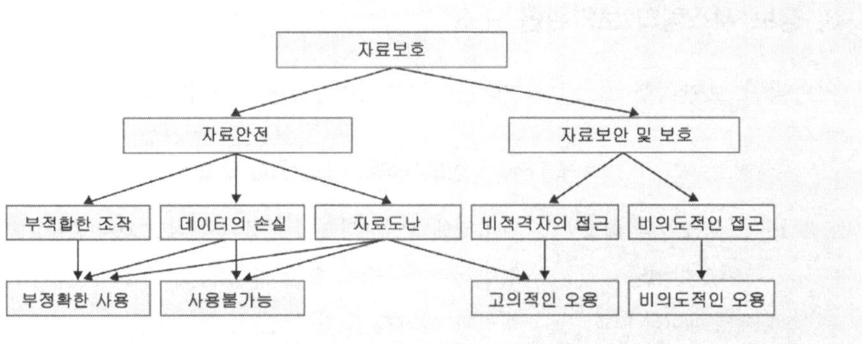

그림 1-13 ● 자료의 보호 및 오용의 위험

② 보안 : 개인의 이익에 위배되는 의도적이거나 비의도적인 자료의 승인되지 않은 접근, 불법적인 유출이나 수정, 삭제를 막기 위해 기술적이고 행정적인 절차와 조치를 취하는 것을 말한다.

③ 전문가의 윤리의식과 법적인 수단이 필요하다. 그림 1-13은 자료의 보호 및 오용의 위험도이다.

6. 정보보안 관련 법규

(1) 형법 제317조 제1항

의사, 한의사, 치과의사, 약제사, 약종상, 조산사, 변호사, 변리사, 공인회계사, 공증인, 대서업자나 그 직무상 보조자 또는 그러한 직에 있던 자가 그 업무처리 중 지득한 타인의 비밀을 누설한 때에는 3년 이하의 징역이나 금고, 10년 이하의 자격정지 또는 700만원 이하의 벌금에 처한다. 단, 다음의 경우에 한해서는 비밀누설을 합법적인 것으로 인정한다.

① 피해자의 승낙이 있는 경우이다.
② 법령상 비밀을 고지할 의무가 있는 경우이다.
③ 법익균형의 원칙상 위법성이 조각되는 경우이다.

(2) 의료법 제19조

의료인은 이 법이나 다른 법령에 특별히 규정된 경우 외에는 의료·조산 또는 간호를 하면서 알게 된 다른 사람의 비밀을 누설하거나 발표하지 못한다.

(3) 의료법 제21조 제1항

의료인이나 의료기관 종사자는 이 법이나 다른 법령에 따로 규정된 경우 외에는 환자에 관한 기록을 열람하게 하거나 그 사본을 내주는 등, 내용을 확인할 수 있게 하여서는 아니 된다. 다만, 환자, 환자의 배우자, 환자의 직계존·비속 또는 배우자의 직계존속(배우자, 직계존·비속 및 배우자의 직계존속이 없는 경우에는 환자가 지정하는 대리인)이 환자에 관한 기록의 열람이나 사본교부 등 그 내용확인을 요구하는 경우에는 환자의 치료를 위하여 불가피한 경우가 아니면 확인할 수 있게 하여야 한다.

제 8 절 원격의료

의료영상, 소리, 동영상, 환자기록 등의 디지털화된 의료 데이터를 통신망을 통해 한 지점에서 다른 지점으로 주고받아 의료 서비스가 이루어지는 것을 원격의료(Telemedicine : 텔레메디신)라고 할 수 있다. 즉 환자가 거리, 시간, 경제적 등의 여러 가지 문제로 인해 병원에 도달할 수 없는 경우에 환자를 원격지에서 디지털적으로 관리제어하여 진료가 이루어지게 하는 것을 말한다.

원격진료 서비스가 이루어지려면 이제까지 1명의 의사가 1명의 환자를 진료하는 개념에서 다수의 의사가 1명의 환자를 진료하여 서로의 지식을 공유하여 수준 높은 의료 서비스를 제공할 수 있다.

1. 원격의료의 개괄

우리나라를 포함한 세계도처에서 벽지·원격지에 거주하는 사람들은 적설한 때에 양질의 의료 서비스를 받지 못하고 있다.

① 사회가 고도로 발달하고 경제적 여유가 생기면서 의료서비스에 대한 욕구가 증가하고 각종 성인병 및 암 질환처럼 전문의를 필요로 하는 질병의 발생이 증가하면서 전문의에 대한 수요가 폭증하고 있음에도 공급은 이에 미치지 못하고 있다.

② 전문의들은 대부분 인구밀집지역에 위치해 있기 때문이다.

③ 컴퓨터와 정보통신기술의 혁신으로 인해 의료 서비스의 많은 부분들이 지리적인 종속성을 어느 정도 극복해 가고 있다. 지리적인 종속성이란 좁게는 사무실 내 또는 특정지역, 도시, 국가 사이의 위치의 분리를 의미한다.

④ 정보통신기술의 발달은 원격지간의 대규모 데이터 전송과 통신을 자유롭게 할 수 있도록 하였고, 이러한 멀티미디어 기반의 정보통신 시스템을 의료용 시스템으로 응용한 결과 원격의료(Telemedicine : 텔레메디신)가 발생하게 되었다. 그림 1-14는 원격의료의 개념도이다.

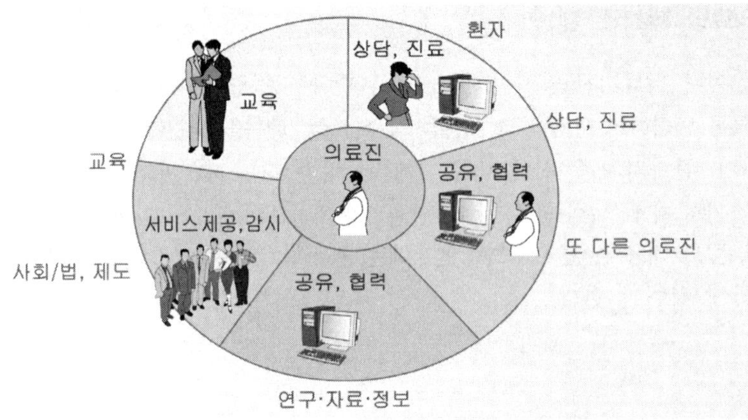

그림 1-14 ● 원격의료의 개념도

(1) 미국의 원격의료 발전경향

① 교정시설이나 재택진료소 등에 원격의료를 적용 : 환자운송에 시간과 비용이 절감된다.
② 벽지의 응급상황의 환자 데이터를 큰 종합병원의 전문가에게 전송한다.
③ 의사들이 지역적 종속성을 벗어나 환자기록과 진단영상을 서로 교류함으로써 공동의학연구나 토론 등이 가능하다.
④ 의료종사자들에 대한 교육이 시간과 공간의 제약을 극복할 수 있다.

(2) 원격의료의 필요성

① 필요한 의료정보를 정확하고, 신속하며, 편리하게 얻을 수 있다.
② 상호 통합적 의료환경에 필요하다.
③ 의료의 위치 종속성을 극복할 수 있다.

(3) 원격의료의 장점

① 집에 있는 환자에 대하여 전문의가 직접, 그리고 저렴한 비용으로 진료를 할 수 있다. 즉 가장 적절한 수준의 진료가 가능하다.
② 지역적인 위치에 관계없이 가장 적절한 장소에서 가장 적절한 의료진에 의해 올바른 처치가 가능하다.
③ 위치에 관계없이 다른 병원이나 의료진과 상담을 하더라도 진료를 위한 검사의 불필요한 중복을 피할 수 있다.
④ 데이터의 공유와 손쉬운 접근성으로 인해 지속적인 진료가 가능하다.
⑤ 인구가 적어 전문화된 의료서비스가 미치지 않은 농어촌 등의 거주자도 대도시 인구밀집 지역 사람들과 똑같은 수준의 의료서비스를 받을 수 있게 해 준다.

(4) 원격의료의 응용분야

① 응급환자의 초기 평가와 진단을 실시하며, 이송단계에서의 자료전송을 한다.
② 치료, 진단 및 수술환자의 추적조사, 투여약물 검사을 실시한다.
③ 전문의가 없는 지역의 환자에 대한 진료 및 상담을 한다.
④ 환자 히스토리에 의한 일상적인 건강 상담 및 검사를 실시한다.
⑤ 진단이미지의 전송을 실시하며, 만성질환의 관리를 실시한다.
⑥ 의료정보를 전송하고 공중보건, 예방의학 그리고 환자교육을 한다.

(5) 원격의료의 활용

표 1-42 • 원격의료의 활용

원격진단 (Telepathology)	ECG, 혈압, 맥박, 체지방, 혈당 등 생체정보의 원격측정결과를 전문의가 정보통신망을 통하여 분석·진단·처방하는 시스템이다.
원격의료교육	원격지 전문의의 강의나 중요 수술과정을 정보통신기술을 활용하여 타 지역의 의사 및 의료인에게 의학교육을 실시할 수 있도록 하는 시스템이다.
원격수술 및 처치	원격지의 의사가 현지의 의사에게 지시를 통하거나, 원격진료 수술장비를 통해 현지 환자의 수술이나 처치를 시행할 수 있도록 하는 시스템이다.
재택의료	환자 및 노약자가 의료기관을 방문하지 않고 집이나 회사 등에서 의료 서비스를 받을 수 있는 시스템이다.
가상병원 (Cyber Hospital)	환자와 의료기관을 온라인상에서 연계해 주는 역할을 담당하며, 환자의 질병진단 및 치료과정이 원만히 진행될 수 있도록 각종 의료서비스를 행하는 시스템이다.
원격간호	환자나 노약자에게 가정방문 간호사를 파견하고 온라인을 통한 원격의료를 접목시켜 의료서비스를 제공하는 시스템이다.

(6) 원격의료실행의 장애요인

① 의료과실에 대한 책임 소재가 분명하지 않다.
② 의료자료의 프라이버시와 안전에 문제가 있다.
③ 의료장비의 안전에 문제가 있다.
④ 기반구조설치의 고비용이 들며, 기술적 표준화가 미비하다.
⑤ 기술적 한계와 장비의 비호환성 및 의사와 환자의 수용성장애요인이 있다.

(7) 원격의료관련 의료기기

① 원격의료 진단기기 : 원격의료(Telemedicine : 텔레메디신)와 재택진료(Homecare : 홈케어)를 지원하는 All-in-one 무선의료 진단장치는 환자의 혈압, ECG, 심박수, 심박의 규칙성, 호

흡비율, 산소농도, 체온 등의 생체신호를 측정하고 이를 무선으로 전달하여 확인즉시 적절하게 환자의 질병이나 만성질환을 관리한다.

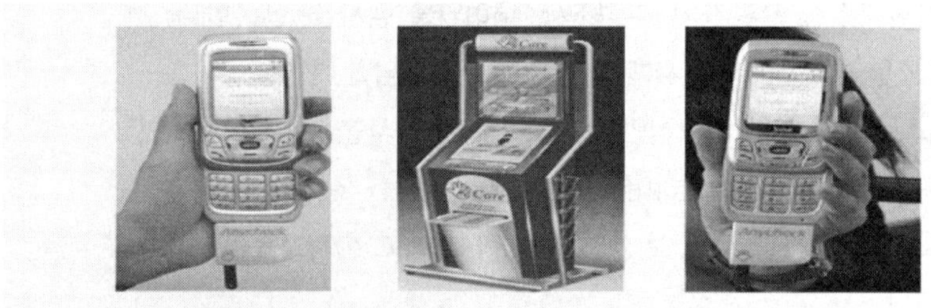

그림 1-15 • 원격의료 진단기기

② 무선체중계(Wireless Weight Scale : 와이어리스 웨이트 스케일)

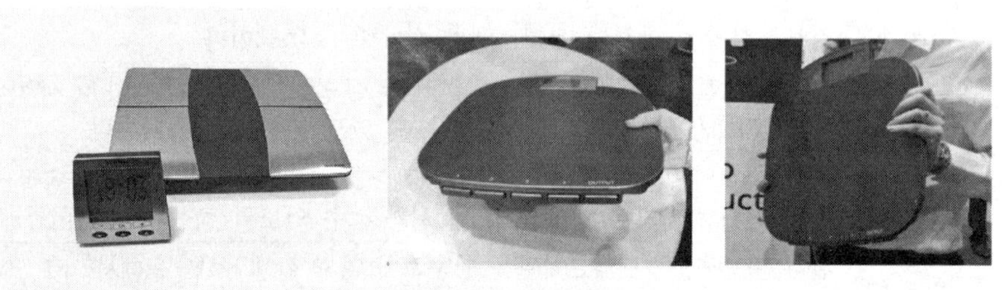

그림 1-16 • 무선체중계

③ 무선혈압측정기(WBPM) : 버튼 하나로 동작하는 측정기로서, WBPM(Wireless Blood Pressure Monitor : 와이어리스 블러드 프레셔 모니터)은 안정적으로 팔목의 혈압을 측정하고 자료를 Gateway(게이트웨이)로 전송한다.

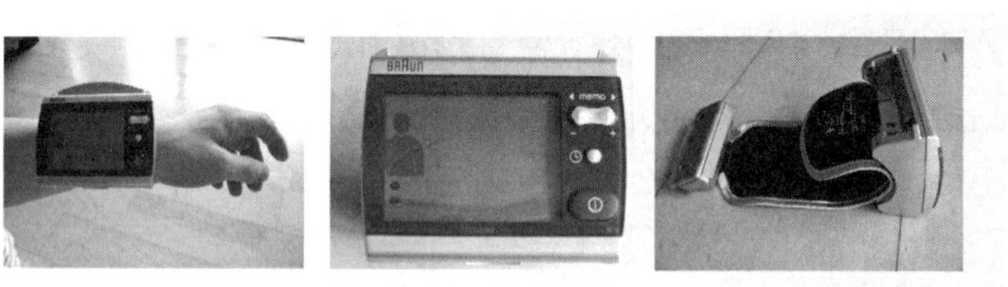

그림 1-17 • 무선혈압측정기

④ Gateway(게이트웨이) : 가정이나 사무실 혹은 이동 중 PC나 휴대용 노트북 컴퓨터와 연결할 수 있는 장치로 USB Port에 삽입하는 순간 PC에서 프로그램이 실행되고 다른 장치에서 생성된 생체신호정보가 표시된다. 또한 수집된 생체신호자료는 원격지 의료기관으로 인터넷 연결을 통하여 전송된다.

(8) 원격의료의 의의와 전망

2009년 1월 22일 《국무총리주재 '2009년 규제 개혁 추진계획 보고회의'》에서 다음과 같은 내용의 추진과제가 보고되었으며 이 분야의 점진적 발전이 이루어질 계획이다.

> **▶ 원격의료 허용 범위 확대(의료법 개정)**
>
> 의료 취약 지역 거주자와 거동 불편자로서 만성 질환자 등에 대하여 의학적으로 안전하다고 판단되는 경우, 제한적으로 의사와 환자간 원격의료 허용을 추진한다.

2. 원격의료의 활용 및 응용 분야

원격의료가 이루어지면 응급환자에 대한 초기 평가와 진단, 이송단계에서의 자료전송, 치료, 진단 및 수술환자의 추적조사, 투여약물 검사, 전문의가 없는 지역의 환자에 대한 진료 및 상담, 환자병력에 의한 일상적인 건강상담 및 검사, 진단에 필요한 의료영상의 전송, 만성질환의 관리, 의료정보의 전송, 공중보건, 예방의학 그리고 환자교육 등 여러 분야에서 활용될 수 있다. 또한 시간, 자원, 인력 절약, 신속한 심사와 정확성, 쉬운 자료공유, 병원의 경제적 이익을 줄 수 있는 장점이 있다.

(1) 재택진료

재택진료는 원격진료 시스템을 활용하여 환자의 집에서 상태를 신속하고 지속적으로 모니터링하여 의료기관의 진료를 받는 것이다. 진료내용은 주로 1차 진료의 범위를 벗어날 수 없지만 특수기능을 측정할 수 있는 모니터를 환자 집안에 설치하면 특수질환도 지속적으로 진료할 수 있다.

1) 재택진료의 활용

① 의료기관에서 진단과 수술 등 치료를 받은 환자의 지속적인 치료에 활용된다.
② 전문의에 의한 환자에 대한 의료상담을 할 수 있다.
③ 재택응급처치 및 재택질병감시를 한다.

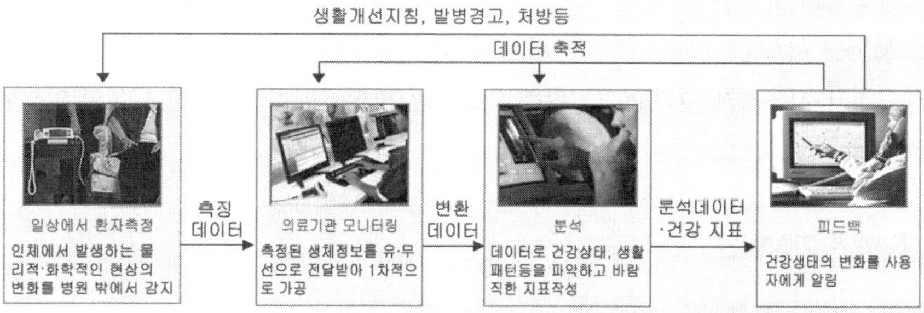

그림 1-18 • 재택진료과정

2) 재택진료장치

재택진료장치는 환자가정에서는 웹 카메라, 초고속 인터넷망, 대화용 마이크, 헤드세트, 그리고 청진 · 문진 · 시진이 가능한 재택진단기기로 이루어지며, 의료기관에서는 데이터베이스 서버 및 진료용 소프트웨어, 비디오 캡처 장치 등이 필요하다.

(2) 원격영상진단

원격영상진단이란 의료기관에서 촬영한 영상자료를 원격 PACS(Picture Archiving and Communication System : 픽처 아카이빙 앤드 커뮤니케이션 시스템)를 통해 의료수준이 앞서는 다른 의료기관에 전송하여 그곳의 의료진들이 진단하게 하는 방식이다. 원격영상진단이 가능하려면 원격 PACS(팩스)와 선진 의료진을 보유하고 있는 의료기관과의 연결이 필수적이다. 그리고 의료기관 간의 의료수가 제정되어 있어야 한다. 원격영상진단에는 진단 방사선 분야가 가장 앞서 있고 피부과와 내과, 외과 등에서 활발한 연구가 진행되고 있다.

(3) 원격 PACS

PACS(Picture Archiving and Communication System : 픽처 아카이빙 앤드 커뮤니케이션 시스템)는 DICOM(다이콤)에서 정한 표준규격에 따라 의료영상 데이터를 저장, 관리하고 이더넷(Ethernet)을 통해 의료영상기기, 진단방사선과 각 임상의사들을 하나의 통신망으로 연결하는 시스템이다.

(4) 원격화상회의

원격화상회의는 음성과 동영상으로 상대방의 얼굴을 보면서 동시에 대화를 나눌 수 있는 것이다. 원격의료를 하는 과정에서 화상회의를 이용하여 회의만 할 것인지 아니면 진단에서 이용할 것인지를 결정하고 알맞은 기능의 화상회의 도구를 사용해야 한다.

(5) 원격교육

지역의료인들에 대해서 상대적으로 높은 수준의 전문가들이 원격의료 시스템을 통해 재교육을 실시하는 시스템이다. 원격교육은 양방향일 필요는 없지만 일 대 다 접속의 통신 시스템이 필요하고 지속적인 원격교육을 통해 의료수준의 불균형과 지역의료시설의 활성화를 이룰 수 있게 된다.

(6) 인터넷 가상병원

인터넷이 널리 활용되면서 각 병원들이 질병별 증상에 대한 간단한 설명을 인터넷에 올려놓고 전자메일을 이용하여 환자의 상담에도 응답해 주고 있다. 현재는 대부분의 가상병원이 가정의학적인 정보들을 올리거나 고혈압, 당뇨, 신장병 등과 같은 기초적인 교육과 기본적인 상담 정도가 이루어지고 있다.

(7) 원격수술

원격수술(Tele-surgery : 텔레-서저리)의 최초 사례는 2001년 9월 7일 미국 뉴욕과 프랑스 스트라스부르 사이의 원격수술로 뉴욕의 의사가 수술로봇의 팔을 이용하여 68세의 환자로부터 쓸개를 제거하는 원격수술을 시행했었다.

3. 원격의료의 효과

원격의료가 이루어지면 **시간적·공간적 제약이 없이 필요한 의료정보를 정확하고, 신속하며, 편리하게** 얻을 수 있게 된다. 이렇게 되면 **상호통합적 의료 환경**이 조성되고, 의료의 위치 **종속성을 극복**할 수 있어 **의료서비스의 질이 향상**된다. 또한 **경제적으로 비용절감효과도 기대**된다.

① 원격의료로 **환자 측은 전문의사와 신속한 접촉**으로 **시간 및 경제적 이익**과 지속적인 진료로 쉽게 자문을 구할 수 있어 조기에 진단이 가능하다. 또 총 **의료비의 감소 등의 효과**를 기대할 수 있다.

② **진료진**(의사) 측의 입장에서는 의료인들의 **효율적인 시간 활용이 가능**하며 **진료영역의 확대**로 지속적인 진료를 할 수 있고, 영상자료 데이터베이스의 구축으로 **신속하고 편리한 진료의뢰와 자문, 자료의 공유** 등을 이룰 수 있다.

4. 원격의료의 필요성

표 1-43 ● 원격의료의 필요성

정확하고 신속한 의료정보의 획득	환자의 생명과 건강을 다루는 **의료정보는 신속하고 정확한 전송**이 필요하다. ㊞ 응급환자가 소규모 병원에서 진단 후 종합병원으로 이송되는 경우 검사결과, 방사선 촬영사진 등의 정보를 전송하거나 재택에서 치료를 받는 환자의 상태를 지속적으로 모니터링하여 전송하는 경우이다.
의료의 범위 확대	진료를 위한 공간을 병원뿐만 아니라 **집, 사무실, 자동차 등의 이동공간으로 확대**된다.
의료의 위치 종속성 극복	정보통신기술을 이용하여 **의사와 의료기기, 환자가 항상 같은 곳에 있어야 한다는 위치의 종속성을 극복**할 필요가 있다. ㊞ 산간벽지, 전쟁지역의 군대

5. 원격의료 시스템 응용기술

표 1-44 • 원격의료 시스템 응용기술

임상기술	Clinical(클리니컬)
의료교육	Medical Education(메디컬 에주케이션)
정보관리	Information Management(인포메이션 매니지먼트)
의료행정 서비스	Administrative Services(애드미너스트레이티브 서비스)

6. 원격의료 시스템

(1) 원격의료 시스템의 구성요소

① 원격의료 시스템은 서비스의 종류나 사용목적에 따라 매우 다양한 형태로 구성될 수 있지만 기본적인 원격의료 시스템의 구성요소는 비슷하다.

② 최근에는 멀티미디어 기술의 발전으로 단말장치에서 음성, 그래픽, 화상 데이터의 입출력이 가능하게 되었으며 의료정보의 특성에 맞는 정보의 표현이 가능하게 되어, 데이터의 입력과 출력이 보다 쉽고, 사용하기 편리하게 되어가고 있다. 원격의료를 위한 데이터의 종류는 멀티미디어화되어 가는 추세로서 일반적인 데이터의 종류와 수집장치는 그림 1-19와 같다.

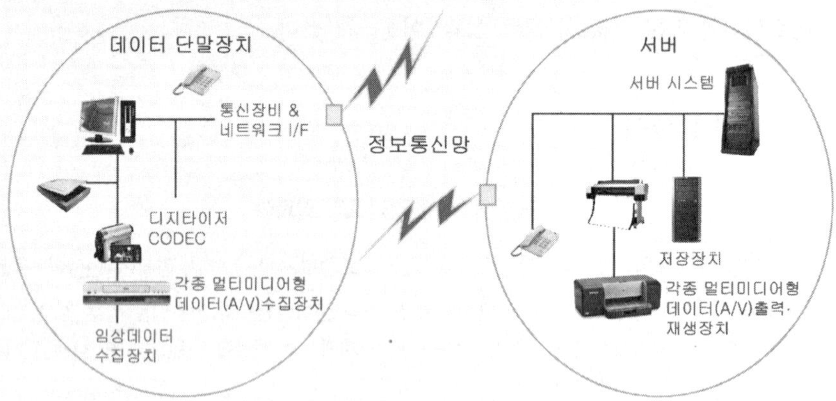

그림 1-19 • 원격의료 시스템의 구성요소

(2) 원격의료를 위한 표준화

① 표준화는 의료행위를 나타내는 용어의 표준화부터 진료기록의 형식 및 서식, 이들 정보를

통신하는 방법, 이에 필요한 기자재 등의 표준화 등을 포함한다.
② 의료정보학의 표준화 노력 등이다.
③ 국제적인 표준화 노력 : HL7, DiCOM, ISO 등이다.

(3) HL7 개요

① 서로 다른 보건의료분야 소프트웨어 애플리케이션 간 정보가 호환될 수 있도록 하는 규칙의 집합으로 1987년에 처음 개발되었으며, 현재 북아메리카에서는 의료정보의 전자적 교환을 위한 사실상의 표준으로 자리 잡았으며, 우리나라의 경우도 이 표준을 적용하고 있다.
② HL7은 사용자, 시스템 공급자 및 기타 의료정보 이해관계자들에 의해 합동으로 개발되었으며, 의료정보 표준화 기구들과도 공식적 합의를 이루어 ISO TC215(의료정보)에서 대표적 발언권을 가지고 있다.
③ HL7은 의료 서비스 제공 기관에서 이뤄지는 다양한 업무 관련 메시지를 정의하고 있다.

표 1-45 ◦ HL7 개요

ADT	환자 원무관리 : 입원 · 퇴원 · 전원
질의	Queries(쿼리)
일반처방, 약처방, 식이요법처방, 백신관리	Order Entry(오더 엔트리)
처방 · 임상 결과에 대한 관찰기록 보고	Observations reporting(오브저베이션 리포팅)
제품실험	Product experiences(프로덕트 익스페리언스)
파형결과	Waveform results(웨이브폼 리절드)
환자의뢰	Patient referral(페이션트 리퍼럴)
회계관리	Financial management(파이낸셜 매니지먼트)
기본기록철	Master file(마스터파일)
환자진료	Patient care(페이션트 케어)
일정관리	Scheduling(스케줄링)
약물효능 · 부작용 고지	Notice about drug interactions(노티스 어버웃 드러그 인터랙션)
의무기록 · 정보관리	Medical records/information management(메디컬 레코드/인포메이션 매니지먼트)

(4) HL7의 기술적 개요

① HL7은 이벤트 중심의 프로토콜로 메시지 단위로 정보 전송이 이루어지며, ISO의 OSI

계층 중 하나인 L7(Level 7)의 제7계층인 애플리케이션 계층과 상응한다. 따라서 서로 다른 의료 데이터에 대한 획득, 추진, 처리 시스템을 위한 애플리케이션 계층 통신을 지원하는 다리 역할을 하며, 표 1-46에 표준화 대상으로 3가지를 명세화하고 있다.

표 1-46 • HL7의 기술적 개요

메시지 구조	메시지의 추장적 정의(Abstract message difinition : 앱스트랙트 메시지 디피니션)이다.
코딩규칙 (Encoding rules)	전송을 위한 메시지의 표현 등이다.
트리거 이벤트 (Trigger events)	메시지를 촉발하는 애플리케이션 이벤트로 실세계에서의 이벤트는 두 시스템간 정보의 교환을 촉발한다.

② HL7의 구조 : 구조는 메시지, 세그먼트, 필드, 메시지 구분자 등으로 나눠 볼 수 있으며, 메시지는 데이터 전송의 가장 작은 단위로, 세그먼트들로 구성된다. 메시지는 메시지 헤더 세그먼트(MSH)로 시작하고, 메시지 타입과 트리거 이벤트로 메시지와 메시지를 구별하게 된다. 메시지 타입과 트리거 이벤트는 일 대 다(One-to-many : 원 투 매니) 관계가 성립된다.

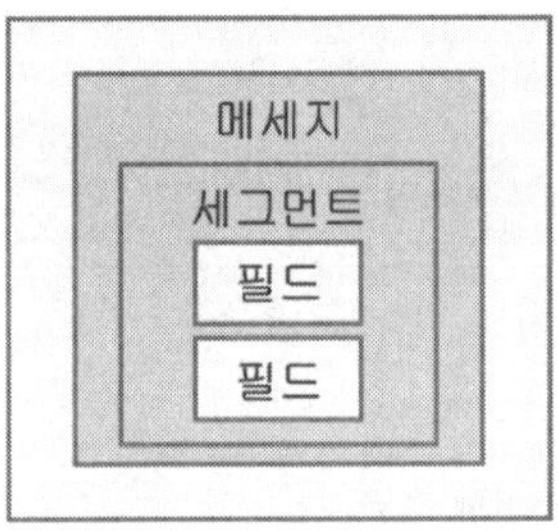

그림 1-20 • HL7의 메시지 구조

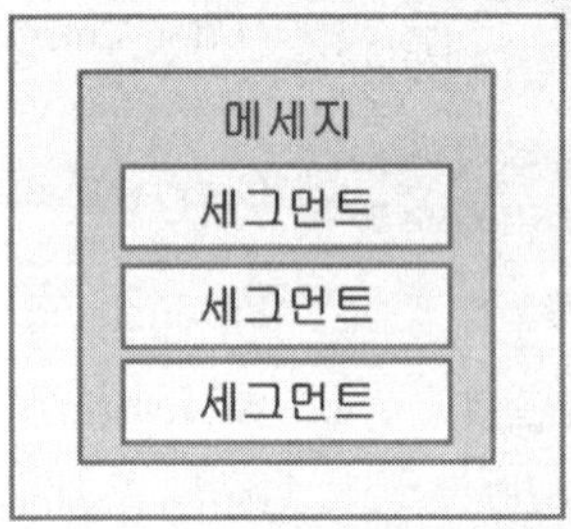

그림 1-21 • HL7의 세그먼트 구조

③ 세그먼트 : 세그먼트는 정해진 순서가 있는 필드들의 논리적 집합으로 필수 세그먼트, 선택적 세그먼트가 있다. 모든 세그먼트에는 주어진 이름이 존재하며, 세그먼트 ID라고 하는 처음 세 글자에 의해 식별할 수 있다. 필드는 메시지의 실제 내용이 표현되며, 필드는 컴포넌트의 집합이고, 컴포넌트는 다시 서브 컴포넌트로 구성된다.

8. 원격의료의 과제

표 1-47 • 원격의료의 과제

비용발생문제	원격의료에 의한 비용 처리 부재, 비용·수익분석 부재 등이다.
법, 제도의 문제	원격의료행위에 대한 법제도 전무, 과실·안전성 문제에 대한 대책 등이다.
기술적 장애문제	표준화가 큰 걸림돌, 통신망·고가의 의료장비 연동문제 등이다.
문화적 장애문제	의사의 수용성, 거부감 문제 등이다.

제 9 절 디지털 영상 시스템

디지털 영상 시스템(Picture Archiving and Communication System(PACS) : 픽처 아카이빙 앤드 커뮤니케이션 시스템)란 **의료환경에서 발생되는 각종 의료영상을 디지털 데이터로 처리하고 컴퓨터 저장장치에 저장하며, 이를 네트워크에 연결된 다수의 컴퓨터에 전송하여 조회 활용할 수 있게 하는 시스템을** 말한다. 그림 1-22는 PACS의 구성요소이다.

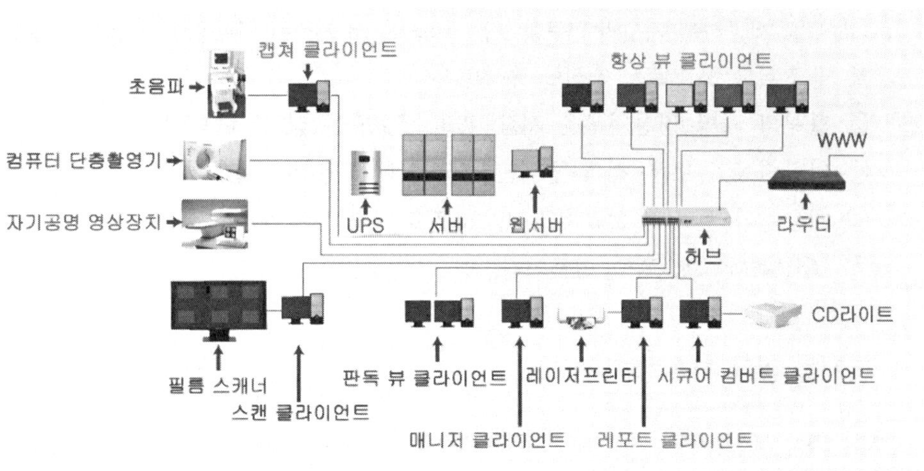

그림 1-22 • PACS의 구성요소

① **디지털 영상 시스템**(Picture Archiving and Communication System(PACS) : 픽처 아카이빙 앤드 커뮤니케이션 시스템)의 종류에는 Archving PACS(아카이빙 팩스), Mini PACS(미니 팩스), Full PACS(풀 팩스) 등이 있으나 통상 **디지털 영상 시스템**이라 함은 Full PACS(풀 팩스)를 말한다. 즉, **의료영상**(특히 방사선 진단영상)을 디지털 형태로 획득한 후 네트워크를 통

하여 전송하고, X-선 필름 보관 대신에 디지털 정보 형태로 의료영상을 저장하며, 임상 의사들이 모니터 등의 영상조회장치에 나타난 영상을 이용하여 환자를 진료하는 시스템이다. 디지털 영상 시스템의 목표는 필름 없는 병원 시스템을 구축하는 것이다.

② 디지털 영상 시스템은 의학용 영상정보의 저장(Archiving : 아카이빙), 판독(Diagnosys : 디아그노시스) 및 검색(Viewing : 뷰잉) 기능 등의 수행을 통합적으로 처리하는 시스템을 말한다. 즉, 디지털 영상 시스템은 X-선, CT, MRI, PET, SPECT, 초음파 영상, 내시경영상 등에 의해 촬영된 모든 의료영상 검사결과를 디지털 이미지로 변환, 촬영과 동시에 대용량 기억장치에 저장시켜 영상의학과 전문가가 모니터를 통해 판독할 수 있도록 해주는 시스템이다.

③ 디지털 영상 시스템은 DICOM 규격에 따라 이미지 데이터를 저장, 관리하고 있으며 의료영상 획득기기, 진단방사선과, 각 임상 의사들을 하나로 연결하고 있다.

④ 디지털 영상 시스템은 관계형 데이터베이스를 이용하여 의료영상을 저장하거나 요청에 따라 검색하여 전송해주는 일을 한다. 데이터베이스에는 최근 약 2주간의 환자 데이터가 저장되어 있고 2주 이상되는 의료영상 데이터들은 장기간 저장장치에 의해 영구 보존된다.

⑤ 각 영상획득 장치는 각 제작사에서 지원하는 DICOM 표준의 저장 프로그램에 의해 별도의 인터페이스 장치 없이 직접 디지털 영상 시스템 서버에 의료영상을 전송 및 저장할 수 있으며, 판독실이나 외래의사 및 진단방사선과 의사들은 GUI로 개발된 Viewer(뷰어)를 제공하여 자신의 연구실 또는 회의실에서 저장된 의료영상 데이터를 전송받아 판독 및 진료를 하고 즉시 저장할 수 있다.

㉠ 환자의 의학 영상기록을 저장・관리・전송하는 정보 시스템이다.

㉡ 의학영상의 보관・검색・영상신호처리가 매우 용이하다.

㉢ 대용량의 서버 및 초고속 전산망이 필요하다(비용문제).

㉣ ACR/NEMA DICOM이 표준이다.

1. 디지털 영상 시스템의 구축

디지털 영상 시스템을 신뢰성 있고 장애 없는 시스템으로 구축하려면 방사선부서의 업무와 병원환경에 대한 완전한 이해를 바탕으로 한 종합 시스템 접근방식이 필요하다.

(1) 디지털 영상 시스템의 효과적 구축

① 필름 없는 시스템을 비용효율이 높게 만들고 유지하여야 한다.

② 병원정보 시스템의 기대에 부응하는 성능을 제공하여야 한다.

③ 임상적으로 수용 가능한 우수한 기술을 도입하고 유지하여야 한다.

④ DICOM 표준 방식을 따라야 한다.

표 1-48 ● 디지털 영상 시스템보다 다소 넓은 의미로 사용되는 용어

MDIS	Medical Diagnostic Imaging Support(메디컬 다이아그노스틱 이미징 서포트-디지털 의학화상지원 시스템)
IMAC	Image Management and Communication(이미지 매니지먼트 앤드 커뮤니케이션)
DINS	Digital Imaging Network System(디지털 이미징 네트워크 시스템)
TDRS	Total Digital Radiology Service(토털 디지털 라디올로지 서비스)
IDIS	Integrated Digital Imaging System(인테그레이티드 디지털 이미징 시스템)

⑤ 타 의료기관 간의 **광역 원격진료 정보활용**이 가능한 기반을 구축해야 한다.

이렇게 되었을 때 장차 **디지털 영상 시스템**(Picture Archiving and Communication System (PACS) : 픽처 아카이빙 앤드 커뮤니케이션 시스템)은 기존의 필름 중심의 방사선과 운영보다 비용을 절감하고 **영상관리업무를 향상시키며 궁극적으로 환자진료의 질을 향상시킬** 수 있다.

(2) 디지털 영상 시스템의 구현

디지털 영상 시스템을 구현하기 위해서는 영상표시 및 처리, 정보통신 및 네트워크, 데이터베이스, 정보관리, 사용자 인터페이스, 정보저장관리 등의 기술들이 종합되어야 한다.

디지털 영상 시스템과 거의 유사한 개념이지만 **디지털 영상 시스템보다는** 다소 넓은 의미로 사용되는 용어로 표 1-48과 같은 것들이 있다.

이들은 디지털 영상장치에 근거한 통합적이고 전 병원에 적용되는 방사선과 업무를 의미한다. 몇 가지 특수한 경우를 제외하고는 기존의 전통적인 X-선 필름을 사용하지 않는 시스템이다.

병원정보 시스템(Hospital Information System(HIS) : 호스피탈 인포메이션 시스템)이나 **방사선과 정보 시스템**(Radiology Information System(RIS) : 라디올로지 인포메이션 시스템)과 **디지털 영상 시스템**을 연결하여 **영상정보에 문자로 된 환자의 임상정보를 추가하는 포괄적인 병원정보 시스템**을 의미한다.

2. 디지털 영상 시스템의 구성

디지털 영상 시스템은 크게 **소프트웨어**와 **하드웨어**로 구성된다. 하드웨어는 서버, 네트워크, 저장장치, 터미널 스테이션, 특수 모니터 등으로 이루어진다. 소프트웨어는 영상을 획득, 압축, 분배하는 서버 프로그램과 터미널에서 영상을 조회하는 소프트웨어 그리고 영상의 색인정보와 검사 및 환자관련정보를 관리하는 데이터베이스 엔진 등이 있다.

표 1-49 • PACS 구성

영상발생 장치	CT(컴퓨터단층촬영기), DSA(디지털혈관조영장치), MRI(자기공명영상장치), PET(양전자방출단층촬영기), 초음파 진단기 등이다.
영상저장 장치	광디스크를 JUKE BOX형태로 사용한다.
영상전송 장치	10[Mbps]의 Ethernet, 100[Mbps]의 FDDI, 155[Mbps]의 ATM
영상출력 장치	고해상도 모니터, GUI를 이용한 화면구성, 레이저 프린터 등이다.

시스템적인 면에서 표 1-49와 같이 디지털 영상 시스템은 영상획득부, 데이터베이스를 포함한 영상저장부, 영상조회 및 출력부 및 이들을 연결시켜 주는 통신망 등의 하부 시스템으로 구성된다.

(1) 디지털 영상 시스템의 임상적 파급효과

실시간 판독으로 자동화에 의한 진료능률을 향상시키고 방사선과 진료의 지역분산화가 이루어진다.

(2) 디지털 영상 시스템의 향후 발전방향

컴퓨터 보조진단, 3차원 영상기술 활용, 연구 및 교육정보 제공으로 의료발전하며, 병원정보 시스템과의 통합으로 병원 모든 행정을 일원화할 수 있다.

(3) 구성요소적인 관점에서 본 디지털 영상 시스템의 개념

표 1-50 • 구성요소적인 관점에서 본 디지털 영상 시스템의 개념

Full-Hospital(풀 호스피탈) PACS	병원에서 발생되는 모든 의학영상에 대해 Modality(모달리티)별로 저장 및 분배, 판독 및 진단, 영상저장, 외부 시스템과의 인터페이스 등이 통합적으로 집적화된 시스템이다.
Departmental(디파트멘탈) PACS	특정 Modality(모달리티)에 대해 Productivity(프로덕티비티) 향상을 목적으로 과단위로 운영되는 의학영상처리 시스템이다.
Intra-Hospital Image Distribution(인트라 호스피탈 이미지 디스트리뷰션)	중환자실과 응급실 등 의학영상을 주로 취급하는 부서만을 연결하여 운영되는 의학영상처리 시스템이다.
원격영상	원격지 간의 의학영상의 전송, 공동 판독 등을 지원하는 의학영상처리 시스템이다.

(4) 디지털 영상 시스템의 출현배경

① 디지털 영상기술이 급속히 발전하였다.

② 현재 또는 기존 Film system(필름 시스템)의 문제점 대두가 되었다.

③ 임상, 교육, 연구에서 영상활용의 증가하였다.
④ 컴퓨터와 정보 통신기반이 확충되므로, 컴퓨터의 소프트웨어가 발전되었다.
⑤ 가격 대 성능비가 향상된다.

표 1-51 ● 디지털 영상기술의 발전

Digital Imaging Modalities	디지털 이미징 모달리티
Photo Realistic Digital Imaging	포토 리얼리스틱 디지털 이미징

(5) 디지털 영상 시스템의 필요성

① 필름 관리문제가 해결되므로 공간부족 문제가 해결된다.
② 필름 및 소모품 비용이 절감된다.
③ 진료의 질적 향상(대기시간, 화상처리기법 등)이 이루어진다.

(6) 디지털 영상 시스템의 구성요소

표 1-52 ● 디지털 영상 시스템의 구성요소

영상획득부	각 Modality(모달리티)로부터 의학영상획득, DICOM 표준에 따른 전송된다.
영상저장 및 관리부	• 단기저장장치 : 무손실압축, 고속·고가 저장장치가 사용된다. • 중기저장장치 : 손실 또는 무손실 압축, 중급 접근 빈도가 된다. • 장기저장장치 : 손실 또는 무손실 압축, 낮은 접근 빈도, 저속·저가 장비이다.
통신망 (Network)	• 영상 데이터량을 고려한 고속의 전송망이 요구된다. • 1990년대 초에는 버스나 토큰링 방식보다는 Point-point(포인트-포인트) 방식을 선호한다.
영상표시 (Workstation)	• 고해상도·고휘도 모니터, 표시기법 및 처리속도이다. • 영상 데이터량을 고려한 고속의 전송망이 요구된다.

(7) 디지털 영상 시스템의 성능기준 및 요구조건

① 충분한 영상의 신뢰성 및 속도 : 2k × 2k 크기의 필름영상을 2~3초 이내에 표시한다.
② 충분한 대역폭으로 영상 및 정보 전달속도가 빠르며, 영상의 질이 기존의 필름 시스템과 동등 이상이어야 한다.
③ 쉽고 편리한 인터페이스이어야 한다.
④ 충분한 Display workstation(디스플레이 워크스테이션)이어야 한다.
⑤ Workload(워크로드)에 무관, 유지보수가 임상적으로 합당하여야 한다.
⑥ 정보의 안정성이 있어야 한다.

표 1-53 ◦ PACS 성능 결정 요소

신속성	소프트웨어	하드웨어
안정성	소프트웨어	하드웨어
무결성	소프트웨어	
확장성	소프트웨어	하드웨어
편의성	소프트웨어	

3. 네트워크를 이용한 통신

(1) LAN

LAN(Local Area Network : 로컬 에리어 네트워크)은 300[m] 이하의 통신회선으로 연결된 PC, 메인프레임, 워크스테이션들의 집합을 말한다. LAN은 컴퓨터 사이의 전류나 전파신호가 정확히 전달될 수 있는 거리, 즉 한 기관의 빌딩 내에 설치된 컴퓨터 장비들을 직원들이 가장 효과적으로 공동 사용할 수 있도록 연결된 고속의 통신망이다.

(2) LAN에 접속되는 장비들

표 1-54 ◦ LAN에 접속되는 장비들

허브	네트워크 안에서 PC와 PC 사이에 공유를 하기 위한 장치로, 종류로는 더미허브와 스위칭 허브가 있다.
파일 서버	공통되는 프로그램과 데이터를 관리하는 기능을 하며, 대용량의 메모리와 데이터베이스를 가지고 있는 서버이다.
프린터 서버	고성능의 프린터를 여러 컴퓨터가 공유할 수 있게 하는 서버이다.
리피터 (Repeater)	전자기 또는 광학 전송매체상에서 신호를 수신하고, 증폭하며, 매체의 다음 구간으로 재전송시키는 장치이다.
브리지 (Bridge)	하나의 랜을 이더넷이나 토큰링과 같이 서로 같은 프로토콜을 쓰고 있는 다른 랜과 연결시켜 주는 제품을 말하며, 각 랜에 연결되어 있는 스테이션들은 프로토콜을 바꾸지 않고서도 랜이 확장되는 혜택을 받을 수 있게 된다.
라우터 (Router)	IP 통신방식에서 목적지가 다른 둘 이상의 네트워크를 연결하여 패킷을 전송하는 역할을 하는 컴퓨터, 혹은 실행중인 프로그램을 의미한다.
게이트웨이	서로 다른 컴퓨터 네트워크 등을 상호 접속시키기 위한 장치이다.

(3) 부가가치 통신망

컴퓨터 간에 통신선을 연결하고 이를 통해 데이터를 교환하는 것이 가장 단순한 형태의 네트워크라고 하면 여기에다 다양한 형태의 서비스를 제공하는 네트워크가 부가가치 통신망(Value-Added Network : 밸류-에디드 네트워크)이라고 할 수 있다.

(4) 디지털 영상 시스템에 사용 가능한 정보통신망

의학문헌 정보검색 시스템(Medical Literature Analysis and Retrieval System(MEDLAS/MEDLINE) : 메디컬 리터러처 어낼러시스 앤드 리트리벌 시스템) : 의학에 관련된 문헌을 총체적으로 정리하고, 이를 컴퓨터 통신망을 이용하여 온라인으로 제공하는 시스템이다.

1) 전용 이더넷

이더넷(Ethernet)은 가장 광범위하게 설치된 근거리 통신망 기술이며 거의 모든 종류의 컴퓨터에 사용할 수 있고, 전송속도는 10[Mbps] 수준이다. 이더넷은 노드가 전송로의 신호를 감시해 다른 노드가 모두 신호를 보내지 않는 것을 확인하고 데이터를 보내는 CSMA/CD(Carrier Sense Multiple Access : 캐리어 센스 멀티플 액세스/Collision Detection : 컬리전 디텍션) 프로토콜 방식으로 접근한다. 또 다른 랜 접속 방식인 토큰링과 비교할 때 이더넷은 노드 수가 적을 때는 토큰링보다 빠른 전송속도를 자랑하지만, 노드 수가 많아지면 데이터 간의 충돌이 많아져 토큰링의 전송속도보다 떨어지게 된다.

일반적으로 10BASE-T 카드가 장착된 워크스테이션들을 지원하기 위한 근거리 통신망의 백본[10)]으로 많이 사용된다. 기가비트 이더넷은 1,000[Mbps] 정도로서 보다 높은 수준의 백본 속도를 지원한다.

2) FDDI를 이용하는 경우

광섬유 케이블로 100[Mbps]의 속도로 정보를 전송하는 전송 방식이다. FDDI(Fiber Distributed Data Interface : 파이버 디스트리뷰티드 데이터 인터페이스)를 이용한 토큰링 방식의 네트워크는 1,000대의 워크스테이션을 연결할 수 있으며, 최대 250[km] 거리도 무리 없이 횡단할 수 있다.

3) ATM

기존의 통신 방식과는 달리 데이터를 53[byte]의 매우 작은 단위의 셀(Cell)로 구분하여 전송하며, 155[Mbps]의 전송속도를 제공한다. 통신망은 트리(Tree) 구조를 가지고 있다.

ATM(Asynchronous Transfer Mode : 엘싱클러너스 트랜스퍼 모드)을 사용하는 경우 100[Mbps]의 FDDI Interface, 155[Mbps]의 SONET(동기식 광통신망) 또는 45[Mbps]의 T3 Interface 등이 가능하다. ATM의 동작은 영구가상회선(Permanent Virtual Circuit(PVC) : 퍼머넌

10) 백본 : 자신에게 연결되어 있는 소형 회선들에게 데이터를 모아서 빠르게 전송할 수 있는 대규모 전송회선을 말한다.

트 버츄얼 서킷) 혹은 **교환가상회선**(Switched Virtual Circuit(SVC) : 스위치드 버츄얼 서킷)을 통해서 이루어진다.

4. DICOM

DICOM(Digital Imaging and Communication in Medicine : 디지털 이미징 앤드 커뮤니케이션 인 메디슨)은 **의료영상 및 데이터를 서로 간에 주고받을 수 있도록 고안된 영상정보 및 통신의 표준이**다. ACR-NEMA(America College of Radiology, National Electrical Manufacturers Association : 아메리카 칼리지 오브 라디올로지, 내셔널 일렉트리컬 매뉴팩처러스 어소시에이션)에서 고안된 표준으로 자리 잡았다. 과거에는 일정한 표준이 없어 제조업체마다 영상장비의 종류 등 각기 다른 시스템으로 정보를 저장하고 통신하는 방법이 달라 시스템 간의 연동이 반드시 필요했다. 따라서 **의료영상에서는** DICOM(Digital Imaging and Communication in Medicine : 디지털 이미징 앤드 커뮤니케이션 인 메디슨)을 **지원하는 통신 프로토콜을 준수하여야** 한다.

앞으로는 의학과 관련한 모든 영상들이 DICOM 표준안을 따르게 될 것이다. 그러므로 PACS(Picture Archiving and Communication System)**와 원격방사선은 물론이고** CT(컴퓨터단층촬영기), MRI(자기공명영상장치) 등의 의료장비 및 프린터 등을 구매할 경우에도 반드시 DICOM 표준을 요구하고 전문가에게 판단을 의뢰한 후 구매를 결정할 필요가 있다. DICOM **표준위원회에 의해 통제되고 있으며, 방사선 의학, 심장병학, 병리학, 치과학 등의 분야에 걸친 광범위한 의료** 이미지를 지원한다.

(1) DICOM의 필요성

병원 내에 존재하는 DICOM **지원장비 간의 연결만을 수월하게 하는 것이 아니라 원격지와 통신도** 가능하게 한다. 그리고 **네트워크 구성 방식도 현재 컴퓨터 산업계에서 널리 쓰이는 표준** 방식을 따르고 있어 **병원 내부 간의 연결, 원격진료소 간의 통신, 원격진단 시스템에 이르기까지 모든 의료영상 관련 시스템에** DICOM **표준을 적용**할 수 있는 것이다.

(2) DICOM의 이해

① DICOM은 TCP/IP의 **인터넷 통신 프로토콜을 이용**하여 구별화된 정보를 보내는 규약으로, **의료영상 교환과 구성방법 및 관련 정보를 기술한 명세**(Specification : 스페시피케이션)이다.

② 영상정보뿐만 아니라 **환자데이터, 연구내용, 리포트 및 다양한 자료를 포함**할 수 있기 때문에 PACS(Picture Archiving and Communication System)**의 운용을** 가능하게 한다.

③ 1984년 ACR(American College of Radiology : 아메리칸 콜리지 오브 라디올로지)와 NEMA(National Electrical Manufactures Association : 네이셔널 일렉트리컬 매뉴팩쳐 어소시에이션)가 공동으로 표준화가 시작되었다.

④ 1985년 표준화 첫 번째 제정되었다.
⑤ 1988년과 1993년 두 번 개정되었다.
⑥ 현재 DICOM 3.0버전이 있다.
⑦ 의료영상 장비 간의 약속이 필요(Protocol : 프로토콜)하다.

(3) DICOM 프로토콜의 동향

① 1996년과 1998년에 부분 개정되었다.
② 영상전송 환자의 검사정보들에 대해 질의 검색한다.
③ 네트워크에 연결된 영상출력 장비와 정보를 교환한다.
④ CD같은 디지털 기록매체를 이용하여 영상정보를 교환한다.
⑤ 병원정보 시스템(Hospital Information System(HIS) : 호스피틀 인포메이션 시스템) 또는 방사선과 정보 시스템(Radiology Information System(RIS) : 라디올로지 인포메이션 시스템)과 연계하여 환자정보, 예약정보, 검사정보, 결과정보를 통합하는 방안이다.
⑥ Endoscopy(엔더스카피), Radiational Therapy planning(레이디에이셔널 테라피 플레닝), pathology(퍼설러지) 분야까지 확장된다.
⑦ CEN(Comite European de normalisation : 커미트 유럽피언 데 노말젝션)이 채택 : MEDICOM은 유럽표준이다.
⑧ JIRA(Japanese Industrial Assocation of Radiation Appartus : 제펜니즈 인더스트리얼 어소시에션 오브 레이디에이션 에포레터스)도 MIPS라는 이름으로 일본표준으로 채택한다.

(4) DICOM의 구조

표 1-55 • DICOM의 구조

DICOM File Fomat	BMP, PCX, TIF, JPEG 등과 같이 하나의 영상 파일이 어떻게 구성되어야 한다는 규칙이다. DICOM 파일의 경우 Header(헤더)에 영상과 관계된 모든 자료가 들어갈 수 있도록 설계되어 있다.
DICOM Communication Protocol(커뮤니케이션 프로토콜)	기기와 기기간의 영상을 주고받기 전에 서로 의사소통을 하기 위한 언어로, 의료영상 교환과 구성방법 및 관련 정보를 기술한 명세이다.

(5) DICOM ver. 3.0의 특징

① CT, MRI, 초음파장비(US), CR, 핵의학장비(NM)을 비롯한 각종 디지털 영상장비의 영상정보전송, 환자검사, 검사들에 대한 질의 · 검색이 가능하다.
② 네트워크에 연결된 영상출력 장비와의 정보교환 및 전달이 가능하다.
③ CD와 같은 디지털 기록매체를 이용한 영상정보교환이 이루어진다.

④ 병원정보 시스템(Hospital Information System(HIS) : 호스피틀 인포메이션 시스템)와 방사선과 정보 시스템(Radiology Information System(RIS) : 라디올로지 인포메이션 시스템)와 연계한 환자정보, 예약정보, 검사정보, 결과정보를 통합운영할 수 있다.

(6) DICOM 향후 발전방향

① 컴퓨터 보조진단, 3차원 영상기술 활용, 연구 및 교육정보를 제공한다.

② 병원정보 시스템과 통합한다.

02 컴퓨터 기초

제 1 절 마이크로프로세서

1. 컴퓨터의 개요

(1) 컴퓨터의 정의 및 개념

컴퓨터의 개념를 그림 1-23에 나타내었다.

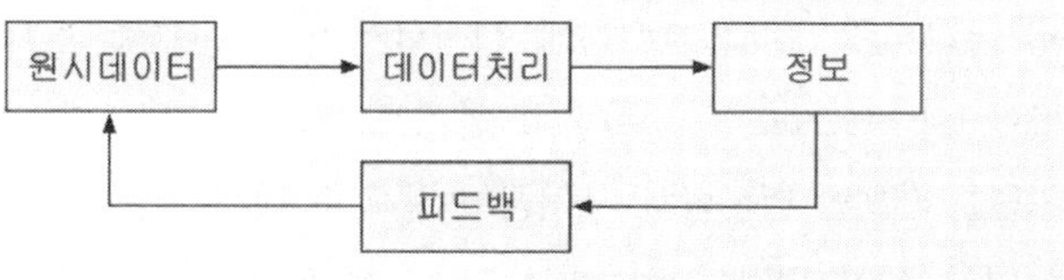

그림 1-23 ● 컴퓨터의 개념

① 입력된 자료(Data : 데이터) 또는 정보에 대한 일련의 계획된 조작처리과정을 통해 원하는 결과를 얻기 위한 **전자자료처리 시스템**(Electronic Data Processing System(EDPS) : 일랙트로닉 데이터 프로세싱 시스템)이다.
② 프로그램에 의해 자동으로 처리된다는 의미로 **자동자료처리 시스템**(Automatic Data Processing System(ADPS) : 오토메틱 데이터 프로세싱 시스템)이다.

(2) 컴퓨터의 구성

표 1-56 ● 컴퓨터의 구성

컴퓨터의 구성	컴퓨터의 구성 해설
하드웨어 (Hardware)	**컴퓨터를 구성하는 물리적인 부품**(장치)들로 **중앙처리장치**(CPU), **기억장치** (Memory : 메모리), 주변장치 등이 있다.
소프트웨어 (Software)	하드웨어를 동작시키는데 사용되는 프로그램으로 **시스템 소프트웨어**와 **응용 소프트웨어**가 있다.

(3) 컴퓨터의 특성

표 1-57 • 컴퓨터의 특성

컴퓨터의 특성	컴퓨터의 특성해설
신뢰성 및 자동성	프로그램에 의해 정확하게 자동으로 처리한다.
범용성	다양한 형태의 자료를 여러 분야에 광범위하게 사용한다. 동시에 여러 가지 업무를 처리할 수 있다.
고속성	다량의 자료를 신속하게 처리한다.
논리 및 판단성	인간의 논리적인 판단작업이나 분석이 가능하다.

2. 마이크로프로세서의 개요

마이크로프로세서(Microprocessor)는 컴퓨터의 중앙처리장치(Central Processing Unit(CPU) : 센트럴 프로세싱 유니트)를 하나의 IC칩에 집적시켜 만든 반도체 소자로서 흔히 MPU(Micro Process Unit : 마이크로 프로세스 유니트)라고 하기도 한다. 이것은 일반 컴퓨터의 중앙처리장치에서 주기억장치만을 제외한 연산장치, 제어장치 및 각종 레지스터들을 단지 1개의 IC소자에 집적시킨 것이므로 연산, 제어, 판단, 기억, 계시, 마이크로 프로그램에 의한 처리 등의 모든 기본적인 기능은 중 · 대형 컴퓨터의 CPU에 비하여 별로 다를 바가 없다. 마이크로프로세서를 CPU로 사용한 소형 컴퓨터를 마이크로컴퓨터라고 한다. 마이크로컴퓨터는 마이크로프로세서는 원칩(One-chip)으로 된 CPU를 가리킨다. 마이크로프로세서는 직접적으로 레지스터나 연산부 등과 외부 장치를 연결할 수가 없으며, 단지 이 칩의 단자를 통해서만 정보전달이 가능하다. 마이크로프로세서의 구성을 그림 1-24에 나타내었다.

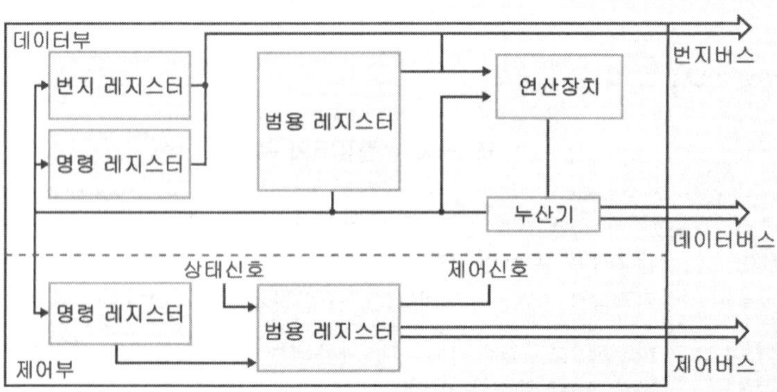

그림 1-24 • 마이크로프로세서의 구성

CPU가 하나의 소자로 간단히 구성되므로 전체 시스템이 소형·경량화 되고, 소비전력이 적어지며, 가격이 낮아질 뿐만 아니라 부품수가 매우 적어져서 시스템의 신뢰성이 높아지는 등의 장점을 갖는다.

마이크로프로세서의 저렴한 가격과 작은 크기로 인해 마이크로프로세서가 이전에는 경제성이 없던 구조를 설계가능하게 해줌으로써 컴퓨터 설계기법에 있어 변혁을 가져오게 했다. 마이크로프로세서는 다양한 방면에 응용되고 있다.

범용 컴퓨터의 CPU로 특수용 컴퓨터의 프로세서로뿐만 아니라, 교통신호 제어, 개인 가정용 컴퓨터, 계측 제어기기, 사업용 업무처리 등 다양하게 사용되고 있다.

최근에는 마이크로프로세서가 ROM, RAM, I/O 접속단자를 가지고 있어 한 개의 IC로 마이크로컴퓨터의 기능을 할 수 있도록 만든 단일 칩(Single Chip, One-Chip) 마이크로컨트롤러(Micro Controller Unit(MCU) : 마이크로컨트롤러 유니트)도 많이 있다.

마이크로컨트롤러는 마이크로프로세서 중에 1개의 칩 내에 CPU 기능은 물론이고 일정한 용량의 메모리(ROM, RAM 등)와 입출력 제어 인터페이스 회로까지를 내장한 것을 특별히 마이크로컨트롤러라고 한다. 이것은 일반 마이크로프로세서가 널리 사용되기 시작하면서 1970년대 중반부터 나타난 형태로서 범용의 목적보다는 기기 제어용에 주로 사용되므로 붙여진 이름이며, 이는 1개의 소자만으로 완전한 하나의 컴퓨터 기능을 갖추고 있으므로 "단일 칩 마이크로컴퓨터(One-chip 또는 Single-chip microcomputer)"라고도 한다. 제어응용 시스템에 마이크로컨트롤러를 사용하게 되면 범용 마이크로프로세서나 하드웨어 논리를 사용하는 데 비하여 다음과 같은 장점을 얻을 수 있다.

(1) 시스템의 융통성 확대

하드웨어에 의존하는 부분은 소프트웨어로 처리할 수 있게 되므로 기능의 변경이나 확장에 보다 유연하게 대응할 수 있다. 종래의 마이크로컨트롤러는 CPU 기능에다 한정된 용량의 RAM, ROM 또는 플래시 메모리와 인터럽트 제어기, 직렬 및 병렬 인터페이스, 카운터/타이머 등을 내장하는 정도에 불과하였으나, 최근에는 DMA 제어기와 같은 고성능의 I/O 기능, 고속의 직렬통신 기능, A/D 컨버터, PWM 출력, PLL 회로 등을 내장하여 각종 제어 시스템에 사용하기에 보다 편리해지고 있다. 이와 같이 오늘날의 마이크로컨트롤러는 각 응용분야에 적합하도록 매우 많은 종류와 모델이 개발·사용되고 있으며, 범용 마이크로프로세서를 지칭하는 MPU와 구별하여 MCU(Micro Controller Unit : 마이크로컨트롤러 유니트, Micro Computer Unit : 마이크로 컴퓨터 유니트)라고 한다.

3. 마이크로프로세서의 성능

현재 널리 사용되고 있는 마이크로프로세서는 인텔사의 80계열과 모토롤라사의 68계열이 있다. 1969년 최초로 발표된 4004는 4비트를 처리할 수 있는 마이크로프로세서였다. 그러나 마이크로프로세서가 오늘날처럼 대중적으로 사용되기 시작한 것은 인텔사의 8비트 마이크로프로세서인 8080이 나온 후부터이다. 8080은 특히 CP/M 운영체제의 등장과 함께 개인용 컴퓨터의 CPU로 매우 널리 사용되었으며, 자일로그사에서 8080을 개량하여 만든 Z80은 오늘날까지도 많이 사용되는 8비트 마이크로프로세서가 되었다. 한편 모토롤라사의 6800과 6809, 모스텍사의 6502 등도 널리 사용된 8비트 마이크로프로세서였다. 1970년대 후반부터 16비트 마이크로프로세서가 등장하였다.

① 마이크로프로세서는 처리하는 워드 길이로 비교되며 고정된 길이의 데이터를 처리한다. 4비트, 8비트, 16비트, 32비트 워드 길이가 가장 보편적이며 64비트 마이크로프로세서도 보편화될 것이다. 8비트 길이 워드를 바이트(Byte)라고 하며 가장 많이 사용되는 단위이다. 16비트 마이크로프로세서에서는 16비트 워드를 두 개의 바이트로 분할하여 각각 처리하는 명령어를 갖는다.

MSB LSB

15	14	13	12	11	10	9	8	7	6	5	4	3	2	1	0

High Byte Low Byte

바이트는 마이크로프로세서의 크기를 나타내는 단위로도 사용되는데 워드는 마이크로프로세서마다 다르지만 바이트는 항상 8비트의 일정한 크기이기에 기준단위로 사용하기에 적합하다.

㉠ 8비트 마이크로프로세서의 2000바이트는 2000워드와 같고, 4비트 마이크로프로세서의 2000바이트는 4000워드와 같고, 16비트 마이크로프로세서의 2000바이트는 1000워드와 같다.

마이크로프로세서의 워드길이가 두 배로 되면 성능은 두 배 이상으로 향상되고 워드길이가 길어질수록 더욱 향상된 대규모 IC(LSI 또는 VLSI) 기술이 필요하다.

② 마이크로프로세서 성능의 다른 기준은 메모리 용량이다. 데이터 워드 길이가 중요한 역할을 하며 메모리의 데이터 워드 길이는 마이크로프로세서에서 사용하는 워드 길이와 같다.

㉠ 4비트 마이크로프로세서에서는 메모리에 4비트 워드를 저장한다. 메모리에 저장된 워드의 위치는 어떤 숫자나 주소(Address : 어드레스)에 의하여 지정할 수 있다. 컴퓨터가 메모리에 읽거나 쓰기를 수행하려면 메모리 주소를 사용하여 위치를 지정한다.

③ 마이크로프로세서 성능평가의 척도는 명령어 실행속도이다. 마이크로프로세서가 한 프로그램 단계, 즉 하나의 명령어의 인출(Fetch : 페취)/실행(Execute : 엑시큐트) 주기를 완수하는 데 걸리는 시간을 의미한다. 모든 마이크로프로세서들은 발진기를 회로를 필요로

하는데 발진기 회로를 마이크로프로세서의 클럭(Clock)회로라고도 한다. 마이크로프로세서는 발진기 회로에서 발생하는 클럭에 맞추어 동작을 수행한다. 느린 마이크로프로세서는 수백 kHz[킬로헤르츠]의 클럭을 사용하기도 하고 반면에 10, 50, 100[MHz] 클럭을 사용하기도 한다. 10[MHz] 클럭을 사용하는 마이크로프로세서는 한 명령어를 수행하는데 10분의 1마이크로초에 하나의 명령어를 실행할 수 있다.

④ 마이크로프로세서의 처리속도는 최대 클럭 주파수와 관련이 있기 때문에 마이크로프로세서의 클럭 주파수를 가지고 단순히 비교하기도 한다. 그러나 종류가 다른 마이크로프로세서들을 비교하려면 어떤 정해진 작업을 수행하는데 소요되는 시간을 비교하는 것이 보다 적합하다.

4. 마이크로프로세서의 구조

마이크로프로세서와 기억장치, 입출력장치가 모여서 마이크로컴퓨터가 된다. 마이크로(Micro)란 말은 각 부품들의 물리적인 크기가 작음을 뜻한다. 또한 프로세서(Processor)란 말은 '처리기' 혹은 중앙처리장치(Central Processor Unit : 센트롤 프로세서 유닛)를 줄인 말이다. 마이크로컴퓨터는 그림 1-25와 같이 세 가지 기본 유닛으로 이루어진다.

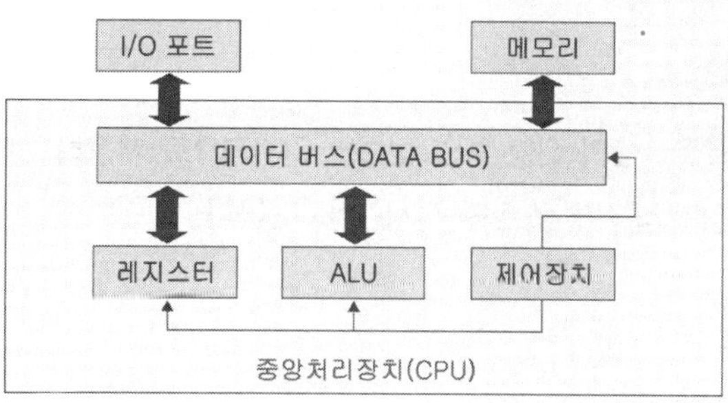

그림 1-25 • 마이크로프로세서의 구조

(1) 연산부

연산부(Arithmetic and Logic Unit(ALU) : 어리쓰메틱 앤드 로직 유닛)는 가산기나 곱셈기가 그 주요 구성요소로서 산술연산 및 논리연산 등의 연산기능을 수행한다.

(2) 제어부

제어부(Control : 컨트롤)는 프로그램 명령을 주기억장치에서 인출하여 해독하고 이를 실행하기 위한 제어신호를 발생하는 등 프로세서 내부와 외부의 모든 제어기능을 수행하는 회로로서 명령 레지스터, 명령해독기, 타이밍 및 제어신호 발생회로 등으로 구성된다.

① 명령 레지스터와 명령 디코더 : 마이크로프로세서는 2가지 동작에 의해 명령어를 가져오는데 처음에는 프로그램 카운터에서 메모리로 어드레스를 전송하고, 메모리가 마이크로프로세서로 지정된 어드레스의 내용을 읽게 한다.

② 마이크로프로세서는 이 명령어를 명령 레지스터에 저장하고 명령어를 실행하며 이 명령어 부호의 디코더는 명령 디코더와 관련된 컨트롤회로에 의하여 수행된다.

(3) 프로그램 카운터

프로그램 카운터(Program Counter : PC)는 다음에 실행할 명령이 저장되어 있는 메인 메모리상의 어드레스를 가리키는(가지고 있는) 레지스터를 말한다. 프로그램 카운터는 각 명령어가 실행된 후 곧 이어질 명령어의 주소를 가리키는 값이 자동적으로 증가된다.

(4) 플래그 레지스터

플래그 레지스터(Flag register)는 명령의 실행 중에 발생할 가능성이 있는 특정 조건에 의해 세트되는 비트를 갖는 전용 레지스터이다.

(5) 범용 레지스터

범용 레지스터는 프로그램의 실행 동안 정보를 일시적으로 저장하는데 사용되는 하드웨어로 구성되어 있으며 외부메모리보다 빠른 동작시간을 갖는다.

(6) 어드레스 버스

마이크로프로세서가 외부의 메모리나 입·출력기기의 번지를 지정할 때 사용하는 단방향 버스(Unidirectional bus : 유니다이렉셔널 버스)이다. 어드레스 버스 신호선의 수는 최대로 사용가능한 메모리의 용량이나 입·출력장치의 수를 결정한다.

(7) 데이터 버스

마이크로프로세서에서 메모리 또는 출력장치로 데이터를 출력하거나, 반대로 메모리나 입력장치로부터 데이터를 입력할 때 이들 데이터의 전송로로 사용되는 양방향 버스(Bidirectional bus : 바이다이렉셔널 버스)이다. 일반적으로 데이터 버스 신호선의 수는 그 프로세서의 워드(Word) 길이와 같으며, 이것은 마이크로프로세서의 성능을 결정하는 중요한 요소가 된다.

(8) 제어버스

마이크로프로세서가 현재 수행중인 작업의 종류나 상태를 외부의 메모리나 입·출력기기에 알려주는 출력신호와 외부에서 마이크로프로세서에게 어떤 동작을 취하도록 요구하기 위한 입력신호 등으로 구성되는 단방향 버스이다. 마이크로프로세서의 기능은 이들 제어신호에 의하여 크게 좌우된다.

(9) 스택 포인터

스택(Stack)이란 메인 메모리내에 형성된 LIFO(Last in First out : 라스트 인 포스트 아웃) 형태의 메모리 블록이다. LIFO는 가장 늦게 저장된 데이터가 가장 먼저 읽혀지도록 되어 있어 별도의 어드레스는 주어질 필요가 없으나 데이터의 연속 호출만 가능한 메모리 구조를 말한다. 스택 포인터(Stack Pointer : SP)는 스택의 가장 윗부분의 주소를 가지고 있으므로 데이터를 읽을 때는 이것이 호출된 데이터의 어드레스가 되고, 데이터를 쓸 때에는 가장 최근에 쓰여진 데이터의 어드레스가 된다.

(10) 메모리

마이크로프로세서의 동작시 사용하는 임의 데이터 보관 및 일시저장 장소를 메모리라 한다. 모든 메모리는 각각의 주소(Address)가 존재한다(8031의 경우 내부메모리는 00H~7FH이다). 각 주소에 해당하는 공간에는 1바이트(8비트 단위)의 정보를 저장한다.

(11) 메모리의 분류

1) ROM(읽을 수만 있는 메모리)

표 1-58 ● ROM(읽을 수만 있는 메모리)

ROM의 종류	ROM 종류의 해설
PROM	한번만 프로그램가능(재사용 불가)하다.
EPROM	자외선으로 지우고 재사용한다.
EEPROM	전기적으로 지우고 재사용한다.
FLASH	대용량 재사용 메모리(PDA, 핸드폰)이다.

2) RAM(읽기, 쓰기가 가능한 메모리)

표 1-59 ◦ RAM(읽기, 쓰기가 가능한 메모리)

RAM의 종류	RAM의 종류의 해설
D-RAM	Dynamic RAM(PC에 사용)
S-RAM	Static RAM

5. 주변장치 인터페이스

장치와 장치 혹은 마이크로프로세서와 주변 IC 간의 정보를 주고받기 위해 신호, 코드, 제어방식 등을 일치시켜 접속시켜 주기 위한 일련의 주변장치를 인터페이스라고 한다. 이러한 인터페이스를 쉽게 할 수 있도록 할 목적으로 설계된 IC를 프로그램 가능한 주변 인터페이스 장치라고 한다. 마이크로프로세서와 외부 인터페이스를 그림 1-26에 나타내었다.

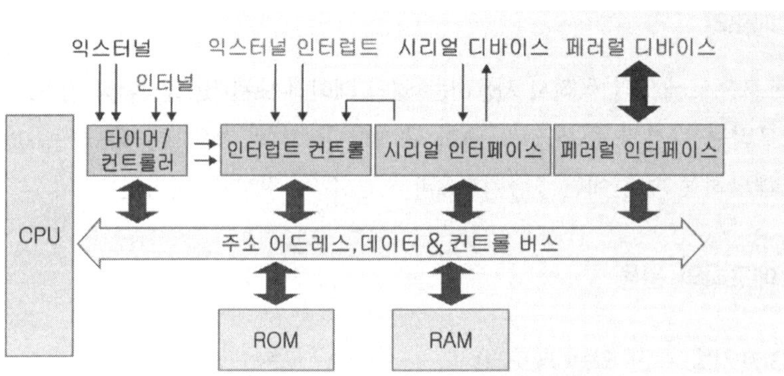

그림 1-26 ◦ 마이크로프로세서와 외부 인터페이스

(1) I/O 인터페이스

I/O(Input/Output : 인풋/아웃풋)포트는 주변장치의 전압과 동작속도의 차이를 극복하면서 시스템을 주변장치와 CPU를 연결해주는 직·병렬 입출력 인터페이스이다.

I/O 포트는 입·출력 인터페이스이므로, CPU에서 주변장치로 데이터를 전송·수신할 때 이용한다. 마이크로프로세서와 외부 인터페이스도를 그림 1-26에 나타내었다.

(2) 병렬 I/O 포트의 기능

① 병렬 I/O 포트는 8051의 입·출력 인터페이스이다.

② 8051과 외부 장치를 연결하여 주는 역할(Interface : 인터페이스)을 담당한다.
③ 병렬 I/O 포트는 입력 포트의 기능도 하고 출력 포트의 기능도 한다.
④ 8051에는 4개의 병렬 I/O 포트를 가지고 있다(P0, P1, P2, P3).

표 1-60 • 4개의 병렬 I/O

포 트	포트의 설명
포트 0	범용 I/O 포트이다. 외부에 메모리를 둘 경우에 주소버스와 데이터버스 기능을 번갈아 수행한다.
포트 1	범용 I/O 포트이다.
포트 2	범용 I/O 포트와 직렬 포트, 외부 메모리를 둘 경우에 상위 주소버스로 동작한다.
포트 3	범용 I/O 포트와 직렬 포트, 인터럽트, 타이머 등의 입·출력 제어 기능을 수행한다.

(3) 인터럽트

CPU 외부의 하드웨어적인 요청에 의해서 정상적인 프로그램의 실행순서를 변경하여 보다 우선순위의 작업을 먼저 실행한 후에 다시 원래의 프로그램으로 복귀하는 것을 인터럽트(Interrupt)라고 한다.

㉮ 책을 읽다가 전화가 오게 되면 책 읽던 부분에 책갈피를 꽂아놓고 전화를 받고, 통화가 끝나게 되면 다시 표시해놓은 부분부터 다시 읽는 것에 비유할 수 있다.

인터럽트는 주변장치의 서비스 요청에 CPU가 가장 빠르게 대응할 수 있는 방법이며, 이것을 이용하면 주변장치 측으로부터의 발생 시기를 예측하기 어려운 비동기적인 일을 CPU가 빠르게 처리할 수 있어서, 인터럽트는 서로 비동기적으로 동작하는 CPU와 주변장치 사이에서 효율적으로 일을 수행하는 중요한 수단이 된다.

① 인터럽트가 발생하면 서브루틴의 경우에서처럼 나중에 되돌아올 복귀주소가 자동으로 스택(Stack)에 저장되었다가 인터럽트 서비스 루틴의 마지막에서 복귀명령을 만나면 다시 자동으로 이 주소가 되찾아져서 인터럽트 발생 전의 위치로 정확하게 되돌아간다.
② 인터럽트 발생원인에 따른 분류
하드웨어적인 인터럽트는 다음과 같다.
㉠ 내부 인터럽트 : 정의되지 않은 명령의 실행(0으로 나누기)이다.
㉡ 외부 인터럽트 : 프로세서와 독립되어 있는 외부장치에 의해 발생되는 순수한 의미에서의 인터럽트이다.
③ 인터럽트 처리
㉠ 소프트웨어적 처리(Polling : 폴링)

㉮ 모든 장치가 인터럽트 처리를 위한 공통 프로그램이다.

㉯ 우선순위는 높은 순으로 차례로 소스를 검사한다.

㉰ 융통성이 크며, 경제적이며, 반응속도가 느리다.

㉱ 장치 인터페이스와 중앙처리장치를 연결해서 인터럽트 요청장치를 탐색한다.

ⓛ 하드웨어적 처리

표 1-61 • 하드웨어적 처리

직렬 방식(Daisy chain : 데이지 체인)	병렬 방식
인터럽트 원인들을 우선순위별 직렬로 연결한다.	각 장치별 개별적인 인터럽트 요청 비트를 갖는 레지스터를 이용한다.
인터럽트 요구 선은 모든 장치에 공통으로 연결한다.	각 장치의 인터럽트 요청상태를 파악하는 마스크 레지스터이다.
반응속도 빠르고, 비경제적이다(추가 하드웨어가 필요하다).	가장 빠르나 비경제적이다.

6. 마이크로프로세서의 응용

전자 산업분야에서 가장 많이 사용되고 제어, 통신, 계측기 에서의 디지털 논리회로가 마이크로프로세서로 대치되면서 하드웨어적인 논리소자의 조합 대신 마이크로프로세서 프로그램이 많은 역할을 담당하고 있다.

① 컴퓨터 시스템, 통신, 산업, 사무, 교육, 군사 등 여러 부분에 사용한다.

② 회로의 부품이 감소, 저렴한 단가의 대량생산, 안정성과 신뢰성 향상, 쉬운 업그레이드와 추가적 기능의 부가가 가능하다.

제 2 장

의료기기

01 진단기기
02 치료기기

01 진단기기

제 1 절 의료영상장비

1. 의료영상 시스템의 개요

인류는 인간의 질병을 진단하기 위해 인체의 내부구조를 들여다보고자 하는 욕망을 고대부터 현재까지 이어지고 있다. 내부구조를 보고자 하는 욕망은 1895년 독일의 물리학자 뢴트겐(W. C. Roentgen, 그림 2-1)의 X-선 발견으로 이루어졌다. 그 후로 오늘날에 이르기까지 X-선은 임상의학에 있어서 영상진단법의 주류를 이루고 있다. 그러나 X-선이 신체 내부를 모두 보여 줄 수 있는 것은 아니다. 특히 생체 연부조직 등은 X-선을 이용하여 표현하기 어려우며, 입체적 생체구조를 2차원 평면에 나타내면 중복된 부분이 있으므로 진단의 오류나 정보를 잃어버리는 경우가 있으며 방사선에 대한 위험을 배제해야 하는 단점을 가지고 있다.

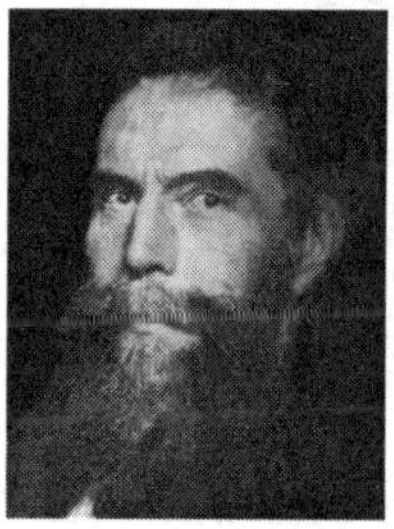

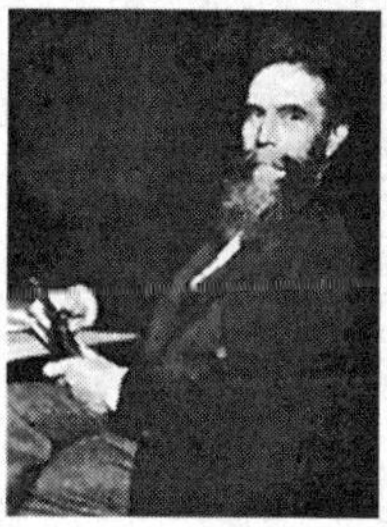

그림 2-1 • 뢴트겐

이러한 이유로 초음파 촬영법, 가시광선을 이용하는 내시경, 자장을 이용한 MRI 등의 새로운 영상진단법이 X-선을 대신하여 개발됨으로써 여러 가지 영상기술이 발전하게 되었다. 한편으로는 X-선 영상의 단점을 보완하기 위한 여러 조영법과 특수 X-선 촬영기술이 차례로 고안되면서 영상의 선명화, 정량화 등으로 X-선 영상진단의 질적 향상을 가져왔다.

최근에는 성인병의 화상진단을 목적으로 능동적인 계측법을 이용한 인체 내부의 형태 그리고 기능의 영상화가 검토되어 실용화되고 있다. 의료공학 시스템의 발전은 이러한 영상처리기술을 중심으로 전개되고 있다.

이처럼 의료영상진단 기술은 급속한 과학문명의 발전에 힘입어 매우 빠른 속도로 변화하고 있으며, 오늘날에는 X-선 영상이 주류를 이루던 시대에서 전리[1] 및 비전리 방사선 등 광범위한 응용시대로 접어들었다.

2. 방사선

(1) 방사선의 정의

모든 물질은 아주 작은 분자 또는 원자의 조합으로 구성되어 있으며 원자는 원자핵과 전자로 구성되어 있다. 또한 원자핵은 양전하를 띠는 양자와 전기적으로 중성인 중성자가 대부분을 이루고 있다. 그러므로 원자는 양자, 중성자, 전자가 서로 잘 조화를 이루어야 안정된 모양을 유지하게 된다.

① 균형을 이루던 원자조합이 무너지면 불안정해지는데 이때 원자는 과도한 에너지를 가지고 있기 때문에 이 남는 에너지를 원자 밖으로 분출해야 할 필요가 있다. 이처럼 과도한 에너지를 가진 원자가 잉여 에너지를 방출할 때 나오는 것이 바로 방사선이다.

② 방사선[2]은 큰 의미로서 물질의 원자를 여기[3]시키거나 화학반응을 촉진시키는 비전리 방사선과 원자를 전리시킬 수 있는 충분한 에너지를 갖는 전리 방사선을 포함한다.

표 2-1 ◦ 방사선의 분류

전리 방사선	전자파	감마(γ)선, X-선 등이다.
	고속입자선	알파(α)선, 베타(β)선, 양성자선, 중성자선 등이다.
비전리 방사선	적외선, 자외선, 열파, 전파, 가시광선 등이다.	

③ 전리 방사선과 비전리 방사선의 종류를 표 2-1에 나타내었으며, 일반적으로 방사선이라 하면 대부분 전리 방사선이다. 즉, 방사선은 물질을 투과할 수 있는 힘을 가진 광선과 같은 것으로 그 종류로는 크게 알파선, 베타선, 감마선이 있는데 방사선은 종류에 따라 물질을 투과하는 투과력이 각각 다르다. 방사선의 위험도는 방사선의 영향을 측정할 수 있는 단위인 밀리시버트[mSv]에 의해서 평가된다.

---

1) 전리 : 기체나 액체의 분자 및 원자가, 원자의 최외각 궤도에 있는 전자가 에너지를 얻어 궤도에서 이탈하는 것이며, 전기를 띤 원자나 원자단으로 되는 일(즉 이온화를 뜻함)을 전리라고 하며 이때 원자는 양이온이 된다.

2) 방사선 : 방사성 원소의 붕괴에 따라 물체에서 방출되는 전자기파이다. 프랑스의 물리학자 베크렐이 우라늄 화합물에서 발견한 것으로 알파선·베타선·감마선이 있다.

3) 여기 : 원자나 분자의 가장 바깥쪽에 있는 전자는 에너지가 낮은 상태에 있으나 외부로부터 적당한 자극을 받으면 일정한 에너지를 흡수해 높은 에너지 상태로 변화한다.

㉠ 알파선(α선) : (+)전기를 띤 입자로 Rutherford, Ernest, Baron Rutherford of Nelson(영국 물리학자 : 러더퍼드, 에런스트, 바론 러더퍼드 오브 넬슨)가 알파선을 모아 유리관에 채우고 불꽃 방전시켜 스펙트럼을 조사한 결과 헬륨(He)이라는 원소가 생성되어 있는 사실을 발견하였다. 알파선은 가벼운 가스인 헬륨이라는 원소의 원자핵이라는 결론을 내릴 수 있었다. 알파선도 입자로 되어 있기 때문에 알파입자라고 하며, 알파선은 베타선보다 수천 배나 무겁고 크기도 훨씬 작아 종이 한 장으로 막을 수 있다. 또한 공기 중에서 몇 [cm]도 날아가지 못한다.

㉡ 베타선(β선) : 속도는 빠르지만 (−)전기를 띤 입자기에 물질 속에서 쿨롱력(정전기력)을 받으므로 투과력은 그다지 강하지 않다.

㉢ 감마선(γ선) : 전기를 띠지 않는 중성적 입자로 물질을 투과하는 능력이 X-선 보다 훨씬 강하다.

④ 방사선을 구분하면 입자 방사선과 전자파 방사선, 간접원리 방사선과 직접원리 방사선, 자연방사선과 인공방사선 등으로 나눌 수 있다.

⑤ 시버트(Sievert) : 선량당량의 단위로 기호 [Sv]로 나타내며 선량당량은 일반인 및 방사선을 취급하는 작업자의 방사선 장해방지를 목적으로 할 경우에 한하여 사용되는 방사선 피폭량으로 식 (2-1)과 같다.

$$\text{선량당량} = \text{흡수선량} \times \text{선질계수} \times \text{수식계수} \tag{2-1}$$

㉠ 흡수선량 : 물질의 단위질량당 흡수된 방사선의 에너지이다.

㉡ 선질계수 : 생물학적 효과 비율을 말한다. 25[kV] X-선의 생물학적 효과를 1이라 정하고 생물학적 효과를 기준으로 하여 방사선의 종류, 에너지에 따라 나눈 것인데, 실제로는 x, r진자빔에 대해 그 에너지에 상관없이 1로 다룬다.

㉢ 수식계수 : 보정인자라고 하여 체내에 침적된 동위원소의 불균등 분포에 의한 것 등이 있다. 즉, 밀리시버트[mSv][4)]가 적으면 적을수록 안전하다는 것이다.

⑥ 일반적으로 인공방사선은 자연방사선보다 더 위험하다고 믿고 있지만 이는 사실이 아니다. X-선 촬영을 한 번 함으로써 0.1[mSv]에 노출되었다면 자연방사선이 아주 높은 중국의 광동지역에 사는 것보다 방사선의 영향을 적게 받았다고 할 수 있다. 자연방사선은 평균 2[mSv]의 크기를 가지고 있다. 일상생활에서 받는 평균 방사선량을 표 2-2와 같다.

⑦ 대부분의 사람들이 방사선이라 하면 먼저 두려움을 갖는 것이 보통인데 방사선은 공기나 물과 같이 지구를 구성하는 수많은 필수요건 중의 하나로 우리와 함께 존재하고 있다.

4) 밀리시버트[mSv] : 1[Sv : 시버트]는 100렘, 10[mSv : 밀리시버트]는 1렘이라는 변환은 기억하기 힘들다. 국제도량형총회에서 통일한 시버트(Sievert)라는 새로운 단위를 사용하고 있으며. 1[Sv]는 기존의 렘이라는 단위로 환산하면 100렘이 된다. 시버트는 방사선의 종류와는 관계없이 어떠한 방사선이든지 그 방사선으로 인한 일정한 생물학적 효과만을 나타내는 단위이다. 적은 양의 방사선량을 나타낼 때는 1[Sv]의 1천분의 1인 1[mSv]를 사용한다.

표 2-2 • 일상생활 중 인체에 받는 연간 평균 방사선량

일상생활 중 인체에 받는 방사선	연간 평균 방사선량
항공여행(국제선 1회)	0.01~0.05[mSv]
낙진	0.04[mSv]
원자력 발전소(또는 방사성 폐기물처분장)	0.07[mSv]
의료행위(가슴 X-선 1회)	0.3~1.0[mSv]
자연방사선	2.4[mSv]
연간합계	2.82~3.56[mSv]

이처럼 방사선은 우리 생활주변 어디에나 있지만 특별히 관심을 두지 않아도 되는 적은 양이기 때문에 우리는 인체에 해가 없이 생활해 나가고 있다.

그림 2-2는 일상생활에서 일어나는 자연방사선과 인공방사선을 비교하였다.

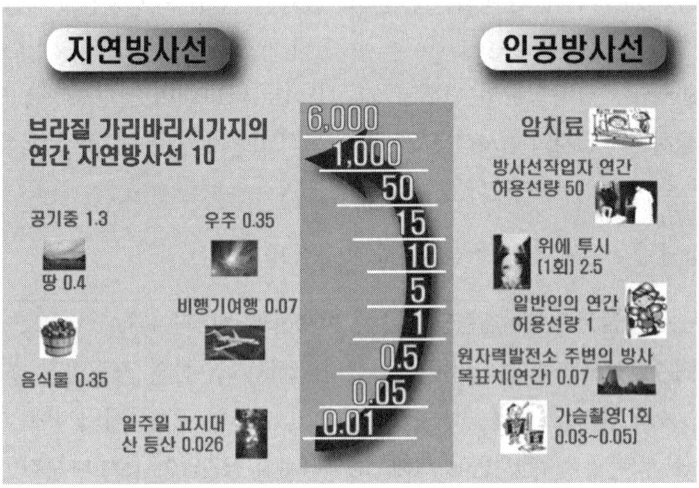

그림 2-2 • 자연방사선과 인공방사선의 비교

(2) 방사성 동위원소와 방사능

1) 방사성 동위원소

① 원자번호가 같고 질량수가 다른 원소를 동위원소라 한다. 원자핵은 양성자와 중성자로 이루어지는데, 양성자의 수가 원자번호를, 양성자와 중성자의 수의 합이 질량수를 나타낸다.

② 동위원소 간에는 원자핵을 구성하는 중성자의 수만 달라지며 화학적 성질은 같다.

③ 원자핵의 성질은 원자번호와 질량수에 의해 규정할 필요가 있으며 이 두 가지로 규정되는 원자핵을 핵종이라 한다. 동위원소 중에는 원자핵이 불안정해서 자발적으로 방사선의 형태로 여분의 에너지를 방출하여 다른 핵종으로 변환하는 경우도 있는데 이러한 과정을 방사

성 붕괴라 하며, 방사성 붕괴를 하는 동위원소를 방사성 동위원소라 한다.

④ 동위원소는 안정 동위원소와 불안정 동위원소의 두 가지로 분류한다.

불안정 동위원소를 흔히 방사성 동위원소라고 한다. 우리가 지층의 절대연령을 측정할 때는 불안정 동위원소를 이용하는데, 즉 우라늄이 납으로 변하는 것과 같은 것이다.

㊐ 우라늄 100[%]가 우라늄 50[%]와 납 50[%]로 변하였을 때 반으로 방사선 양이 감소할 때 걸리는 시간을 반감기라고 하며 지층 속의 방사성 동위원소를 측정해서 그 양을 알아낸 후 반감기를 적용하여 지층의 절대연령을 알아낼 수 있다. 오늘날에는 2,000여 종 이상의 방사성 동위원소를 원자로 또는 가속기를 이용하여 인공적으로 만들 수 있다.

2) 방사능

방사선을 방출할 수 있는 능력을 말하는 것으로 일정 농도 이상으로 방사성 동위원소를 함유한 물질을 말한다. 그러므로 방사성 물질 또는 방사성 동위원소의 양을 방사능이라 한다.

① 핵종의 방사능을 단위시간당 붕괴하는 원자수로 표시하며 국제단위로는 방사능의 발견으로 알려진 Antoine Henri Bequerel(앙투안 앙리 베크렐, 프랑스 1852~1908)의 이름을 딴 베크렐[Bq]이라 하며 매초 1개의 붕괴수(Disintegration per second : 디스인티그레이션 퍼 세컨드)를 1[Bq]로 했다. 즉 1Bq($1Bq = 2.703 \times 10^{-11}$)는 매초 하나의 핵이 붕괴 또는 변환되는 양이다.

② 방사성 물질의 방사성 원자들은 시간이 지남에 따라 방사선을 방출하면서 안정한 원자로 변환되므로, 그 물질의 방사능은 점차 줄어들게 된다. 계속해서 방사능이 줄어들다가 방사능이 처음의 절반으로 줄어드는 데 걸리는 시간을 반감기라고 하며, 반감기는 방사성 동위원소에 대하여 고유한 것으로서 온도, 압력 등과 같은 외부의 영향을 받지 않는다. 반감기는 수십억 년의 긴 것에서부터 100만분의 1초 이하의 짧은 것까지 다양하다. 그래서 반감기는 방사성 물질의 종류에 따라 각각 다르다.

㊐ 우라늄(U^{-238})의 반감기는 45억 년이나 되는 데 반해 원전수거물의 주종을 이루는 코발트(Co^{-60})는 반감기는 5년이고, 세슘(Cs^{-137})은 30년의 반감기를 가지고 있다.

3) 방사선에 관련된 단위

'방사선'의 양은 방사능과 같이 발생원의 강도를 나타내는 것이 아니라 물질과 상호작용을 이용하여 측정하는데 물질의 어떠한 부분을 통과하는 방사선의 수, 또는 방사선이 통과함으로써 그 물질이 흡수한 양[5]을 통해 나타내는 것으로 일반적으로 방사선의 '장'의 강도, 혹은 방사선의 통과량과 일치해서 사용된다. 따라서 방사선의 통과에 따르는 어떤 양에 초점을 맞추는가에 따라 많은 종류이 '방사선의 양'이 정의될 수 있다. 방사선이 물체에 대한 영향을 평가하기 위해 등가선량, 흡수선량, 조사선량 등의 기준을 정해 사용하고 있다.

---

5) 흡수한 양 : 전리량, 발생이온쌍의 수, 흡수 에너지 등이다.

가. 등가선량 : 입자 플루엔스

어떤 장소를 통과하는 단위면적당의 방사선 입자수를 말하는 것으로 입자 플루엔스 '율'이라고 하는 경우는 단위시간당 입자 플루엔스(Particle fluenece : 파티클 플루엔스)[6]를 나타낸 것이다.

나. 흡수선량

흡수선량(Absorbed dose : 엡솔브드 도스)[7]은 물질 중에 흡수된 방사선 에너지양을 말하는 것으로 다시 말해, 방사선이 방출되는 곳에서의 에너지양이며 전통적인 단위계에서는 방사선의 통과에 의하여 주목물질 1[g] 중에 100[erg]가 흡수되는 것을 1[rad](라드)로 표시하는 라드[rad]의 단위를 사용하였지만 현재에는 물질 1[kg]당 흡수되는 에너지의 양이 1[J]일 때의 방사선량인 1[Gy](그레이)로 나타내는 그레이(Gy, SI)의 단위를 사용한다.

다. 조사선량

조사선량(Exposure dose : 익스포저 도스)은 피폭 가능준위로서, 방사선장 내의 공기체적 내에 생성되는 이온쌍의 전하량의 크기로 방사선의 통과에 의하여 발생한 전하량을 기준으로 하는 개념으로 단위는 R(뢴트겐)[8]을 사용한다. 1R(뢴트겐)이란 표준상태(0[°C], 760[mmHg])의 건조공기

표 2-3 ● 방사선의 종류에 따른 단위와 정의

항 목	단 위	정 의	비 고
조사선량	C/kg	공기 1[kg] 중에 1[C]의 이온을 만드는 감마선의 양	SI 단위
	R(뢴트겐)	공기 1[kg] 중에 2.58×10^{-4}[C]의 에너지 흡수가 있을 때의 선량	1[C/kg] = 2.58×10^{4}[R]
등가선량	Gy(그레이)	흡수선량[Gy] × 방사선 가중치	SI 단위
	rem	흡수선량[rad] × 방사선 가중치	1[Gy] = 100[rem]
흡수선량	Gy(그레이)	1[kg]당 1[J]의 에너지 흡수가 있을 때의 선량	SI 단위
	rad(라드)	1[kg]당 10^{-2}[J]의 에너지 흡수가 있을 때의 선량	1[Sv] = 100[rad]
방사능	Ci	1초간에 3.7×10^{10}개의 변화	1[Bq] = 2.7×10^{-11}[Ci]
	Bq(베크렐)	1초간에 1개의 변화	SI 단위
입자 플루엔스	입자/[cm^2 · sec]	단위면적당의 방사선 입자 통과수	입자/[cm^2 · sec]
방사선의 에너지	eV	전자가 1[V]의 전압으로 가속되어 얻게 되는 운동에너지	1[eV] = 1.6×10^{-19}[J]

6) 플루엔스(Fluenece) : 단위입자수/[cm^2]. 방사선량을 나타내는 단위로, 어떤 점에서 단위면적을 통과하는 입자수로 정의되는 것이다.

7) 흡수선량(吸收線量) : 기호 D, 단위 Gy rad. 임의의 방사선 및 물질에 대한 개념으로, 문제가 되는 장소에서 피조사물질이 흡수하는 단위질량당의 에너지량이며, 1[Gy]=100[rad]=10, －베크럴(Bq) : 1Bq=2.7E-11 Cu, 쿨롱/킬로그램[C/kg] : 1[C/kg]=3.88E3R, 그레이(Gy) : 1[Gy]=100[rad], 시버트(Sv) : 1[Sv]=100[rem]

8) 뢴트겐(Roentren) : SI단위로는 [C/kg]을 쓴다. 1R=2.58×10^{-4}[C/kg]이다.

1[cc] 중에 1[esu]의 (+)전하 또는 (−)전하를 발생하는 경우이다. 방사선의 종류에 따른 단위와 정의를 표 2-3에 나타내었다.

3. X–선

(1) X–선의 발견

1895년 11월 8일 뢴트겐(독일의 물리학자. Wilhelm Conrad Röntgen : 윌리엄 코너드뢴트겐 1845. 3. 27 프로이센 렌네프)은 진공관(=음극선관)[9)]에 전류를 흐르게 하는 실험중 근처에 있는 시안화백금(II)산바륨 조각에서 빛이 나오는 것을 관찰했다.

① 진공관으로부터 음극선(전자)이 관(管)의 유리벽과 충돌할 때 어떤 알려지지 않은 복사선이 방출되며 시안화백금(II)산바륨 조각에 도달하여 형광을 일으킨다는 이론을 세웠다. 형광물질은 새로운 복사선이 여러 물질 중에서 종이・나무・알루미늄 등을 쉽게 통과한다는 것과 사진건판[10)]에 영향을 준다는 것을 알아냈다. 하지만 반사나 굴절 같은 빛의 성질들이 나타나지 않기 때문에 빛과는 관계가 없는 것으로 오인했으며 자신도 알지 못하는 미지의 방사선을 X-선이라고 명명하였다. 뢴트겐의 이름을 따 뢴트겐 복사선이라 한다.

② X-선은 방출의 메커니즘이나 성질이 일반적인 전자기파와는 다른 파장이 짧은 전자기파 즉 넓은 뜻으로 빛에 포함된다. 따라서 X-선은 입자성과 파동성을 동시에 가지고 이를 입자의 집합으로 여겨 이 입자들을 광자(Photon : 포톤)라고 한다. 그리하여 X-선의 파장은 자외선의 파장보다는 짧고 적외선의 파장보다는 길게 나타나는데 일반적으로 수십 ~ 0.01[nm]이며 이를 광자의 에너지라는 관점에서 보면 그 에너지는 1000~수만[eV]의 범위에 이른다.

③ 뢴트겐에 의한 최초의 인공방사선인 X-선의 발견으로 우리는 방사선이란 물질을 알게 되었고, 과학 분야에 큰 영향을 끼쳤으며 인류에게 셀 수 없을 만큼의 플러스적 요인을 안겨주었다.

④ 의학 분야에서 X-선 영상은 비관혈적이면서 비침습적으로 인체 내부를 볼 수 있기 때문에 임상 의학에서 X-선의 역할은 큰 요소로 자리 잡아왔다. 그러므로 진단에 있어서 X-선 영상이 차지하고 있는 비중은 매우 크다.

뢴트겐이 처음으로 X-선을 이용해 아내의 손뼈를 찍은 사진은 그림 2-3이다.

---

9) 진공관 : [眞空管](=음극선관) 유리나 금속 따위의 용기에 몇 개의 전극을 봉입하고 내부를 높은 진공상태로 만든 전자관. 음극을 가열하여 열전자를 방출하고, 양극을 음극에 대하여 양(陽)의 전위(電位)로 하면 전자는 양극에 이르러 전류가 흘러서 증폭, 검파(檢波), 정류(整流), 발진(發振) 따위의 작용을 한다.

10) 사진건판 : 사진에 쓰는 감광판의 하나이다.

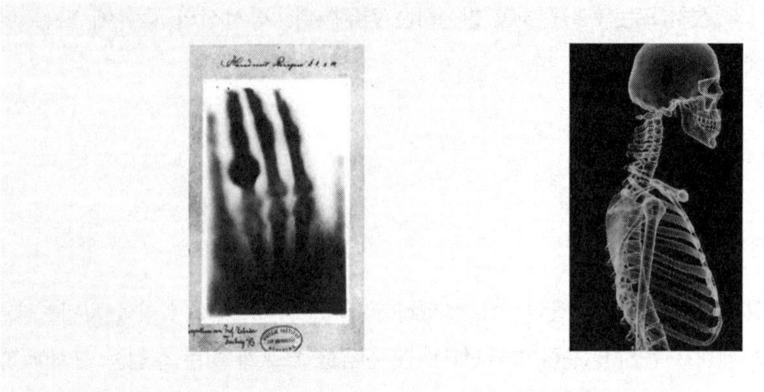

그림 2-3 • 최초의 X-선 사진과 현대의 X-선 사진의 비교

(2) X-선의 발생

고속전자의 흐름을 물질에 충돌시켰을 때 생기는 파장이 짧은 전자기파로 뢴트겐선이라고도 한다. 보통 X-선관이라고 하는 일종의 진공방전관을 써서 고전압 하에서 가속한 전자를 양극인 표적(Target : 타깃)이라는 금속판에 충돌시켜 발생시킨다. 이렇게 전자의 운동이 제동되면서 전자의 운동에너지가 X-선 에너지로 변환하면서 발생되는 X-선을 제동방사선[11]이라 한다.

① X-선을 발생시키기 위해서는 자유전자의 공급과 전자에 고속도의 운동에너지를 공급(부여)할 수 있는 에너지원, 그리고 전자가 충돌하여 X-선을 발생할 저지물이 필요하다. 아울러 전자의 진행이 용이하게 높은 진공도를 유지시켜 주어야 한다.

② 일반적으로 전자는 고진공 유리관 내에 설치된 전자를 발생시키는 음극 필라멘트(Cathode filament : 캐소드 필라멘트)를 가열하여 발생시키고 고전압을 가하여 고속으로 텅스텐 양극에 충돌시켜 X-선을 발생시킨다. 가속된 전자가 저지극에 충돌하면 제동방사선과 함께 특성 방사선(Characteristic X-ray : 캐릭터리스틱 엑스레이)이 함께 발생한다. 특성 방사선[12]은 저지극을 이르고 있는 원자 내에서 전자가 고준위 궤도에서 저준위 궤도로 천이하여 발생하며 특성 방사선은 단일한 에너지를 가지는 단색광(Monoenergetic : 모노에너지틱)의 특징을 갖는다. 이때 전자가 양극에 충돌하면 전자가 가진 대부분의 운동에너지는 열

11) 제동방사선 : 전자의 운동에너지가 X-선 에너지로 변환되는 비율에 따라 에너지를 가지므로 여러 주파수 성분이 섞여 있는 다색광의 특징을 가진다. X-선 관전압의 크기가 A[kVp]일 때 제동방사선의 광자가 가질 수 있는 최대 에너지는 A[keV]이며, 최소 파장은 $\lambda_{min} = \frac{12.4}{kVp}$ (Angstroms : 옹스트롱스)이다.

㉮ X-선관전압이 124[kV]이면 이 X-선관에서 나오는 X-선 광자의 최대 에너지는 124[keV]이며 최소 파장은 0.1[Angstroms : 옹스트롱스]이다.

12) 저지극(Target : 타깃) : 촬상관의 타깃, X-선관의 타깃— a. 표적[대상]이 되는 목표의 —vt)의 뜻으로 소재로는 텅스텐(원자번호 74, 용융점 3,370[°C]) 재질을 주로 사용한다. 열흡수와 열확산이 빠르다.

로 변환되고 1[%] 미만의 극히 적은 에너지만 이 X-선으로 변환되기에 양극의 재질은 열전도율이 좋으면서도 용융점이 높은 텅스텐이 사용되는 것이다.

③ 양극에서 발생되는 X-선 총에너지는 식 (2-2)와 같다.

$$I = KV^2 iZ \tag{2-2}$$

여기서 K : 상수(1.1×10^{-6}), V : 가속전압(X-선 관전압), i : 전류, Z : 저지물(Target : 타깃)의 원자번호이다. 이로 X-선관에 가해지는 압력은 V_i이므로 X-선 발생효율(η)은 식 (2-3)과 같다.

$$\eta = KV^2 iZ/(V_i) = KVE \tag{2-3}$$

발생효율은 전류와 무관하고 가속전압과 원자번호에 비례함을 알 수 있다.

(3) X-선 발생장치

X-선 발생장치란 X-선관에 전력을 공급해 X-선으로 변환시키는 것을 말한다. X-선 발생장치는 세 부분으로 구성되어 있다.

① X-선을 발생시키는 부분인 X-선관이다.
② 발생시킨 전자에 운동에너지를 부여하기 위한 고전압 발생장치부이다.
③ X-선의 질, 양을 임의로 선택하고 조절하는 제어장치부이다.

이러한 세 가지 부분과 촬영이나 검사를 용이하게 할 수 있는 기타 장비를 추가하여 여러 X-선 영상 시스템이 구축된다. X-선 발생장치를 그림 2-4에 나타내었고 X-선 발생관 구조는 그림 2-5에 나타내었다.

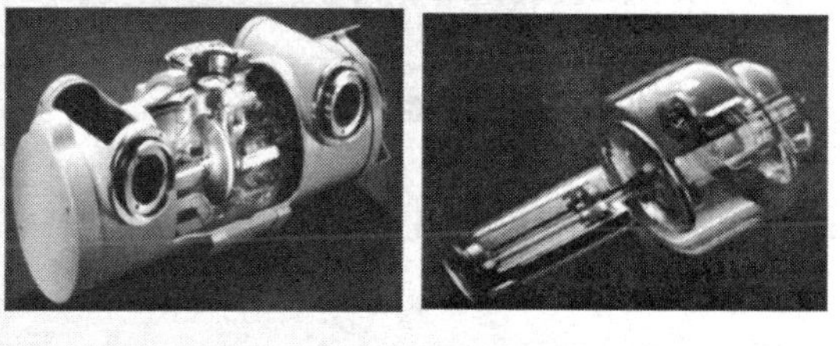

그림 2-4 • X-선 발생장치

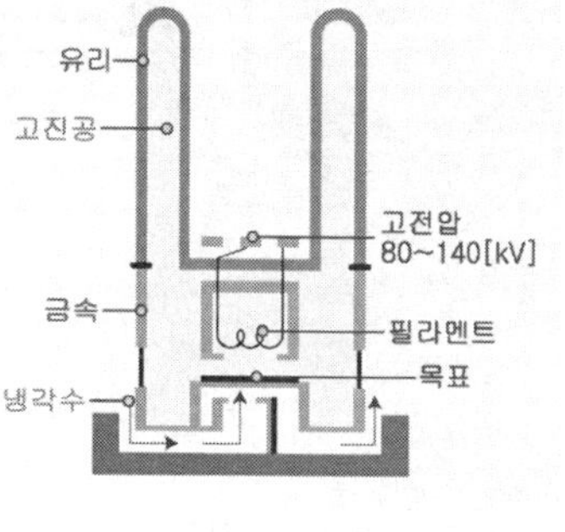

그림 2-5 • X-선 발생관 구조

1) X-선 발생원리

X-선은 고속으로 가속된 음극선이 어떤 물체에 충돌하면 그 에너지 변환에 의하여 생겨난다. 파장이 짧고 투과력이 강하며 물질과의 상호작용기전은 태양광선과 비슷하다. 따라서 X-선도 전자기파 방사선의 일종이다. X-선을 발생시키기 위해서는 우선 전자를 발생시키고 전자를 높은 전압하에서 가속시켜 결국 어떤 저지체에 충돌시켜야 한다.

2) X-선 기본구성

X-선 발생장치는 일반적으로 고전압 회로방식에 의하여 크게 변압기 · 콘덴서 · 인버터식 등으로 분류한다. X-선 고전압장치는 대전류와 단시간 촬영법에 의한 선예도[13)]가 좋은 X-선상이 요구됨에 따라 변압기식의 2피크 형에서 고전압 출력의 맥동이 적은 6피크 또는 12피크형으로 나눌 수 있으며, 나아가 고전압회로에 전압제어소자를 이용하여 완전직류를 얻는 정전압형 X-선 장치도 많이 사용한다.

가. X-선 고전압장치의 조건 5가지

① 관전압[14)] 맥동(Ripple 리플)이 작아야 한다.

② 관전압, 관전류, 시간곱 등의 오차가 작아야 한다(백분율 평균오차).

③ 재현성이 좋아야 한다.

④ 자동 노출제어에 있어서 X-선 출력의 직진성이 좋아야 한다.

⑤ 관전류 및 촬영시간에 대해 X-선 출력 직진성이 좋아야 한다.

진단용 X-ray 장치를 그림 2-6에 나타내었다.

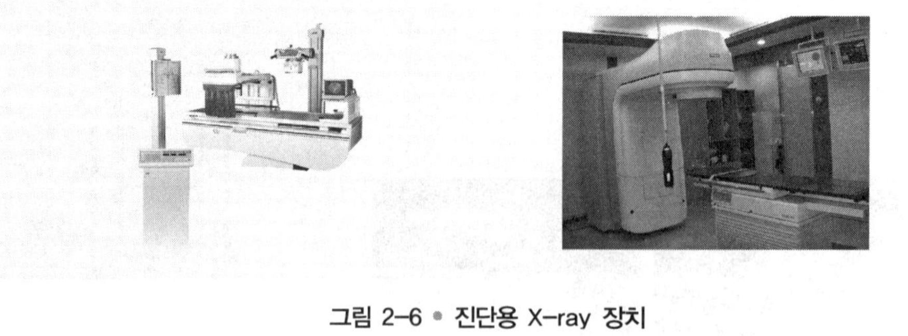

그림 2-6 • 진단용 X-ray 장치

---

13) 선예도 : 영상의 선명함을 나타내는 척도이다.

14) 관전압 : X-선관에 인가할 수 있는 최대 전압이다. 진단방사선 대역에서는 20~150[kVp]이 사용된다. 인가전압이 높을수록 방사되는 X-선 광자의 평균에너지가 증가한다. 일반적으로 X-선 광자의 평균에너지가 증가하면 투과력도 높아진다. 따라서 뼈 등과 같이 밀도가 높은 부분을 촬영한다든지, 두꺼운 부분을 촬영할 때에는 높은 관전압이 사용된다.

나. 의료용 X-선 장치의 구성

① **X-선 발생장치** : X-선 전원장치, X-선 고전압장치와 **부속품의 조합**[15]으로 구성되어 있다. **고전압 발생장치-고압변압기**(X-선관)-**저압변압기**(필라멘트)-**정류장치**(교류 → 직류)이다.

② **X-선 기계장치** : X-선을 사용해서 진단 또는 치료하기 위하여 사용하는 **X-선 투시촬영대, 촬영대, X-선관과 테이블을 지지하는 장치, X-선 치료대 등이다.**

③ **X-선 영상장치** : 의료용 X-선 영상장치는 X-선 진단을 위하여 인체 부분의 **X-선 영상을 관찰 또는 기록하는 장치이다.**

④ **제어장치**(Operator console : 오퍼레이터 콘솔) : X-선 발생부 및 제어부로 구성되며 X-선 **발생부**(X-선관과 고전압 발생장치)**를 하나의 구조로 하고 제어부를 분리한 장치와 X-선 발생부 및 제어부를 하나의 구조로 된 장치이며 2종류의 방식**을 말한다.

⑤ **X-선의 정격** : 장치의 정격이란 그 장치에 대해 지정된 여러 가지 조건하에서 장치가 사용할 수 있는 한도이며 **사용한도는 출력**으로 나타낸다. 이것을 **정격출력**이라 한다.

㉠ **지정조건** : 정격출력을 발생시키기 위한 **전원주파수, 회전속도, 전압주파수 등이며 이것들을 정격속도, 정격전압, 정격주파수**라고 하며 사용한도와 지정조건이 함께 표시된다.

㉡ **X-선 장치의 정격** : **허용치를 포함하지 않은 값을 말하며 허용치를 포함할 때는 공칭**이라 한다.

㉢ **장시간 정격** : 투시를 하는 경우의 정격으로 **5분 이상 연속하여 X-선관에 부하할 수 있는 최고 관전압 값 및 그 관전압에서의 최대 관전류 값으로 표시된다.**

⑥ **관전압[kV]** : X-선 방출중에 X-선관의 음극과 양극에 가해지고 있는 전압이다. **최대치를 쓴다.**

⑦ **관전압 측정** : **X-선 강도와 투과력을 결정하며 환자의 피폭 및 화소 등**에 영향을 주며 측정기는 섭속형 및 비접속형 측정기를 이용한다.

⑧ **X-선관 장치** : **X-선관의 주요 성능지표로 관전압, 관전류, 초점크기가 있다.**

⑨ **X-선 장비** : **X-선 튜브와 고전압 발전기**(Generator : 제너레이터), **조절 패널**로 구성된다.

⑩ **X-선 튜브** 내에 음극은 가열된 필라멘트를 포함하고 있으며 이곳에서 전자를 생산한다. 이 전자는 고전압 전위를 횡단하면서 가속화하여 반대쪽 양극에 있는 텅스텐 표적에 부딪힌다. 이 순간 표적에서는 **전자기**(Electro-magnetic : 일렉트로 마그네틱) 에너지 형태의 X-선이 방사되고 유리로 된 창을 통해 X-선이 밖으로 나오게 된다.

⑪ **X-선의 파장은 전압**([kVp] : 킬로볼티지)과 **시간에 따른 전류**([mAs] : 밀리암페어세컨드)의 양에 의해 결정이 된다(열전자 방출법)[16].

---

15) **부속품의 조합** : 조사장 한정기를 갖춘 일체형 X-선 발생장치를 포함하여 X-선 발생장치라고 한다.

16) **열전자 방출법** : X-선의 파장은 전압([kVp] : 킬로볼티지)과 시간에 따른 전류([mAs] : 밀리암페어세컨드)의 양에 의해 결정된다는 이론 현재 대부분의 진단용 X-선관에서 사용되고 있다.

⑫ 관전류 : X-선 조사 중에 X-선관을 흐르는 양극전류로서 관전류는 평균치(mA)로 표시한다. X-선관에서 발생하는 X-선량을 결정한다. X-선관의 필라멘트에 인가할 수 있는 최대 전류이며 주로 [mA] 단위로 표시한다. 관전류가 크면 필라멘트에서 더 많은 전자가 방출되고 따라서 저지극에 충돌하는 전자의 수도 증가하여 방출되는 X-선량이 증가한다.

⑬ 관전류량 : 영상에 있어 농도의 주 조절인자. 관전류 및 관전류량을 정확하게 측정하고 성능을 유지시키는 것은 X-선 사진의 농도를 일정하게 유지하여 재촬영의 횟수를 감소시키며 환자의 피폭선량을 경감하는 데 목적을 둔다.

⑭ 노출시간(Exposure time : 익스포저 타임) : X-Ray 촬영시 촬영부위에 따라 시간을 조절한다.

⑮ 초점크기 : 전자가 저지극에 충돌하는 점의 크기이다. 초점크기가 작을수록 공간해상도가 좋은 선명한 영상을 얻을 수 있다.

⑯ 열용량(Heat Unit(HU) : 히트 유닛) : 관전압, 관전류, 그리고 시간의 곱으로 표현된다. 열용량보다 과도하게 X-선관을 사용하면 X-선관이 파열될 수 있다.

⑰ 관련기기 : X-선 장치와 관련하여 직접 또는 간접적으로 진단 또는 치료에 쓰이는 모든 기기를 총칭한다. X-선 촬영시 촬영부위에 따라 시간을 조절한다.

3) 변압기식 X-선 장치

변압기에 의해 고전압을 발생시켜 X-선관에 인가시키는 X-선 장치이다. 정류방식에 따라 자기방식, 단상파 방식, 3상전파 6피크 방식, 3상전파 12피크 정류방식 등이 있다.

① 자기방식 : X-선관이 2극관이므로 음극에 대하여 양극이 양(+)의 반주기에서만 전류가 흐르고 이때 X-선이 발생한다. 자기방식은 정류기를 사용하지 않기에 장치가 소형, 소용량이 되어 휴대용 장치에 쓰인다.

② 단상파 방식 : 반파정류회로 또는 자기 정류회로는 교류의 반주기 동안만 사용되므로 전기적 손실이 있을 뿐 아니라 변압기 능률면에서도 좋은 결과를 얻지 못한다. 따라서 단상파 방식은 양과 음의 전압을 같은 방향으로 유도하여 사용하고, 그레츠(Graetz) 결선식 회로라고도 한다.

③ 3상 6피크 방식 : 일반적으로 1차측은 Δ(델타)결선, 2차측은 Y(스타)결선으로 구성되어 있다. 출력전압이 접지전위에 대해 양(+), 음(−)이 비대칭이 되기에 현재는 사용하지 않는다. 3상 6피크 방식을 그림 2-7에 나타내었다.

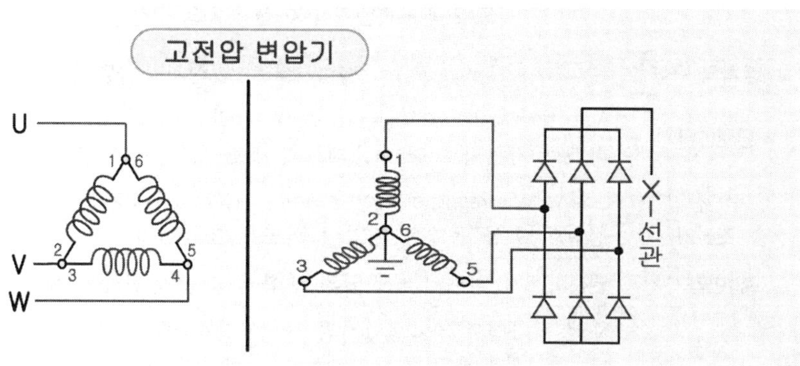

그림 2-7 • 3상 6피크 방식

④ 3상 12피크 방식 : 1차측은 Δ(델타)결선, 2차측은 Y(스타) − Δ(델타)결선의 직렬로 접속하면 Y(스타)결선과 Δ(델타)결선의 정류출력 전압의 위상차는 30[°]가 되고 정류출력파형은 12피크가 된다. 3상 12피크 방식을 그림 2-8에 나타내었다.

3상장치는 거의 연속적으로 X-선을 발생시킬 수 있기에 동일한 관전압, 관전류, 부하시간의 단상장치와 비교하면 그 출력이 크다.

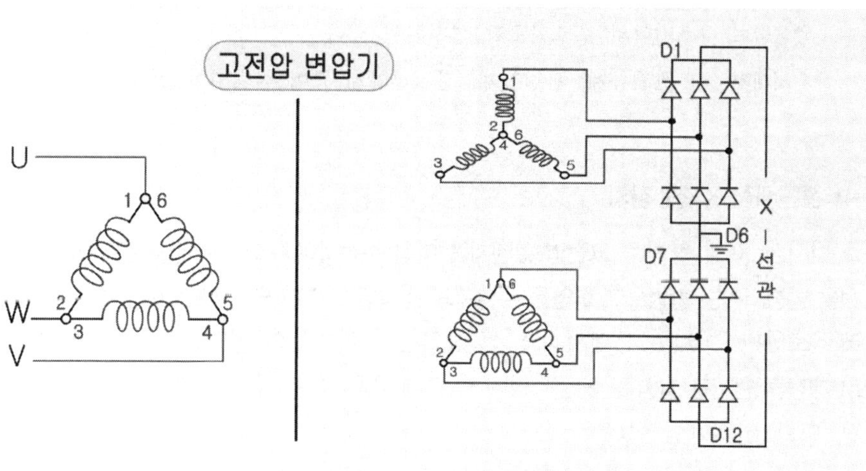

그림 2-8 • 3상 12피크 방식

⑤ 변압기식 X-선 고전압장치

용도, 전원의 종류, 공칭 최고 관전압 및 공칭 최대 관전류에 따라 구분한다. 그 표준이 되는 구분을 표시한다. 장치의 형태와 명칭에 표시된 제1항 T는 삼상 전원, R은 촬영, F는 투시를 나타내고 있다. RF는 투시, 촬영 겸용을 말한다. TRF는 삼상 교류전원을 사용한 촬영투시 겸용을, IRF는 인버터식 투시, 촬영 겸용을 말한다. 표 2-4는 변압기식 X-선 장치의 구성을 나타낸다.

표 2-4 • 변압기식 X-선 장치의 구성

장치의 구성	변압기식 X-선 장치의 설명
단권변압기	Auto transformer(오토 트랜스포머) : 전원전압, 관전압을 조정하고 X-선관 필라멘트 가열회로 등 보조회로의 전원으로 사용한다.
전원전압 조정기	Line voltage regulator(라인 볼테이지 레귤레이터) : X-선 장치에 가해지는 전원전압이 항상 동일한 전압이 되도록 조정한다.
고압변압기[17)	권선비[18)에 의해 1차 전압의 변화에 맞는 관전압을 유도한다.
X-선 관전류조정기	X-선 필라멘트 가열변압기의 1차 전압을 변화시킴으로써 관전류를 조정한다. 즉 1차측에 직렬로 연결된 가변저항에 의한 전압변화로 필라멘트가 열전류를 변화시켜 열전자량 발생을 촉진한다.
X-선 관전압조정기	Tube voltage regulator(튜브 볼테이지 레귤레이터) : 단권변압기의 탭을 조정하여 고전압변압기의1차 전압을 조정함으로써 관전압을 변화시킨다. (X-선관 전압은 일반적으로 20~150[kV]의 범위를 1~2[kV]단계로 조정한다.)
타이머	설정한 시간에 대한 X-선 조사신호를 발생하도록 임의의 시간을 선택한다.
전자개폐기	타이머로부터의 신호에 의하여 주회로의 개폐가 행해진다.
정류기	고압변압기에서 유도된 2차 교류전압을 정류하여 일정 방향의 전류가 X-선관에 흐르도록 한다.
안정회로	기타의 보조회로가 설치되어 있다.
지시계기	관전류계, 관전압계, 전원전압계 등이 설치되어 있다.

4) 콘덴서식 X-선 장치

콘덴서식 X-선 장치는 고전압 콘덴서를 미리 충전하여 두고 X-선관을 통하여 전하를 방전시켜 X-선을 발생시키는 방법으로 촬영용 콘덴서의 용량이 2000[μF] 이하로 X-선 조사의 개폐를 고전압 쪽에 유도한다. 이러한 콘덴서식 X-선 장치는 전원변동의 영향을 받지 않으며, 소용량 전원으로 대전류 단시간 촬영을 할 수 있기 때문에 흉부 X-선 진단검진용이나 원내이동용 X-선 장치 등에 널리 이용되고 있다.

5) 인버터식 X-선 장치

인버터(Inverter)식은 소형으로 고정밀도, 고재현성의 X-선 고전압 장치의 사용이 가능한 단상전원으로 12피크형 X-선 고전압 장치의 동등 이상의 X-선 출력을 갖는 것이 특징이다. 이 방식은 최대 조사시간 또는 시간당 전류량[mA/s]을 제한하여야 하며, 기본원리는 단상 또는 삼상의 상용

17) 고압변압기 : 교류의 크기를 바꾸는 것으로 모두 2개 이상의 전기회로가 한 개의 공통 자기회로와 서로 쇄교하고 있다. 일반적으로 감긴 선은 서로 독립되어 있으면 전력은 한쪽의 감긴 선이 자기회로를 통하여 다른 선에 전달된다. 전원에 연결된 쪽을 1차 권선, 부하에 연결된 쪽을 2차 권선이라고 한다.

18) 권선비 : 트랜스에 코일을 감을 때 1차 측의 권선과 2차 측의 권선의 비율을 의미한다.

전원전압을 정류하여 직류전압으로 변환하고, 이 직류전압을 인버터 회로에 의하여 상용전원보다도 고주파수의 교류로 변환해 고전압 변환기로 전압을 높인 후 정류하여 직류의 고전압을 X-선관에 인가하는 전력변환 방식을 이용한다.

(4) 방사선 진단기기

방사선 진단기기는 X-선의 투과특성을 이용하여 인체 내부를 투시하는 장비이다. X-선관을 이용하여 X-선을 발생시키고 이 X-선을 인체에 조사한 뒤 인체를 투과하여 나온 X-선을 계측하여 영상으로 구성하는 장비이다.

X-선관에서 나오는 X-선은 직진하기 때문에(산란을 무시한다면) 카메라에서처럼 축소영상을 얻을 수 없다. 즉 X-선 영상은 항상 확대 영상을 얻을 수밖에 없다.

X-선 영상의 확대율 m은 식 (2-4)와 같다.

$$m = \frac{d}{z} \tag{2-4}$$

여기서, d : X-선관으로부터 X-선 디텍터까지의 거리, z : X-선관으로부터 촬상체까지의 거리이다.

인체와 같이 두께가 있는 촬상체의 경우 촬상체의 앞면과 뒷면의 확대율이 달라질 수 있다.

X-선 촬영장치의 광간해상도는 X-선관의 초점크기, X-선 감지장치의 해상도 등에 의해 영향을 받는데, X-선관의 초점크기가 작을수록 X-선 촬영장치의 해상도는 향상된다. 그러나 X-선관의 초점을 작게 할수록 초점부위의 열발생이 늘어나므로 X-선관을 냉각하기 어려워진다.

1) 그리드

그리드(Grid)는 컴프톤 산란으로 인해 영상의 해상도가 나빠지는 것을 막는 장치이다. 컴프톤 산란이 일어나면 X-선의 진행방향이 바뀌게 된다. X-선 필름 바로 앞에 납과 같이 X-선 흡수도가 높은 재질로 만든 격자모양의 구조물을 놓게 되면 산란이 일어난 X-선만을 선택적으로 흡수할 수 있다.

2) 반음영

X-선관의 초점은 일정크기를 가지고 있다. 초점이 작을수록 선명한 영상을 얻을 수 있다. 일정크기를 가진 초점 때문에 영상에 반음영(Penumbra : 페넘브라) 현상[19]이 일어나 영상의 해상도가 나빠진다. 반음영 효과를 줄이려면 촬영체와 X-선 필름을 최대한 가까이 하여 영상의 확대율을 1에 가깝게 하는 것이다. 영상의 확대율을 크게 하면 할수록 반음영 효과는 커진다.

19) 반음영(Penumbra : 페넘브라) 현상 : 본영이나 태양이 없는 어두운 부근을 둘러싼 그늘진 영역이다.

4. X-선 영상 시스템

(1) X-선 디텍터

X-선을 감지하는 장치로는 **X-선 증감지**(Intensifying screen : 인텐시파잉 스크린), **영상증배관**(Image intensifier : 이미지 인텐시피어), **고체평판 디텍터**(Flat panel detector : 프렛 페널 디텍터) 등이 쓰인다.

1) X-선 증감지

X-선 증감지(Intensifying screen : 인텐시파잉 스크린)에는 X-선을 가시광선으로 변환시켜주는 형광물질이 층으로 발라져 있다. **형광물질로는 $CdWO_4$[20]와 Gd[21] 등 희토류 합성물이 쓰이고 X-선 증감지 바로 뒤에는 광학필름이 겹쳐져 있다.** 증감지에서 발생한 가시광선 광자는 바로 광학 필름으로 가서 상을 형성한다. 증감지에 형광물질이 두껍게 발라져 있을수록 같은 X-선량에 대해 많은 가시광선이 발생한다. 따라서 **형광층이 두꺼운 증감지를 쓰면 같은 밝기의 영상을 얻는 경우 X-선 양을 줄일 수 있다.** 그러나 형광층이 두꺼워지면 X-선 영상의 공간해상도는 나빠진다. 형광층에서 발생한 가시광선이 공간적으로 더 많이 퍼진 상태에서 필름에 도달하기 때문이다.

2) 영상증배관

영상증배관(Image intensifier : 이미지 인텐시피어)**의 입력창에는 섬광체**(Scintillator : 신틸레이터)가 층으로 발라져 있다. **섬광체는 X-선을 가시광선으로 변환하는 특징**을 가지고 있으며 이 가시광선은 바로 뒤에 있는 **광도전체층**(Photo conductive material : 포토컨덕티브 메트리얼)**에서 광전자를 발생**시킨다. 이 광전자는 **고전압 전계**(Electric field : 일렉트릴 펠드)에 의해 가속되고 가속된 광전자는 영상증배관의 출력창에 충돌하여 광에너지로 다시 변환된다. 따라서 영상**증배관의 출력창에는 입력창에 형성되는 X-선상이 축소되어** 나타난다.

광전자는 고전압 전계에 의해 많은 에너지를 얻게 되므로 출력창에서의 영상의 휘도는 입력창에서의 영상의 휘도에 비해 크게 증배되므로 영상증배관이라고 한다. **출력창에 형성된 상을 광학카메라로 촬상하여 최종적인 X-선 영상**을 얻는다. **영상증배관은 증감지에 비해 밝은 휘도의 영상을 출력하므로 저선량 X-선 영상에 적합하므로** 형광 투시에 사용된다.

---

20) CdWO4(Scintillator : 신틸레이터) : 방사선이 충돌하여 발광하는 물질. **섬광체**(閃光體). 방사선이 비추어 섬광을 발하게 하는 것으로 방사선의 검출에 쓰이는 물질이다.

21) Gd : [Gadolinium : 가돌리늄] 주기율표 3족에 속하는 **희토류**(稀土類) 전이금속. **연성**(延性)이 있는 은백색의 원소로 산소·물과 서서히 반응한다. 17[℃] 이하에서는 **강자성**(强磁性)을 아주 낮은 온도에서는 **초전도성**(超傳導性)을 띤다.

3) 고체평판 디텍터

고체평판 디텍터(Flat panel detector : 플레트 패널 디텍터)는 최근 고체 X-선 영상센서기술의 발달로 2차원 평면형 디텍터도 출현하였다. 2차원 평면 디텍터의 입력창에는 다른 감지장치와 마찬가지로 섬광체층이 있으며 바로 그 뒤에 촬상을 위한 광다이오드 배열이 있다. 섬광체에서 발생하는 가시광선을 광다이오드가 전기신호로 변환하며 이 전기신호를 디지털 신호로 변환하여 X-선 영상신호를 컴퓨터로 보내게 된다.

(2) X–선 영상 시스템의 분류

여러 가지 에너지로부터 바뀐 영상성분을 일반사진 기술을 이용, 필름으로 현상하는 방법과 광전 변환소자와 A/D 변환기로 구성된 변환장치를 사용하여 전기신호를 아날로그 신호 또는 디지털 영상신호로 바꾸어 표현하는 방법으로 나누는데, 이전에는 X-선 영상을 TV 브라운관을 이용하여 관찰하는 투시 시스템, 형광판이나 영상증배관 등에서 변환된 영상을 특수한 카메라로 촬영하는 간접촬영 시스템 등으로 분류하였으나 현재는 큰 의미는 없다.

따라서 X-선 영상을 어떤 식으로 관찰이나 촬영하느냐보다 필요한 진단이나 X-선 검사를 효율적으로 진행하기 위한 목적과정에 맞추어 시스템이 연결되어야 한다. 그러므로 위장관 검사용·흉부진단용·순환기진단용·비뇨기계 검사용·유방촬영용·외과용 X-선 장치 등과 같이 진단 및 검사목적에 따라 분류하는 것이 합리적이다.

X-선 영상장비 그림 2-9는 질병의 진단과 치료에 필수적인 데이터를 공급하는 장비로 대부분의 병원에서 장비구성비율의 과반수를 차지하는 중요한 장비이다.

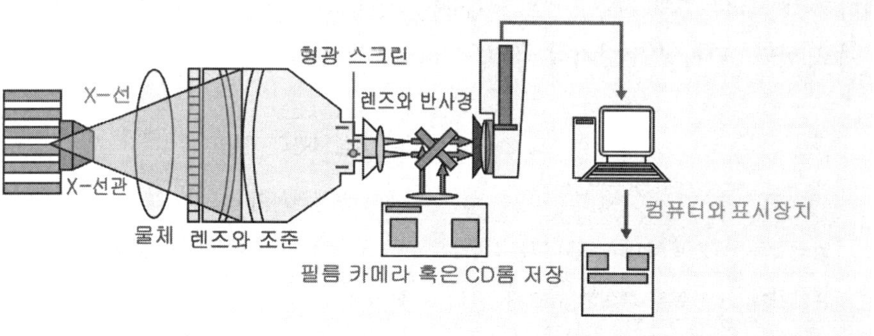

그림 2–9 ◦ X–선 영상 시스템의 구조도

(3) X-선 촬영 영상의 예

X-선 촬영화면의 경추부, 무릎관절, 발, 손 등의 필름 영상을 그림 2-10에 나타내었다.

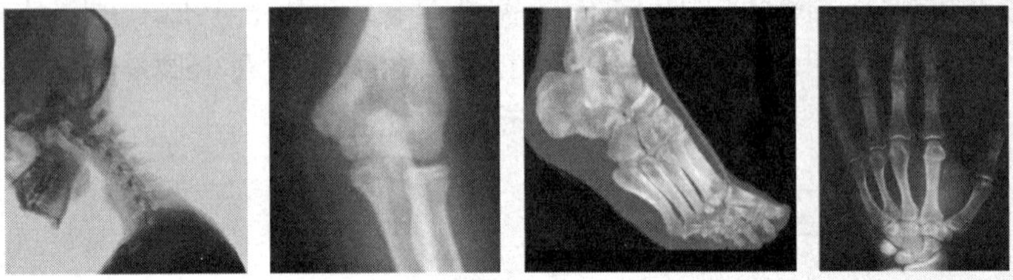

그림 2-10 • X-ray 영상(경추부, 무릎관절, 발, 손)

5. 디지털 라디오그래피

X-선 영상을 디지털화하면 **영상처리 기법을 적용**[22]할 수 있으며 또 컴퓨터 네트워크를 통해 쉽게 전송시킬 수 있는 이점 등이 있어 DR(Digital Radiography : 디지털 라디오그래피)[23] 시스템은 현재 각국에서 여러 가지 방식으로 개발하였다. 영상진단 분야에 컴퓨터 기술의 도입으로 많은 디지털 영상을 접하고 있으며, 모든 기술동향이 디지털화되고 있다. DR은 CT, MRI, DSA[24] 등 모든 디지털 방사선 영상을 말하는 것이지만, 단순 X-선 촬영을 디지털화한 것으로 한계화시키고 있다. **박막 트랜지스터**(Thin Film Transistor(TFT) : 틴 필름 트랜지스터) 등을 이용한 평판형 검출기 방식의 단순촬영만을 DR로 좁게 이야기하는데 매우 좁은 의미로서의 DR은 CR(Computed Radiography : 컴퓨티드 라디오그래피)과 비슷한 의미로 사용하기도 한다. 디지털 영상처리 개념은 표 2-5와 같다.

표 2-5 • 디지털 영상처리의 개념

항 목	디지털 영상처리의 정의
영상획득	카메라나 스캐너와 같은 도구를 이용하여 **전자적으로 영상**을 얻는 것이다.
영상인식	**영상의 특징을 유출**해 내는 단계이다.
영상조작	획득한 영상을 적절한 알고리즘의 적용을 통하여 **이미지를 조작하는** 단계이다.
영상분석	영상조작에 의하여 수정된 영상의 특징들을 찾아내고 **분석하는 단계**이다.

22) **적용분야** : 의료진단 시스템, 머신 비전(Machine vision), 공장자동화, 위성 분야 등이다.

23) DR(Digital Radiography : 디지털 라디오그래피) : X-선 필름을 쓰지 않고 평판 X-선 디텍터를 써서 X-선 영상을 얻는 것을 DR이라 한다. X-선 필름을 쓰는 것에 비해 진단의 효율성 및 정확성을 높일 수 있기 때문에 장래 널리 쓰일 것이다.

24) DSA(Digital Subtraction Angiography : 디지털 섭트렉션 엔지오그라피) : 컴퓨터 **조영촬영법**이다.

(1) 디지털 라디오그래피의 기초

기존의 X-선 촬영장치에서 X-선의 영상정보를 필름장치로 기록하고 재생하는 것에 비하여 X-선의 영상정보를 디지털화된 전기신호로 변환하여 이를 테이프나 디스크 등 전자기록 매체에 기록하고 CRT 모니터에 화면으로 재생시켜 판독하게 하는 장치로 영상증배관에 기초한 디지털 방사선 촬영술이다. 이는 기존 아날로그 타입의 X-선 장비들에 비해 우수한 영상을 제공하며, X-선 촬영영상을 컴퓨터 데이터로 바꾸어 모니터상에서 직접 진단, 편집이 가능하기 때문에 한 번의 촬영으로 다양하고 정확한 정보를 얻을 수 있다. DR(Digital Radiography : 디지털 라디오그래피)은 인체를 투과한 X-선의 강약에 따른 정보를 전기신호로 변환시킨 후, 아날로그 – 디지털 변환과정을 거쳐 픽셀(Pixel)의 그레이 스케일(Gray scale) 값을 얻는다. 획득한 초기상태의 자료를 컴퓨터 영상처리과정을 거쳐 불균일성이나 노이즈를 제거하고 다시 아날로그 신호로 변환하며 영상화하게 된다.

1) 필름 – 증감지 시스템과 DR의 차이

필름–증감지 시스템에서 그림 2-11에 나타낸 필름 특성곡선은 S자형으로, 투과된 X-선 세기의 좁은 범위 내에서만 필름의 성질이 깃든 정도가 직선적 변화를 보인다.

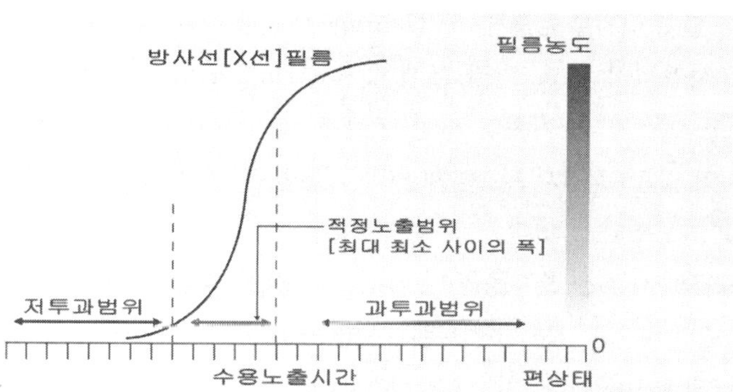

그림 2-11 ● 필름 – 증감지 시스템의 영상 특성곡선

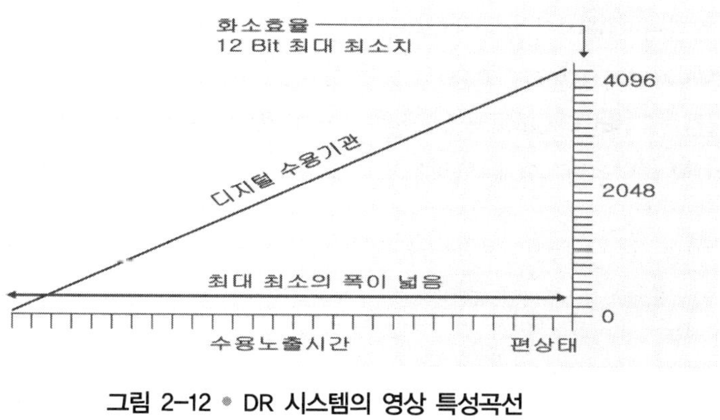

그림 2-12 ● DR 시스템의 영상 특성곡선

흉부 X-선 촬영에서의 알맞은 영상이란 X-선 감쇠가 많은 종격동[25] 구조물로부터 X-선의 감쇠가 가장 적은 폐 안의 공기까지 한 번의 촬영으로 적절한 대조도를 유지하면서 나타내야 한다. 즉 필름-증감지 시스템은 동작범위가 작아 폐의 세부조직을 잘 볼 수 있게 X-선으로 찍을 때는 종격동과 겹쳐 있는 폐가 저투과되고, 반대로 종격동과 겹쳐 있는 폐를 잘 보이게 촬영할 때에는 폐가 과투과되어 역시 대조도가 저하된다. 그러나 DR(Digital Radiography : 디지털 라디오그래피)은 그림 2-12와 같이 움직임의 상태범위가 넓어 폐·종격동 전체를 볼 수 있는 일정 화질의 영상을 얻을 수 있다.

2) DR의 종류

X-선 정보를 검출하는 방식에 의해 DR 기술이 결정된다. FCR 방식에 이어 드럼 방식의 셀레늄 검출기를 이용한 DR과 박막 트랜지스터(Thin Film Transistor(TFT) : 틴 필름 트랜지스터) 방식의 평판형 검출기(Direct Radiography(DR) : 다이렉트 라디오그래피)가 개발되어 차세대 DR의 유망기술로 인식되고 있다. 또한 형광판과 CCD[26](Charge Coupled Device : 차지 커플 디바이스) 카메라가 결합한 간접형 DR도 사용되고 있다. DR도 X-선 검출기술의 발전에 따라 가까운 미래에 급격히 변화할 것으로 보인다.

① 직접-출력 디지털 검출기 : CCD(Charge Coupled Device : 차지 커플드 디바이스)가 도입된 이후 사용되어 왔고, 박막 트랜지스터(Thin Film Transistor(TFT) : 틴 필름 트랜지스터) 검출기도 이용된다. 기존의 X-선 장비를 갖춘 곳에 쉽게 설치할 수 있다는 장점과 영상의 질이 필름-증감지 시스템이나 CR 시스템보다 우수하다는 기대로 새로운 기술에 대한 관심이 고조되고 있다.

② 검출과정에서 X-선 흡수율을 나타내는 양자효율 검출기(Detective quantum efficiency : 디텍티브 퀀텀 이피션시)는 박막 트랜지스터(Thin Film Transistor(TFT) : 띤 필름 트랜지스터) 시스템이 65[%] 이상이다. 이는 CR 시스템(20~35[%])이나 필름-증감지 시스템(25[%])보다 우수하여 같은 X-선 조사량에서 신호 대 잡음비가 고화질 영상을 얻을 수 있음을 알 수 있다. 박막 트랜지스터 DR이 상품화되어 병원에 사용되기까지 무엇보다 고품질 박막 트랜지스터-평판형 검출기의 대량생산이 있었다. 박막 트랜지스터 방식의 DR은 높은 해상력 때문에 흉부 X-선에 적용되고 이후 투시 및 혈관조영술, 유방촬영술에도 적용된다. 이전에 촬영된 필름으로부터 디지타이저를 사용하여 이미 촬영된 필름에서 디지털 데이터를 얻는 방법도 DR의 한 분야이다. 현재 세계적으로 보급된 시스템은 필름 디지타이저와 CR 종류이다.

---

25) 종격동 : 좌우의 흉막강(胸膜腔) 사이에 있는 부분으로 앞쪽은 흉골, 뒤쪽은 척주, 아래쪽은 횡격막에 의하여 경계지어지는 장소이다.

26) CCD(Charge Coupled Device : 차지 커플 디바이스) : 전하 결합소자 빛 에너지로 발생된 에너지를 축적하여 전송한다. MOS 구조의 Capacitor 실리콘 기판상에 산화막을 형성하여 그 위에 게이트 전극을 붙인 것이다.

③ DR 시스템이 영상진단에서 빛을 보기 위해서는 진단방사선부터 환경이 디지털 네트워크 환경으로 갖추어져 있어야 한다. 즉 디지털 데이터가 필름 생성 없이 직접 의료영상저장전송 시스템(Picture Archiving Communication System(PACS) : 픽쳐 아카이빙 앤 커뮤니케이션 시스템[27]))으로 전송되고 PACS 환경에서 판독과 저장 관리가 이루어져야 하는 것이다. 따라서 PACS와의 통합을 위한 DICOM 전송기능이 필수로 요구될 뿐만 아니라 방사선 정보 시스템과 환자정보, 검사정보 등을 주고받을 수 있는 기능이 요구된다. 그림 2-13은 기존 F/S 시스템과 PACS의 흐름도를 나타내었다.

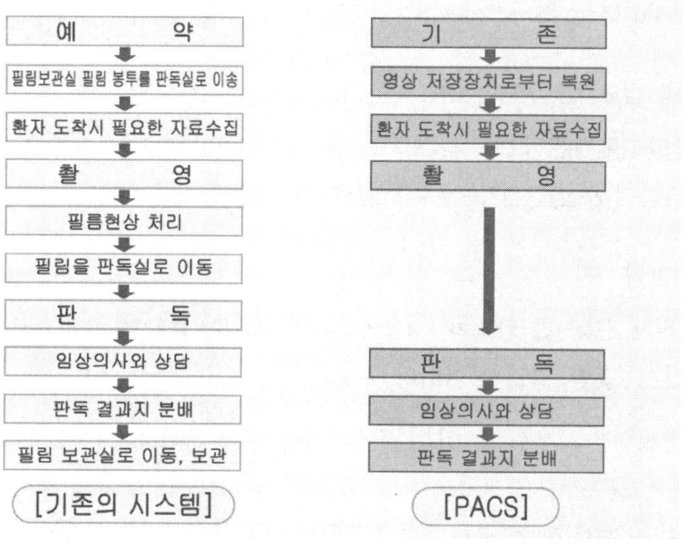

그림 2-13 • 기존 F/S 시스템과 PACS의 흐름도

(2) DR 시스템 방식

인체를 투과한 X-선의 정보를 어떤 방식으로 검출하고 디지털화시키는가에 따라 DR(Digital Radiography : 디지털 라디오그라피) 시스템의 방식을 구분할 수 있다.

1) 필름 디지타이저

필름 디지타이저[28])의 기본원리는 아날로그 신호가 기록된 필름을 빛이나 레이저 빔으로 투과시켜 통과한 빛의 양을 측정하여 필름의 명암에 비례한 전기신호로 바꾸고, 전기신호를 증폭시켜 A/D로 변환시키거나 자체적인 기술방법으로 가장 먼저 개발된 방식으로 이미 촬영한 디지털

27) PACS(Picture Archiving and Communication system : 픽쳐 아카이빙 앤 커뮤니케이션 시스템) : 진단영상들을 디지털 상태로 바꾸어 영상을 수집한 후 이를 고속 통신망을 이용하여 전송하고 데이터를 저장장치에 저장 후 필요시 필름 대신 모니터에 출력되는 영상을 이용하여 방사선의사나 임상의사가 직접 환자진료를 하는 디지털 영상관리 · 전송 시스템이다.

28) 디지타이저 : 입력 원본의 좌표를 판독하여 컴퓨터에 설계도면이나 도형을 입력하는 데 사용되는 장치이다.

영상 데이터를 디지털화하는 장치이다. 필름 디지타이저의 종류 7가지는 다음과 같다.

① 선형감지 및 구역감지 디지타이저
② 레이저 디지타이저
③ 드럼 스캐너
④ 비디오카메라 디지타이저
⑤ 선형 다이오드 어레이(Array) 카메라
⑥ CCD(Charge Coupled Device Sensor : 차지 커플드 디바이스 센서)
⑦ Scanning Micro-Densitometers(스캐닝 마이크로-덴시토미터스)

2) 평판형 검출기를 이용한 DR

평판형 검출기를 이용한 DR(Digital Radiography : 디지털 라디오그래피)은 직접방식과 간접방식으로 구분되는데 X-선을 전기신호로 변환시키는 과정에 따라 나뉜다.

가. 직접방식

X-선에 의해 전자-홀 쌍(전자-정공 쌍)을 생성시키는 물질(예 비정형 셀레늄 물질)을 사용하여 직접 전기신호를 얻는 방식이다.

① 직접방식으로 사용될 수 있는 물질로서는 a-Se(Amorphous Selenium : 아모퍼스 셀레늄), CdTe(카드뮴-텔루륨), CdZn(카드뮴-아연), Te(텔루륨) 등이 있으나 물질특성상 전 세계적으로 a-Se(아모퍼스 셀레늄)을 사용하는 DR에 대한 연구가 집중되고 있다.
② a-Se(아모퍼스 셀레늄)가 X-선 전자사진법(X-eroradiography : 제로라디오그래피)과 복사기 등에서 널리 사용되어 오면서 물리적 특성에 대해 많이 알려져 있고 관련 기술이 발전되어 있기 때문이다.
③ X-선에 대한 a-Se(아모퍼스 셀레늄)의 에너지 변환 특성은 진단용 X-선 범위에서 희토류계의 형광물질에 비해 전반적으로 우수하다.

나. 간접방식

조사된 X-선을 형광물질을 사용하여 일단 가시광선으로 변환한 뒤 광검출기를 이용하여 다시 전기신호로 변환하는 방식이다.

① 간접방식은 박막 트랜지스터의 제일 위층이 섬광체와 광검출기로 이루어진다.
② X-선이 섬광체에 부딪히면 X-선량에 비례하여 가시광선이 발생된다. 가시광선은 광검출기에 의해 전기신호로 바뀌고 디지털화된다.
③ 이전의 섬광체는 가시광선이 주위 픽셀로 퍼져나가 선예도를 감소시킨다. 이러한 문

제를 해결하기 위하여 CsI(요오드화 세슘) 성분의 구조검출기(Structured scintillater : 스트럭처드 신틸레이터)를 사용한다.

④ 결정구조는 빛의 파이프 묶음처럼 행동하므로 가시광선의 퍼짐이 감소하기 때문에 섬광체층을 더 두껍게 만들 수 있어 에너지 변환효율을 높일 수 있다.

다. 간접방식과 직접방식의 비교

간접방식은 그림 2-14에서와 같이 손쉽게 만들 수 있는 장점이 있는 반면 단점은 'X-선 → 가시광선 → 전기신호'의 과정을 거치므로 이 과정에서 가시광선의 산란이 일어나기 때문에 해상도가 낮아지게 되고, 에너지 변환효율도 떨어진다.

① 직접방식의 장점 : 'X-선 에서 전기신호'의 직접적인 에너지 변환이 있어 에너지 변환효율이 우수하며 해상도도 뛰어나다. 적은 X-선 조사량으로도 우수한 영상을 얻을 수 있기 때문에 에너지 변환효율이 높다.

② 직접방식의 단점 : 비정형 셀레늄의 반은 회복 특성으로 인해 촬영과 촬영 사이에 일정한 시간간격이 필요하다.

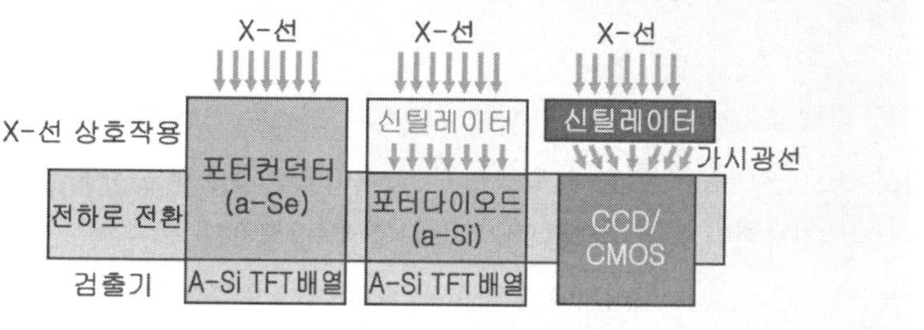

그림 2-14 • DR 간접방식과 직접방식

3) CR

가. CR의 정의

CR(Computed Radiography : 컴퓨티드 라디오그래피)은 기존의 필름-증감지(Screen-Film : 스크린 필름) 촬영법 대신에 휘진성 형광체인 영상판(IP)에 X-ray를 조사하여 축적된 잔상에 레이저빔을 주사하여 영상신호를 획득하는 디지털 방사선 촬영법의 한 종류이다. 기존의 필름-증감지 이상의 효율성을 갖고 있으며, 기존의 X-ray 촬영장치와 촬영기술을 사용할 수 있어 일반촬영이나 투시조영촬영에서 많이 사용하고 있다.

나. IP

X-ray 필름 대신에 X-선 검출기로서 IP(Imaging Plate : 이미징 플레이트)를 사용한다. IP는 고분자재료 위에 특수한 형광체를 도포한 것으로 이 플레이트(Plate)에 X-선이 들어오면 X-선량 정보가 Plate에 축적되어 있게 된다. X-선량 정보를 축적하고 있는 Plate에 빛을 가하면 축적된 선량정보를 읽을 수 있는데 필름-증감지 시스템에서 필름 카세트와 동일 상태이며 반복 사용할 수 있다. 인체를 투과한 X-선은 저장형광체(Storage phosphor : 스토리지 포스퍼)에 흡수되어 8시간 후에도 75[%] 정도의 X-선 에너지가 자동 저장된다. CR 시스템의 기본구성은 표 2-6에 나타내었다.

표 2-6 ● CR 시스템의 구성

CR 시스템의 구성	CR 시스템의 구성해석
X-ray Exposure(X-레이 익스포저)	환자에게 X-선을 투사한다.
Image Reader(이미지 리더)	영상을 읽어들인다.
Image Scaling(이미지 스케일링)	영상 비트를 적당하게 조정한다.
Image Record(이미지 레코드)	영상을 기록한다.
Computer Radiography(컴퓨티드 라디오그래피)	획득된 CR 영상이다.

① X-선 촬영 후 영상정보가 축적되고 축적된 자료는 영상판독기에 보내고 다시 판독기에서 정보는 이송대 위를 동일속도로 움직이면서 휘진형광[29]에 맞는 레이저를 직각방향으로 조사되어 X-선 영상정보가 빛 신호로 발생된다.

② 영상판독 : 먼저 낮은 에너지의 빔으로 스캔하여 히스토그램[30] 분석을 하고, 인체 각 부분에 따라 정해진 파라미터로 다시 스캔하여 자동으로 대조도를 조절하여 최종 영상자료를 만들게 된다. 스캔된 빛 정보는 광섬유를 통해 전기신호로 변환되고 다시 광전자증배관을 지나 아날로그-디지털 변환기를 거쳐 디지털 신호로서 컴퓨터에 입력된다.

③ 입력된 디지털 영상정보를 계조[31]·공간주파수처리·영상 간의 가감처리(Subtraction : 섭트렉션)를 통해 진단목적에 적합한 모양으로 만든다. 처리 후의 영상은 영상기록기에서 다시 빔을 이용하여 필름에 사진 기록할 수도 있다. 영상판독기에서 판독이 끝난 자료는

29) 휘진형광(Luminescence : 루미네신) : X-선, 전자선, 자외선 등의 방사선에서 형광체를 여기하여 발광시킨 후 발광파장보다도 장파장의 빛을 조사함으로써 감쇠되어 있던 발광이 일시적으로 강해지는 현상이다.

30) 히스토그램 : 영상의 일정 범위에서 농도값에 대한 픽셀의 개수를 표시하는 영상의 통계함수이며 픽셀들의 위치에 관한 정보는 갖고 있지 않는 특징이 있다.

31) 계조 : 얻어진 영상신호를 어떠한 사진농도로 재현해야 할지 표시특성을 독립으로 컨트롤하는 것이며. CR시스템의 계조처리는 영상처리기로 입력영상신호 QL을 영상처리기 출력영상신호 QV(기록기신호)로 변환하는 것이다.

소거용 빛의 공급에 의해 남아 있는 X-선 정보가 소멸되어 초기 형태로 돌아간다. 그림 2-15는 CR(Computed Radiography : 컴퓨티드 라디오그래피)의 영상획득과정이다.

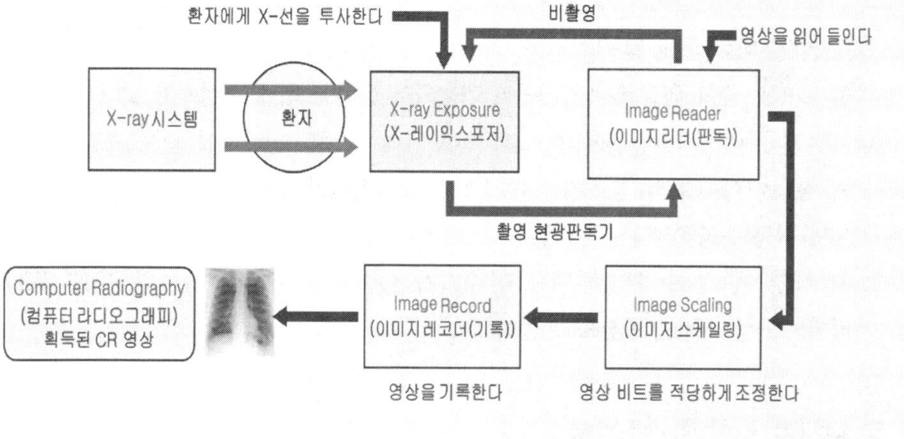

그림 2-15 • CR의 영상획득과정

다. 컴퓨티드 라디오그래피(CR)의 특징

① CR(Computed Radiography : 컴퓨티드 라디오그래피)은 자료의 X-선의 세기에 따른 직진성이 필름에 비해 100배 이상 넓은 특징이 있다. 이렇게 넓은 활동성 있는 영역을 가지고 있기 때문에, 항상 일정한 화질의 영상을 얻을 수 있어 재촬영률을 1/10 이하로 줄일 수 있다. 특히 이동촬영에서 선명도가 뚜렷하다. 또한 모니터로 영상을 볼 경우 CT에서와 같이 윈도우 위스/레벨(Window width/Level)[32]을 조절하며 볼 수 있다.

② 환자에게 조사하는 방사선 양을 줄일 수 있다는 점이다. 하지만 방사선 양을 줄일 경우 노이즈가 늘어나기 때문에 영상의 질이 낮아진다.

③ 디지털 영상을 처리함에 있어 IP 방식의 CR법은 종래의 X-선 촬영장치를 그대로 적용할 수 있다.

4) CR과 DR의 차이점

① 필름-증감지 시스템에서의 필름 대신

㉠ CR(Computed Radiography : 컴퓨티드 라디오그래피)에서는 IP(Imaging Plate : 이미징 플레이트)를 사용한다.

㉡ DR(Digital Radiography : 디지털 라디오그래피)에서는 평판형 검출기를 사용한다.

---

32) Window Width(윈도우 위스) : 윈도우 픽셀 단위로 이미지의 가로 크기이다.
Window Level(윈도우 레벨) : 명도에 대한 픽셀의 양이다.

② CR에서는 X-선 촬영 후 IP를 판독기에 넣어야 IP에 저장된 영상을 디지털 영상으로 볼 수 있고, DR에서는 이런 과정 없이 평판형 검출기로부터 직접 디지털 영상이 얻어진다.

㉠ CR은 넓은 범위의 다이내믹 레인지(Dynamin range)를 가지고 있기에 노광의 부족이나 많음에 따른 촬영의 실패를 막을 수 있으나 영상을 얻기까지 시간이 필름방식에 비해 오래 걸린다.

㉡ DR은 즉시 영상표시와 진단이 가능하나 필름에 비해 해상력이 낮다.

③ 복잡해 보이는 'IP(Imaging Plate : 이미징 플레이트)를 판독기에 넣는 과정'이 오히려 CR의 장점이다. CR의 경우에는 IP와 X-선 발생장치만 있으면 촬영이 가능하고 판독기는 몇 개의 촬영이 공유된다.

④ 각 촬영시마다 고가의 평판형 검출기가 있어야만 촬영이 가능한 DR에 비해서 CR은 경제성이 높고 X-선 촬영도 가능하다.

6. 디지털 감산 혈관조영술

디지털 감산 혈관조영술(Digital Subtraction Angiography(DSA) : 디지털 섭트랙션 앤지오그래피)는 반전기법을 컴퓨터에 의해 디지털화하는 방법으로 조영제(염료) 주입 전의 화상과 조영화상과의 감산처리에 의해 조영제가 채워진 정맥 또는 동맥 혈관을 검출하는 방법이다. 혈관조영술에서 감산방법은 뼈, 조직 등의 영상을 없애고 혈관만의 영상을 보기 위하여 사용하던 방식으로, 스크린 필름(Screen-Film) 시스템에서는 조영제(염료) 주입 전, 후의 필름을 양(+)화, 음(−)화로 각각 촬영하여 두 장을 겹쳐서 재촬영하여 뼈, 조직 등의 부분은 없어지고 조영제가 있는 혈관만의 영상을 보이게 하는 것이다.

최근에는 디지털 영상처리기술을 이용하여 Flouroscoph(플루로스코프) 시스템에서 출력되는 비디오신호를 디지털로 변환시켜 디지털 데이터를 감산하는 방법이 가능하게 되었으며 디지털 감산 혈관조영술이라 한다. 이 DSA 영상을 통하여 의사들이 환자의 상태를 진단하는데 의사는 수동적이고 주관적이었으나, 현재는 디지털 신호처리와 병행하여 컴퓨터의 눈부신 발전에 힘입어 심혈관 정보추출은 자동적이고 객관적인 검출이 가능해졌다.

(1) 디지털 감산 혈관조영술의 구성

X-선 TV 시스템의 비디오 신호를 디지털화한 디지털 감산 혈관조영술(Digital Subtraction Angiography(DSA) : 디지털 섭트랙션 앤지오그래피) 시스템을 이용하여 혈관조영을 추출하는 방식을 디지털 감산 혈관조영술이라 한다. X-선 TV 카메라의 비디오 신호를 디지털화해서 기억하였다가 조영제(염료)를 혈관에 주입하기 전과 후의 영상 간 차이를 추출한 후 컴퓨터 처리를 통하여 혈관만을 실시간으로 선명히 디스플레이하는 시스템이다. DSA의 장·단점을 표 2-7에 나타내었다.

표 2-7 ● DSA의 장·단점

DSA의 장점	DSA의 단점
환자에 대한 위험부담이 적다. IVDSA인 경우 외래에서도 검사 가능하다.	공간해상도가 좋지 않다(512×512). (최근 1024×1024, 1024×2048, 2048×2048)
실시간으로 혈류의 정량측정이 가능하다. 영상의 후처리가 가능하다.	Artifact(아티팩트 : 박동성, motion, gas 등 허상)가 발생하기 쉽다.
시술시간 감소 – 피폭선량이 감소한다.	혈관이 중복되어 잘 보이지 않는다.
영상저장 가능, PACS와 연계가 가능하다.	I.I[33](Imaging Intensifier : 이미징 인텐시퍼)의 입력 시야가 좁다(현재 16"까지 가능).
소량의 조영제 사용 – 화상정보가 좋다.	사용 조영제의 양이 많다(최근 system – 적다)
로드 매핑(Road mapping) 기법에 의해 선택적 혈관조영과 중재적 시술이 용이하다.	기능적 진단해석이 미완성이다.

(2) 섭트랙션 기법

Subtraction(섭트랙션)법이란 사진영상에서 원하지 않는 음영을 삭제하기 위한 방법으로 진단적으로 필요한 부분을 쉽게 관찰할 수 있게 한다.

디지털 감산 혈관조영술의 섭트랙션(Subtraction) 기법은 표 2-8과 같이 분류한다.

표 2-8 ● DSA 기법의 분류

DSA 기법	시간차분법 (Temporal subtraction : 템포랄 섭트랙션)	펄스 모드(Pulse mode : 순차 촬상법) 시리얼 모드(Serial mode)
		연속 모드(Continuous mode : 컨티뉴어스 모드)
		시간차 모드(Time interval difference mode : 다임 인터빌 디퍼런스 보느 : 변화량 촬상법)
	에너지차분법 (Energy subtraction : 에너지 섭트랙션)	k-흡수단차분법(k-edge subtraction : 케이-에지 섭트랙션)
		k-비흡수단차분법 (Non k-edge subtraction : 넌 케이-에지 섭트랙션)
	Hybrid subtraction(하이브리드 섭트랙션)	

1) 시간차분법

시간차분법(Temporal subtraction : 템포랄 섭트랙션) : 시차가 있는 2개의 영상 사이에서 감산을 하는 것이다. 조영제가 혈관에 도달하기 전과 후를 뺄셈하여 혈관상의 대조도를 뚜렷하게 강조한다. 현재 사용하고 있는 디지털 감산 혈관조영술은 대부분 템포랄 섭트랙션(Temporal subtraction)을 채택하고 있다.

33) I.I(Imaging Intensifier : 이미징 인텐시퍼) : 영상증배관의 일종으로 외부 광전효과의 막면에서 발생한 광전자를 증폭하여 다시 형광막에서 광상으로 바꾸는 장치이며 미약한 빛을 검출 시에 사용한다.

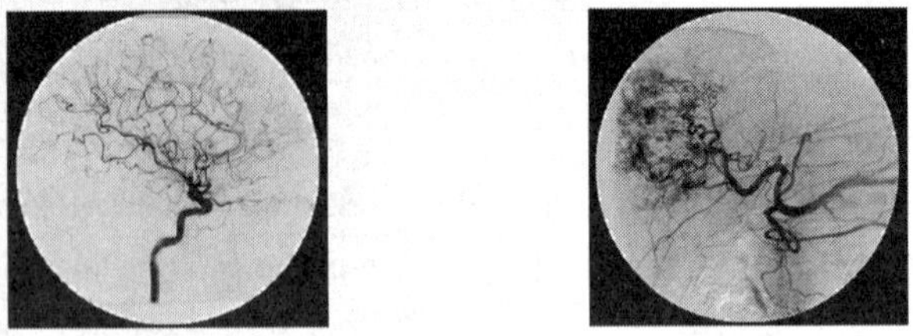

(a) 뇌 (b) 간

그림 2-16 ● 혈관조영술 영상

2) 에너지 차분법

에너지 차분법(Energy subtraction : 에너지 섭트랙션) : 특정 부위를 단시간 사이에 고에너지와 저에너지의 X-선으로 촬영하고 2매의 영상에 적당한 하중을 주고 감산을 하는 방법이다.

① K-edge subtraction(케이-에지 섭트랙션) : 조영제의 흡수단을 이용한 것으로 마스크상을 세륨(Ce)부가 필터를 써서 흡수시키고 조영제 주입 후의 혈관상을 흡수시켜 그 흡수차를 감산하여 상을 얻는다.

② Non k-edge subtraction(넌 케이-에지 섭트랙션) : 고에너지와 저에너지를 이용하여 촬영을 하면 양자의 콘트라스트[34]는 변화한다. 이 투과율의 감산을 이용하여 제거한다.

③ Hybrid subtraction(하이브리드 섭트랙션) : Temporal subtraction(템포랄 섭트랙션)과 Energy subtraction(에너지 섭트랙션)을 조합한 방법으로 원리는 에너지 섭트랙션으로 마스크상을 작성하고 조영제가 도달된 후 영상에 대해서 에너지 섭트랙션상을 만들어 전에 만든 마스크상과 감산을 한다. 이것으로 근육은 제거하고 뼈만 남게 되는 마스크상을 만들고 조영제 도달 후의 상에서는 뼈만이 남아 있는 것을 처리하여 마스크상과 감산을 하면 뼈는 제거되고 조영제가 남아 있는 혈관음영만이 그림 2-16과 같이 남게 된다. 이는 Motion artifac(모션 아티팩트)를 제거할 수 있다.

7. 컴퓨터단층촬영 시스템

(1) CT의 정의

1972년 4월 영국 EMI사의 공학박사인 G. N. Hounsfield(한스필드)는 어떤 물체에 X-선을 조사하여 수학적으로 구성할 때 그 물체의 내부를 알 수 있다는 사실을 발견한 이후

34) 콘트라스트(Contrast) : 한 화면상에서 밝은 부분과 어두운 부분의 상대적인 명암의 차이이다.

임상에 적용하는 연구를 하면서 CT 영상을 발명하게 되었다.

CT의 출현은 영상진단 분야에서 1895년 X-선의 발견 이후 최대의 발명이라 일컬어졌으며, 영상기술에 많은 변화를 가져오게 되었다. CT는 예전의 X-선 영상으로는 불가능했던 인체의 단층상을 선명한 대조도 분해능으로 나타냄으로써 영상진단의 질을 증가시켰고, SPECT[35), PET[36), MRI 등의 개발이나 의료용 영상의 디지털화를 촉진시키는 계기가 되었다.

CT(Computed Tomograpy : 컴퓨티드 토모그래피) 촬영은 인체의 횡단면을 컴퓨터가 수학적 연산방식을 이용하여 영상을 재구성시켜 인체조직을 상세하고 명료하게 나타낼 수 있을 뿐만 아니라, 임의로 선택된 단면의 정보를 분석적으로 확인할 수 있게 해주어 일반 X-선 영상으로 찾기 힘든 병변을 정확히 진단할 수 있다.

(2) CT의 기본원리

인체에 투사된 X-선은 인체 내를 진행하면서 광전효과[37), 컴프톤 산란[38) 등에 의해 감쇠된다. X-선을 발생하는 X-선관 반대편에는 X-선을 감지하는 장치가 있어 인체를 투과하여 나온 X-선관 반대편에는 X-선을 감지하는 장치가 있어 인체를 투과하여 나온 X-선의 세기를 감지하는데 감지된 X-선의 세기를 X-선이 진행하여 온 직선상에 분포한 물질의 X-선 감쇠계수에 의해 영향을 받게 된다. X-선 감쇠계수는 인체조직의 밀도, 평균 원자번호 등 인체조직의 여러 물리적인 특성과 X-선의 에너지 스펙트럼에 따라서 정해진다.

예 뼈 조직은 연부근육조직에 비해 밀도 및 평균 원자번호가 높기 때문에 X-선 감쇠계수가 상대적으로 크다.

단층영상을 구성하기 위해서는 투영 테이터를 여러 각도에서 수집하는 것이 필요하다. 투영 테이터를 얻기 위해서는 선형주사와 회전주사가 필요하다. 회전주사는 0~180[°]까지 하는 것이 필요한데, 만일 회전주사를 등간격으로 N번 하고 한 각도당 M개의 선형주사를 한다면 투영 테이터의 총량은 $N \times M$이 될 것이다.

계측한 투영 테이터 집합은 Sine 모양이 중첩되어 있는 모양이어서 이를 Sonogram[39)(소노그램)이라 한다.

영상을 재구성하는 알고리즘은 투영 테이터에 대한 필터링과 역투영으로 이루어진다.

35) SPECT(Single Photon Emission Computed Tomography : 싱글 포톤 이미션 컴퓨티드 토모그래피) : 감마카메라를 몸 주위에 회전시켜 영상을 검출하는 데 1개의 proton을 이용하여 체내로부터 방사(Emission : 이미션)되는 감마선을 검출한다.

36) PET(Positron Emission Computed Tomography : 포지트론 이미션 컴퓨티드 토모그래피) : 양전자(Positron)가 소멸할 때 발생되는 1쌍의 감마선을 이용하여 영상을 검출한다.

37) 광전효과 : 물질의 표면에 빛을 쪼이면 자유전자가 튀어나오는 현상. 광전도, 광기전력 효과가 있다.

38) 컴프톤 산란(Compton scattering) : 물질의 표면에 빛을 쪼이면 자유전자가 튀어나오는 현상인 광전효과와 비슷하나 에너지가 전자–원자 사이 묶임 에너지보다 월등히 크고 파동의 입자성을 증명하는 현상이다.

39) Sonogram(소노그램) : 초음파를 이용한 진단용 측정장치로 유방암 검사 등에 사용된다.

(3) CT의 장점 및 특징

1) CT의 장점

CT(Computed Tomograpy : 컴퓨티드 토모그라피)는 검사비의 부담에도 불구하고 의료보험이 되므로 질병의 초기 발견과 진단에 필수인 첨단장비로서, 환자에게 고통이나 위험 부담이 없이 비침습적으로 신속·정확하게 검사를 시행하여 초기에 한 번의 검사로 많은 정보를 얻을 수 있기 때문에 중복검사의 고통과 시간을 줄일 수 있는 장점이 있다. 또 일반 X-선에서 나타나지 않았던 연부조직[40]의 미세한 차이도 확인할 수 있으며, 획득한 데이터 자료를 재구성하여 3차원 영상을 만들어 낼 수도 있다. CT는 재료를 파괴하지 않으면서 안전하게 검사할 수 있다는 장점이 있고 산업 분야에서도 내부의 모습이나 빈 공간, 그리고 밀도를 알기 위하여 사용되고 있다.

2) CT의 특징

① 카메라를 이용, 물체를 투과한 X-선을 측정하기 위하여 특수 검출기들을 사용한다.

② 검출기에 측정된 검사자료는 컴퓨터로 이동되고 이후 복합적인 수학적 기법에 의하여 본래의 피사체에 대한 하나의 영상으로서 재구성되는 것이다. 그 정보는 관찰과 사진기록을 위하여 영상표시장치에 보내어진다.

③ X-선은 뼈를 볼 수 있는 촬영장치로 널리 이용되어 왔다. 이후 전자공학의 출현과 컴퓨터의 급속한 발달은 X-선 촬영장치에 현저한 발전을 가져왔다. CT는 X-선을 이용하고 있지만 직접 필름에 감광시켜 얻는 일반적인 방사선 사진과는 다르다.

④ CT는 인체의 한 단면 주위를 돌면서 가느다란 X-선을 투사하고 X-선이 인체를 통과하면서 감소되는 양을 측정한다. 인체 내부의 간이나 신장 같은 장기들의 밀도는 약간씩 차이가 나기 때문에 X-선이 투사된 방향에 따라 흡수하는 정도가 서로 다르게 나타나는데 X-선이 투과된 부위의 X-선량을 컴퓨터로 분석하여 내부 장기의 밀도를 결정하고, 이를 통하여 내부의 자세한 단면을 재구성해서 영상으로 나타나게 한다.

⑤ 일반 X-선 사진은 사람 몸의 3차원적인 모습이 2차원의 필름에 나타나지만, CT는 선택한 인체 단면의 촬영부위 모습을 보여주기 때문에 일반 X-선 사진으로는 알아내기 힘든 여러 가지 사실들을 정확하게 진단할 수 있는데 그림 2-17에 나타내었다.

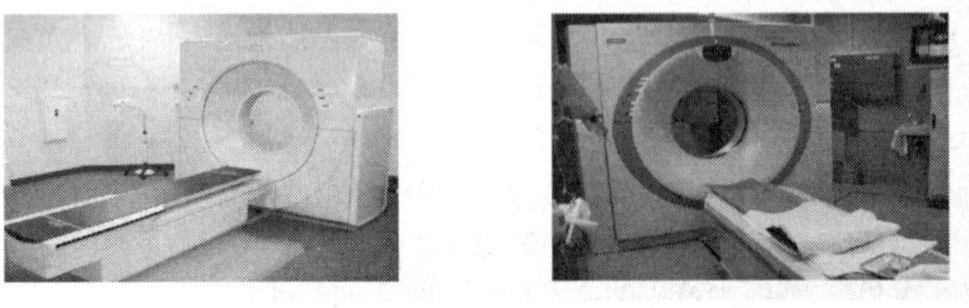

그림 2-17 • 컴퓨터단층촬영(CT) 시스템

40) 연부조직 : 혈액, 뇌척수액, 회질, 백질, 종양 등이다.

(4) CT 영상의 촬영원리 4단계

CT 영상의 촬영원리를 그림 2-18에 나타내었다.

1) X-ray 생성

X-선관은 X-ray의 흡수차를 이용한다.

2) 데이터 수집(Attenuation : 어테뉴에이션)

① X-ray를 환자 몸을 조사하여 통과한 X-ray선의 감쇠에 관한 자료를 획득한다.

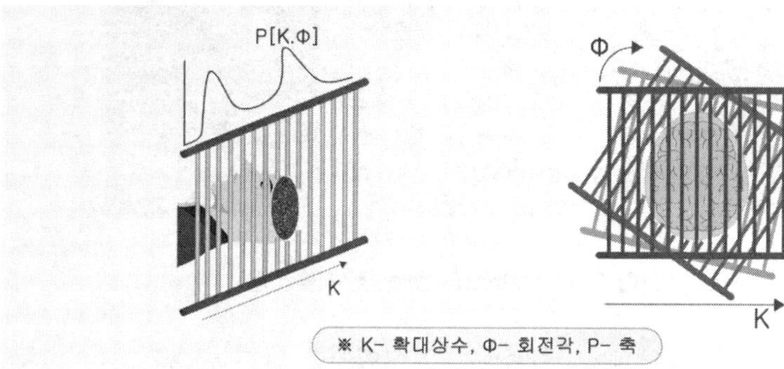

그림 2-18 • CT 촬영의 원리

② 조사된 X-ray 강약이 검출기에 의해 전류강약으로 변환한다.

③ 아날로그 신호가 디지털 신호로 변환한다.

3) 영상구성을 위한 데이터 처리(영상 재구성, CT 번호)

인체에 조사된 X-ray의 감쇠에 대한 자료로부터 인체 각 부위의 감쇠를 CT 번호로 변환하는 수학적 과정인 영상 재구성과정으로 DSA에서 수집된 데이터들을 연산방법에 의하여 눈으로 볼 수 있는 영상으로 완성한다.

4) 영상전시

디지털 데이터를 아날로그 데이터로 변환하여 CRT 모니터에 전시하는 것을 말한다.

(5) CT Number : Hounsfield Unit

CT로 얻은 영상은 인체 내 조직의 X-선 감쇠계수 분포를 나타낸다. X-선 CT 영상은 X-선 감쇠계수의 절대값을 나타내는 것이 아니라 상대값을 나타내는데 하나의 화소(Pixel : 픽셀)의 상대적 선감약계수를 측정한 후 계수값에 물(0)을 기준으로 인체 중 가장 단단한 뼈를 +1000,

공기를 −1000으로 조직들의 감쇠계수를 확대해서 새로운 수를 부여한 것을 CT 번호 또는 Hounsfield unit(한스필드 유닛) 또는 Hounsfield number(한스필드 넘버)라고 하며 CRT상에 그레이 컬러(Gray color)의 농담으로 나타낸다.

① 물이 0.19/[cm], 지방 0.17/[cm], 공기는 0이라면 각각의 CT numbers(시티 넘버스)는 물이 0, 지방이 −100H(−10[%]), 공기는 −1000H(−100[%]), 뼈는 +1000H(+100[%])이다. 인체 내에 Stent[41]과 같이 금속성 보철물이 있는 경우 이 보철물의 CT number는 약 3000[HU]까지 갈 수 있다. 그림 2-19는 Stant의 실물 및 시술장면을 나타낸 것이다.

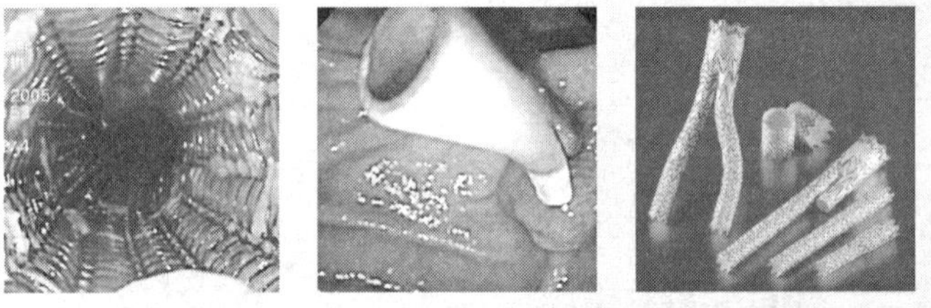

그림 2-19 • stant의 실물 및 시술장면

② 뇌의 백질(2.4[%]), 회백질(3.6[%]), 혈액(1.2[%]) 사이에는 극히 근소한 CT number(시티 넘버)의 차밖에 없다.

이처럼 근소한 X-선의 흡수계수의 차를 알아내기 위해 CT 장치에서는 가능한 얇은 X-선 빔을 이용하여 산란성에 기인하는 영향을 받는다.

(6) CT 재구성의 원리

횡단면 내에서의 감약계수 분포를 어떤 방향으로 합산하여 얻어지는 1차원상의 분포를 생체 단층영상을 재구성한다.

영상을 컴퓨터로 구축하기 위해서는 우선 컴퓨터로 처리할 수 있는 모양, 즉 영상신호를 디지털화해야 하며 먼저 생체 단면적을 한 변 길이가 가로 a, 세로 t인 작은 사각형의 바둑판 눈금처럼 세분화한다. 이 한 구획을 픽셀이라고 한다. 이와 같이 가로 열과 세로 열의 2차원적으로 정렬되어 있는 픽셀들의 배열을 매트릭스라 한다. 동일 화면에서 매트릭스를 증가시킬수록 각 픽셀의 크기는 작아지므로 영상을 세분화시킬 수 있어 공간분해능이 향상된다. 그러나 그만큼 데이터수가 많아지므로 컴퓨터의 기억용량이 많이 필요하게 된다.

예 320×320 매트릭스는 102,400픽셀로 되므로 64[k] 워드 정도의 소용량의 컴퓨터로는 1워드에 2픽셀의 데이터를 채워도 픽셀 데이터만으로도 용량이 가득 찬다.

---

41) Stent : 부목, 덧대 (1) Stent 화합물로 취한 구강 내 구조의 주형이다. (2) 식피를 고정하기 위하여 사용되는 주형이다.

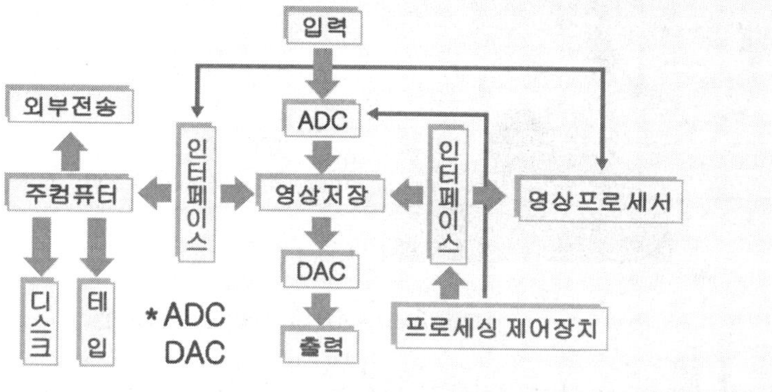

그림 2-20 • 디지털 영상처리 시스템 하드웨어 구성요소 –ADC[42], DAC[43]

영상처리에 기억용량이 큰 컴퓨터가 필요한 이유 중의 하나이다. 다음에 각 픽셀이 X-선 흡수도를 디지털화하는 데는 픽셀의 농도를 64단계 정도로 수치화하여야 한다.

일반적으로 컴퓨터로 수를 나타낼 때 비트(Bit)를 사용하고 2^n을 n비트라 한다. 그러므로 2^6은 6비트이다. 통상 사람의 눈은 4~5비트 정도의 농도 식별능이 있으므로 레벨을 6~8비트로 나누면 충분하다. 그림 2-20은 디지털 영상처리 시스템 하드웨어 구성요소도이다.

(7) CT 장치의 구성과 영상표시

최초의 EMI-CT가 개발된 이래 CT 장치는 스캔시간 단축, 자료수집 방법, 자료처리와 표시 등에서 개선을 거듭하여 많은 발전이 이루어졌다.

1) CT 장치의 세대별 원리

세대별 구분은 갠트리(Gantry) 운동 방식, 선속의 형태, 데이터 획득 방법, 검출기 채널(Channel) 수 등에 의해 세대별 구분을 한다.

① 1세대 장치 : 초기의 CT(Computed Tomograpy) 장치는 CT의 발명자인 Hounsfield(한스필드)가 개발했던 EMI사의 스캐너를 일컫는다. 이 방식은 연필형 빔으로 X-선관과 대칭해서 1개의 검출기를 배치하여 체축에 90[°]로 직선운동으로 스캔하고, 그 다음 일정 각도만큼 회전하여 다시 직선으로 스캔하는 동작을 되풀이하여 180[°] 회전하는 방식이다. 1세대 방식으로 한 장의 단층영상을 얻기 위해 필요한 주사시간은 약 수십분 정도였다(그림 2-21).

42) ADC(Analog to Digital Converter : 아날로그 투 디지털 컨버터) : 아날로그 출력신호를 디지털 출력신호로 변환하는 기기이다(그림 2-20).

43) DAC(Digital to Analog Converter : 디지털 투 아날로그 컨버터) : 디지털 출력신호를 아날로그 출력신호로 변환하는 기기이다(그림 2-20).

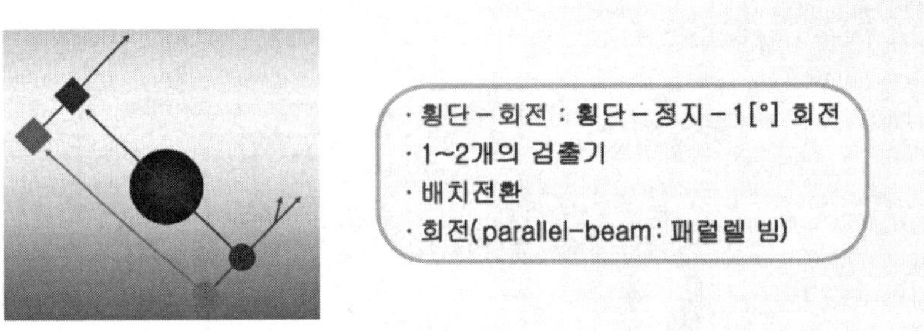

그림 2-21 ● 1세대 CT의 영상획득 원리

② **2세대 장치** : X-선 발생부에서 나오는 X-선 빔의 모양이 펜슬(Pencil)형 빔 대신에 3~15[°]의 부채꼴(Narrow fan : 내로 팬) 빔을 사용하고 검출기도 빔의 형상에 대응하여 여러 개 사용함으로써 이동과 회전의 횟수를 적게 한 방식이다. 그리하여 1세대 장치에 비해 원형 주사수를 줄여 주사시간을 많이 감축할 수 있었다. 2세대 장치의 주사시간은 약 수십초 정도였다(그림 2-22).

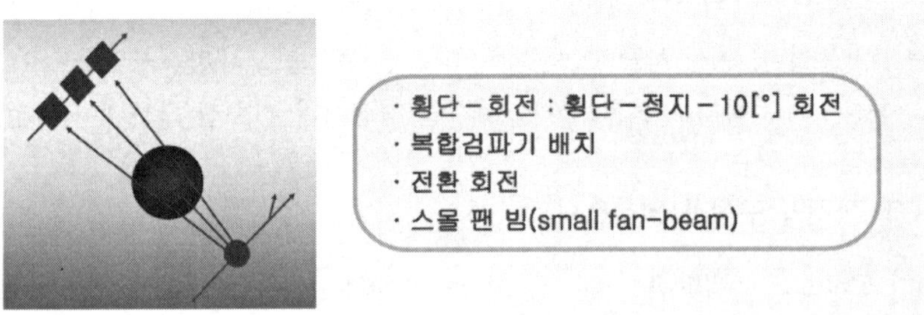

그림 2-22 ● 2세대 CT의 영상획득 원리

③ **3세대 장치** : 부채꼴모양의 X-선 빔 각도를 크게 해서 X-선 빔이 한 번에 촬영영역을 모두 통과할 수 있도록 했다. 전체 촬영영역을 포함할 수 있는 30~50[°]의 팬 빔(Fan beam)과 이에 마주하여 X-선 검출기의 수도 많이 늘어나게 되어 보통 500내지 1000개의 검출기를 원호상으로 배열하고, 그 전체를 하나로 하여 피사체를 중심으로 360[°] 회전시켜 투영 데이터를 수집하는 장치가 개발되었다. 이 방식에서는 더 이상 선형주사가 필요 없게 되고 원형주사만 하면 되어 주사시간은 대폭 감소되어 보통 수 초정도이다. 현대식 병원에서 사용되는 대부분의 X-선 CT는 3세대 장치이며 이 방식에서는 하중이 무거운 X-선관과 검출기 배열을 고속으로 회전해야 하기 때문에 매우 정밀한 기계장치가 필요하다(그림 2-23).

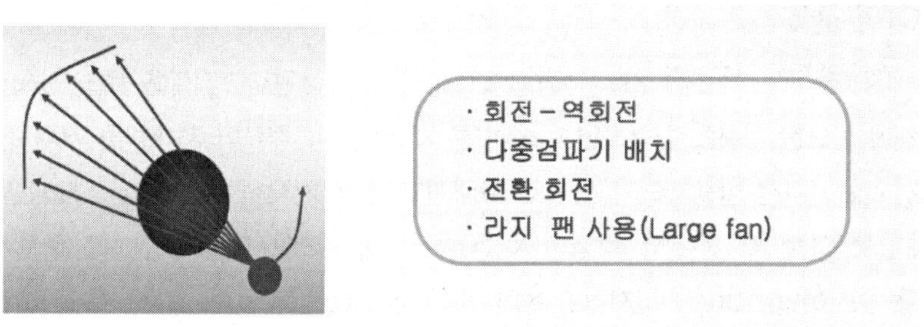

그림 2-23 • 3세대 CT의 영상획득 원리

④ 4세대 장치 : 수백 내지 수천 개의 검출기를 원주상에 배치하고 그 내측의 원주상을 X-선관이 팬 빔을 연속으로 조사하면서 360[°] 회전하는 방식이다. 또한 원주상 검출기 배열의 외측을 X-선관이 회전하는 방식도 있다. 이 방식은 검출소자 증가에 따른 문제를 줄이기 위해 검출 고리를 작게 만들고 외측 X-선관 회전조사시 방해가 되는 검출기를 X-선관 회전과 동기시켜 대피시키도록 도는 고리를 채용한 것이다. 따라서 검출기를 회전할 필요가 없고 X-선관만 회전시키면 된다. 4세대 장치는 3세대 장치에 비해 주사시간이 대폭 감소되지는 않지만 검출기의 불안정성에 대한 영향이 적어지는 장점이 있다(그림 2-24).

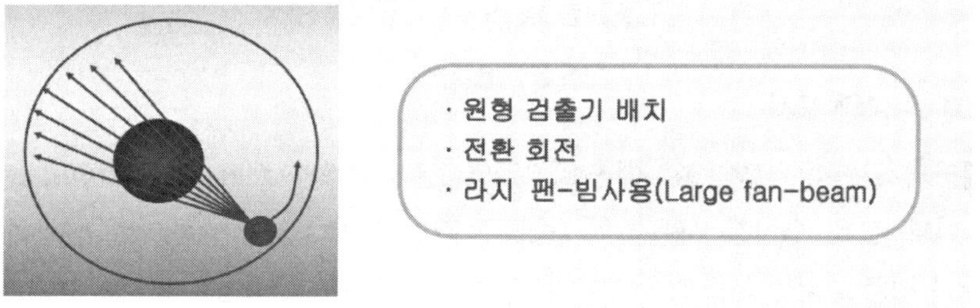

그림 2-24 • 4세대 CT의 영상획득 원리

⑤ 제5세대 장치 : 전자빔 스캔 방식은 X-선관이 회전하는 기계적인 움직임을 없애고, 전자빔의 회전으로 X-선을 발생시킨다. 갠트리(Gantry)에 원호 모양으로 배열된 전자총에서 방출된 전자빔을 집속 편향시키고, 이동하면서 타깃(Target)에 충돌시켜 X-선을 발생한다. 이로써 초고속 스캔이 가능하여 심장검사 등과 같은 동태 기능검사나 3차원 재구성이 훨씬 양호하다.

이처럼 CT 장비는 다이내믹 스캔과 슬라이스의 실현, 데이터 샘플링 수의 증가, 매트릭스 크기의 증가로 분해능의 향상, X-선관의 대용량화, 고품위 CRT의 탑재 등 개선을 거듭하며 발전하고 있다.

2) CT의 구성

X-선 CT 장치는 기본적으로 그림 2-25와 같이 구성된다. 컨트롤 콘솔(Control console)에서 CT 스캔에 필요한 지시를 입력하면 이에 따른 제어신호가 컴퓨터 시스템을 거쳐 스캐너(Scanner), 테이블(Table), X-선 발생제어기 등으로 보내지고 스캔 시작신호를 받아 스캐닝을 하게 된다.

스캐닝에 의해 각 점에서 측정된 X-선 투영 데이터의 검출기 전기신호는 검출회로부에서 증폭되고 아날로그에서 디지털로 변환되어 컴퓨터에 입력된다. X-선 투영 데이터에서 얻어진 각각의 정보를 컴퓨터에서 영상 재구성 장치의 영상처리를 거쳐 단층상으로 모니터에 표시된다.

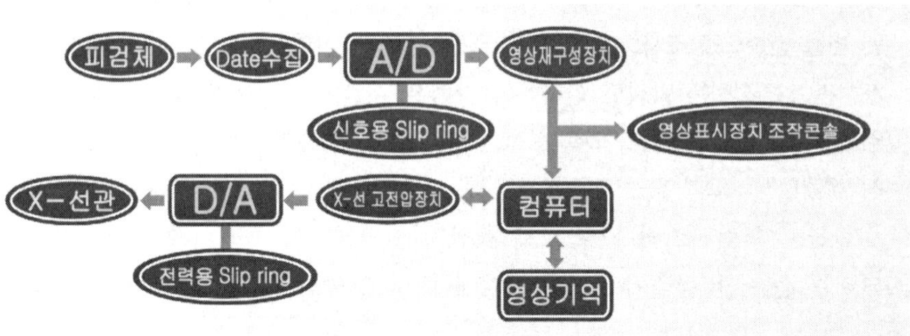

그림 2-25 • CT 장치의 구성

3) CT 영상의 표시

모니터의 일반적인 명암 표시에 있어 CT 영상은 ±1000인 CT number(넘버)의 2차원적인 배열이다. 이와 같은 수치를 사용하여 눈으로 관찰할 수 있는 영상으로 변환하기 위해 CT number가 작은 부위는 어둡게, 큰 부위는 밝게 표시하며 그 중간은 회색의 농담으로 표시하고 있다.

그러나 진단상 필요한 부위는 CT number가 좁은 범위에 있는 경우가 많아 대조도의 차를 눈으로 구별하기가 곤란하다.

사람의 눈에 의한 흑백 패턴의 식별능력은 32~64단계이므로 CT number(넘버)의 전 범위를 식별할 수 없다는 것은 당연하다.

그러므로 CT 영상의 표시장치는 표시하는 CT number의 범위와 그 중심 값을 임의로 조정할 수 있도록 되어 있다. CT number의 범위를 축소하여 다시 그레이 스케일을 부여할 수 있게 한다.

이와 같은 그레이 스케일의 증폭을 위해 선택하는 CT number의 범위를 Window Width(윈도우 위스)라 하며 그 중심 CT number를 Window level(윈도우 레벨)이라 한다(그림 2-26, 표 2-9).

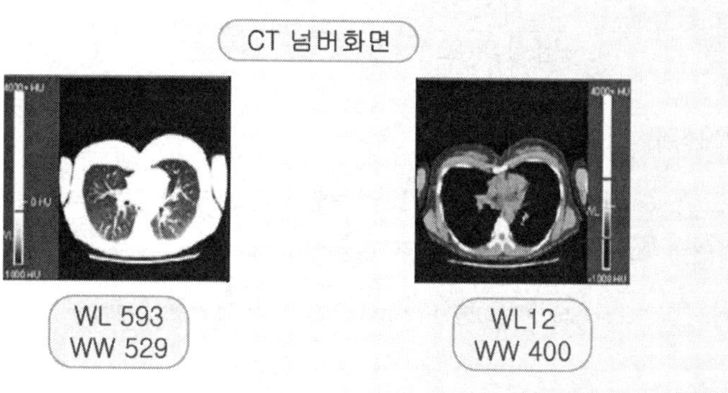

그림 2-26 • 윈도우 레벨의 변화

표 2-9 • WW[44], WL[45]의 정의

Window Width(색조폭, WW)	Window Level(색조치, WL)
CRT 위에 **흑백으로 표시되는** CT number의 범위를 나타낸다.	**명암**(Density : 덴시티)에 대한 준위로서 농도를 변화시킨다.
영상의 농도 범위(Gray scale : 그레이 스케일)를 나타낸다.	회색 비율에 대한 중심 CT number(넘버)에 대한 **영상의 농도를 변화**시키는 것이다.
W가 **작을수록 표시되는** CT number(넘버) 폭이 좁고, 클수록 넓다.	진단목적에 따라 WL을 선정할 필요가 있다.
진단 가능한 영상으로 볼 수 있도록 한 CT 값이다.	WW 범위의 중앙치를 나타내는 것이며, **농도 범위**(Density scale : 덴시티 스케일)를 의미한다.
판독자와 조작자가 선택 조정한다.	WL이 작을수록 **브라운**(Brown)관에 표시되는 윈도우 폭 내의 CT수가 낮고 클수록 높다.
CT 영상에 대한 대조도를 나타낸다.	

4) CT 영상의 특징

가. 영상의 크기

영상의 크기(Matrix size : 매트릭스 사이즈)는 **영상의 화소**(Pixel : 픽셀)**의 수를** 나타낸다. 현대식 CT의 단면영상의 크기는 보통 512×512이다. **이는 하나의 단면영상이 262,144개의 화소로 이루어져 있음**을 의미한다.

나. 시야각

영상이 표현하는 **인체 부위의 물리적 크기를** 나타낸다. 따라서 화소크기와 시야각(Field of view : 필드 오브 뷰) **사이에는 식 (2-5)와 같다.**

---

44) WW(Window Width : 색조폭) : 윈도우 픽셀 단위로 이미지의 가로 크기이다.

45) WL(Window Level : 색조치) : 명도에 대한 픽셀의 양이다.

$$화소크기 = \frac{시야각}{영상의\ 크기} \quad (2\text{-}5)$$

다. 공간해상도

공간해상도(Spatial resolution : 스페이셜 레졸루션)는 **얼마나 작은 부위를 영상으로 감지할 수 있는가를 나타내는 척도이다.** 일반적으로 [lp/cm](line, pair, per, cm)로 나타낸다.

㉥ 5[lp/cm]의 공간해상도를 가진다면 1[cm]내에 5개의 선 패턴까지 구별할 수 있는 능력이 있다는 뜻이다.

라. MTF

MTF(Modulation Transfer Function : 모듈레이션 트랜스퍼 펑션)는 **공간해상도를 보다 엄밀히 나타낼 때 쓰이는 함수이다.** 공간주파수별 분해능을 그래프로 표현한 것이다.

마. 대조해상도

대조해상도(Contrast resolution : 콘트라스트 레졸루션)는 **특정 부위와 배경 사이의 CT number가 다를 때 얼마나 작은 CT number 차이를 구별할 수 있는 가를 나타내는 척도이다.**

㉥ 대조해상도가 10[HU]라면 특정 부위와 배경 부위의 차이가 10[HU] 이상일 때 구별이 가능하다는 것이다.

바. 잡 음

CT영상에는 항상 **잡음**(Noise : 노이즈)이 섞여 있다. **CT 영상의 잡음은 X-선관의 전압 및 관전류, 화소크기, 단면두께, X-선 검출기의 감도, X-선량 등** 여러 요소에 의해 영향을 받는다.

사. 선형성

물질의 감쇠계수와 CT number 사이의 선형성은 항상 정밀하게 유지되어야 한다. CT를 정기적으로 유지 보수하면서 선형성을 확인하고 문제가 있는 경우 이를 보정해 주어야 한다. 선형성 확인을 위해 다섯 가지 물질을 촬영한다. 촬영결과 이 다섯 가지 CT number는 일직선상에 놓여야 한다.

표 2-10은 선형성 시험을 위한 5가지 물질을 나타내었다.

표 2-10 ● 선형성 시험을 위한 5가지 물질

물 질 명	밀도[g/cm^3]	선형 감쇠계수[cm^{-1}]	CT number
Polyethylene(C_2H_4 : 폴리에틸렌)	0.94	0.185	−85
Polystyrene(C_8H_8 : 폴리스틸렌)	1.05	0.196	−10
Nylon($C_6H_{11}NO$: 나일론)	1.15	0.222	100
Lexan($C_{16}H_{14}O$: 렉산)	1.20	0.223	115
Plexiglass($C_5H_8O_2$: 플렉시글래스)	1.19	0.229	130

아. 균일도

균일도는 영상의 균일한 정도를 나타내는 척도이다. 균일한 감쇠계수를 가진 물체를 촬영했을 때 모든 화소는 같은 CT number값을 가져야 할 것이다. 그러나 많은 경우 균일하지 않은 화소 값을 갖는다.

자. 허 상

실제로는 없는 형상이 CT 영상에 나타나는 것을 허상(Artifact : 아티팩트)이라 한다. 이 허상은 정확한 진단에 매우 방해적인 요소이다. 허상이 나타나는 이유는 X-선관 및 X-선 검출기의 불안정성, 주사를 위한 회전의 불안정성 등 여러 가지가 있다. 허상의 종류는 링 아티팩트[46](Ring artifact), 모션 아티팩트[47](Motion artifact), 음영 아티팩트[48](Shade artifact) 등이 있다.

5) CT 영상

그림 2-27은 신체 각 부위 CT의 촬영영상을 나타내었다.

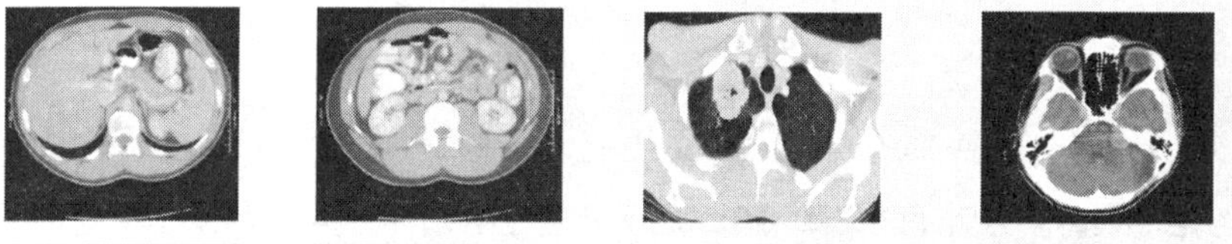

(a) 복부 CT 영상 (b) 복부 CT 영상 (c) 흉부 CT 영상 (d) 두개골 CT 영상

그림 2-27 ● 각 부위 CT 촬영의 영상

8. 핵의학 영상 시스템

(1) 핵의학

핵의학은 인체에 적용할 수 있는 안전한 성질을 가지고 있는 원자로나 사이클로트론[49]으로 만든 반감기가 짧은 방사성 동위원소를 이용하여 질병의 진단, 치료 및 질환의 병태생리, 생화학

46) 링 아티팩트(Ring artifact) : Tube와 같이 회전하는 3세대 CT 장치에서 주로 생긴다. 주로 디텍터 cell의 기능 이상이나 접촉 불량에 의해 발생되며, 그 외 정격 [kVp]가 발생되지 않을 때나 콜리메이터 고장시 또는 가스 검출기의 경우 제논 가스의 압력이 낮을 경우에 생길 수 있다.

47) 모션 아티팩트(Motion artifact) : 가로 방향으로 미세한 잔상이 생기는 현상(가로 방향으로 미세한 잔상/계단 등이 생기는 현상이다.

48) 음영 아티팩트(Shade artifact) : 그림자를 이용한 원래의 영상의 일부가 아닌 빗나간 화소들의 모임이다.

49) 사이클로트론 : 짧은 반감기를 갖는 양전자방출 방사성 동위원소를 PET 스캐너가 인접한 곳에서 직접 생산하기 위한 소형의 저에너지 입자를 핵반응에 필요한 높은 에너지까지 가속시키는 장치이다. 하전입자가 반대의 전하를 가진 금속에 끌려 갈 때 가속되어 에너지를 얻는다.

적 연구에 사용되는 임상의학이다. 목적에 따라 핵종과 화학상태를 선정하여 방사성 동위원소를 주사 등으로 환자의 몸 내부에 삽입하여 그 분포를 체외에서 측정하거나 대사물질을 측정하여 진단에 필요한 정보를 얻어 질환이 의심되는 장기나 그 기능들을 컴퓨터를 이용하여 그려낼 수 있다. 검사 자체가 환자에게 고통이 없으며 불편함이 없는 쉬운 검사이다. X-선 촬영에서는 인체 외부에서 방사선을 가해 인체를 투과해 나오는 방사선을 감지하여 영상을 얻는 반면 핵의학 영상에서는 인체 내부에서 나오는 방사선을 감지하여 영상을 얻는 점이 큰 차이라 하겠다. 동위원소가 붕괴하면서 방출되는 방사선을 알파입자, 중성자, 전자, 감마선 등 여러 가지가 있으나 핵의학에서는 감마선을 사용한다. X-선은 전자가 물질에 충돌하여 발생하는 반면 감마선을 동위원소의 핵이 붕괴하면서 발생한다는 점에서 차이가 있으나 그 물리적 특성은 광자라는 점에서 동일하다. 감마선 광자의 에너지도 X-선 광자의 에너지와 마찬가지로 [keV] 혹은 [MeV]의 단위로 표시된다. X-선은 전자가 물질에 충돌하면서 전자의 운동에너지가 광자에너지로 변환되면서 발생하기 때문에 다색광 특성을 갖지만 감마선은 원자핵의 붕괴에 의해 방출되므로 단색광 특성을 가진다. 방사성 동위원소는 안정되어 있지 않고 붕괴하기 때문에 시간이 지나면서 동위원소의 양은 식 (2-6)과 같이 줄어든다.

$$N = N_0 e^{-\lambda t} \tag{2-6}$$

여기서, λ : 감쇠상수 Decay constant이다.

방사성 동위원소의 양이 절반으로 줄어드는 시간을 반감기라 한다. 반감기와 감쇠상수(Decay constant) 사이에는 식 (2-7)과 같다.

$$T_{0.5} = \frac{0.693}{\lambda} \tag{2-7}$$

(2) 방사성 핵종

핵의학에서 쓰이는 방사능 분자를 일컫는다. 약 1500종의 방사성 핵종이 있으나 이 중 수십 개 정도가 핵의학에서 쓰인다. 방사성 핵종의 선택에 있어 방출되는 감마선의 에너지는 중요하다. 에너지가 너무 낮으면 인체를 빠져 나오기 전 인체에 흡수될 가능성이 높으며 또 에너지가 너무 높으면 감마선을 감지하기가 어렵다. 일반적으로 사용되는 핵종의 방사선 에너지는 70~511[keV] 대역이다. 방사성 핵종의 선택에 있어 핵종의 반감기도 중요하다. 반감기가 너무 짧으면 촬영이 종료되기 전에 핵종이 거의 사라져 촬영이 어려운 점이 있고, 반감기가 너무 길면 핵종이 인체 내에 머무르는 시간이 너무 길어 인체가 방사능에 너무 오래 노출되는 문제가 있다. 일반적으로 사용되는 감마선 방출 방사성 핵종을 표 2-11에, 양전자 방출 방사성 핵종을 표 2-12에 나타냈다.

표 2-11 • 감마선 방출 방사성 핵종

원자번호	핵 종	반감기[시간]	에너지 [keV]
24(Cr : 크롬)	Chromium − 51	28[일]	320
31(Ga : 갈륨)	Gallium − 67	79.2[시간]	92, 184, 296
34(Se : 셀레늄)	Selenium − 75	120[일]	265
38(Sr : 스트론튬)	Strontium − 87[m]	2.8[시간]	388
43(Tc : 테크네튬)	Technetium − 99[m]	6[시간]	140
49(In : 인듐)	Indium − 111	2.8[일]	173, 247
	Indium − 113[m]	1.73[시간]	393
53(I : 요오드)	Iodine − 123	13.3[시간]	159
	Iodine − 125	60[일]	35, 27
	Iodine − 131	8.04[일]	364
54(Xe : 크세논)	Xenon − 133	5.3[일]	81
80(Hg : 수은)	Mercury − 197	2.7[일]	77
81(Ti : 탈륨)	Thallium − 201	73[시간]	135, 167

표 2-12 • 양전자 방출 방사성 핵종

원자번호	핵 종	반감기[시간]	에너지[keV]
6(C : 탄소)	Carbon − 11	20.3[분]	326
7(N : 질소)	Nitrogen − 13	10.0[분]	432
8(O : 산소)	Oxygen − 15	2.1[분]	696
9(F : 불소)	Fluorine − 18	110[분]	202
29(Cu : 구리)	Copper − 64	12.7[시간]	656
31(Ga : 갈륨)	Gallium − 68	68[분]	1900
33(As : 비소)	Arsenic − 72	26[시간]	3340
35(Br : 브로민)	Bromine − 76	16.1[시간]	3600
37(Br : 루비듐)	Rubidium − 82	1.3[분]	3150
53(I : 요오드)	Iodine − 122	3.5[분]	3100

① 위, 뼈, 관절, 간, 갑상선 등의 여러 가지 장기를 사진으로 얻을 수가 있고 사진과 함께 컴퓨터를 이용하여 움직이는 장기나 혈관의 기능적 평가도 할 수가 있으며 CT나 MRI 검사와 함께 장기 내 부위 질환을 발견하는 데 단층촬영이 시행된다. 현대는 내분비 질환이 많아져 갑상선 검사가 많이 시행되고 있다.

② 의료영상에서 처음으로 디지털 시스템을 사용한 분야는 논란의 여지는 있지만, 핵의학 분야라고 한다. 핵의학 영상은 보통 64×64에서 128×128의 작은 크기의 픽셀을 사용하므로 영상 크기와 데이터양이 작은 편이다. 각 픽셀들은 그 픽셀이 상응하는 영상의 부분에서 일어난 광자들의 활동에 관한 계수정보(Count information : 카운트 인포메이션)를 갖고 있다.

③ **감마카메라**(Scintillator camera : 신틸레이션 카메라, =섬광카메라) : 형광출력을 감지하는 검출기와 **섬광체**(Scintillator : 신틸레이터)와 **광증배관**(PMT)[50]으로 구성되어 있으며 이러한 장치들은 아날로그 방식이 사용된다. 감마카메라는 2차원적 평면상을 구성한다.

㉠ 광증배관은 **유입된 광자에 비례하는 전압을 출력**한다.

㉡ 광증배관 외에도 신호를 증폭시키는 전 증폭기와 위치결정 회로들이 있다. 이런 장치들로부터 나오는 신호의 디지털 처리는 **섬광체**(Scintillator : 신틸레이터)/**광증배관**(PMT)/**위치결정 단계 이후**에 이루어진다.

㉢ 출력전압은 일반적으로 특정 현상의 **위치와 펄스의 높이**를 나타내며 **아날로그 및 디지털 변환기에 의해 디지털화**된다. 이후의 **신호처리과정은 디지털 방식**으로 이루어진다.

㉣ **단일 광자 방출 단층촬영장치**(SPECT)**와 양전자 방출 단층촬영장치**(PET)를 포함하는 핵영상화 기술들의 재구성 계산들은 디지털 방식으로 행하여지며, **영상 데이터들은 디지털 픽셀 배열들로서 저장**된다.

④ 핵의학은 인체장기와 조직세포단위의 기능과 형태를 동시에 관찰할 수 있는 의학이며 원자력의 평화적 사용 측에 성공하고 있는 분야이다. 핵의학은 표 2-13과 같이 분류할 수 있다.

표 2-13 • 핵의학의 분류

<table>
<tr><td rowspan="9">진단</td><td rowspan="5">생체 내
(In Vivo : 인비보) 검사</td><td rowspan="4">체외
계측</td><td rowspan="2">동태계측[51](Dynamic study : 다이내믹 스터디)</td><td>연속 Scintigraphy[52](신티그래피)</td></tr>
<tr><td>동태기능검사[53]</td></tr>
<tr><td rowspan="2">정태계측(Static study : 스태틱 스터디)</td><td>Scintigraphy(신티그래피)</td></tr>
<tr><td>섭취율</td></tr>
<tr><td>시료
계측</td><td colspan="2">① 대사율 ② 배설률 ③ 희석법 ④ 기타</td></tr>
<tr><td rowspan="4">시험관 내
(In Vitro : 인비트로) 검사</td><td colspan="3">방사수용체측정(Radioreceptor assay : 라디오리셉터 어세이)</td></tr>
<tr><td colspan="3">면역방사계수측정(Immunoradiometric assay : 이뮤노라디오메트릭 어세이)</td></tr>
<tr><td colspan="3">방사면역측정(Radioimmun assay : 라디오이뮨 어세이)</td></tr>
<tr><td colspan="3">기타</td></tr>
<tr><td rowspan="2">치료</td><td colspan="4">체내투여</td></tr>
<tr><td colspan="4">체외투여</td></tr>
</table>

50) 광증배관(PMT) : 광전자증배관이라고도 하며, 발광으로 이루어진 수백 개의 광자를 107~1010개의 전자로 증폭하여 증배관의 출력단자인 양극(Anode)에 그 전자를 수집하여 이용 가능한 전류로 변환시켜준다.

51) 동태계측 : 방사성 동위원소(RI)를 추격자(Tracer)로서 투여하여 이것이 특정장기에 집적하거나 섭취된 후 분비, 배설하는 상태나 혈류동향 등을 체외로부터 계측하여 RI에 대한 농도의 시간적 변화를 구한다.

52) Scintigraphy(신티그래피) : 인체 내의 방사성 동위원소의 분포를 신티그램 장치를 사용해서 알아보는 방법으로, 신티그램을 통해 체내 기관의 위치, 크기, 형태 등을 조사하는 것. 방사성 물질을 이용한 핵의학 중 하나 섬광계수법, 또는 섬광조영법이라 한다.

53) 동태기능검사 : 혈류조영술(Angiography : 앤지오그라피), 간기능검사(Hepatogram : 헵토그램), 신장기능검사(Renogram : 리노그램)가 있다.

1) In Vivo 핵의학 검사

In Vivo(인 비보 : 생체 내)법은 방사성 동위원소를 환자의 체내에 투여하여 생리적 추적자로 사용함으로써 체내에서 나오는 방사선을 검출하여 각 기관의 시간에 따른 방사성 동위원소의 체내 분포상태나 변화량, 기능, 형태 등을 해석, 분석하여 화상이나 그래프에 표시하는 검사법이다.

2) In Vitro 핵의학 검사

In Vitro(인 비트로 : 시험관 내)법은 1959년 Berson(버슨)과 Yallow(야로)에 의하여 항원과 항체 사이의 특이반응을 이용한 방사선면역 측정법의 개발로 시작되었다. In Vitro(인 비트로) 검사는 환자에게서 검체한 시료(혈청 · 오줌 등)에 방사성 동위원소를 첨가하여 시료 속의 미량물질을 정량적으로 측정하는 검사법이다. 이후 항체 이외의 특이결합물질도 이용하게 되면서 여러 가지 방사선 면역측정법의 변형법들이 개발되었다.

3) 방사선치료

핵의학에서는 비밀봉 방사성 동위원소의 체내투여에 의한 치료를 중심으로 이루어지고 있다. 체내대사를 이용하여 체내에 투여한 방사성 동위원소가 일정 장기 또는 조직에 집적됨으로써 선택적으로 방사선 조사가 이루어져 질환을 치료하는 것이다. 앞으로 암 친화선 방사성 동위원소 또는 방사성 동위원소 화합물의 개발이 진전되고, 방사성 동위원소 표지항체의 이용 등에 의해 특이 질병 등 종양의 조사가 가능하게 되면 방사선치료요법은 악성종양치료에 크게 기여하게 될 것이다.

(3) 핵의학 장치의 종류

체내측정 장치법과 시료측정 장치법이 있는데 장치의 구분과 주요 사용목적을 표 2-14에 나타낸다.

표 2-14 ● 핵의학 장치의 종류

장치의 구분		주요 사용목적
체내 측정 장치	지향성 Scintillation counter[54](신틸레이션 카운터 : 섬광계수기) : 동태기능검사장치	갑상선 섭취율 측정, 동태기능검사 등 : 1차원적 방사성 동위원소를 분포측정한다.
	Scintillation camera(신틸레이션 카메라, 섬광카메라) ECT 장치	2차원적 방사성 동위원소를 분포측정한다.
	Human counter(휴먼 카운터)	전신계측을 한다.
시료 측정 장치	Well type scintillation counter(웰 타입 신틸레이션 카운터)	혈액, 뇨, 대변 등의 시료 중 방사능을 측정한다.
	Auto well type scintillation counter(오토 웰 타입 신틸레이션 카운터) 우물형	방사성 동위원소 등에서 다량의 시료를 자동교환 측정한다.
	대시료용 Scintillation counter(신틸레이션 카운터)	대량의 대변, 요 및 작은 동물 등을 측정한다.
	액체 Scintillation counter(신틸레이션 카운터)	저에너지 베타선을 측정한다.

(4) 섬광검출기

섬광체[55](Scintillator : 신틸레이터)에 방사선이 조사되면 빛을 내는 현상을 이용하여 방사선을 계측해서 시료의 정량적 계측이나 또는 출력 펄스를 파고분석으로 입사된 방사선 에너지를 측정하는 검출기이다. 섬광계수기라고도 한다.

① Nal(T_l) 결정[56]과 광전자증배관으로 구성된 섬광검출기는 공기, 수분 및 빛으로부터 차단되도록 알루미늄으로 싸여 있으며, 결정의 전면부에 구멍이 있어 계수기 속에서 시료를 향하여 계수하도록 되어 있다.

② 섬광검출기(Scintillation detector)는 알루미늄 차폐체에 봉합된 소형의 원판형 Nal(T_l) 결정과 광전자증배관, 그리고 외부로부터 있는 구멍과 전기신호 검출을 위한 몇 개의 단자가 있다. 섬광검출기의 구성도를 그림 2-28에 나타내었다.

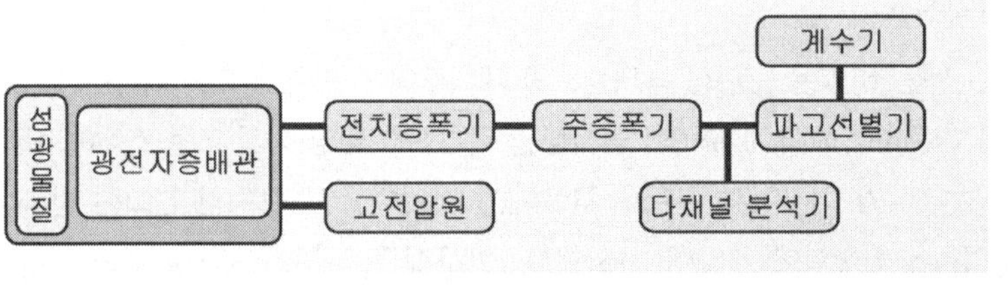

그림 2-28 • 섬광검출기의 구성도

현재 핵의학에서 많이 사용되고 있는 섬광체는 감마(γ)선에 검출효율이 좋은 Nal(T_l) 결정이다. 섬광체에 방사선이 조사되면 흡수 에너지에 비례하여 섬광을 발한다. 이 섬광은 미약하므로 이것을 광전자증배관의 광전음극[57]에서 전자로 변환해서 2차 전자방출전극으로 증배[58]하고 양극에서 수집한다. 이 결과로 증배된 전자수에 비례한 출력으로서 전기적 펄스를 형성한다. 표 2-15에서는 검출 시스템의 구성요소와 역할을 나타내었다.

---

54) 섬광계수기(Scintillation counter : 신틸레이션 카운터) : 시료로부터 방출되는 방사성 동위원소의 양을 연속적으로 수치화한다.

55) 섬광체(Scintillator : 신틸레이터) : 이온화 입자의 작용에 의하여 섬광을 내는 물질이다.

56) Nal(T_l) 활성 탈륨요오드화 나트륨 섬광체 : 무기섬광체 중 하나로 에너지 범위가 넓은 특징을 가지며 감마선(섬광)검출기에 가장 많이 이용된다.

57) 광전음극 : 감광층, 입사하는 빛을 될 수 있는 한 많은 전자로 변환시키며 섬광체가 방출하는 전자의 에너지는 약 3[eV] 정도이다.

58) 전자증배기(Dynode : 다이노드) : 여기전자를 만들려면 적어도 2~3[eV] 정도의 Energy band gap(에너지 밴드 갭)에 동등한 에너지가 필요하므로 1단당 관전압 200~300[V]를 인가하여 4~6배 정도로 증폭한다.

표 2-15 • 검출 시스템의 구성요소와 역할

구성요소	역 할
고전압원(HV)	광전자증배관에 고전압을 인가한다.
전치증폭기[59](Pre-amp : 프리-앰프 : 전단증폭기)	출력 펄스의 성형한다.
증폭기(Amp)	출력 펄스의 크기별로 분류한다.
다채널분석기(MCA)[60]	잡음 또는 자연방사선을 선별한다.
파고선별기(Discriminator : 디스크리미네이터)	출력 펄스를 계수한다.
계수기(Counter : 카운터)	출력 펄스를 증폭 및 성형한다.

(5) 섬광카메라

섬광카메라(Scintillation camera) 또는 감마카메라는 발명자의 이름을 빌어 앵거 카메라(Anger camera)라 하기도 한다. 이 장치는 1958년 미국의 Donner 연구소에서 H. Anger에 의해 최초로 고안되었다. 섬광카메라는 인체 내에서 체외로 방출되는 감마선을 감지하기 위해 스캔 부위 전체를 동시에 촬영할 수 있도록 다수의 섬광검출기를 2차원적으로 배열한 형태를 가진다. 감마카메라는 섬광검출기가 2차원적으로 배열되어 있기 때문에 2차원 영상을 얻기 위한 기계적인 주사(Scanning : 스캐닝)동작이 필요하지 않아 고속의 촬영이 가능하다.

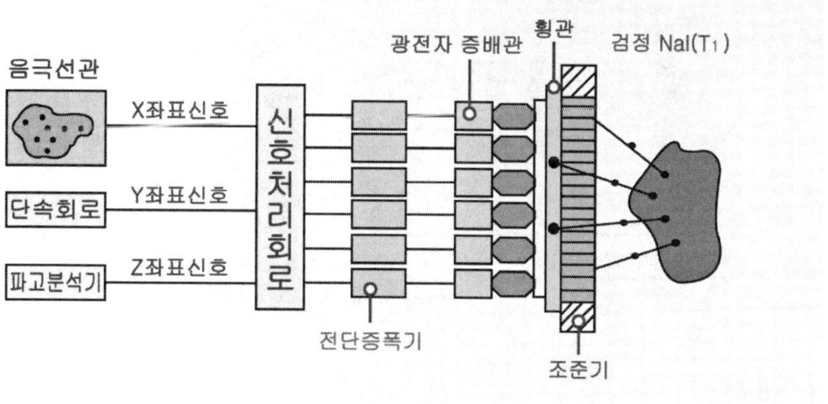

그림 2-29 • 섬광카메라 구성

59) 전치증폭기 : 보통 검출기 뒤에 위치하여 PMT의 양극에 집속된 에너지의 손실이나 왜곡을 감소시켜 증폭기에 전달한다.

60) 다채널분석기(Multichannel analyzer : 멀티채널 애널라이저) : 파고분석기는 단일채널분석기(SCA)와 다채널분석기(MCA)로 나뉘는데 이는 증폭기로 출력된 펄스(Pulse) 중 일정 범위 내의 펄스만 측정하여 산란된 방사선이나 불필요한 에너지의 전압 등의 간섭을 막는다.

따라서 인체 장기의 동적인 검사에도 사용할 수 있다. 즉 일정 시간 또는 일정 계수 농도를 정하여 일시에 스캔상을 얻을 수 있고(그림 2-29), 감마카메라의 기본적인 구성은 ① 조준기, ② NaI 결정과 광전자증배관, ③ 파고분석기[61]와 마이크로프로세서, ④ 영상기록장치와 영상표시장치, ⑤ 전시 스캔보조장치, ⑥ 컴퓨터 시스템이다.

조준기는 방사성 동위원소에서 방출되는 감마선은 무작위한 방향으로 나아간다. 따라서 인체 외부에 설치된 감마선 센서로 검출한 감마선이 어느 방향에서 나왔는지를 판별하는 것이 불가능하다. 감마선 센서로 검출한 감마선이 어느 방향에서 나왔는지를 알아야만 영상이 가능해진다. 조준기(Collimator : 칼레메이터)는 일종의 필터로서 스캔부위에서 방출되는 감마선을 기하학적으로 제한하여 필요한 부위에서 방출되는 감마선만이 NaI(T_1)과 반응하도록 한 기구이며, 검사목적과 방사성 동위원소의 에너지에 따라 선택한다. NaI(T_1) 섬광체 위에는 다수의 광전자증배관이 광학적으로 배치되어 있다.

(6) 섬광계수기

여러 가지 종류의 형광물질로 구성된 섬광체(Scintillator : 신틸레이터)에 방사선이 조사되면 흡수 에너지에 비례하여 순간적으로 빛을 발생시킨다. 섬광체와 광전자증배관은 광학적으로 결합되어 있기 때문에 섬광체의 발광은 광전자증배관에서 전자흐름으로 변환된다.

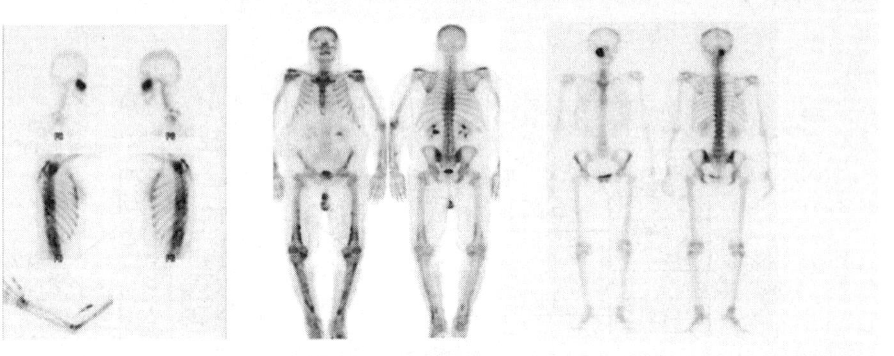

그림 2-30 • 섬광계수법

(7) ECT

X-선 조사로 단층촬영이 되는 X-선 CT는 투과 X-선에 의한 흡수계수를 투영데이터로 체외에서 검사하는 것이라 한다면 방출 전산화 단층촬영장치라고 하는 ECT(Emission Computed Tomography

61) 파고분석기 : 우리가 원하는 에너지에 해당하는 광자만을 계수할 수 있도록 하는 것. 선원정으로부터 검출기로 직접 방사되는 주광자들은 산란된 광자나 배후광자들로부터 구별되어야 한다. 파고분석기는 파의 진폭을 이용해서 바로 이런 역할을 수행한다.

: 이미션 컴퓨티드 토모그래피)는 체내장기에 방사성 동위원소를 분포시켜 체외로 방출되는 감마선 측정 후 컴퓨터단층촬영방법이다.

1) SPECT

체표면을 따라 회전각도에 대하여 일정 시간 동안의 투영계수를 얻는다. 보통의 섬광카메라에 의한 스캔상 획득방법과 동일하나 방사능의 양적 분포를 획득하여 영상의 탐지능력을 높이고 주입된 방사성 의약품의 생리학적 기능을 운동역학적인 변화로 아우러진 공간적 데이터를 여과하며 영상에 포함된 잡음은 제거한다. 단층촬영에 사용되는 섬광카메라는 회전을 위한 기계적 구동장치와 섬광검출기의 배영방법에 따라 다르게 구성된다(그림 2-31).

① SPECT(Single-photon Emission Computed Tomography : 싱글-포톤 이미션 컴퓨티드 토모그래피) 장치는 감마카메라와 구조는 매우 흡사하다. 다만 360[°] 회전하면서 투영데이터 결합을 얻어야 하기 때문에 감마카메라 헤드를 회전시킬 수 있는 기계장치가 있다. SPECT는 여러 개의 검출기를 이용하거나 대향형 검출기로서 스캐닝하여 단층상을 얻는 방법 또는 섬광카메라에 평행다중 구멍조준기[62]를 부착하고 체축 주위를 회전하면서 투영데이터를 수집하여 단층상을 만드는 방법 등이 있다.

② NaI(Tl) 결정과 광전자증배관으로 구성된 섬광검출기는 공기, 수분 및 빛으로부터 차단되도록 알루미늄 차폐체(Protector : 프로텍터)에 봉합된 소형의 원판형 NaI(Tl) 결정과 광전자증배관, 그리고 외부로 나 있는 구멍과 전기신호 검출을 위한 몇 개의 단자(Port : 포트)가 있다.

③ 다검출기형 SPECT 카메라는 특히 높은 해상력과 3차원 동시 데이터 수집으로 수평면, 시상면, 관상면 3방향 단층상의 연속성과 분해능의 방향성을 확보할 수 있는 특징 때문에 주목을 받고 있다. 최소 스캔 시간이 10초로 대단히 짧으며 고속 동태계측도 가능하다.

2) SPECT 진단에 이용되는 핵종이 갖추어야 할 조건

① 감마선 방출 핵종은 피폭이 경감되어야 한다.

② 검출광자는 단색이며 또한 그 에너지는 200[keV] 이하의 범위이어야 한다.

③ 1붕괴당 검출대상 광자의 방출확률이 가능한 높아야 한다.

④ 검출대상 광자보다 높은 에너지를 가진 광자를 방출하지 않아야 한다.

⑤ 인체에 대량 투여가 가능한 반감기가 짧은 핵종이어야 한다.

---

62) 평행다중 구멍조준기 : 조준기의 구멍들을 서로 평행하게 배열한 것으로 상의 크기가 조준기 사이의 거리에 무관하게 일정한 크기의 스캔상으로 구성된다.

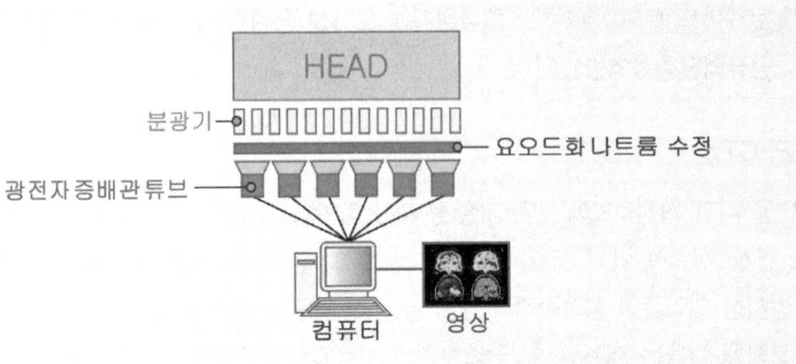

그림 2-31 ● SPECT의 구조도

(8) 양전자단층촬영

양전자단층촬영(Positron Emission Tomography(PET) : 포지트론 이미션 토모그래피)은 양전자를 방출하는 방사성 의약품을 체내에 주사한 후 인체 내에서 발생하는 방사선의 분포를 영상화하여 암의 발생 및 재발 유무 등을 진단하는 방법이다.

① 체내에서 일어나는 현상을 알아내기 위하여 인체를 구성하는 물질에 양전자를 방출하는 방사성 동위원소를 투여하여 소량의 방사성 의약품으로도 체내에서 일어나는 변화를 감지할 수 있다.

② 체내에 주사된 방사성 의약품은 체외의 카메라를 통하여 인체 내의 포도당 대사 분포를 영상화할 수 있도록 도와준다. 현재 가장 많이 사용되는 방사성 의약품은 포도당 유도체인 FDG(Fluoro-Deoxyglucose : 플러로-디옥시글루코스)이다.

③ 양전자 방출 방사성 동위원소에서는 직접 감마선이 방출되지 않고 일단 양(+)전하(Positive charge : 포지티브 차지)를 띤 전자(Electron : 일렉트론), 즉 양(+)전자가 방출되어 이 양(+)전자가 매우 짧은 거리를 조직 내에서 비행하는 동안 운동에너지를 상실하여 정지하고 음(−)전하(Negative charge : 네거티브 차지)를 띤 보통의 전자와 결합한다. 이 과정을 소멸반응[63](Annihilation process : 애니힐레이션 프로세스)이라고 한다.

④ 소멸반응 과정에서 두 전하를 띤 입자가 질량을 손실하면서 511[keV]의 에너지를 갖는 두 개의 감마선을 180[°] 방향으로 방출하는데 이때 방출된 한 쌍의 감마선은 대상 생체를 투과하여 생체를 둘러싸고 있는 고리 모양의 감마선 검출기에 측정됨으로써 양전자 방출 핵종의 체내 분포에 대한 공간적 위치 정보를 제공한다. 이를 검출하여 영상을 구성하는 장치가 양전자단층촬영장치이다. 이 촬영영상은 질병과정에서 독특하고도 중요

63) 소멸반응 : 양전자를 방출하는 방사성 동위원소가 표지된 방사성 의약품을 투여하면 양전자 핵종은 주위의 전자와 충돌하여 운동에너지를 잃게 되고 양전자가 정지상태에 가까웠을 때 주위의 전자와 결합·충돌하여 운동에너지를 잃게 되고 전자와 결합하여 소멸하면서 511[keV]의 에너지를 갖는 한 쌍의 감마선으로 변형된다.

한 기능적인 정보를 제공하여 각종 질병의 조기진단 및 미세한 변화를 찾아낼 수 있는 장점이 있다.

⑤ 사용되는 방사성 의약품은 일반적인 단일광자 방출 방사성 동위원소 표지화합물보다 대개 원자크기가 작고, 화학적 성질이 같은 동위원소를 치환하여 생리적인 물질의 성질이 거의 변하지 않아 생리과정을 조사하는 데 더욱 적합하다. PET에 사용되는 방사성 동위원소는 반감기가 짧기 때문에 이를 병원 내에서 만들기 위해 소형의 사이클로트론[64] 장치가 필요하다. 또한 이 방사성 동위원소를 짧은 시간 안에 추적 약품에 표지할 수 있는 방사성 동위원소 표지화합물 생성장치가 필요하다. 그림 2-32는 사이클로트론 장치를 나타내었다.

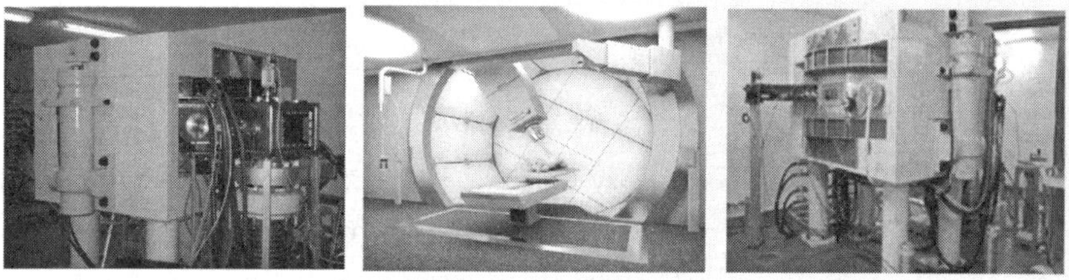

그림 2-32 • 사이클로트론 장치

⑥ 한 쌍의 감마선을 검출하기 위해서는 역시 서로 마주보는 한 쌍의 검출기가 필요하다. 감마선이 방출된 위치는 한 쌍의 검출기를 연결하는 직선상의 어느 곳이 된다. 감마선 센서 배열 중 어느 두 개가 동시에 감마선을 감지하는가를 알아내는 것을 동시발생감지라고 한다. 동시발생을 감지했다면 동시발생감지가 일어난 두 개의 감마선 센서를 잇는 직선상에서 양전자 붕괴가 일어났다는 것을 의미하고 따라서 양전자 붕괴를 감지하는 경우에는 시준기가 없어도 양전자 붕괴가 일어난 직선의 위치를 파악할 수 있다. 이 부분을 알기 위하여 필요한 장치가 동시회로(Coincidence circuit : 코인서던스 서킷)이다. 양전자단층촬영(Positron Emission Tomography(PET) : 포지트론 이미션 토모그래피)은 검출기를 고리상으로 배치하게 된다.

⑦ 각 검출기 쌍에 대하여 하나의 동시회로를 부착하여 동시 또는 더 정확히 일정한 짧은 시간 내에 검출기에 도달한 감마선만을 선택하여 방출 위치를 계산하거나 유효 감마선만을 추출하게 된다. 이렇게 검출된 감마선량을 이용하여 영상을 재구성하는 방법은 SPECT의 경우와 거의 동일하다. 3검출기 방식의 SPECT 시스템을 그림 2-33에 나타내었다.

64) 사이클로트론 : 수소원자에서 전자를 제거한 수소이온에 전기 에너지로 약 13백만 전자볼트의 에너지를 실을 수 있도록 한 입자가속장치로서, 이때 가속된 입자는 원자핵에 부딪혀 양성자수를 변화시켜 새로운 물질을 만들어내는 핵반응이 가능하게 하는 이온 가속장치이다.
PET에 사용되는 핵종 : 11C, 13N, 15O, 18F 등이다.

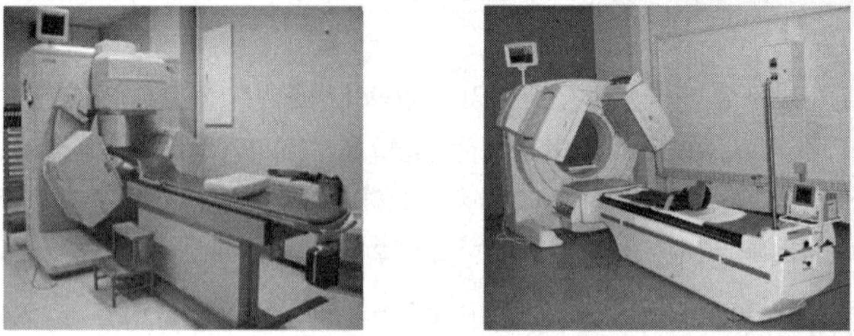

그림 2-33 • 3검출기 방식의 SPECT 시스템

1) PET(양전자단층촬영)의 임상이용

체내 대사나 생화학적 변화를 추적할 수 있는 새로운 방사성 의약품의 개발과 더불어 날로 발전하고 있으며, 현재 FDG(Fluoro Deoxy Glucose : 플루오르 디옥시 글루코스)라는 **포도당 추적자**를 가장 많이 이용하고 있다. 1980년대 이후에도 **양전자단층촬영**(PET) 관련 기술이 계속 발전하여 영상 해상도와 영상 질이 향상되고 영상을 얻는 기술이 많이 자동화되고 있다.

① 최근에는 PET/CT라는 최첨단 기기를 개발하여 환자의 CT 영상과 양전자단층촬영(PET) 영상을 동시에 얻어 병소[65]의 형태학적 변화와 생화학적 변화를 함께 볼 수 있기 때문에 질병의 진단이 보다 정확해졌다. PET와 CT를 한 기계에 합쳐 놓은 것을 PET/CT라고 한다. PET 영상은 해상도가 CT나 MRI에 비해 매우 나쁘다. CT나 MRI의 해상도는 0.5[mm] 수준이지만 PET은 2~4[mm] 정도이다.

② 양전자단층촬영(PET)은 방사성 동위원소의 분포만을 보여주므로 해부학적인 모양과 일치하지 않는 경우가 대부분이다. 정확한 PET 진단을 위해서는 PET 영상을 CT나 MRI 영상에 정합하는 것이 필요하다. 영상처리 기술의 발달로 PET와 CT 영상을 따로 촬영하더라도 이 두 영상을 정확히 정합하는 것이 가능하다. 그러나 서로 다른 두 개의 기계에서 따로 촬영하는 것은 매우 번거로운 일이다. 그리하여 만들어진 기계가 PET/CT이다.

③ PET와 CT영상을 같은 기계에서 동시에 촬영하기 때문에 촬영의 효율성이 매우 높아졌고 또한 PET와 CT 영상 간의 정합을 보다 정밀하게 할 수 있게 되었다. CT는 정확한 해부학적 정보를, 양전자단층촬영(PET)은 암진단 등에 필요한 생화학적 정보를 제공하므로 PET/CT는 암의 조기진단 등에 널리 쓰이고 있다.

④ 개발 초기에는 주로 연구목적으로 사용하던 PET은 현재는 각종 질병을 진단하기 위한

65) 병소 : 병원체가 몸 안에 자리잡고 번식하면서 병을 일으키는 자리이다.

첨단 임상 영상검사로 널리 사용하고 있다. 임상에서 가장 많이 이용하고 있는 분야는 암 질환의 조기진단, 치료효과 판정, 재발의 발견 등이다.

⑤ 폐암, 식도암, 두경부암, 임파종, 유방암, 갑상선암, 자궁암, 췌장암, 위암, 대장암, 뇌종양에서 많이 이용하고 있으며, 알츠하이머병, 파킨슨씨병, 간질과 같은 뇌 질환과 일부 심혈관질환의 진단에도 PET를 사용한다.

2) PET(양전자단층촬영)의 원리

양전자를 방출하는 방사성 동위원소가 표지된 방사성 의약품을 투여하면 양전자 핵종은 주위의 전자와 충돌하여 운동에너지를 잃게 되고 양전자가 정지상태에 가까웠을 때 주위의 전자와 결합·충돌하여 운동에너지를 잃게 되고 전자와 결합하여 소멸하면서 511[keV]의 에너지를 갖는 한 쌍의 감마선으로 변형된다.

① 양전자가 방출된 핵과 소멸이 일어나는 곳의 거리는 수[mm]이고 감마선은 약 180[°] 방향으로 방출된다. 이때 방출된 한 쌍의 감마선은 대상 생체를 투과하여 생체를 둘러싸고 있는 고리 모양의 감마선 검출기에 측정됨으로써 양전자 방출 핵종의 체내 분포에 대한 공간적 위치정보를 제공한다. 이러한 감마선 검출하는 PET 검출 시스템이다. 그림 2-34는 SPECT 영상의 예(두개골, 심장)를 나타낸다.

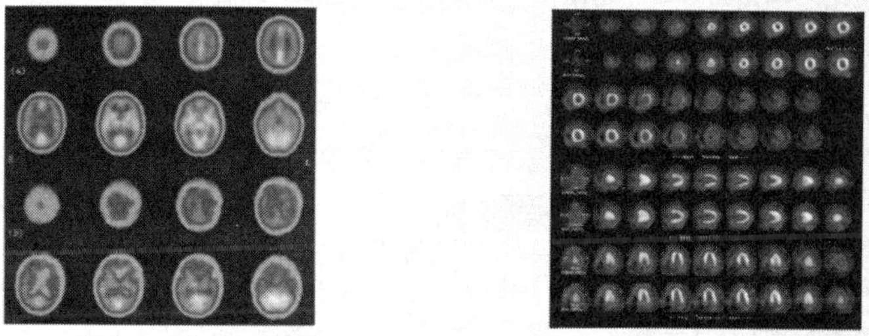

그림 2-34 ◦ SPECT 영상의 예(두개골, 심장)

② SPECT과 비교할 때 PET는 양전자 방출용 방사성 동위원소를 잘 볼 수 있게 하기 위하여 이온 가속장치(Cyclotron : 사이클로트론)를 함께 설치하여야 한다.

3) SPECT와 비교시 양전자단층촬영(PET)의 특징

① 생체의 생리학적, 생화학적 상태를 묘출한다.
② 분해능이 우수하고, 반감기가 짧다.
③ 조준기를 사용하지 않아 조준기의 감쇠가 없어지므로 감도가 우수하다.
④ 장치와 함께 Cyclotron(사이클로트론)이 필요하다.
⑤ 기기의 설치와 운용에 많은 비용과 전문적인 기술을 필요로 한다.

⑥ **양전자단층촬영(PET)장치의 구성** : SPECT에서와 마찬가지로 PET에서도 단층상 구성을 위해 필요한 기기 구성이 있다. PET(Positron Emission Tomography : 포지트론 이미션 토모그래피)는 구성원리가 SPECT와 유사하나, 양방향으로 방출되는 감마선을 검출해야 하는 점에서 전기적으로 감마선의 입사 방형을 검출할 수 있으므로 조준기를 사용할 필요가 없다는 것에서 SPECT(Single-Photon Emission Computed Tomography : 싱글-포톤 이미션 컴퓨티드 토모그래피)의 구성방법과 다소의 차이가 있다.

㉠ **양전자단층촬영(PET) 장치** : 카메라 대향형이나 다결정 검출기의 대향형 등 여러 가지가 있지만 다수의 검출기를 6각형, 8각형, 또는 고리상으로 배열한 것이 많이 사용되고 있다.

㉡ 양전자방사체에 발생하는 감마선을 검출하는 PET 스캐너 검출 시스템은 수만 개의 섬광체, 광전자증배관, 그리고 동시계수회로 등으로 이루어져 있다. 상용화된 PET 스캐너의 섬광체로는 밀도와 유효원자번호가 크고 511[keV] 감마선에 대한 저지능이 우수한 BGO(Bismuth Germanate Oxide : 비스무스 저마네이트 옥사이드)가 현재 많이 사용되고 있다.

㉢ **양전자단층촬영(PET)** : 서로 보고 있는 상태의 두 개의 검출기에서 동시에 입력신호가 들어왔을 때 출력신호를 내는 동시계수회로가 사용된다. 이에 의해 양쪽 검출기를 맺는 직선상에 양전자 방출 핵종이 존재한다는 것을 알 수 있고 여러 검출기 쌍에 실시하면 위치정보가 얻어져서 방사능 분포의 투영데이터를 얻게 된다. PET 정량성이나 해상력이 우수한 것도 이 때문이다. PET 시스템을 그림 2-35에 나타내었다.

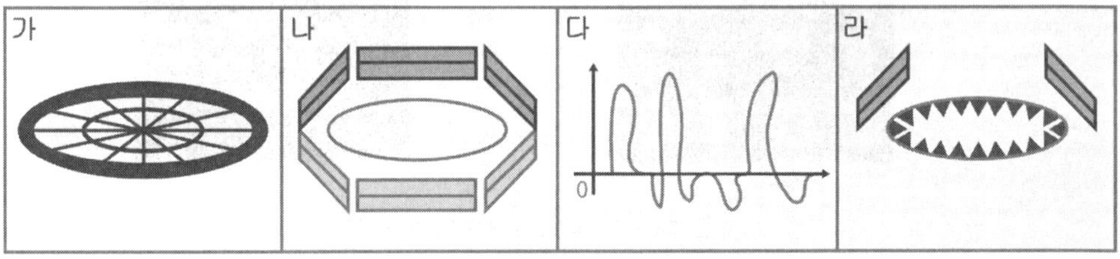

그림 2-35 • PET 시스템

4) 양전자단층촬영(PET)의 재구성

① **필터** : 배후 방사능과 잡음을 억제하고 표 2-16은 필터의 종류 및 특징에 대하여 설명한다.

② 감약을 보정하고, 균일도 보정하며, 회전중심 보정을 한다.

③ **재구성 후 처리** : 재구성 과정에서 생성된 단층상을 편평화와 영상강조를 목적으로 시행한다.

표 2-16 ● 필터의 종류 및 특성

고주파 필터	저주파 필터	특성파 대역 필터
고주파 데이터를 통과시키고 저주파 데이터는 제거시킨다.	고주파 데이터는 제거하고 저주파 데이터를 통과시킨다.	특정대역의 데이터만을 통과시키고 그 외의 대역은 제거시킨다.

5) 섬광카메라를 이용한 양전자단층촬영

양전자단층촬영(PET) 검사에 이용되는 방사성 의약품 중 가장 널리 이용되고 있는 FDG (Fluoro-2-Deoxy-D-Glucose : 플루오르 2 디옥시 D 글루코오스)가 뇌신경계, 심장질환뿐만 아니라 종양 진단에도 우수한 효과를 보이는 사실이 밝혀지면서 널리 보급되어 있는 섬광카메라를 사용하여 FDG 영상을 획득하려는 필요성이 대두되었다. 이러한 필요성은 섬광카메라－양전자단층촬영(PET) 겸용 또는 SPECT-PET 겸용 핵의학 영상기기 개발을 유도하고 있다. PET 영상진단기기를 그림 2-36에 나타내었다.

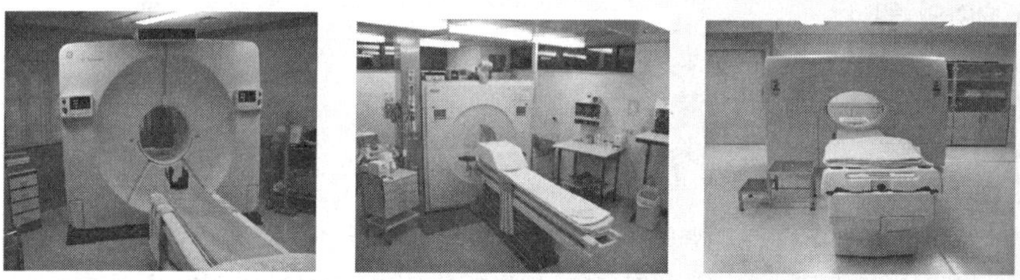

그림 2-36 ● PET 영상 진단기기

9. MRI

자기공명영상(Magnetic Resonance Imaging(MRI) : 마그네틱 레조넌스 이미징)은 1973년 폴로버터(Paul C. Lauterbur)에 의해 처음 자기공명분광법(Nuclear Magnetic Resonanc(NMR) : 뉴클레어 마그네틱 레조넌스)[66]을 단층촬영에 적용할 수 있다는 가능성이 제시되고 영상이 얻어진 이래, 지난 20년 동안 비약적인 발전을 이룩하였다. 자기공명영상 시스템은 기존의 다른 진단영상 시스템과 마찬가지로 어느 특정한 물리적인 양 하나만을 영상화하는 장치로 인식되었으나, 자기공명영상은 인체 내의 여러 가지 화학적인 특성(스핀격자완화시간, 스핀스핀완화시간, 화학적천이 등), 혈류속도, 확산계수(Diffusion coefficient : 디퓨전 코어피션트) 등 여러 가지 물리적

66) 자기공명분광법(Magnetic Resonance Spectroscope(MRS) : 마이크로 레조넌스 스펙트로스코프) : 핵자기공명 현상을 이용해 단층영상을 얻는 것을 자기공명영상이라고 하고 특정부위의 분광을 얻는 것을 자기공명분광법이라 한다.

인 양을 보여줄 수 있다는 것 등 인체 내부조직을 비관혈적으로 관찰할 수 있고 조직생리학적 정보를 제공하고 있는 현대 진단의학 분야에서 X-ray CT와 함께 질환 감별에 매우 중요한 위치를 차지하고 있다.

① 인체의 70[%] 이상을 차지하고 있는 물 성분 가운데 수소의 자기 모멘트 성질을 이용 주위 조직 상태에 따라 변하는 물분자의 자기공명학적 성질(NMR : 핵자기공명 현상)과 그 농도를 반영하는 자기공명신호 크기의 공간적 분포를 영상화한 것으로 X-ray 진단장비와는 달리 인체의 연부조직을 세밀히 관찰하는 데 그 능력을 보여주고 있다.

② MRI 장점 : 그 측정원리상 넓은 임상응용 확장성과 조직의 병리학적 상태에 대한 고민감성과 기존 X-ray를 비롯한 영상장비의 방사능 노출에 따른 위험성이 없으므로 임상적용으로 점차 확대되고 있는 추세이다.

③ 현재 질환 종류에 따른 다양한 인체조직의 생리학적 정보와 변화되는 물 분자의 자기공명학적 성질을 관찰할 수 있는 새로운 자기공명영상 측정방법이 지속적으로 개발되고 있으며, 자기공명영상기기의 시스템 성능도 점차 향상되고 있다.

(1) MRI의 원리

1) 핵자기공명 현상

핵자기공명(Nuclear Magnetic Resonance(NMR) : 뉴클리어 마그네틱 리조넌스) 현상을 보이는 원소로는 H(수소), C(탄소), Na(나트륨), P(인) 등이 있는데 현재 MRI(Magnetic Resonance Imaging)의 영상화에 생체조직에 가장 많이 포함되어 있고, 영상화에 있어서 감도가 높기 때문에 수소원자핵이 주로 이용되고 있다. 인체 내에서 수소원자는 물분자와 지방 분자에 주로 함유되어 있으며 그 외 기타 분자에 소량 함유되어 있다.

① 인(P)원자는 수소원자에 비해 매우 적은 양이 인체에 있어 신호의 크기가 미약하지만 인(P)원자는 생체 내 대사활동에 중요한 역할을 하므로 자기공명영상, 혹은 자기공명 분광법의 대상이 되기도 한다. 수소원자핵은 전자와 마찬가지로 스핀운동을 한다.

② 수소원자핵은 양의 전하를 가지고 있으므로 스핀운동에 의해 자기모멘트(Magnetic moment : 마그네틱 모멘트)를 가진다. 즉 수소원자핵을 미세한 자석으로 볼 수 있는 것이다. 수소원자핵들이 무수히 있을 때 수소원자핵의 자기모멘트는 일정한 규칙이 없이 무작위한 방향으로 놓이게 된다. 따라서 수소원자핵들의 자기 모멘트는 서로 상쇄되어 외부에서 수소원자핵들의 집합을 보면 자성이 없는 것으로 보인다. 그러나 이들 수소원자들이 정자장(Static magnetic filed : 스태틱 마그네틱 필드) 안에 놓이게 되면 일부 원자들은 정자장과 같은 방향으로 그리고 나머지는 반대방향으로 정렬하게 된다.

③ 정자장과 같은 방향으로 정렬한 원자핵은 낮은 에너지 준위에 있으며 반대방향으로 정렬한

원자핵은 높은 준위에 있게 된다. 높은 준위에 있는 원자핵의 수보다 낮은 준위에 있는 원자핵의 수가 극소량 더 많다. 따라서 수소원자핵의 집합은 정자장 내에서 매우 미약하지만 자성을 띠게 된다. 이러한 현상을 상자성(Paramagnetism : 파라마그네티즘)이라 하며 외부자계에 의해 형성된 자성을 자화(Magnetization 마그네티제이션)라 한다. 그러나 수소원자핵 집합이 띠는 자화의 크기는 매우 미약해서 일반적인 상황에서는 느낄 수 없다.

④ 열적인 평형상태에서는 높은 에너지 준위와 낮은 에너지 준위 사이를 천이하는 핵들의 수가 서로 같아 이들 에너지 준위에 있는 원자핵 수의 차는 일정한 값을 유지하게 된다. 평형상태를 유지하고 있는 원자핵에 에너지 준위 차만큼의 에너지를 갖는 전자파를 원자핵에 인가하면 낮은 에너지 준위에 있는 원자핵들 중 일부는 높은 에너지 준위로 천이하게 되는데 이를 핵자기공명(Nuclear Magnetic Resonance(NMR) : 뉴클리어 마그네틱 리조넌스)이라고 한다. 이 전자파는 수십 내지 수백 [MHz] 정도의 고주파(Radio Frequency(RF) : 라디오 프리퀀시)대역의 주파수를 갖는다.

⑤ 수소원자의 Gyromagnetic ratio(지로마그네틱 레티오)는 42.58[MHz/Tesla]이다. 이에 따라 3[T]의 자계에서 수소원자의 핵자기공명 주파수는 127.7[MHz]가 될 것이다. 전자파의 인가가 중지되면 높은 에너지 준위에 있는 원자핵이 낮은 에너지 준위로 전이되면서 열적인 평형상태로 돌아가게 되고, 이때 외부에 설치된 고주파 코일(RF Coil)에 전기신호가 유도되는데 이를 자유유도감쇠(Free Induction Decay(FID) : 프리 인덕션 디케이)신호라 한다. 이 자유유도감쇠 신호를 감지하고 컴퓨터로 처리하여 영상을 만들게 되는 것이다.

⑥ 핵자기공명 현상이 일어나 수소원자핵이 높은 에너지 준위로 천이하면 자화 벡터는 수평면에 눕게 된다. 자화 벡터가 수평면에 눕는 순간 전계가 유도된다. 즉 고주파 코일에 전압신호가 발생하는 신호가 핵자기공명 신호인 것이다. 외부 자기장의 영향에 의한 세차운동[67]을 그림 2-37에 나타내었다.

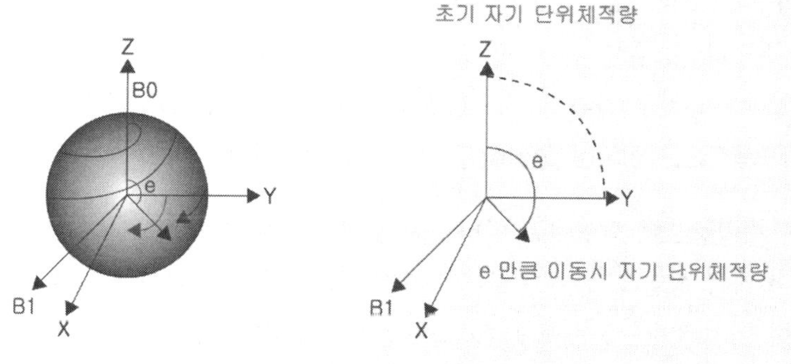

그림 2-37 • 외부 자기장의 영향에 의한 세차운동

67) 세차운동 : 강체가 회전운동을 하고 있을 때 외력의 모멘트가 가해지면 그 회전축이 주기운동을 하는 현상이다.

2) 분광영상법

자기공명영상법은 자기공명분광법에서 비롯된 것이기 때문에 자기공명영상법과 자기공명분광법의 결합은 자연스러운 것이라 하겠다.

① 자기공명영상법은 인체 내 수소원자핵의 밀도를 영상화한 것으로 수소원자핵의 화학적인 분광특성을 고려하지 않고 있다. 반면 자기공명분광법은 원자핵의 공간적인 밀도분포에 관한 정보에 구애되지 않고 시료의 화학적인 분광정보만을 얻고자 하였다.

② 자기공명분광법에서는 공간적으로 균일한 시료를 고주파 코일에 삽입하고 신호를 수집하기 때문에 시료에서 발생되는 신호는 원자핵의 화학적 천이에 관한 정보를 담고 있어 신호를 수집한 뒤 이를 푸리에 변환하면 분광정보를 얻을 수 있다.

③ 자기공명분광영상법에서 영상법으로는 신호원의 공간적인 정보를 분해하고 분광법으로는 분광정보를 분해하여 3차원의 공간정보에 1차원의 분광정보를 더한 4차원 영상을 얻는 것이라 할 수 있다.

④ 분광영상법을 이용하면 원자핵의 공간적인 분포뿐만 아니라 그 원자핵의 분광정보까지도 동시에 알 수가 있어서 진단의 정확도를 높일 수가 있다. 분광영상법(Spetroscopic imaging : 스펙트로스코픽 이미징)으로 보는 원자핵은 수소와 인이다. 인은 인체의 신진대사와 관련된 원소이기 때문에 인의 분광을 얻는 것은 진단에 중요한 정보를 제공한다.

⑤ 해부학적 이상을 전혀 동반하지 않은 질병으로 인한 대사상태의 변화와 대사물질의 구성 및 양을 In Vivo상태에서 비침습적인 방법으로 측정할 수가 있다. 간단하게는 체적선택기법(3D volume localization technique : 3D 볼륨 로컬리제이션 테크닉)을 이용하여 원하는 부위에서 발생하는 자기공명신호의 분광정보를 분석할 수도 있고 또는 4차원 분광영상법을 이용하여 영상과 분광측정을 동시에 시행할 수도 있다.

3) 기능적 영상법

기능적 영상법(Functional imaging : 펑션 이미징) : 인체 내 혈액은 산소포화도에 따라 자화율이 약간 변한다. 노벨상 수상자인 J. Pouling은 액체상태 혈액의 자기적인 성질에 관하여 연구하였다. 이 연구 결과에 따르면 산소와 결합한 산화헤모글로빈은 반자성 성질을, 산소를 잃은 환원헤모글로빈은 상자성 성질을 갖는 것으로 규명되었다.

① 자기공명영상으로 촬영하는 일반적인 조직들은 반자성 성질을 갖는데 반자성 조직주위에 상자성 성질을 갖는 물질이 있으면 자화율의 불균일성에 의해 자장 강도의 불균일성이 야기된다. 즉 혈액에 존재하는 상자성의 환원헤모글로빈은 반자성 성질을 갖는 주변 조직들과 인접했을 때 자화율 차이에 의하여 자장의 불균일성을 야기한다. 이 자장의 불균일성은 자기공명신호의 크기에 영향을 줄 수 있다.

② 뇌에서 활동을 하는 부분은 활동을 하지 않는 부위에 비해 산소를 더 많이 쓴다. 따라

서 그 부위에는 혈액공급량이 일시적으로 증가하며 그 부위의 자성이 일시적으로 바뀌는 것을 의미한다. 이 자성 변화에 의해 활동 부위의 MRI 신호 크기는 2~4[%] 정도 바뀌게 된다. 뇌가 정해진 틀에 따라 활동하게 하면서, 즉 뇌에 적절한 자극을 주면서 MRI 영상을 계속 얻으면 활동이 없는 부위의 화소값은 일정한 값을 갖지만 활동이 있는 부위는 화소값이 바뀌게 된다.

③ 화소값이 뇌자극 패턴에 따라 변하는 부위를 통계적인 방법으로 찾아 도시하는 것을 기능적 영상이라 한다. 통계적 처리방법으로 SPM(Statistical Parameter Mapping : 스테티스티컬 파라미터 매핑) 방법이 많이 쓰인다.

4) 영상의 구성

MRI에서 영상구성 기법은 2차원적인 방법이나 3차원적인 방법 등 여러 방법들이 개발되어 있다. 그 중에서 목적 단면을 먼저 선택하고 푸리에 변환법으로 영상을 구성하는 방식이 가장 일반적으로 사용되고 있다.

① 자기공명영상은 기본적으로 수소밀도분포를 영상화하는 것이라 할 수 있다. 수소밀도가 높은 곳에서는 신호가 크게 나오기 때문이다. 자장이 매우 균일하다면 수소원자의 공간적 위치에 상관없이 모든 수소 원자는 같은 공명주파수를 가질 것이다. 일반적으로 고주파 코일은 한 개 사용되며, 고주파의 파장은 사람의 크기보다 길기 때문에 고주파 코일에 수신된 핵자기 공명신호로부터 수소원자의 위치를 구별할 수 없다. 수소원자의 위치를 구별하기 위해서는 수소원자의 공명주파수 혹은 위상을 위치에 따라 다르게 하는 것이 필요하다. 이를 위해 경사자계코일(Gradient coil : 그래디언트 코일)을 사용한다. 경사자계코일은 X방향, Y방향, Z방향의 세 개가 사용된다.

② 위치에 따라 공명주파수를 바꾸어주는 경사자계를 주파수 인코딩 경사자계, 그리고 위상을 바꿔어 주는 것을 위상 인코딩 경사자계라고 한다. MRI에서 원하는 단면 내에서만 신호가 나오게 하기 위해 수소원자핵에 고주파를 인가할 때 경사자계를 동시에 인가한다. 이 경사자계를 단면선택 경사자계라 하고, 이때 고주파 펄스의 모양은 주파수영역에서 사각형 모양이나 가우시안 모양을 갖도록 설계된다. 고주파 펄스의 모양은 싱크(Sinc)함수가 많이 쓰인다.

③ 2차원 단면에서만 MRI 신호가 나오게 하면서 주파수 인코딩 경사자계와 위상 인코딩 경사자계를 인가하여 MRI 신호를 수집하면 MRI 신호는 수소밀도분포의 2차원 푸리에 변환이 된다. 그래서 MRI 신호는 K영역(혹은 공간주파수영역)에서 수집한다고 한다. MRI 신호를 2차원 역푸리에 변환을 하면 수소밀도분포를 나타내는 영상을 얻을 수 있다. 단면영상을 얻기 위한 신호는 2차원 신호인데 고주파 코일이 수신하는 신호는 1차원 신호이므로 MRI 신호를 여러 번 받아야 한다. MRI 신호를 받을 때마다 주파수 인코딩 경사자계는

같은 모양으로 하지만 위상 인코딩 경사자계는 모양이 바뀐다.

④ 어떤 원자핵을 자기공명시키기 위해서는 라머 주파수와 일치하는 고주파를 가하고 또 라머 주파수는 정자장의 세기와 비례하여 변화한다. 만일 정자장(외부자장)의 세기가 인체 전 부분에서 모두 같을 경우에 수소원자핵의 라머 주파수로 수소원자핵을 공명시키면 인체 모든 부분의 수소원자핵이 공명되어 단명상이 얻어지지 않는다. 그러므로 그레이디언트 코일[68](Gradient Coil)을 이용하여 외부자장의 세기를 다르게 일정간격으로 기울기를 만들어 자장세기에 따른 라머 주파수에 변화를 준다. 여기서 단면(Z)의 수소원자핵 라머 주파수에 해당하는 공명주파수를 가하면 해당 단면의 수소원자핵만이 공명을 일으키게 된다. 이렇게 일정 방향으로 자장의 기울기(Gradient : 그레이디언트)를 만들어 줌으로써 단면상은 선택된다.

⑤ Z방향의 단면이 선택되면 그 단면 내 각 픽셀들의 위상은 모두 같으므로 각 픽셀에서 나오는 신호(MR 신호)는 모두 같게 나온다. 따라서 이의 공간적 분해를 위해 또 다른 그레이디언트 코일을 이용하여 X방향과 Y방향으로 자장의 기울기를 두어 세기를 달리하면 단면(Z)의 각 픽셀에서 나오는 신호는 각각 위상과 주파수가 다르게 된다. 이 신호를 푸리에 변환의 과정으로 처리하면 각 픽셀에서 나오는 신호강도를 분리할 수 있게 되어 공간적으로 나타낼 수 있게 된다.

⑥ 자기공명영상신호의 크기 : 자기공명영상신호의 크기는 수소밀도에만 관계되는 것이 아니다. 자기공명신호의 크기는 스핀격자 완화시간, 스핀-스핀 완화시간과도 관계가 있다.
자기공명영상의 대조비는 크게 스핀밀도, 스핀격자 완화시간, 스핀-스핀 완화시간에 의해 결정된다.

5) 영상 파라미터

펄스 연쇄(Pulse Sequence : 펄스 시퀀스)에 추가하여 여러 파라미터들을 스캔 전에 설정하게 된다. 선택단면의 두께, 단면 사이의 간격, FOV[69](Field of View : 필드 오브 뷰), NEX(Number of Excitation : 넘버 오브 엑사이티션), TR(Repetition Time : 리피티션 타임), TE(Time Echo, Echo Time : 타임 에코, 에코 타임), 대역폭(Band width : 밴드위드), 매트릭스 크기(Matrix size : 매트릭스 사이즈) 등이 있다. 부가적으로 반전시간, 포화 펄스 등을 선택할 수 있다.

가. 단면두께

단면의 두께는 영상의 화질과 해상력에 영향을 준다. 두께가 증가하면 신호 대 잡음비의 증가로 영상관찰은 수월하나 너무 큰 단면두께는 임상정보 제공에 있어 적당하지 않다.

68) 그레이디언트 코일 : 자기공명영상장치에서 원하는 경사자장을 생성시키기 위한 코일이다.
69) FOV(Field of View : 필드 오브 뷰) : 시계(視界). 시찰기기를 통하여 관찰할 수 있는 각도와 영역이다.

나. NEX

NEX(Number of Excitation : 넘버 오브 엑사이테이션)는 스핀의 여기 횟수를 의미하는데 각 복셀[70](Voxel)로부터 신호를 얻는 횟수이다. 신호 수집을 1회만 하면 잡음에 의해 신호가 변경될 수 있지만, 신호 수집의 횟수가 증가하면 잡음을 최소화할 수 있다. 신호 대 잡음비는 NEX(Number of Excitation : 넘버 오브 엑사이테이션)의 제곱근에 비례한다.

다. 매트릭스 크기

위상 부호화수를 좌우하는 매트릭스 크기(Matrix Size : 매트릭스 사이즈)의 선택은 검사기간, 신호 대 잡음비 해상력을 결정하는 데 매우 중요하다. 매트릭스의 크기를 고정시키고 시야(Field Of View(FOV) : 필드 오브 뷰)를 크게 하면 픽셀의 크기가 증가되어 해상력은 저하되나 반대로 시야를 작게 하면 해상력은 증가한다.

라. 대역폭

대역폭(Bandwidth : 밴드위스)을 조절하면 잡음을 줄이면서 신호 대 잡음비는 증가시킬 수 있다. 넓은 대역폭은 복셀(Voxel)에서 나오는 신호 외에 잡음까지 포함하지만 좁은 대역폭을 사용하면 수신되는 잡음을 줄일 수 있다.

마. TR

TR(Repetition Time : 레퍼티션 타임)은 다음 펄스가 적용되기 전까지 시간의 길이를 의미한다. TR이 길수록 종축 자기화의 회복이 더 많아지게 되기 때문에 다음 펄스가 적용되었을 때 횡축으로 이동이 더욱 커지게 된다.

바. 반사시간

반사시간(Echo time : 에코 타임)은 RF 펄스가 모이는 시간을 결정한다. 즉 고주파 펄스를 인가하고 난 뒤 핵자기공명신호를 수집하기까지 걸리는 시간이다. 횡축자기화의 붕괴는 RF 펄스가 멈추면서 시작되므로 TE[71]가 길수록 신호를 만드는 횡축자기화 성분이 Mxy 면에 조금밖에 남지 않게 된다. 때문에 TE(Time Echo, Echo Time : 타임 에코, 에코 타임)가 짧을수록 신호 대 잡음비는 높아지고 TE가 길수록 신호가 작아져 신호 대 잡음비가 낮아진다.

---

70) 복셀(Voxel) : 3D 공간의 한 점을 정의한 일단의 그래픽 정보. 엑스선, 음극선, 자기공명사진(MRI)을 여러 각도에서 보기 위해 복셀로 된 영상을 사용한다.

71) TE(Time Echo, Echo Time : 타임 에코, 에코 타임) : 스핀 에코(Spin echo)에서 90[°] 펄스(Pulse)에서 에코 시그널(Echo signal)까지의 시간이며 조직이 흡수한 에너지를 방출하는 시간이다.

(2) MRI 영상 시스템

MRI에 필요한 장비들은 MRI의 원리로부터 생각할 수 있다. MRI 시스템의 기본구성을 그림 2-38에 나타내었다.

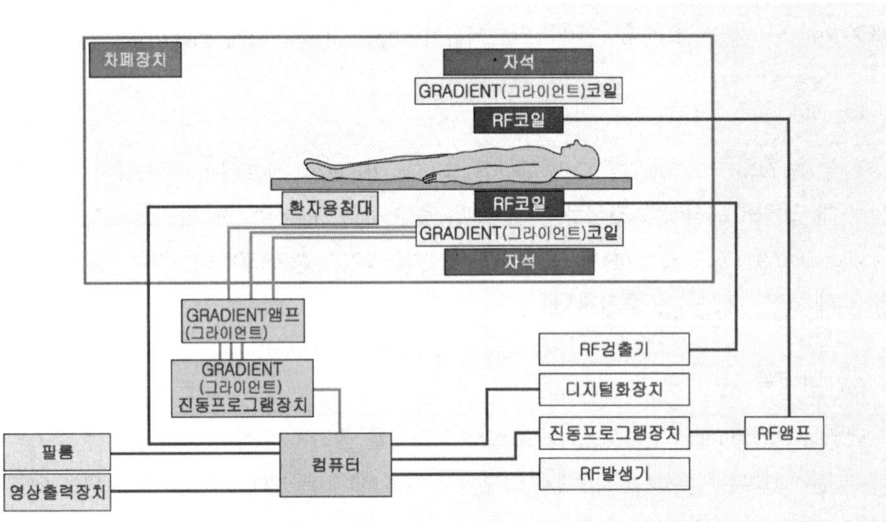

그림 2-38 • MRI 시스템의 기본구성

1) 정자장장치

정자장 발생장치는 MRI의 시스템의 기본성능을 결정하는 것으로서 높은 자장 균일성과 자장이 시간적으로 안정되고, 누설자장 및 소비전력이 작아야 하는 등의 특성을 요구한다. 정자장 발생에는 영구자석, 상전도 자석, 초전도 자석 방식이 있다. 최근에 가장 많이 사용되고 있는 것은 초전도 자석이다.

초전도 자석 방식의 초전도(Super conductive : 슈퍼 컨덕티브)란 전기저항이 0이 되는 상태를 말한다. 따라서 전기저항이 없기 때문에 발열에 의한 전기손실이 없다. 그러므로 초전도 현상이 일어나는 물질로 고리를 만들어 전류를 흘리면 소모 없이 영구 자기장을 만들어 낼 수 있다. 영구 자기장이 만들어지는 만큼 보통의 전자석과는 달리 강력한 자기장을 만들어 내는 것이 가능하다.

① 초전도 현상은 절대온도에 가까운 극저온에서 일어난다. 따라서 초전도 물질을 냉각하기 위해 값비싼 헬륨 액체를 냉각재로 사용하고 있다. 현재 극저온이 필요 없는 신초전도 물질이 잇달아 발견되면서 최고온도도 올라가고 있으며 초전도 상태를 유지하기 위해서는 초전도 현상이 일어나는 임계온도 이하가 되어야 한다. 또한 임계온도보다 낮은 온도에서도 초전도체를 흐르는 전류의 크기나 주위의 자기장의 강도가 어느 한계를 초월하면 초전도 상태가 무너져 보통의 상전도 상태로 옮겨가 버린다. 이 한계치를 임계전류밀도, 임계

자기장이라고 한다. 이들 임계조건이 무너지면 초전도체는 초전도성을 상실하고 상전도 상태가 되는데 이 현상을 퀀칭(Quenching)이라 한다.

② 퀀칭(Quenching)이 발생하면 상전도 상태의 전기저항으로 대량의 열이 발생하고, 초전도체를 용해시키거나 값비싼 냉각재를 증발시키는 손실이 발생하므로 초전도 자석의 설계나 설치에 있어서는 충분한 대책이 강구되어야 한다.

③ MRI용 초전도 코일 재료로는 Nb-Ti(니오븀－티타늄) 합금이나 Nb_3Sn(니오븀 주석) 화합물 등이 있다. 액체헬륨 내에 초전도 코일이 들어가고, 그 바깥쪽은 진공상태에 있으며 또 액체질소에 둘러싸여 있는 보온구조이다. 이 저온 용기를 일반적으로 저온유지장치(Cryostat : 크라이어스탯)라 한다. 액체질소가 사용되는 이유는 고가의 액체헬륨이 증발되는 것을 방지하고 냉각상태를 보호하기 위해서다.

④ 초전도 자석은 자장이 세고(0.5~3.0[T]), 자장의 공간균일도가 좋으며, 자장의 시간적 안정성이 뛰어나 가장 많이 이용되고 있다. 초전도 자석은 영상을 얻고자 하는 부위에 원하는 자장을 만들어주지만, 초전도 자석 주변에 원하지 않는 누설자장를 함께 형성한다. 이 누설자장은 심박보조장치 등과 같은 의료기구의 오동작을 유발할 수 있기 때문에 누설자장이 적절한 수준으로(일반적 5[Gauss] 이하) 감쇠되는 공간까지를 확보해야 하므로 자기공명영상 시스템의 설치공간은 다른 진단영상 시스템에 비해 매우 커야 하는 문제점이 있다.

⑤ 최근에는 이 누설자장을 효과적으로 줄일 수 있는 자장차폐 기술이 개발되어서 공명영상 시스템의 설치공간도 획기적으로 감축되었다. 왜곡이 없는 단층영상을 얻기 위해서는 영상을 하고자 하는 부위에서 정자장이 매우 균일해야 한다. 보통 자기공명영상 시스템에서 쓰는 자석들은 보통 직경 30[cm] 구 안에서 수십[ppm] 이하의 자장균일도를 갖는다.

㉠ 초전도 자석 방식의 장점 : 높은 자장을 발생시킬 수 있어 영상의 고해상도, 짧은 스캔 시간, 분광학(Spectroscopy : 스펙트로스코피), 현미경검사(Microscopy : 마이크로스코피) 등에 많이 쓰인다.

㉡ 초전도 자석 방식의 단점 : 주기적으로 고가의 액체질소와 액체헬륨을 공급해야 하므로 운영비가 많이 든다.

2) 고주파 코일

라디오주파수(Radio Frequency(RF) : 라디오 프리퀀시) 코일은 자기공명영상에서 원자핵 스핀을 여기하고 여기된 스핀이 평형상태로 회귀하면서 발생하는 고주파의 발신과 생체에서의 MR 신호를 수신하기 위한 코일이다. 따라서 고주파 코일의 감도특성은 자기공명영상의 신호 대 잡음비를 좌우하므로, 잡음이 적은 영상을 얻기 위해서는 고감도의 고주파 코일이 필수적이다. 고주파의 발신과 수신은 시간적으로 엇갈리기 때문에 하나의 코일로 발신과 수신을 겸용하는 방식(Single type : 단일형)과 별개로 설치하는 방식(Cross type : 크로스형)이 있는데 주로 별개로 설치하는 방식이 많이 쓰이고 있다. 최근에는 위상배열형(Pulsed array) 고주파 코일이 개발되어서 고주파 코일의 감도가 크게 향상되었다.

① MRI에서의 라디오주파수 코일은 크게 홀-볼륨 코일(Whole-Volume coil)과 서피스 코일(Surface coil)이 있다. 홀-볼륨 코일은 커다란 검사부위에서 여기된 MR 신호를 받아들이는 것으로 코일 안에 환자가 들어가기 때문에 원통형에 가까운 구조로 되어 있다. 코일의 형태는 솔레노이드형(수직자장방식)과 안장 모양형(Saddle-shaped : 새들 셰이프트, =수평자장방식) 코일이 있다.

② 라디오주파수 코일은 정자기장과 직교하는 자장을 만들어야 하므로 정자기장 방향에 따라 선택된다. 표면 코일(Surface coil : 서피스 코일 : 로컬 코일)은 일종의 수신 안테나로서 검사하고자 하는 관심부위에 인접해 사용할 수 있게 한 코일이다. 따라서 인체의 작은 단면을 영상화할 수 있으며, 월등한 신호강도를 발생시키므로 분해능을 증가시킬 수 있다.

③ 종류로는 등뼈(Spine : 스파인), 목(Neck : 넥), 가슴(Breast : 브레스트), 하지(Extremity : 익스트레머티), 눈구멍(Orbit : 오빗)용 등의 서피스 코일(Surface coil)과 다용도용이 있다. RF Coil을 그림 2-39에 나타내었다.

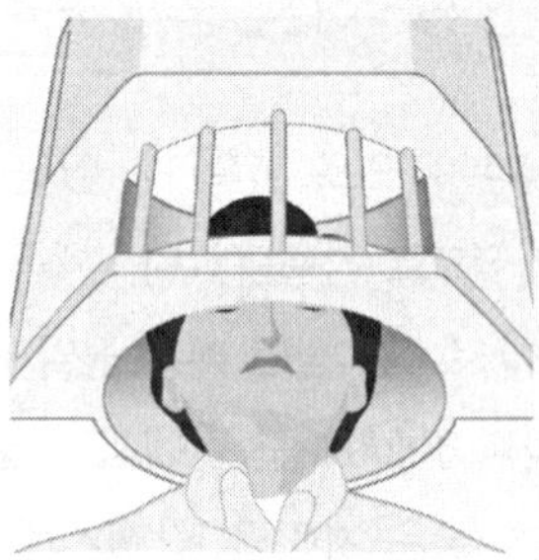

그림 2-39 • RF coil

3) 심 코일과 그레이디언트 코일

가. 심(Shim) 코일

양질의 자기공명영상을 얻기 위해서는 매우 좋은 자장의 균일도가 요구된다. 정자기장 내부에 놓여 정자기장의 비균질성을 부분적으로 수정하기 위해 낮은 자장을 만들어 내어, 더욱 균일하게 만드는 시밍(Shimming : 틈새를 막는 나무[금속] 조각) 작용을 하기 위한 코일이다. 시밍(Shimming)은 심 코일을 이용한 방법 외에 정자기장 내부나 냉각장치 외부에 철편을 설치하여 이루어질 수도 있다. 시밍(Shimming) 코일은 열개 정도로 구성되는데 각각의 코일에 흐르는 전류의 양을 조절하여 자장의 균일도를 높일 수 있다.

나. 경사자계(Gradient) 코일

정자장은 공간적으로 매우 균일하기 때문에 이상적인 경우를 가정하면 영상하고자 하는 부위 모든 점에서의 자장 강도는 같다고 할 수 있다. 즉 모든 점에서 원자핵 스핀의 에너지 준위차가 같기 때문에 여기된 원자핵이 평형상태로 회귀되면서 유도되는 전자파의 주파수도 모든 점에서 같게 된다. 자기공명영상을 구성하기 위해서는 공간적인 정보를 구분하는 방법이 필요한데 이를 위해 경사자계(Gradient : 그레이디언트) 코일이 쓰인다. 경사자계 코일은 정자장 자석 내의 심 코일 내부에 X, Y, Z축을 따라 나란히 설치되어 전류를 흐르게 한다. 자장 그레이디언트는 영상을 구성하는 데에 위치를 정해 주며 단면 선택(Slice selection : 슬라이스 셀렉션), 주파수 부호화(Frequency encoding : 프리퀀시 인코딩), 위상 부호화(Phase encoding : 페이즈 인코딩)의 기능을 가지고 있다.

그레이디언트 코일은 세 개의 그레이디언트 증폭기(Gradient amplifier : 그레이디언트 앰플리파이어)가 설치되어 작동시켜 주며, 자장 기울기의 크기와 변화율은 컴퓨터의 제어로 정확하게 조절된다.

㉥ X-방향의 경사자계를 만들어 정자장에 더해주게 되면 X-방향으로의 자계강도가 선형적으로 증가하게 되므로, X-방향으로 다른 위치에 놓인 원자핵들은 서로 다른 주파수의 FID신호를 유도하게 된다.

4) 경사자계 코일 구동기

경사자계 코일에 펄스형 전류를 인가해주는 장치이다. 경사자계코일에는 보통 수백 [A] 정도의 전류가 인가되므로 경사자계 코일 구동기는 고전력 회로로 구성된다. 경사자계 코일과 경사자계코일 구동기의 성능을 함축해 나타내는 지표로 경사자장 강도가 쓰이며 단위는 [mT/m]가 주로 쓰인다. 일반적인 MRI 시스템의 경우 경사자장 강도는 30~60[mT/m] 정도이다.

5) 스펙트로미터

스펙트로미터(Spectrometer)는 MRI를 가동하기 위해 필요한 고주파 펄스, 경자자계 펄스 파형을 합성하고 수신한 자기공명신호를 처리하여 영상을 구성하는 주제어 장치이다.

6) 콘 솔

콘솔은 촬영 소프트웨어를 돌리고 재구성된 영상을 도시하고 분석하기 위한 장치이다.

(3) MRI의 장 · 단점

MRI는 주로 중추신경계, 두경부, 척주와 척수 등 신경계통의 환자에게 이용되며 실제 이용범위는 넓다.

1) 장 점

① MRI는 X-ray처럼 이온화 방사선이 아니므로 인체에 무해하다.
② 3차원 영상화가 가능하며 컴퓨터단층촬영(CT)에 비해 대조도와 해상도가 더 뛰어나다.
③ 횡단면 촬영만이 가능한 컴퓨터단층촬영과는 달리 관상면과 시상면도 촬영할 수 있다.
④ 필요한 각도의 영상을 검사자가 선택하여 촬영할 수 있다.

2) 단 점

① 검사료가 비싸며 촬영시간이 오래 걸린다.
② 검사공간이 협소하여 혼자 들어가야 하므로 중환자나 폐쇄공포증이 심한 환자(어린아이는 상관없음)는 촬영할 수 없다.

(4) MRI 영상의 예

머리의 관상면과 시상면을 MRI 촬영한 사진을 그림 2-40에 나타내었다.

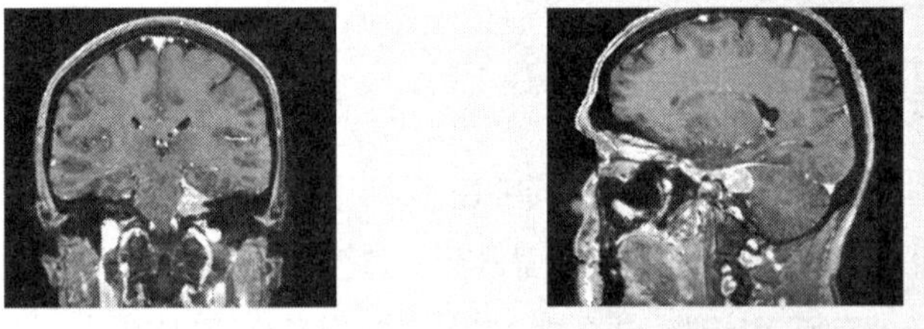

그림 2-40 • 머리의 관상면, 시상면 MRI 사진

10. 열화상

열화상(Thermography : 서모그래피)은 인체에서 방출되는 적외선을 감지하여 컬러 영상화함으로써 통증부위나 질병부위를 진단하는 것이다. 체온의 미세한 변화를 감지하여 영상화함으로써 진단에 이용하려는 것이며, 체외로 자연 방출되는 적외선 에너지를 측정하고 감지하여 적외선 체열촬영이라고 한다.

적외선 기술은 지금까지 군사목적으로 연구되어 왔으나, 현재 의료에서 적외선이 환자의 치료목적으로 이용되고 있다.

(1) 체열촬영기의 특징

① 인체에서 방출되는 적외선을 감지하여 동통부위나 질병부위를 컬러 영상으로 표시한다.

② 열해상도 0.1[℃]이다.
③ 피부의 방사율이 0.99이므로 흑체로 볼 수 있다.
④ 디스크, 요통, 염좌 등의 통증부위의 온도변화 확인이 가능하다.
⑤ 유방암의 조기진단, 수술 전후 비교, 치료효과 판정이 가능하다. 체열촬영기로 촬영하고 있는 모습을 그림 2-41에 나타내었다.

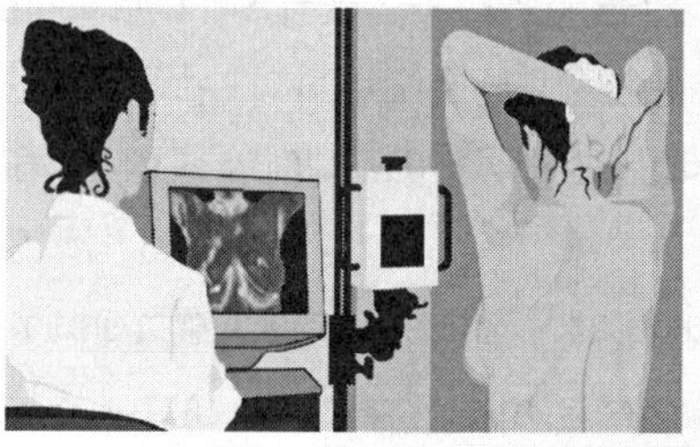

그림 2-41 • 체열촬영기로 촬영하고 있는 모습

(2) 적외선 검출소자

상온과 저온으로 냉각하면서 사용하는 적외선 검출기는 두 종류로 분류된다.

① 상온에 속하는 것에 서미스터-볼로미터(Thermister-Bolometer)가 있다. 이것은 감도 극대 파장이 $\lambda_{max} = 35\,[\mu m]$인데, 응답시간이 길다는 것이 단점이다.
② 저온에는 InSb(인듐안티몬), Ge(Au)(게르마늄(금), Ge(Hg)(게르마늄(수은) 등이 있다. 이들은 모두 동작온도가 −190[°C] 이하이므로 액체질소로 냉각시켜야 하는 것이 단점이나 광전 변환소자이므로 사용하기가 편리하다.

(3) 체열촬영 시스템의 구성

온도기록 열상법(Thermography : 서모그래피)은 피사체[72]에서 나오는 적외선을 알아내기 위해 검출계, 집광부, 적외선 검출기, 제어처리부(컴퓨터) 및 영상표시부로 구성된다.

① 적외선 체열촬영 : 통증이나 질병에 의해 생기는 피부의 온도변화를 검사하는 방법으로 기존의 X-선이나 CT나 MRI의 해부학적인 진단 방사선법과는 전혀 다른 신체의 생리학적인 변화를 검사하는 새로운 방법으로 체열촬영기를 사용한다. 이는 통증을 객관화시킬 수 있는 검사로 이전의 검사로는 불가능한 자율신경계의 질환을 진단할 수 있다.
② 체온의 변화는 질병의 상태를 간접적으로 표현하는 것으로 전자공학 및 의공학의 발

72) 피사체 : 사진을 찍는 대상이 되는 물체이다.

달로 환자의 신체에 접촉이 없이 0.1[°C]까지 정확하게 인체에서 발산되는 체열을 촬영할 수 있게 되었으며 인체에서 발산되는 전 영역의 온도를 측정할 수 있게 되었다.

③ 인체 적외선을 스캔하여 입사열량에 따라 검출기에서 전기신호로 변환하고 증폭 후 디지털 처리로 컴퓨터에 입력되고 다시 영상처리를 거쳐 브라운관에 체표 체온분포가 전시된다. 이것으로 등온분포도를 그릴 수 있으며 필요한 부분의 온도측정 및 온도변화를 색감으로 기록 · 표시할 수 있다.

④ 적외선 체열촬영기가 처음 출시 때는 콜레스테롤 유도체인 액정을 바른 플라스틱 필름을 직접 신체에 접촉하여 신체 온도변화의 병화를 측정하는 방법이 사용되었으나, 체열변화에 대한 색채 예민도가 낮아지고 색체의 종류가 적으므로 신체 굴곡부위 측정의 어려움이 있었다.

⑤ 현재는 검출부를 체표에서 떼어 촬영하는 텔레서모그래피(Telethermography) 방식이 보편화되어 있으며 컴퓨터 기술로 미세 온도변화도 측정할 수 있는 디지털 적외선 체열촬영 시스템(Digital infrared thermographic imaging system : 디지털 인프라레드 서모그래픽 이미징 시스템)이 사용되고 있다.

(4) 임상이용

유방암이나 피부의 악성종양, 신경통 관절염 등의 통증부위, 말초순환장애의 진단 등에 이용되고 있다. 그 적용범위도 넓혀지고 있다.

㉮ 1. 이비인후과는 코로 숨쉬는 공기온도를 측정하여 축농증, 비염 등의 질환을 진단한다거나, 비뇨기과에서 남성성기의 온도를 검출하여 고환 정맥류, 임포텐츠(Impotenz) 등의 질환을 찾아낼 수 있다.
2. 인체의 감정변화와 밀접한 관련이 있는 혈류의 변화를 측정하여 정신질환을 객관적으로 진단하려는 시도도 이루어지고 있다.

(5) 판독 소견

유방암 환자의 체열사진의 판독방법은 학자에 따라 약간의 차이는 있다. 판독의 기준은 열소부위의 유무, 혈맥관 무늬, 열무늬의 대칭성 그리고 병소부위의 피부온도와 반대편 대칭부위의 온도차를 기준으로 한다.

국내대학병원 외과연구진에서는 유방체열 촬영의 판독은 유방종괴 부위에 열소견이 없고, 양측 유방이 무혈관 혹은 혈맥관 무늬가 대칭일 때를 정상(Th-1), 유방종괴 부위에 국소적 열소견만 있을 때는 의증(Th-2), 유방종괴 부위에 국소적 열소견과 주위의 맥관 소견이 있을 때 비정상(Th-3)으로 판독한다. 그림 2-42는 유방체열 촬영(Th-1(정상), Th-2(의증)), 그림 2-43에 유방체열 촬영(영상의 색조변화 모습)을 나타내었다.

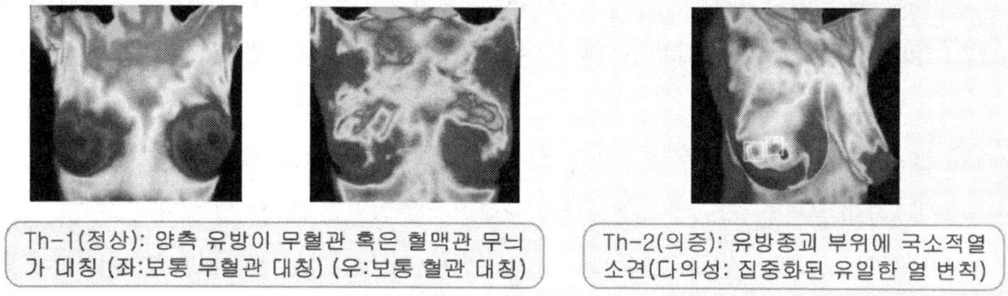

그림 2-42 ● 유방체열 촬영(Th-1(정상), Th-2(의증))

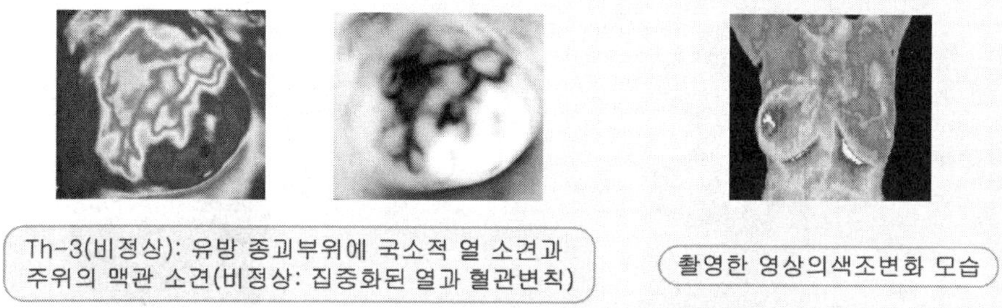

그림 2-43 ● 유방체열 촬영(영상의 색조변화 모습)

11. 무늬영상

영상을 비켜놓은 두 장의 사진으로 입체감각이 생기게 하여 인체를 3차원 공간으로 표현하는 기술이 널리 쓰이고 있는데 레이저나 초음파를 이용하여 3차원 영상을 그리는 홀로그램 기술은 최근에 큰 진전을 가져왔다. 지평노는 2차 평면에 3차원상을 그리는 방법의 하나이다.

① 줄무늬를 이용하여 등고선을 그리는 시도가 행해지고 있다. 무아레 줄무늬를 이용하여 3차원 측정에 이용하는 방법을 무늬영상(Moire topography : 무아레 토포그래피)이라고 하며 무아레 줄무늬라는 것은 좌우 한 쌍의 광원 앞에 격자를 놓고 물체를 조사하였을 때 물체 표면에 생기는 줄무늬 문양을 말한다.

② 무늬영상은 크게 그림자식 무아레 토포그래피와 영사식 무아레 토포그래피로 나눌 수 있다.

㉠ 영사식 무아레 : 기준격자를 물체와 가까이에 접하는 그림자식 무아레와는 달리, 영사기를 이용해서 측정하는 물체면에 격자(무늬)를 투영시킨다. 그리고 측정물체에 투영된 형질이 변한 격자(무늬)의 영상을 측정하고자 하는 물체면에 격자를 투영시킨다. 그리고 측정물체에 투영된 변형격자의 영상을 결상[73]렌즈를 사용하여 기준

73) 결상 : 한 점 A에서 나온 광선속이 방사굴절을 되풀이한 후 다른 한 점 B에서 교차하는 공심광선속이 되는 것이다(공심광선속 : 빛이 여러 개 모인 것).

격자 위에 결상시키고, 이때 변형격자의 영상과 기준격자의 영상이 겹쳐져서 발생되는 무아레 무늬를 카메라로 포착하게 된다. 무아레 토포그래피 영상(영사식)을 그림 2-44에 나타내었다.

㉡ 그림자식 무아레법 : 측정하고자 하는 물체의 바로 앞에 기준격자를 위치시키고 조영을 하여 일정한 각도로 이를 관찰함으로써 기준격자와 측정자를 물체 위에 형성된 기준격자의 그림자가 겹쳐진 영상을 얻게 된다. 이 영상에는 두 개의 격자가 겹쳐졌을 때 나타나는 무아레 무늬가 담겨 있다. 무아레 토포그래피 영상(그림자식)을 그림 2-45에 나타내었다.

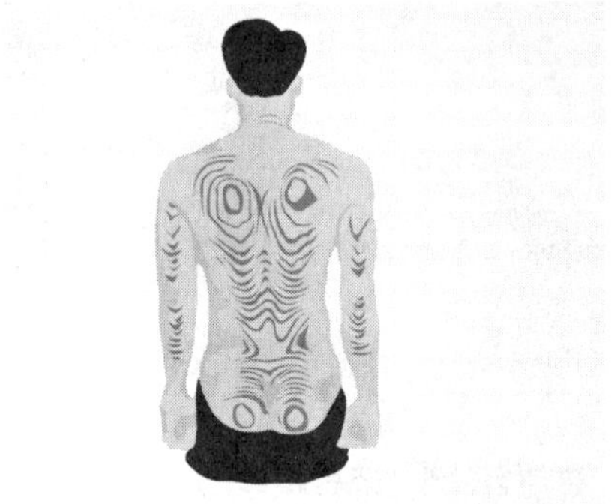

그림 2-44 • 무아레 토포그래피 영상(영사식)

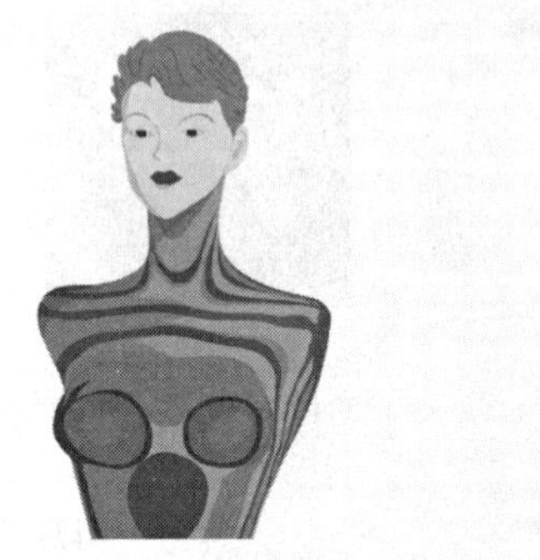

그림 2-45 • 무아레 토포그래피 영상(그림자식)

③ 현재로서는 무늬영상(Moire topography : 무아레 토포그래피)을 임상에서의 사용은 적지만, 미소한 형태학적 변화를 체표면으로부터 감지할 수 있는 장점이 있기에 서모그래피(Thermo graphy) 등과 조합한다면 미래에 유용한 치료기술이 될 것이다.

12. 내시경

신체 내부를 직접 볼 수 있는 의료기구를 총칭하여 내시경(Endoscope : 엔더스코프)이라 한다. 기관지경 · 후두경 · 식도경 · 위카메라 · 자궁경 · 요도경 · 관절경 · 방광경 · 직장경 · 복강경 · 심장경 등이 있으며, 각 부위의 상태를 관찰하고 병의 발견 · 진단에 도움을 준다. 최근에는 유리섬유를 이용한 파이버스코프를 사용함으로써 관찰하면서 사진촬영도 가능해졌으며, 고주파 전류로 폴립을 절제하거나 레이저광선으로 지혈하는 치료에도 이용되고 있다. 내시경 검사는 임상 진단 · 치료에 있어 필수검사가 되어 많은 진료과에서 초음파 영상진단 장비와 함께 폭넓게 사용되는 기기이다. 내시경에 의하여 거의 모든 소화기관 내벽을 관찰할 수 있으며, 대혈관이나 심강 내를, 뇌나 뇌실, 요도를 통한 방광과 신장 등 체강 내를 육안으로 볼 수 있게 되었다. 내시경은 인체 내부를 지금까지의 간접적인 영상으로 보는 것과는 달리 의사가 직접 들여다봄으로써 새로운 영상진단의 계기가 되었다.

(1) 내시경의 원리

내시경은 **굴곡되지 않는 경성내시경**(Rigid endoscope : 리지드 엔더스코프)과 **자유롭게 굴곡시킬 수 있는 연성내시경**(Flexible endoscope : 플렉서블 엔더스코프)으로 나눌 수 있다. 연성내시경을 그림 2-46에 나타내었다.

① **경성내시경** : 내시경의 직경이 크기 때문에 관찰시야가 넓고 흡인 배출능력이 좋으나, 마취에 따른 문제, 삽입의 어려움, 천공의 위험 등의 단점이 있어 **현재는 연성내시경이** 이용되고 있다.

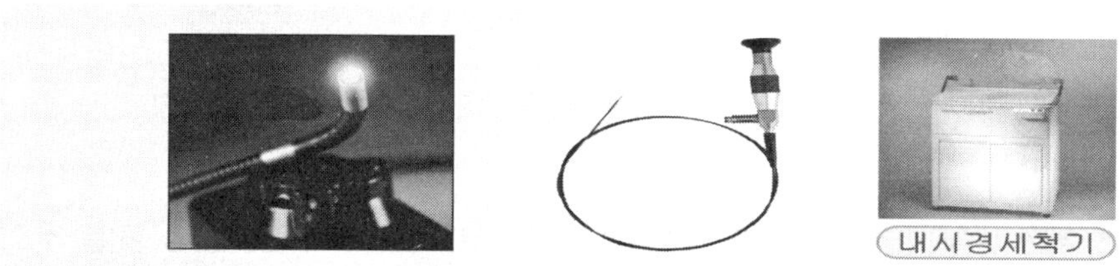

그림 2-46 • 연성내시경

③ 내시경은 이 광섬유를 이용하고 있기에 **파이버스코프**(Fiber scope)라고 하기도 한다. 광섬유는 자유로이 구부릴 수 있기 때문에 **연성 내시경 제작이 가능**하게 되었다. 그리고 **제논**(Xenon) **램프 등으로 강한 조사광**을 얻을 수 있으므로 관찰뿐만 아니라 사진이나 영화촬영도 가능하다. 또 **넓은 각도를 볼 수 있는 광각렌즈 등을 선단에 장착시킴으로써 넓은 시야를 확보**할 수 있다. **전방시형은 위, 십이지장 등의 관찰에** 쓰이고 **측방시형은 담도 개구부를 관찰하거나 담도 등의 조영을 위하여** 사용되고 있다. 또한 **생검**[74] **집게를 붙여서 내시경이 닿는 곳의 종양 등의 생검이나 이물질을 제거할** 수 있다.

(2) 전자내시경

전자공학의 발달로 1983년 Welch Allyn이 처음으로 개발에 성공하였다. 그 원리는 **내시경 선단부에 초소형 고체 촬상소자인 CCD를 내장시켜, 선단으로 들어가는 빛이 CCD에 상을 맺고 거기에서 각 화소에 들어간 광의 강도에 반응하여 전기신호로 변환하여 케이블을 통해 모니터로 영상이** 보내지는 것이다(그림 2-47).

① **전자내시경의 장점** : 여러 사람이 동시에 관찰할 수 있고 생검 등 다른 내시경적 처치가 용이하며 Image guide(이미지 가이드)를 상용하지 않기 때문에 파이버가 끊어질 염려가 **없고 해상력이 좋으며 색조와 요철의 차이가 강조되어 미세한 병변도 찾아낼 수 있다.**

74) 생검 : 생체에서 조직의 일부를 채취하여 그 조직학적 형태상으로부터 병을 진단하는 방법이다.

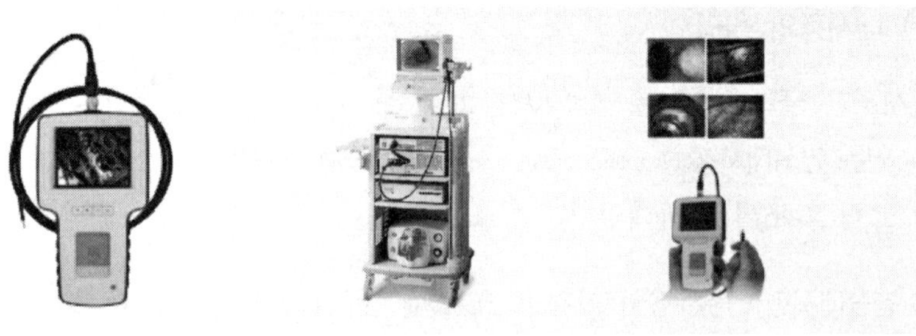

그림 2-47 ● 전자내시경

② 전자내시경의 단점 : 적정광량의 노출범위가 좁아서 거리의 원근에 따른 자동광량 조절이 어렵고 색의 재현성이 나쁘다.

(3) 캡슐 내시경

'캡슐 내시경'은 캡슐 내부에 카메라를 부착시켜 인체 내부를 촬영하여 질병을 검진하는 것으로 이스라엘의 Givenimaging(기븐이미징)사에서 최초로 상용화하여 미국 FDA가 승인하였다. 캡슐 내시경은 지름이 1[cm], 크기가 2.5[cm]로 소화기관을 돌아다니며 8시간 동안 1초에 2장씩 총 약 5만여 장의 사진을 찍는다. 대변을 통해 배출되며 검사는 끝난다.

검사는 인체 내를 촬영시 무선통신을 이용하여 체외의 수신기에 송신하도록 되어 있어 질병의 유무를 모니터 영상을 통해 볼 수 있다. 기존의 일반 내시경은 항문을 통하여 관을 삽입해야 했기 때문에 위나 대장에 비해 연동운동이 빠른 소장의 질병진단에 어려움을 겪어 왔었다. 또한 환자도 어려움을 감수해야만 했다.

① 캡슐 내시경의 장점 : 일반 내시경으로는 볼 수 없었던 소장 질환을 찾아낼 수 있다.
② 캡슐 내시경의 단점 : 사용빈도수나 가격 면에서 경제적이지 못하여 서민들에게는 대중화되지 못하고 있는 실정이다. 캡슐 내시경을 그림 2-48에 나타내었다.

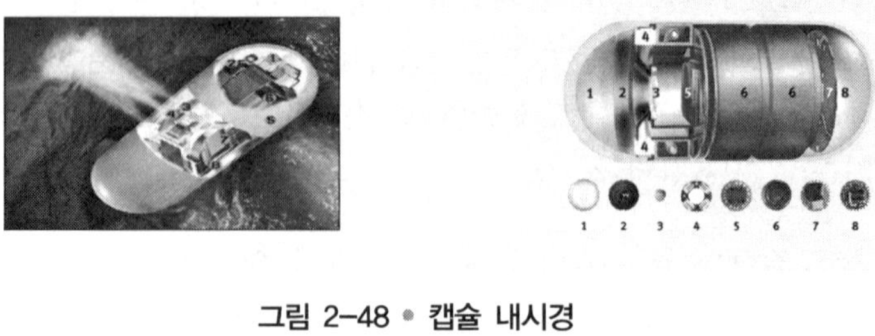

그림 2-48 ● 캡슐 내시경

(4) 내시경 종류와 사용방법

1963년 위 카메라에 파이버스코프를 넣은 위 파이버스코프(GIF)가 개발, 실용화되어 이때부터 본격적인 위내시경 시대가 시작되었다. 이후로는 내시경의 종류도 다양해지고 성능 면에서 많은 진보를 거듭하였으며 1983년 전자기술의 발달로 전자내시경이 개발되기에 이르렀다. 현재 내시경은 맹점이 없고 선단굴곡, 송기, 주수, 흡입이 용이하며 관찰상과 촬영사진이 선명하고 여러 가지 기능을 가진 것들이 개발되어 사용된다. 각 의학 분야에서 개발된 내시경 종류는 다음과 같다.

1) 식도 및 위, 십이지장 내시경

식도 및 위, 십이지장 내시경(Gastrofiberscopy : 가스트로파이버스코피)은 렌즈의 위치 방식에 따라 전방시식, 측시식, 사시식, 시야변화식(Panview : 팬뷰) 내시경 등으로 분류되며 식도 및 위, 십이지장 중부까지 충분한 관찰을 할 수 있는 내시경이다.

가. 전방시식 내시경

내시경 본체와 수평방향의 시야로 식도나 장 등과 같은 관강 장기에 사용된다.

① 장점 : 식도, 위의 전부, 위 십이지장 상부, 위체부의 후벽검사에 용이하다.
② 단점 : 흑벽에 있는 병소의 조직학적 검사가 어렵고 위저부, 전정부의 소만부를 관찰하기 어렵다.

나. 측시식 내시경

내시경 본체의 측면에 렌즈를 장착하고 프리즘이 직각으로 상을 굽혀 관찰하는 것으로 위 카메라, 위 파이버스코프의 대부분은 렌즈와 피사체 점막면과의 거리가 비교적 떨어진 부위에 사용된다.

① 장점 : 위의 소만부, 십이지장 구부러진 부위와 유두부의 삽관 및 깊은 부위의 십이지장에 대한 검사가 용이하다.
② 단점 : 식도를 관찰하거나 유문부를 관찰하는 데 있어 직시경만 못하며 고도의 협착이 있는 십이지장 구부를 관찰하는 데 곤란하며 식도나 장과 같이 좁은 관강에 대해서는 근접되며 관찰할 수 없게 된다. 그리고 십이지장 이하 부위에서 맹장 전까지는 현재 Routine(루틴)으로 소장 전체의 내시경검사가 어려운 실정으로 몇 종류의 검사법과 내시경이 개발되어 있나.

다. 사시식 내시경

직시식과 측시식의 특징을 살린 것이 사시식 내시경이다.

라. 시야변화식 내시경

넓은 시야를 관찰하기 위해서는 파이버스코프 선단에 곡면 유리를 사용하여 내부에서 프리즘을 회전하여 측시와 직시와 양방향의 시야로 변화하여 관찰하는 형이다.

2) 내시경적 · 역행성 췌담관조영술

내시경적 · 역행성 췌담관조영술(Endoscopic · Retrograde Cholangiography(ERCP) : 엔도스코픽 · 리트로그레이드 촐엔지오래피)은 삽관을 통한 병변의 진단뿐 아니라 내시경 직시 하에서 췌액, 담즙을 채취하여 세포진을 검사할 수 있고 췌담관 내압을 측정할 수 있으며 내시경적 유두절개술을 실시하여 총담관 결석도 제거할 수 있는 담도계, 췌장질환의 진단에 필수적인 검사이다.

3) 담도경 검사

담도경(Choledochoscopy : 촐리도초스커피)은 가연성 유무에 따라 경성담도경과 연성담도경으로 분류되며 수술 전과 수술중, 수술 후에는 각각 그 목적하는 바에 따라 분류되어 사용하게 된다. 수술 전은 연성담도경이 사용되며 수술중에는 연성, 경성 둘 다 사용되며 그 적응증은 주로 잔류담석의 진단과 제거 및 악성종양의 감별이고 수술 후에는 연성담도경이 사용되고, 잔류담석의 제거가 그 주 적응증이다. 최근에는 폐쇄성 황달의 원인을 찾거나 간 내 담석을 비수술적으로 제거하기 위하여 수술 전 담도경의 사용도 점차 보급되고 있다.

4) 대장내시경

대장내시경(Colonoscopy : 콜러노스코피)은 검사부위에 따라 회맹부에 긴 유형(Long type : 롱타입), 좌측 경장에는 중간 유형(Middle Type : 미들 타입), 하부 결장에는 짧은 유형(Short type : 숏타입)의 파이버스코프가 이용되고 있다.

5) 복강경 검사

복강경 검사(Laparoscope : 래퍼러스코프)는 환자에게 큰 위험이나 부담이 없이 복강 내에 삽입한 복강경을 통해 복막과 복강 내 장기를 관찰할 수 있고 병명이 의심스러운 부위에서 직시하에 생검을 시행하여 조직학적 확진을 하는 데 있어 다른 검사 방법보다 좋은 결과를 나타낸다. 현재는 복강경을 통한 담낭제거술, 대장종양제거술 등의 과거 개복수술[75]에 대치하는 방법으로 그 중요성이 강조되고 있다.

6) 후두경 검사

후두 내부를 시진하는 방법으로 거울에 반사시켜 간접적으로 시진하는 간접적 후두경 검사(Laryngoscopy : 래링고스커피)법과 내시경을 사용하는 직접적 후두경 검사법이 있는데 직접 후두

75) 개복수술 : 배를 째고 하는 수술이다.

경은 직각상태로 굴곡되어 있는 구강축과 후두축을 일직선이 되도록 두위를 변경시켜 거울을 사용하지 않고 직접 관찰하는 방법으로 광선의 위치에 따라 Killian(킬리안)식, Bruennngs(브룽스식), Jackon(잭슨)식이 가장 많이 사용되고 있다. 입체적 실상을 직시할 수 있으므로 정밀한 관찰에나 후두경하에서 여러 가지 처치를 할 때 필요하다.

7) 기관지 내시경

기관, 기관지의 종양이나 염증병변의 직관찰, 고직검사 및 폐세척술, Brushing culture(브러싱 컬처)나 세포검진 혹은 경기관지 폐생검을 하기 위하여 사용한다.

① 경성 기관지 내시경 : 폐엽기관지와 폐구역지의 입구를 볼 수 있다.
② 연성 기관지 내시경 : 폐구역지와 아폐구역지를 다 볼 수 있고 폐실질의 조직검사와 표본채취가 가능하다.
③ 흉막경 : Modified(모더파이드) 기관지 내시경을 늑간 Trocar(트로카)를 통해 직접 흉막을 관찰하고 조직검사하는 데 사용한다.

8) 요관경 및 방광경

요관결석을 제거하는 방법으로는 요관경하의 배석술이 1차적인 방법으로 보편화되었고 여러 가지 형태의 배석기와 함께 초음파, 전기수압충격, 레이저를 이용한 쇄석술 등의 발달로 성공률도 크게 향상되고 있다. 방광경의 경우 경성뿐 아니라 연성을 통하여 방광의 관찰을 하고 방광에서 Nephroscope(네프로스코프) 조직검사를 시행한다.

9) 관절경

관절경(Fiberoptic arthroscope : 파이버옵틱 아스러스코프)은 일반적으로 rod-lens(로드－렌즈) 시스템이 Light conducting glassfibrils(라이트 컨덕팅 글라스피브릴스)로 둘러싸인 것으로 다양한 직경, 경사각, Field of view(필드 오브 뷰) 등을 가지고 관절경을 이용한 진단과 치료에 있어 개선을 가져온 것이다.

① 수술용 관절경 : 직시하 수술용 관절경은 직시하 수술을 할 수 있고 Technique(테크니크)가 쉬우나 작은 관절에는 사용이 불가능한 단점이 있다.
② 현재는 TV Camera(카메라)와 연결하여 관절재건술, 수술 전 확진, 병의 병태생리 등을 알리기 위해 많이 사용된다.

10) 초음파 내시경

위 파이버스코프의 측시경을 기본으로 하여 물로 채운 선단 벌룬을 관강벽에 밀착시켜 사용하거나 위를 물로 채운 뒤 7.5[MHz], 12[MHz] 등의 고주파 초음파를 이용 관찰하는 방법이다.

초음파 내시경(Endoscopic ultrasonography : 엔도스코픽 울트라서노그래피)은 특히 점막하 종양과 벽외성 압박병변의 감별, 위암의 우벽 침윤정도 등의 판단에 유용하다.

11) 레이저 내시경

레이저는 소화관의 출혈이나 악성종양의 제거, 협착부위의 제거 등 주로 치료목적에 이용되고 있으나 최근에는 진단목적으로 연구가 활발히 이루어지고 있다.

12) 경피성 혈관내시경

진단 및 치료목적으로 혈관 내 미세현미경을 관상동맥, 폐동맥, 말초동맥, 심방, 심실 등에 삽입하여 직시하에 관찰하는 것으로서 심장판막 병변이나 정확한 정보를 얻을 수 있다. Endo Ballon(엔도 벌룬) 카테터와 12F Scope(스코프)를 쓰는 것과 Side Ballon(사이드 벌룬) 카테터를 쓰는 두 종류가 있다.

① Side balloon angiography(사이드 벌룬 앤지오그래피)에는 Ballon inflation(벌룬 인플레이션), Flushing(플러싱), Guide wire passage(가이드 와이어 패시지)를 할 수 있는 unit(유닛)으로 된 것, Open channel(오픈 채널) 없이 Angioscope(앤지오스코프)를 Guiding ballon(가이딩 벌룬) 카테터를 따라 삽입시킨다.

② 현재 많은 연구 중이나 색깔과 입체병변을 볼 수 있다는 점에서 기존의 혈관조영술보다 이점이 있으며 향후 경피성 레이저 혈관성형술에 쓰일 가능성이 있다.

(5) 내시경 수술

진단을 목적으로 도입된 내시경이 최근에는 치료를 목적으로 하는 치료내시경으로 급격히 발전되고 있다. 과거 외과적 수술로써 치료하던 질병이 이제는 내시경을 이용한 수술로 보편화되고 있다.

내시경 수술은 수술부위가 작고 회복이 빠르기 때문에 이러한 내시경을 이용한 치료기술이 점차 확산되어 대중화되었다. 내시경 수술을 그림 2-49에 나타내었다.

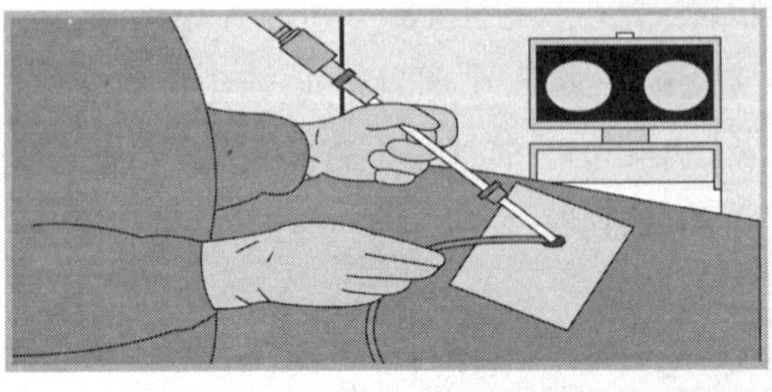

그림 2-49 • 내시경 수술

(6) 내시경 영상의 예

인체의 내장을 내시경으로 들여다본 내장의 영상컬러 촬영한 것을 그림 2-50에 나타내었다.

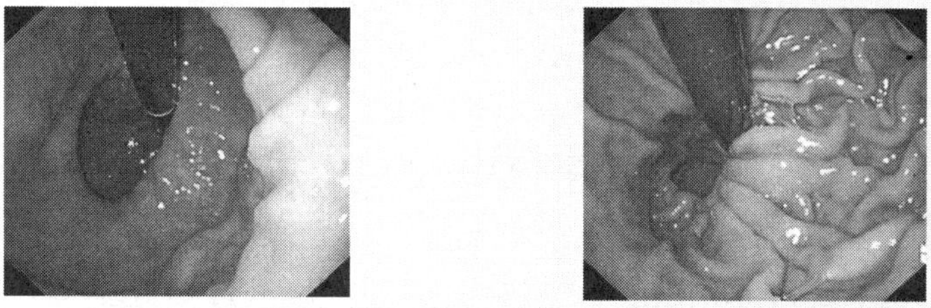

그림 2-50 ◦ 내시경으로 들여다본 내장의 영상

제 2 절 환자감시 시스템

환자감시 시스템(Patient monitoring system : 페이션트 모니터링 시스템)은 과거의 진료담당과 별로 독립적인 환자진료에서 벗어나 환자의 증상이나 상태 또한 치료의 시기나 간호의 정도에 따라 의료진이나 시설을 전문화, 중앙집중화하려는 환자진료 시스템이 활용되었다. 현재 환자를 위한 집중치료실의 설치와 치료를 위한 환자감시장치의 개발이 이루어졌다. 이렇게 집중 환자감시 시스템은 주로 중환자를 대상으로 하며 환자의 생명유지를 위한 ECG, SpO_2, CO_2, NIBP, IBP, 체온, 호흡, 심박수 등의 진단정보를 연속 측정함으로써, 위급하게 발생하는 환자상태의 변화를 빨리 발견하여 신속하게 치료하려는 것을 목적으로 한다. 특히 심근경색증과 같은 급격한 경과를 특징으로 하는 중증 심질환 환자를 대상으로 하는 심장병 치료실(Coronary Care Unit(CCU) : 코러너리 케어 유닛)에서 환자감시 시스템에 의한 치료효과는 대단하다.

1. 집중치료실

심정지, 심근경색증 등의 심질환과 같이 예고 없이 발병하는 질환으로부터 죽음을 면하기 위해서는 응급치료가 필요하다. 이와 같은 치료는 병원 내의 특수한 장치를 비치한 그림 2-51과 같은 집중치료실(Intensive Care Unit(ICU) : 인텐시브 케어 유닛)에서 이루어진다.

ICU에서는 중환자의 상태변화에 신속히 대응하기 위해 지속적인 관찰과 생리상태의 연속감시가 이루어져야 하며, 필요할 때에 응급치료가 빨리 행해져야 한다. 이를 위해서 ICU에는 생체

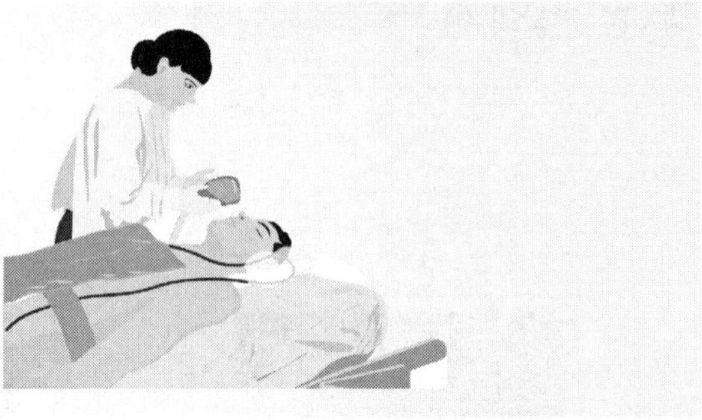

그림 2-51 • ICU(집중치료실)

의 여러 가지 현상을 연속 계측할 수 있는 집중 환자감시 시스템뿐만 아니라, 응급치료를 할 수 있는 숙련된 의사, 간호사 등의 의료인력 배치와 응급장치가 설치되어 있어야 한다. ICU는 병원의 차별성에 따라 일반적으로 다르며, 표준화된 ICU는 그리 많지 않다. 또한 집중치료장치도 계속 발전하고 있으며, 오늘날에는 컴퓨터에 의한 자동계측장비가 개발되어 생리계측장치가 사용되고 있다.

2. 환자감시장치

환자감시는 연속적으로 환자의 질병상태를 파악하여야 하므로, 많은 인력과 비용이 필요하다. 그러므로 병원경영상 합리화가 필요한 분야로서 가장 의공학 기술이 필요한 업무라 할 수 있다. 환자감시장치가 이용되기 시작한 것은 그림 2-52와 같이 수술실이나 회복실에서 작은 단위의 소형 감시에서부터였다.

이후 치료가 진료 각과의 독립적인 치료에서 중앙집중식[76]으로 바뀌었고, 전문화하면서 ICU,

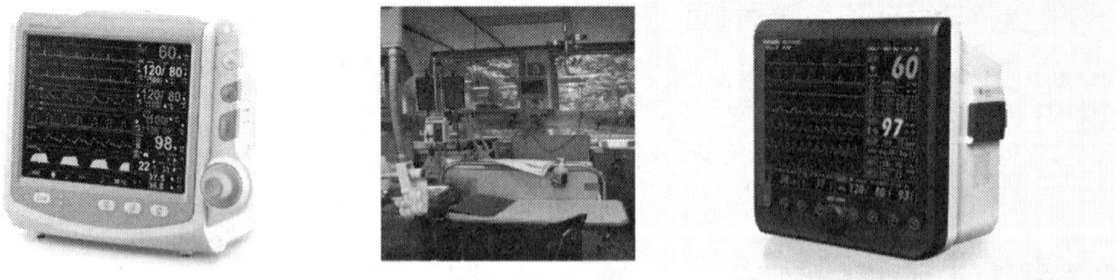

그림 2-52 • 중환자실 및 환자감시장치

76) 중앙환자감시장치(Central monitoring system : 센트럴 모니터링 시스템) : 환자감시장치가 환자당 1대씩 설치되며, 여러 개의 환자감시장치로부터 수집된 정보는 중앙감시센터(Central station)의 통합모니터로 전송된다. 이런 중앙환자감시장치는 병원의 ICU(집중치료실). OR(수술실), ER(응급실), 회복실 등에서 사용되는 중요기기로서 환자의 생체신호를 감지하며 환자 상태를 확인하는 데 이용된다.

CCU[77] 등에서 감시 시스템으로 발전하였으며 컴퓨터와의 결합을 통해 병원 전체의 환자 감시 시스템으로 확대되고 있다.

3. 계측되는 생체신호

집중 계측하는 생리신호는 병원 또는 ICU(집중치료실)에서 차이가 난다. 현재 일반적으로 계측되는 항목은 **맥박, 심전도, 호흡, 혈압, 체온** CO_2의 분압 등을 들 수 있으며 그림 2-53과 같다. **생리기능을 계측할 때 주의해야 할 점**은 환자의 회복과정에 도움이 되고, 가능한 한 환자에게 불쾌함을 주지 않아야 한다. 생체신호의 생리기능을 측정하면서 집중치료중의 환자감시장치의 측정 가능한 정보는 그림 2-53에 나타내었다.

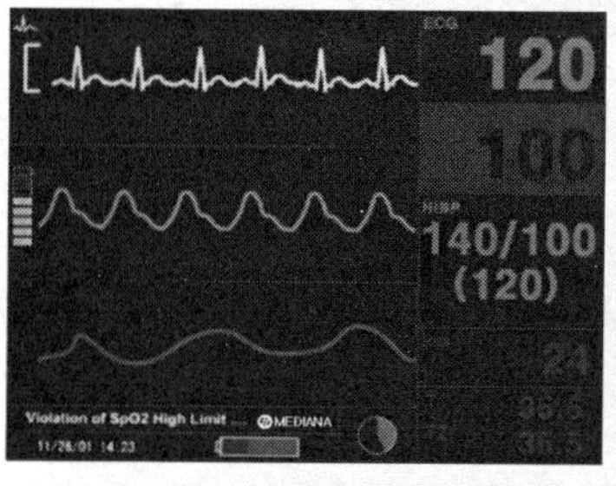

그림 2-53 • 계측되는 신호

(1) 심전도

집중치료실(Intensive Care Uint(ICU) : 인텐시브 케어 유닛)에서 환자 감시되는 주요 생체신호는 그림 2-54와 같이 **심전도**(Electrocardiogram(ECG, EKG) : 일렉트로카디오그램)이다. 심전도는 **심장의 수축, 확장에 따른 활동 전위를 표면전극을 통해 연속적인 파형**으로 나타냄으로써 현재의 심장상태를 정확히 판단하도록 한다. 통상 ECG와 평균심장박동수(HR)을 동시에 측정하게 되며, **심장박동으로 인한 전기적 파형**(심전도)을 분석하여 **부정맥, 협심증, 심근경색**(심장마비) 등의 **허혈성 심장질환과 심방·심실의 비대, 확장 등을 진단**할 수 있다. 임상용 환자감시장치는 채널수에 따라 1~12개 채널에서 동시측정이 가능하며, 5~10개 리드선을 심장 근처 부위와 손목, 발목에 전극으로 연결하여 심전도검사를 하게 된다. 심전도는 심전도 모니터에 의하여 영상화되어 환자감시를 할 수 있다. 심전도 모니터는 심장기능의 저하를 나타내는 소리의 출력, 또는 심박수의 음의 표시를 나타내기 위한 소리의 출력뿐만 아니라

77) CCU : Coronary Care Unit(코로너어리 케어 유닛)의 약어

낮은 임피던스 음원으로부터 ECG(심전도)를 검출할 수 있다.

집중치료중인 심전도 계측에 사용되는 전극은 장시간 사용에 적합한 것이 필요하다. 또한 전극 페이스터(Paster)는 피부를 자극하지 않고, 환자에게 불쾌감을 주지 않는 것을 사용해야 한다.

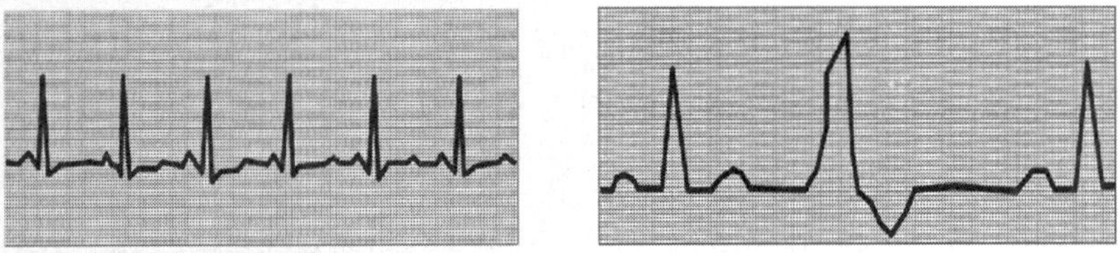

(a) 정상 심전도 사진 (b) 비정상 심전도 사진

그림 2-54 • 심전도 사진

(2) 호 흡

중증환자나 대수술 후의 환자 중에는 환자의 호흡(Respiration : 레스퍼레이션) 기능도 계측하는 것이 바람직하다.

① 호흡기능 : 환자의 콧구멍에 장착시킨 서미스터 뉴모그래프로 측정할 수 있다. 호흡수로 표시할 뿐만 아니라 설정한 한계치 이하로 호흡수가 떨어지거나 이상으로 증가하거나 또는 서미스터 뉴모그래프에 의한 신호값이 설정하여 놓은 진폭 이하로 떨어지면 경보를 울린다. 호흡상태를 측정하여 파형으로 브라운관에 나타내고 호흡횟수는 숫자로 표시한다.

② 측정방법 : 호흡의 측정은 ECG(심전도)의 두 전극 사이에 발생되는 임피던스의 변화를 이용하여 측정하는데 환자의 흉곽에 2개의 전극을 부착하고 전극 간의 저항변화를 감지하여 호흡상태를 측정한다. 사람이 호흡을 할 때는 흉곽근육이 수축, 팽창을 반복하는데 이 때문에 흉곽근육의 저항이 변하는 것을 전극을 통해 감지하여 호흡측정에 이용하는 것이다.

㉠ 호흡측정방식은 비구형이라고 하는 예열된 서미스터의 온도를 변환시키는 방식

㉡ 전해액 또는 카본을 가득 채운 고무튜브를 흉부에 감아서 저항변화를 측정하는 방식

㉢ 흉곽의 전후에 코일을 놓고 고주파에서의 상호 유도를 측정하는 방식 등이 있다.

(3) 혈 압

ICU에서 계측할 수 있는 생체신호는 혈압이다. 혈압은 동맥 내에서 카테터 삽입법(Catheterization : 카세터레이션, Vessel cutdown : 베설 컷다운)에 의해 직접측정하기도 하지만, 비

관혈적인 검사인 간접측정법, 자동 커프 측정 등이 사용되고 있다. 그러나 자동 혈압측정 장치는 샘플링법이므로 혈압을 연속 기록할 수 없고, 환자에게 다소 불쾌감을 준다. 따라서 갑작스럽게 환자의 혈압(Blood Pressure(BP) : 블러드 프레셔)이 내려갔을 때 이 장치에서는 혈압강하를 검사하는 데 시간이 걸린다.

1) 간접측정법

압박대를 상완부에 감고 상완 동맥이 있는 곳에 청진기를 댄 다음 송기구를 통해서 압력을 충분히 높이면 혈류가 정지한다. 압력을 낮추어 가면 혈맥이 흐르기 시작하는 순간부터 혈관음이 들리는데 이때의 혈압을 최고혈압이라고 하며 압력을 더욱 낮추어 가면 소리가 점차로 맑고 커지다가 서서히 약해지고 탁음이 되면서 어느 압력에 이르면 들리지 않게 되는데 이때의 혈압을 최저혈압이라고 한다. 환자감시장치에서는 청진기 대신 압박대의 중앙부에 음파 센서 또는 압력변환기를 두어 혈관음 또는 압력의 변화를 측정한 후 압력단위인 [mmHg]로 환산하여 최고 혈압, 최저혈압, 그리고 평균혈압을 모니터상에 디지털로 표시하는 방법과 압력변화를 파형으로 나타내는 방법이 있는데 통상 환자감시장치에서는 이 두 가지를 모두 표시한다.

2) 직접측정법

직접법에 의한 혈압측정에 사용하는 관혈식 모니터는 카테터와 압력 트랜스듀서 및 본체, 기록기, 모니터용 브라운관으로 구성된다. 카테터는 생리식염수로 채워놓고 혈압을 체외로 유도하는 역할을 한다. 압력 트랜스듀서는 전달된 혈압을 전기신호로 변환하며 모니터 본체는 혈압의 전기신호를 증폭하여 펜으로 기록할 수 있고 브라운관에 표시한다.

3) 직접측정법 사용순서

① 트랜스듀서의 멸균 : 약물이나 가스로 멸균한다.

② 트랜스듀서 내의 기포 제거 : 카테터와 삼방 코크(3Way-stopcock : 스리 웨이-스톱콕)를 트랜스듀서에 연결하여 생리식염수를 흐르게 하여 돔(Dome) 내부, 카테터 내부의 기포를 완전히 제거한다.

③ 바른 설치 : 트랜스듀서는 환자의 심장 높이와 같도록 한다.

④ 사용 중의 세척(Flushing : 플러싱) : 카테터나 동맥 침의 선두 부분은 응혈되지 않도록 헤파린이 들어 있는 생리식염수로 3시간에 1회는 세척하여야 한다. 선두 부분이 응혈되거나 기포가 혼입되면 혈압파형이 정밀하지 않다.

⑤ 공기제거에 의한 기준신의 확인 : 때때로 트랜스듀서의 카테터 측의 삼방 코크를 막고 공기빼기 코크를 열어 트랜스듀서에 가해지는 압력을 영(0)으로 하여 레코더나 브라운관상의 기준선에 맞추도록 한다. 혈압 트랜스듀서는 떨어뜨리면 내부의 스트레인 게이지가 파손될 수 있으므로 취급에 주의한다.

(4) 체 온

서미스터 프로브에 의하여 측정된다. 체온(Temperature : 템퍼러처)을 지시하는 측정기에는 체온이 설정치로부터 벗어났을 때 경보를 발하는 장치도 같이 들어 있다.

체온은 거의 일정하며 정상적인 상태에서 약 37[℃]를 유지한다. 따라서 환자상태를 판단하는 중요 인자로서 기본적인 기능임에도 환자감시장치에서는 심전도나 혈압보다는 사용빈도가 적다. 온도 프로브를 환자의 피부, 구강 또는 항문에 넣어 체온을 감지하여 회로를 통해 증폭한 후 숫자로 나타낸다.

(5) 혈중 산소포화농도(SpO_2)

환자의 동맥혈 내의 산소포화도를 비침습적인 방법으로 측정하여 환자의 호흡상태를 판단하는 기능이다. 체내 산소상태를 디지털화하여 판단함으로써 환자의 호흡관리 및 인공적인 산소공급을 위한 판단에 도움을 주게 된다. 동맥혈의 산소포화도는 동맥혈의 헤모글로빈이 산소와의 결합 백분율로서 SaO_2[78]라고도 하며, 건강한 성인의 수치는 94[%]~100[%]이다.

① 측정방법 : SpO_2 센서는 발광부와 수광부가 있으며 발광부에서는 LED 발광을 통해 적외선과 빨간색 빛을 동시에 방출하게 된다. 방출된 빛은 손가락 사이의 혈관을 통과하여 수광부를 통해 검출되는데, 산소와 결합한 헤모글로빈은 적외선을, 그렇지 않은 환원헤모글로빈은 빨간색 빛을 더 흡수하는 성질을 이용하여 그 빛의 차이를 측정하여 SpO_2의 수치를 산출한다.

② 통상 SpO_2는 일정시간동안 측정된 값을 계산하여 출력으로 표시하게 되는데, 빠른 측정이 요구되거나 환자의 움직임이 거의 없을 때는 5초 동안 측정 후 계산하여 출력하게 되며, 대부분 환자의 경우 움직임의 영향이 적은 경우는 10초, 환자의 움직임이 심한 경우에는 20초 동안의 측정값을 가지고 계산하여 수치로 출력하게 된다.

(6) 맥 박

심장의 수축에 의해 좌심실에서 대동맥으로 급격하게 밀려 나간 혈액이 동맥벽을 팽창시키며, 팽창된 동맥벽은 그 탄성 때문에 진동하고 그 파동이 동맥계 말초 부위에 차례로 전파되어 맥박(Pulse rate : 펄스 레이트)으로서 촉진된다. 맥박의 전파속도는 5~9[m/s]이며 말초에 가까워질수록 빨라진다. 그 전파속도가 빨라서 맥박은 심장박동과 거의 동시에 느껴진다. 또 맥박은 동맥벽의 진동이므로 그 속도는 혈류의 속도(대동맥에서 약 50[cm/s])보다 크다. 체표면 근처를 지나는 동맥에서 촉지하기 쉽다. 맥박수는 1분간의 횟수로 표시하며 보통 심박수와 일치한다.

---

78) SaO_2 : 혈액의 산소포화량은 산소와 포화된 동맥피에 헤모글로빈 분자의 백분율을 말하며, 즉 동맥 속의 헤모글로빈이 산소와 몇 [%] 결합하였는지를 측정하는 것이며 이 수치를 SaO_2라고 한다. 펄스옥시미터로 측정된 SaO_2를 SpO_2라고 한다.

성인의 경우 분당 60~100회, 유아는 분당 130회 전후, 노인은 분당 50회 이하로 연령이나 성별에 따라 다르다. 또 수면시에는 감소하며, 기초대사나 자율신경 긴장도의 변화에 따라 크게 변동한다. 일반적으로 여자가 남자보다 맥박수가 많다. 성인의 경우, 매분 100회 이상의 맥박을 빈맥이라 하고, 매분 60회 이하의 맥박을 서맥이라 한다. 건강한 사람이라도 운동을 하거나 정신적으로 긴장하면 빈맥을 나타낸다. 체온이 1[℃] 상승하면 분당 8~10정도 증가하게 된다.

제 3 절 기타 진단기기

건강에 관한 관심은 질병치료의 차원을 넘어 기존 건강상태의 유지 및 질병의 초기 진단을 위한 욕구의 증대로 나타나고 있다.

1. 원격진단기

컴퓨터와 정보통신의 발달로 의학계의 변화중 하나는 원격진단 시스템(Telemedicine system : 텔레메디신 시스템)이다. 이는 원격지 또는 재택 환자와 병의원의 의료진 사이에 실시간으로 화상대화를 하면서 사진과 청진을 하거나 생체신호를 일정기간 동안 수집한 자료들을 일괄 송신하고 환자의 임상자료를 토대로 진단과 치료 등의 기초적인 의료행위를 할 수 있는 시스템이다.

(1) 구성요소

① 영상화면, 대화용 카메라, 마이크, 스피커 : 의사와 재택환자 사이에 화상과 음성으로 진료를 할 수 있게 하는 것이다.

② 진단용 확대 카메라 : 원격제어로 환자 신체의 특정부위를 줌(Zooming)하여 확대 후 사진촬영을 한다.

③ 전자청진기 : 환자의 생체에서 발생하는 심음, 혈류음, 호흡기류음 등을 청진한다.

④ 심전도 : 싱글채널 ECG(Electro Cardio Graphy : 일렉트로 카디오 그래피)를 내장하여 심장의 상태와 맥동수를 진단하며 12채널 ECG(Electro Cardio Graphy : 일랙트로 카디오 그래피)를 연결하기도 하며, 근래에는 수 [mW]급의 아주 작은 출력의 무선기와 초소형 기억장치를 내장한 mobile ECG(모바일 Electro Cardio Graphy : 일랙트로 카디오 그래피)의 상용화로 환자의 심전도 상태를 24시간 기록하고 이상증후가 발생하면 재택진단기에 송신하여 원거리에 위치한 의료진에게 실시간으로 심전도 데이터를 보내거나 수집된 자료를 일괄 송신하는 장치가 있다.

(2) 통 신

원격 진단기기는 RS232C 계열의 직렬통신과 유무선 인터넷과 같은 초고속 정보통신 수단을 활용하며, 양방향 화상통신을 기본으로 하기에 데이터의 전송속도가 빨라야 한다.

2. 전정기능 진단기

내의의 전정기관과 안구운동은 직립보행과 자세조절, 멀미, 신체회전에 의한 착각, 평행감각 등에 중요한 역할을 한다. 전정기관을 자극하면 안구가 회전하거나 진동하는 현상을 안구운동(안진도, 전정안구반사)이며, 이는 물체의 영상을 망막에 일정하게 조정하여 시력을 유지하며 자세조절을 한다. 전정안구 반사운동을 유발시키는 자극으로는 정현적회전의 물리자극, 일정한 온도의 물을 주입하는 열자극이 있다.

전정기관의 질병유무를 진단시 보행할 때 자세평형을 유지하는데 어려움을 겪는 환자, 선박이나 자동차 등을 이용할 때 멀미하는 환자, 항공기 조종사의 적격여부, 이명증 환자의 진단 등에 정전안구운동을 측정하여 진단자료로 사용한다.

(1) 진단기의 구성

회전자극에 의한 전정기능 진단기는 크게 회전자극을 발생시키는 rotatory chair unit(로더토리 체어 유니트)와 안구운동을 검출하고 신호의 가공과 회전자극 신호를 동기시켜 처리하여 출력하는 컴퓨터로 구성되어 있다.

① 증폭기 : 기본회로는 1[MΩ] 이상의 입력 임피던스 변환기를 채용하고 약 1,000배의 증폭도로 −120[dB]의 CMRR(Common-Mode Rejection Ratio : 커먼 모드 리션 레이피) 생체용 차동증폭기이다. 좌우 안구에 대칭으로 부착하는 전극은 기본적으로 EEG 전극과 동일한 성질을 갖고 좁은 면적을 유지하여야 주변의 조직으로부터 유입되는 EMG와 같은 잡음을 효과적으로 제거할 수 있다.

② 시상수변환과 저역통과필터(Low-Pass Filter : LPF) : 생체로부터 취득되는 ENG는 심전도와는 구별되므로 주파수 대역은 0~20[Hz] 대역만을 필요로 한다. 따라서 아날로그 전자회로만으로 구성된 시스템에서는 전원에서 유입되는 잡음이나 주변 생체조직으로부터 섞이는 잡음을 제거하기 위해서 시상수변환과 저역통과필터가 필요하고, 디지털 신호처리 DSP 시스템에서는 IIR 또는 FIR 필터로 제거한다.

③ 기준보정 Calibration(켈리브레이션) : 안구운동에 의한 안전위는 약 1[mV]로 증폭기의 이득을 조정하는 함수발생기로서의 의미이다.

④ 자극동기신호 : 전정기관에 가해지는 자극에 대해 발생되는 안구운동과의 관계를 해석하기 위한 신호를 발생, 검출한다. 열자극일 경우 적정한 온도로 가열된 물이나 공기를 주입하는

장치에서 주입되는 시점에 펄스를 발생시키고 회전자극일 경우 회전속도를 검출한다.

⑤ ADC1과 ADC2 : 안구운동의 안전위와 동기자극신호를 디지털로 변환한다. 샘플링 시간과 변환폭은 시상수 변환과 디지털 필터의 성능에 영향을 미치므로 시간은 빠를수록, 변환폭은 클수록 정확한 해석이 가능하다.

⑥ 회전자극기의 구성 : 회전자극기는 피검자를 앉힐 의자와 회전동력을 발생하는 서보모터와 서보장치, 정현적 신호를 발생시키는 회전신호발생기, 의자의 회전상태를 계측할 센서로 구성된다.

⑦ 회전자극 함수발생 : 회전자극은 전정기관의 반규관을 구성하는 전반규관, 후반규관, 외측반규관 내부의 내임파액에 주어진 각가속에 의해 안구운동이 발생하므로 피검자를 의자에 앉히고 $S = A\sin\omega t$의 정현파 자극을 주어야 한다.

⑧ 회전센서 : 아날로그 방식에서는 멀티턴(Multiturn) 또는 360[°]회전하는 포텐셔미터(Potentiometer)에 기준전압을 인가하여 전압을 검출함으로써 회전하는 의자의 각도를 검출하여 폴로그랩(Polygraph)에 출력한다. 디지털방식에서는 인크리멘탈 인코더(Incremental encorder)를 사용하는 경우에는 별도의 업-다운 카운터(Up-Down counter)가 필요하며, 앱솔루트 인코더(Absolute encorder)를 채용한 경우에는 인코더 버퍼(Encorder buffer) 값을 샘플링하면 인코더의 분해능에 의해 정도가 결정된다.

3. 안과 진단기기

눈은 빛을 수용해 망막에 상을 맺히게 하므로 사물을 구별할 수 있게 한다. 빛은 유리나 수정체 같은 투명체를 만나면 굴절하게 되는데 스넬의 법칙에 따라 굴절률은 굴절각을 입사각으로 나눈 값으로 식 (2-8)과 같다.

$$\text{굴절률} = \frac{\sin \text{굴절각}}{\sin \text{입사각}} \tag{2-8}$$

빛은 파장에 따라 다르다. 파장에 따라 굴절률과 빛의 속도가 다른 현상을 분산이라 한다. 거울을 사용해서 광축을 바꾸거나 상의 방향을 바꾸기 위해 거울을 사용하면 반사면의 오염을 방지하기 어렵고 반사율이 비교적 낮지만 반사각이 변화하지 않고 반사율과 안정도가 높은 전반사 프리즘을 사용한다. 종류는 직각, 도브, 오각, 포로프리즘이 있다.

(1) 볼록렌즈의 성질과 상

① 렌즈의 중심을 지나는 광선은 직진한다.

② 렌즈 입사면의 초점을 지나는 광선은 렌즈축에 평행으로 지나간다.

③ 렌즈축에 평행으로 입사한 광선은 초점을 지나간다.

즉 오목렌즈에도 동일한 규칙이 적용되는데, 거울의 성질과 상에도 적용된다.

반사망원경은 지름이 큰 대물렌즈를 사용하면 입사광이 많으므로 밝은 상과 분해능도 좋지만 안광학에서는 곡률이 있는 반사면을 이용하면 색수차를 줄일 수 있고 제조가 용이하다. 반사망원경은 매우 약한 빛을 내는 물체를 관찰할 때 사용한다.

(2) 검안경79)

안구의 안저(眼底)·유리체·수정체의 관찰과 굴절검사에 사용되는 기구이다. 종류로는 도상검안경과 직상검안경(Ophtalmoscope : 옵더모스콥)이 있다.

① 직상검안경(Directly overhead optalmoscope : 다이렉트리 오버헤드옵터모스콥) : 환자의 망막 자체를 10~12[°]범위에서 안저의 특정부위를 보다 세밀하게 관찰할 수 있고 배율은 약 15배이며 구성은 전구, 렌즈, 반사경, 집속계로 광학적으로 매우 간단하여 소형으로 휴대할 수 있어 임상에서 사용한다.

② 도상검안경 : 비교적 넓은 범위를 관찰할 수 있고(60[°]) 배율은 직상검안경에 비해 상대적으로 낮아 초기 검사에 사용한다.

(3) 안압계

안압(Tonometer)이 비정상적으로 높아 생기는 녹내장을 진단할 때에 사용되며, 안구에 주어진 압력이나 무게로 각막이 변형되는 정도를 측정하거나 작은 튜브를 직접 삽입하여 측정한다. 안압계는 함입 안압계(Indentation tonometer : 인텐테이션 토노메터)와 압평 안압계(Applacition tonometer : 애플리케이션 토너메터)로 대별되고 국소마취제를 점안한 후 안압을 측정하는데 각막의 일정 부위를 평평하게 만들어 측정하는 압평 안압계와 안압계의 무게에 의해 각막이 눌리는 정도를 측정하는 함입 안압계로 구분되어지며, 측정된 값을 안압으로 환산할 때 환산표가 사용되기도 하고 컴퓨터에 의해 자동변환하거나 기구적으로 내부에 포함하여 표시한다.

---

79) 검안경 : 1851년 헬름홀츠가 고안하였으며, 그 후 개량을 거듭하여 많은 종류의 검안경이 나와 있다. 안저검사에 사용되는 반사형요면검안경(反射型凹面檢眼鏡)·전기굴절검안경(電氣屈折檢眼鏡)과 검영법(檢影法)·철조법(徹照法)에 사용되는 평면형검안경(平面型檢眼鏡)이 대표적인 것이다.

① 도립상 검사 : 요면경은 암실 등의 빛을 받아 이를 눈 안에 들여보내어, 눈앞에 보통 +13D(때로는 +8D~+20D)의 렌즈를 두어 안저의 도립상(倒立像)을 만들고, 이것을 검사하면 약 4배로 확대된 안저상을 얻을 수 있다.

② 직립상 검사 : 전기굴절검안경은 보통 그 안에 들어 있는 꼬마전구의 빛을 프리즘을 써서 눈 안에 들여보내어 안저로부터 되돌아오는 빛을 관찰하는 것으로, 약 16배로 확대된 안저의 직립상(直立像)을 얻을 수 있다.

③ 무적광선(無赤光線) 필터로 광원(光源)을 바꾸어 볼 수도 있고, 안에 있는 렌즈의 도수를 마음대로 바꿀 수 있기 때문에 눈의 굴절도와 유리체·수정체를 검사할 수도 있다. 이 밖에 토르넬의 쌍안검안경, 디머, 굴스트란드 등의 대형검안경, 헹켈, 굴스트란드식 간이검안경, 9명이 동시에 관찰할 수 있는 차이스폴리오프탈모스코프, 두 눈의 안저를 동시에 관찰할 수 있는 옴의 바이오프탈모스코프 등이 있다. 중간 투광체의 검사는 평면 및 요면반사형검안경, 전기굴절검안경을 써서 철조법(徹照法)에 의하여 행한다.

(4) 각막곡률계

각막곡률계(Keratometer : 케라토메터)는 각막 전면의 곡률반경을 측정하는데 사용하는데 크기, 위치를 알고 있는 어떤 물체가 각막으로부터 반사되어 결상된 상의 크기와 형태를 측정하여 곡률반경을 계산해 얻은 결과로 난시, 콘택트렌즈 착용으로 인한 각막의 변화여부와 같은 각막이상 상태를 진단하는 기기이다. 그림 2-55에서와 같이 상의 배율은 h'/h이고 이 식 (2-9)와 (2-10)에서와 같이 곡률반경을 얻을 수 있다. 여기서 h는 물체의 크기, h'는 상의 크기, m은 배율이다.

$$\frac{h'}{h} = \frac{f'}{x} = \frac{-r}{2x} \tag{2-9}$$

$$r = 2mx \tag{2-10}$$

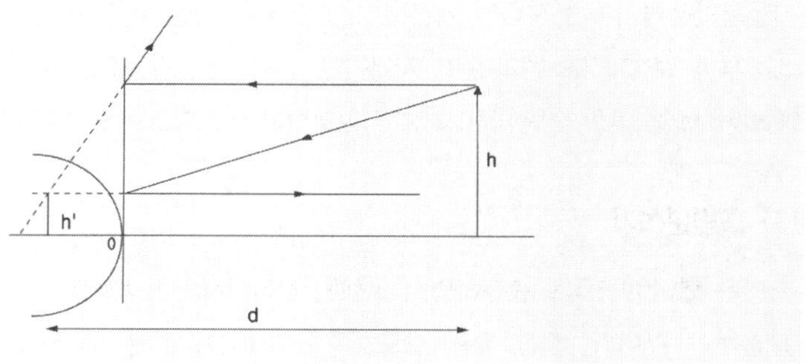

그림 2-55 • 각막곡률계

각막곡률계의 형태는 다양하지만 대표적인 각막곡률계의 구조는 화살의 과녁판과 같은 형태로 오목한 동심원에 검은색의 띠를 그리고 중심부에서 관찰구를 통하여 각막에 비춰지는 반사된 원의 형태를 직접 보거나 카메라로 촬영하여 반사된 각각의 동심원에 대해 처리함으로써 곡률에 대한 결과를 얻을 수 있다.

4. 임상검사기기

환자로부터 채취한 시료를 검사하는 것으로 일반검사, 임상회학검사, 혈액검사, 혈청검사, 세균 미생물검사, 병리검사가 있다.

임상검사들은 임상적으로 각종 특정한 물질이 포함된 양이나 비율이 질병을 진단하는 중요한 척도이다. 특히 혈액검사는 적혈구, 백혈구, 혈소판의 개수와 특성과 생리기능과 가스분석 등이 있다. 분석법으로는 광량측정(광량계)과 색분해에 의한 색검사(비색계)가 있다.

(1) 분광광도법

사용되는 광선으로는 자외선(200~400[nm]), 가시광선(400~700[nm]), 근적외선(700~800[nm])으로 임상물질들이 서로 다른 파장의 전자기적인 에너지를 선택적으로 흡수하거나 방출하는 특성을 이용한 검사법이다. 광원에서 발생하는 빛은 특정한 파장대만을 통과시키는 파장선택기를 통과하여 시료를 담은 큐벳(Cuvette)을 통과한다. 이때 특정파장의 광선이 시료에 흡수되거나 방출되어 광선이 센서에 도달하게 된다. 센서는 입사된 광선의 에너지량에 비례하는 전기신호를 발생하면 적절한 증폭과 처리과정을 거친 후 표시한다. 즉 특정물질의 에너지 흡수정도를 측정하여 농도를 알아내는 것이다. 시료 중 혈청, 소변, 척수 등에 함유된 물질들은 에너지 흡수성질이 매우 낮아 시약을 첨가하여 흡수성을 높게 하여 처리한다.

(2) 자동 임상분석기

자동화학분석기와 유사하며 기본원리는 분광광도법을 사용하며 컴퓨터에 의해 시료관리, 시약의 관리와 투여, 보정과 시스템의 준비, 자가진단, 유지 등이 자동으로 이루어지며 시료의 투입, 시약첨가와 희석, 예열, 혼합, 반응시간 대기, 시료분석과 결과자료의 출력과 저장 및 통신이 이루어진다.

(3) 소변분석기

소변은 혈액이 조직을 순환하면서 발생된 신진대사의 노폐물과 수분을 신장에서 여과시켜 체외로 배출하는 것이다. 신장, 요관, 요도, 즉 요의 배설경로에 기능적 이상이 있으면 노폐물이 배설되지 않는다든지 요의 구성성분의 변화를 초래하는데, 이와 같은 경우 요의 성분이나 성상의 이상 유무를 검사해 신체의 질병을 진단하는 검사가 소변검사이다.

(4) 자동 혈구계산기

혈구라 함은 적혈구, 백혈구, 혈소판을 말하며 자동 혈구계산기는 혈액 속의 혈구수를 계수하는 측정기기이다.

(5) 혈액가스분석기

혈액가스분석기란 혈액 내에 산소와 이산화탄소 포화도를 측정하여 체내에 나타나는 산성증 및 알칼리증을 진단하는 검사기기이다. 또한 혈액의 나트륨, 칼륨, 염소 이온 및 중탄산이온 등의 전해질을 분석하여 체액상태를 분석하는 장비이다.

(6) 원심분리기

원심분리기란 원심력의 작용에 의해 성분이나 비증이 다른 물질을 분리, 정제, 농축하는 원심분리를 이용하여 액체 속의 고체 입자를 분리하는 분리기계이다.

02 치료기기

제 1 절 치료기기

1. 종양치료를 위한 방사선

방사선치료는 방사선이 연구되어 개발된 후 주로 암치료에 사용되었다. 암치료요법 중 인체의 특정한 부분의 병을 치료하는 목적의 방사선요법은 전리방사선이 인체에 조사되면 정상조직은 어느 정도의 시간이 지나면 회복하지만 종양조직은 회복이 원활하지 못하므로 방사선을 이용하여 종양조직을 제거하는 암치료법으로 X-선, 감마선과 같은 파동형태의 방사선, 또는 전자선, 양성자선과 같은 입자형태의 방사선 등이 암에 조사되면 암세포를 바로 죽이지는 못하나 암세포가 분열, 증식하는 기능을 파괴하여 새로운 암세포가 분열과 생성 증식을 못하게 하므로 암의 성장을 지연시키거나 멈추게 하여 암세포를 죽게 한다.

암에는 충분한 방사선량(Radiation dose : 라디에이션 도스)을 투사하고, 그 외 정상조직에는 투사되지 않게 조심해야 한다.

(1) 종양과 방사선

1) 종양치료

종양에는 양성과 악성 두 종류가 있다. 이중 악성종양을 치료하는 방법은 수술, 방사선, 화학, 면역, 온열요법(Thermotherapy : 서모테라피) 등이 있으며 단독 또는 병합치료방법을 구사하고 있다.

① 치료목적에 따라 적극적 치료(Cure : 큐어)와 대증적 치료(Palliation : 펠레이션)로 구분하며 질병의 상태에 따라 치료방법을 적절히 선택한다. 적극적 치료와 대증적 치료의 치료특징은 표 2-17과 같다. 방사선치료는 종양이 크고 침습이 되어 수술이 어렵거나 수술로 제거하지 못한 국한 부위를 치료(Local/Regional control : 로컬/리저널 컨트롤, 국소요법)하는 방법으로 모든 암환자의 60[%]가 방사선치료를 받고 있다. 특히 수술과 함께 수술 전 방사선치료시 종양의 크기를 줄여서 수술을 쉽게 하고, 수술 후에 방사선치료를 하여 남아 있는 악성세포를 파괴한다.

표 2-17 ● 방사선치료의 특징

방사선치료 장점	방사선치료 단점
1. 인체의 병소주위 정상조직의 기능 및 형태가 보존된다.	1. 치료시간(기간)이 길다.
2. 인체의 병변이 수술하기 까다로운 위치에 있어도 치료가 가능하다.	2. 대상이 되는 병소의 크기뿐만 아니라 병리조직 소견, 세포주기, 세포의 상태에 따라 치료효과가 달라진다.
3. 방사선 감수성이 큰 병변에 대해서는 수술요법보다 넓은 영역에 걸쳐서 치료할 수 있다.	3. 국소치유율의 확실성은 수술에 비해 낮다.
4. 전신마취, 입원 등이 불필요하므로 외래치료가 가능하다.	
5. 일반적으로 방사선을 분할해서 조사하므로 인체의 전신적 영향이 적다.	
6. 수술보다 환자의 전신상태에 구애를 덜 받는다.	

② 방사선치료는 때로는 **화학요법**이나 **호르몬 치료**와 함께 실시하여 좋은 효과를 얻는다. 표 2-18에서 보면 **방사선치료 방법**은 크게 **전신요법**과 **국소요법**으로 나누고 있다.

㉠ **전신요법** : 면역요법과 **화학요법**(항암치료)이 있다.

㉡ **국소요법** : 병소가 **원발병소**(특정한 질환의 병부) 및 주위 **림프**(Lymph : 림프관에 들어 있는 조직액)에 제한된 경우에 해당되며, 각 질병의 특징에 따라 수술이나 방사선치료가 적용된다.

표 2-18 ● 종양의 치료방법

분 류	치료방법	작용기전	효 과	부작용	기 타
국소요법	수술요법	–		있다	관혈적
	방사선요법	일정하다.		–	
전신요법	화학요법	약제에 따라 다르다.	종양과 정상조직의 성질에 의존한다.		비관혈적
	면역요법				

③ 임상현장에서 암을 치료하기 위해서는 암의 진단과 병기, 즉 병의 경과를 그 특징에 따라 나눈 시기가 결정되어야 하며, 환자의 정신상태 및 사회·경제적인 여건, 수술, 항암치료[80]의 치료성적 비교, 치료 후 예측되는 환자상태 등을 고려해서 치료법이 선택되어야 한다.

④ 암은 국소적으로 제한되어 있을 때 가장 효율적인 치료효과를 얻을 수 있다. 전체 암환자의 약 40[%] 정도가 5년 이상 장기생존이 가능한데 암환자 중 대략 20～30[%]는 방사선치료에 의해 완치되고, 나머지 70～80[%]는 수술에 의해 완치된다고 한다.

80) 항암치료 : 암세포의 분열과 증식을 막고, 암세포를 사멸시키는 작용을 하는 약. 암, 육종, 백혈병 따위의 악성종양을 치료하는 화학요법에 주로 쓴다.

⑤ 방사선치료는 주로 암이나 육종 등의 악성종양이며 주로 치료하는 부위는 **두경부 종양, 부인과 종양, 폐 및 식도종양** 등 크게 3가지로 나눌 수 있으며 이들 각 종양의 치료에서 방사선치료는 단독 혹은 수술 및 **항암요법**(화학용법)과 병행하여 치료한다. **양성종양, 혈관종, 켈로이드**[81](Keloid), **용종** 등에도 다른 치료방법을 사용할 경우에도 방사선치료를 병행하고 있다.

⑥ 방사선치료는 **악성종양과 정상조직과의 방사선 감수성의 차이를 최대한 이용하여 암세포를 파괴시켜 종양을 제거시키는** 것이다. 방사선치료의 가능성 여부는 방사선 감수성 이외에도 종양의 크기나 종양의 진행상태, 조직학적 형태 등에 따라 결정한다. 이들 각 종양의 치료에서 방사선치료는 단독 혹은 수술 및 항암요법과 병용하여 치료한다. 그림 2-56은 방사선치료기를 나타내었다.

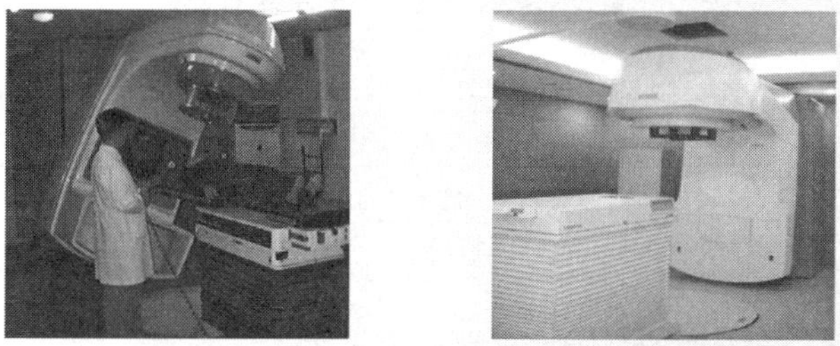

(a) 방사선 촬영모습　(b) 방사선 기기

그림 2-56 • 방사선치료기

2) 방사선치료의 원리

방사선지료는 **인체에 선리방사선을 투여했을 때 일어나는 상호작용**을 이용한다. 방사선을 조사해서 세포가 죽게 되는 것은 방사선 에너지가 인체를 구성하는 원자, 분자로 이행되어 **물리, 화학, 생물학적 작용**을 일으켜 화합물의 조성을 변화시키게 된다. 방사선으로 인해 세포에 필수적인 기관에 영향을 주기 때문에 현재는 그 기관이 DNA와 세포막이라고 알려져 있다. 방사선을 받은 세포는 대부분 그 이후의 세포분열시 기능장애, 증식 저지가 일어나며 일부는 **아포토시스**[82](Apoptosis)라는 과정을 거쳐 죽게 된다. **방사선이 인체에 투여되면 방사선 에너지가 인체를**

81) 켈로이드(Keloid) : 화상이나 상처가 아문 후에 생기는 종양이다.

82) Apoptosis : '아포프토시스'라고도 한다. 세포가 죽는 방식에는 크게 나누어 세포의 괴사나 병적인 죽음인 네크로시스(Necrosis)와 아포토시스가 있다.
① 네크로시스는 화상과 디박, 독극물 등의 자극에 의해 일어나는 세포의 죽음이며, 세포의 '사고사'라고 한다. 네크로시스의 경우에는 세포 밖에서 수분이 유입됨으로써 세포가 팽창하여 파괴된다. 이전에는 세포의 죽음은 모두 네크로시스라고 하였다. 그러나 최근 30여 년 사이에 세포에는 자발적인 죽음을 일으키는 유인(誘因)이 있다는 사실이 발견되었다. 유전자에 제어되는 능동적인 세포의 죽음이 아포토시스이다.
② 네크로시스가 오랜 시간에 걸쳐 무질서하게 일어나는 데 반해 아포토시스는 단시간에 질서있게 일어난다. 아포토시스는 세포가 축소되면서 시작된다. 이후 인접하는 세포 사이에 틈새가 생기고, 세포 내에서는

구성하는 원자(Atom : 아톰), 분자(Molecule : 몰레큘)로 변해가며 전리(이온화), 여기 등의 활동을 시작한다. 이로 인한 물리화학적 작용으로 화합물의 조성이 변화하며, 세포기능에 장애가 일어나고, 장애의 정도가 고도인 경우에는 세포의 증식이 저지되거나 세포가 사멸하므로 조사된 부분의 조직이 파괴된다. 방사선의 조직 파괴작용을 이용하는 것이 방사선치료이다. 조직의 파괴작용은 병부에서만 발생되는 것이 아니라 정상적인 조직에서도 일어날 수 있다. 그러므로 병부의 효과는 크게 하고, 정상조직의 장해는 작게 되도록 방사선치료가 되어야 한다. 방사선치료는 종양의 위치에 따라 방사선을 선택하여 치료한다. 현재 주로 이용되고 있는 방사선은 전자파인 X-선[83]과 감마선[84], 입자선인 전자선(베타선)과 중성자선 등이다. 아울러 양자선이나 중립자선도 확대되어 이용되고 있다. 전자선은 피부근처의 종양치료에, X-선과 감마선은 심부에 있는 종양치료에 적합하다.

현재 상용되고 있는 전리방사선의 종류와 어떠한 발생원으로 구성되었는지를 표 2-19에 나타내었다.

표 2-19 ● 방사선의 분류와 발생원

<table>
<tr><td rowspan="15">전리방사선</td><td rowspan="9">직접전리 입자
(하전입자)</td><td rowspan="4">전자</td><td colspan="2">β^-선, β^+선</td><td>방사성 동위원소(RI)</td></tr>
<tr><td colspan="2">내부전환전자</td><td>감마방출 방사성 동위원소 RI</td></tr>
<tr><td colspan="2">전자</td><td>여기상태의 원자</td></tr>
<tr><td colspan="2">전자선</td><td>전자가속기</td></tr>
<tr><td colspan="3">π^-</td><td>Proton linac(프로톤 리낵) 등</td></tr>
<tr><td colspan="3">양자선</td><td>Synchrocyclotron(싱크로사이클로트론) 등</td></tr>
<tr><td rowspan="2">헬륨</td><td colspan="2">알파(α)선</td><td>방사성 동위원소</td></tr>
<tr><td colspan="2">헬륨(He)선</td><td>Synchrocyclotron(싱크로사이클로트론)</td></tr>
<tr><td colspan="3">기타 중립자선(C, N, O, Ne 등)</td><td>Synchrotron(싱크로트론)</td></tr>
<tr><td rowspan="6">간접전리 입자
(지수함수감약)</td><td rowspan="4">광자
(전자방사선)</td><td colspan="2">감마선</td><td>방사성 동위원소 RI, 여기상태의 원자핵</td></tr>
<tr><td rowspan="3">X-선</td><td>저지 X-선</td><td>X-선 장치, 전자가속기</td></tr>
<tr><td>특성 X-선</td><td>여기상태의 원자</td></tr>
<tr><td>소멸 방사선</td><td>양전자의 소멸</td></tr>
<tr><td rowspan="2">중성자</td><td colspan="2">열중성자</td><td>원자로 등</td></tr>
<tr><td colspan="2">속중성자선</td><td>Cyclotron(사이클로트론) 등</td></tr>
</table>

DNA가 규칙적으로 절단되어 단편화된다. 마지막에 세포 전체도 단편화하여 아포토시스 소체라고 불리는 것으로 된 후 가까이 있는 세포에게 흡수되므로 죽음에 이르게 된다.

③ 아포토시스는 발생 과정에서 몸의 형태 만들기를 담당하고, 인체에서는 정상적인 세포를 갱신하거나 이상이 생긴 세포를 제거하는 일을 담당하고 있다.

④ 사람의 경우에는 태아의 초기에 손이나 발은 주걱 모양을 하고 있어 발가락이나 손가락 사이가 벌어지지 않고 있다가, 후기에 그 사이에 해당하는 부분에 있던 세포가 프로그램 세포사함으로써 손가락이나 발가락의 형태가 생긴다. 프로그램 세포사(Programed Cell Death(PCD) : 프로그램드 셀 데스)도 아포토시스와 같은 과정을 보이므로 이 2가지를 같은 뜻으로 보는 학자도 있다. 그러나 아포토시스는 암세포 내의 세포 소실, 바이러스 감염과 약물, 방사선 등 PCD 이외의 경우에도 일어난다는 점에서 구별된다.

83) X-선 : 병원에서 진단이나 치료목적에 많이 사용된다.

84) 감마선 : 의료용 X-선보다는 좀 더 강한 에너지를 갖고 있다.

3) 인체에 대한 방사선 효과

방사선 에너지를 인체로의 이행과 그와 동일하게 발생하는 전리(Ionization : 아이에너제이션)작용[85]이 세포의 소멸, 돌연변이의 유발 등 관찰되는 생물현상과 다른 현상으로 연결되어 있는가는 분명하지 않으며 이 사이의 기전에 대해서 많은 의견이 있다.

가. 방사선[86]의 작용단계

방사선이 인체에 작용할 때는 대략 3단계를 거치게 된다.

① 방사선의 에너지(Energy)가 인체에 투여되어 흡수되는 물리적 과정이며 시간은 10~13[s]이다.

② 흡수된 에너지(Rad energy : 라드 에너지, =흡수선량)가 생화학 반응을 진행시키는 물리화학적 과정이며 시간은 10^{-6}[s]이다.

③ 생화학반응이 인체에 영향을 주어 그 결과가 생물계에 변화하는 생물학적 과정이며 시간은 수분에서 수년까지의 기간이다.

④ 방사선이 인체에 투여되면 세포 내의 분자에 에너지가 흡수되어 분자는 전리나 여기가 일어난다. 이들 전리된 분자의 전부와 여기된 분자의 어떤 물질은 유리기[87](Radica : 라디카)를 형성하는데 이 유리기는 또 다른 분자와 반응하기 쉬워 세포 내에 여러 가지의 화학변화를 일으킨다.

⑤ 화학변화의 대부분은 인체에 있어서 별다른 효과를 주지 않지만, 세포 내에서 중요한 기능을 담당하는 DNA에 변화가 일어나면 세포의 장해가 일어난다. 최초 분자 수준에서 출발한 미세한 변화는 세포 수준에서 개체 전체로 확대 파급되어 간다. 이러한 인체에 끼치는 영향, 즉 생물학적 과정은 짧게는 수분에서 길게는 수십 년까지의 긴 세월을 걸쳐 인체에 방사선 증상이 나타나기도 한다.

나. 직접작용과 간접작용

세포 내 분자가 방사선에 의해 변화를 일으키는 작용에 따라 직접작용과 간접작용으로 구분하고 있다.

① 직접작용 : 인체구조 내에 중요한 부분에 직접 에너지가 조사되어 종양의 손상을 일으키는 것을 말하고, 표적설[88]이라고도 한다.

---

85) 전리작용 : 방사선을 쪼여 물질을 구성하고 있는 원자로부터 전자를 튀겨 내어 한 쌍의 플러스 전자를 띤 양이온과 음의 전기를 띤 전자를 만드는 것을 말한다. 우리 눈에 보이지 않고 피부로 느껴지지 않는 방사능의 유무를 조사하거나 그 양을 측정하는 방법으로 전리작용을 이용한다.

86) 방사선의 단위 : Gray · Gy(1[Gy] = 1[J/kg])

87) 유리기 : 짝짓지 않은 전자[不對電子]를 가지는 원자단이다.

88) 표적설(Target theory) : 세포 속에 일정한 생물학적 변화가 일어나기 위해서는 표적(병소나 병원체, 병원균)이 방사선에 의해 전리 또는 여기를 일으켜야 한다고 가정하는 설이다.

② **간접작용** : 표적 밖에서 에너지 조사에 의하여 이온 유리기가 퍼져서 인체에 작용한다.

③ 중요한 분자에서 직접작용은 세포 내의 각종 물질의 상대분자수로 생각할 때 극히 소량으로 일어난다. 그래서 **세포의 장해로 볼 때 직접작용보다는 간접작용을 더 중요**하게 생각한다.

④ 인체 구성요소 중 많은 비율을 차지하는 **물에 방사선이 투여되면 물의 화학변화가 일어나므로 반응성이 강한 유리기**가 생긴다. 물 자체의 변화는 분자수가 많으므로 문제가 되지만, 변화한 물분자가 간접작용으로 주요 분자에 작용할 때 중요한 변화를 일으킨다.

⑤ 간접작용은 방사선을 투여 조사할 때의 여러 가지 조건에 의한 영향을 받을 수 있다. 이러한 변화효과를 표 2-20에 나타내었다.

표 2-20 • 간접작용에 의한 변화효과

간접효과	변화효과
희석효과	농도가 낮은 편이 방사선에 의한 용질분자의 변화비율이 커진다.
화학적 방어효과	황화합물 등의 방사선 보호물질과 같은 유리기가 제거되는 방사선 효과를 감소시킨다.
산소효과	방사선 작용은 산소가 있으면 효과가 증대한다.
온도효과	온도를 낮추면 방사선 효과가 적어진다.
보호효과	물 분해 생성물이나 방사선에 의한 유리기 및 활성종과 반응하기 쉬운 물질을 가하면 방사선 분해의 2차 작용(간접작용)을 줄이는 효과가 있다.

⑥ 직접작용과 간접작용은 방사선의 용액 등에 대한 **항암 화학반응**에서도 볼 수 있는 현상이다. 하지만 인체에서는 **원달작용**과 같은 특수한 작용도 나타날 수 있다.

㉒ 방사선을 간에 투여했을 때 골수에 변화를 발생시킨다든지, 악성종양의 방사선치료시 조사부위 내의 종양이 축소되면서 조사부위에서 멀리 떨어진 조사받지 못한 종양도 한꺼번에 축소되는 등의 직접으로 투여되지 않는 부분에도 방사선 작용이 나타난다.

4) 방사선치료 목적

방사선치료의 목적은 **병적 조직과 정상조직의 방사선 효과비를 최대한으로 하여 암세포를 제거시켜 암을 치료하는 것이다.** 이를 위해서는 치료기술과 치료방법이 효과적으로 겸용되어야 한다. 계획적인 투여방법 없이 무조건 방사선을 투여한다면 방사선치료가 아닌 단순한 조사로밖에 볼 수 없다. **체내에서의 공간적 선량분포, 치료기간에 이루어지는 시간적 선량분포, 방사선 종류의 선택, 방사선 증감제 병용, 온열요법**(Hyperthemia : 하이퍼더미아) **및 기타 요법의 병용 등을 바탕으로 한 효과적인 방사선조사**가 이루어져야 계획된 방사선치료의 목적을 이룰 수 있다.

방사선치료를 할 경우에 치료목적은 병을 고치는 치료로 할 것인가 아니면 일시적으로 치료로 할 것인가를 결정하여야 한다.

① 종양을 제거할 목적으로 방사선조사를 근치조사 또는 치유목적을 조사한다.
② 완치의 가능성이 없이 오로지 증상만을 개선하고자 방사선을 투여하는 조사를 고식조사 또는 대증적 조사라고 한다.

표 2-21은 방사선치료의 목적 및 분류로 나누었다.

표 2-21 • 방사선치료 목적의 분류

특 성	근치적 치료	고식적 치료
목 적	완치를 목적으로 한다.	생활의 질을 향상시킨다. 통증, 출혈, 압박, 폐쇄 등에 대한 치료이다.
조사량	작다	크다
선 량	대선량	지선량(치유목적 선량의 2/3)
조사기술	고도의 조사기술을 이용한다.	간단한 조사기술을 이용한다.
적 응	방사선의 감수성이 크고, 크기가 크지 않으며, 국소에 국한되어 있고, 전신상태가 별로 나쁘지 않을 때이다.	종양의 크기, 감수성, 전신상태 등으로 보아 치유를 기대할 수 없다.
정상조직의 장애	회복 가능하면 허용한다.	허용하지 않는다.

5) 방사선치료 과정

방사선치료의 목적은 종양을 치유하고 삶의 질을 높이기 위하여 종양에는 치유할 수 있는 최적의 방사선량을 조사하면서 주위의 건강조직에는 방사선 손상을 최소로 줄이는 데 있다. 방사선은 그 효력이 조직 내에서 상당기간 영향을 주며 축적되기 때문에 철저한 **표준선량계측**(Radiation Therapy Detector(RTD) : 라디에이션 테라피 디텍터), **치료계획, 방사선조사, 치료확인, 정도관리**가 필수적이며 의사, 물리학자, 방사선기사, 의공기사, 간호사들이 각각 주어진 임무를 충실히 수행해야 하는 협력체로 이루어져야 한다.

가. 방사선치료 선택

악성종양에 대한 방사선치료 여부를 결정하는 데는 우선 종양의 종류, 발생부위, 전위범위, 병리학적 소견 등에 따라 **병기별**(Staging : 스테이징 : Tumor lymph Nodes Metastasis(TNM) : 튜머 림프 노드 메타시스), **치료목적**(Cure palliation : 큐어 페리에이션), **치료방법**(Prescribed dose, Fraction size : 프리스크라이브드 도스, 프렉션 사이즈), TDF(Time Dose Fractionation : 타임 도오즈 프랙셔네이션 : 시간−방사선량→조사 횟수를 가르친다.) 등의 치료 계획을 세운다.

나. 종양의 위치와 크기 결정

방사선 조준장치(X-ray simulator : 엑스레이 시뮬레이터, CT-simulator : 시티 시뮬레이터)를 이용하여 방사선치료 장치에서 조사되는 것과 똑같은 **기하학적, 물리학적 조건에서 해부학적 영상**을 촬영하고 종양과 주위 주요 장기의 위치, 모양, 크기를 2차 또는 3차원 영상으로 표시한다.

다. 방사선치료 계획

방사선종류, 에너지, 방사선조사 방향과 조사면 다중조사 등을 최대한 조율하여 종양에 정확하고 균일하며, **최적의 방사선량을 조사하면서 주위 건강조직의 방사선피폭이 최소가** 되도록 계획하고 시행하기 위해서는 방사선치료 계획을 세워야 하는데 컴퓨터가 필수적이다.

① 인체 내의 방사선 분포를 2차원적으로 구현하여 이상적인 선량분포가 이루어졌는가를 컴퓨터 화면을 통하여 확인한다(그림 2-57(a)).

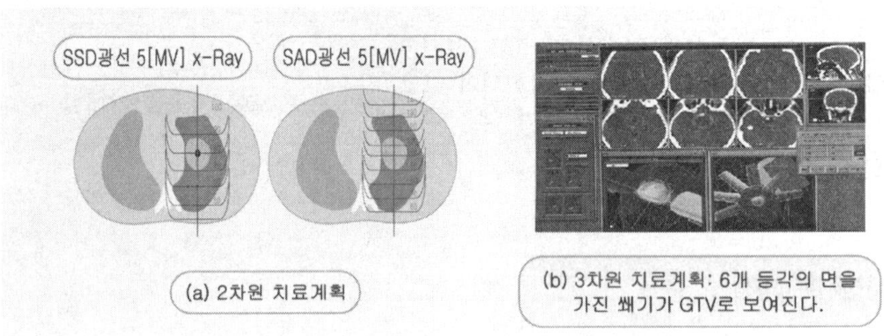

그림 2-57 • 방사선량 분포를 영상 위에 구현하고 있는 치료계획과정(General Television Corporation(GTV) : 제네럴 텔레비전 코퍼레이션)

② 인체 내의 방사선 분포를 **3차원적으로 구현하여 이상적인 선량분포가** 이루어졌는가를 컴퓨터 화면을 통하여 확인한다(그림 2-57(b)). 방사선치료시 적절한 방사선량을 결정함에 있어서 병부의 **치유확률곡선과** 주위 정상적인 **장애확률 곡선과의** 상호관계를 고려하는 것이 중요하다. 정상조직에 장애가 발생할 확률이 5~10[%] 정도까지이다. 이보다 더 많은 방사선량을 초과하게 되면 장애발생률이 급격히 증가하기 때문에 방사선량을 초과하지 않도록 주의해야 한다.

그림 2-58은 방사선치료기기와 종양의 치유확률곡선, 정상조직의 장애확률곡선 및 최대 치료효과비를 나타내었다.

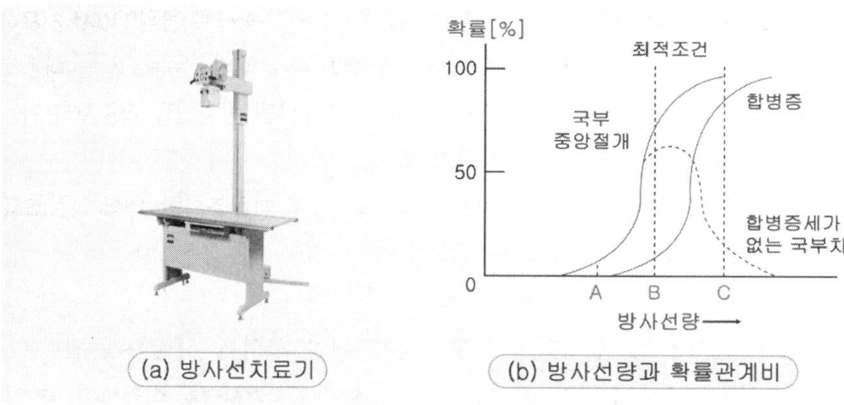

(a) 방사선치료기 (b) 방사선량과 확률관계비

그림 2-58 • 종양의 치유확률곡선, 정상조직의 장애확률곡선 및 최대 치료효과비

③ 심각한 장애를 최대한 작게 하면서 최대의 국소치유율을 얻는 것을 '최적의 치료선량'이라 한다. 이런 최적의 치료선량을 투여하였을 때 환부가 어느 정도 치유될 수 있을 것인가는 병변의 조직학적 소견, 진행정도 등에 따라 결정된다.

④ 자궁경부암의 경우에 직장 또는 방광에서 10~15[%]의 합병증이 발생할 수 있는 65~70[Gy](Gray : 그레이)의 총선량을 조사하였을 때 병기 I~II(1기~2기)는 70~90[%], III(3기)에서는 50[%], IV(4기)에서는 20[%] 정도의 국소치유율을 얻을 수 있다.

(2) 방사선치료 방법

1) 외부 방사선조사법

체외치료는 몸 밖에서 인체에 방사선을 조사하여 치료하는 것이다. 주로 표재치료장치, ^{60}Co(^{60}코발트)[89], 원격치료장치, 선형가속치료장치, 심부치료장치 등을 이용한다. 종양의 위치에 따라 적당한 방사선을 선택하여 치료한다.

① 전자선은 특징상 피부 근처의 표재성 종양[90]치료에 유리하다.

② X-선과 감마선은 깊은 부위의 심재성 종양[91]치료에 이용한다.

가. 공간적 선량분포에 의한 조사법

방사선 효과를 종양에 집중시키기 위해 여러 종류의 방사선투여방법이 고안되었다. 크게 운동조사법과 고정조사법으로 나눈다.

---

89) Cobalt60 : 코발트^{60} 코발트의 방사성 동위원소 : 기호 ^{60}Co, Co^{60}, 암치료용이다.

90) 표재성 종양 : 피부면 겉으로 나타나는 종양이다.

91) 심재성 종양 : 피부면 안쪽의 종양이다.

① 운동조사법 : 환자를 고정시키고 환자 주위를 치료장치가 정해진 속도로 움직이면서 치료하는 방식이 운동조사법이다. 전사조사, 회전조사, 외곽조사법 등이 있다. 운동조사는 다문조사와 마찬가지로 주위의 정상조직의 방사선량을 줄이고 환부에만 방사선을 집중시켜 가능한 한 정상조직의 장애를 최소화하는 데 목적이 있다.

② 고정조사법 : 방사선 투여를 고정된 위치에서 하는 것으로 1문 조사법, 대향 2문 조사법, 3문 조사법, 접선조사법, 4문 조사법 등이 있다.
   ㉠ 종양이 표재성인 경우는 대부분 1문 조사로 치료한다.
   ㉡ 종양이 깊은 조직에 위치한 경우는 2문 이상의 다문 조사를 시행하게 된다.
   ㉢ 주위 정상조직의 방사선량을 최대한 줄이고 환부에만 방사선을 집중시킬 수 있도록 치료계획을 수립하고 있다.

나. 시간적 선량배분

방사선의 총 방사선량은 같아도 선량률, 기간, 분할횟수에 따라 치료효과가 다르다. 따라서 시간적 선량분포를 조절하여 결정하는 것이 악성치료 효과의 성패를 결정한다.

① 일반적으로 1회에 모든 선량을 일시에 투여하는 것은 수술중 방사선치료와 정위적 방사선수술에만 이용된다.

② 단순분할조사법 : 대부분은 1일 1회 1.5~2.0[Gy](Gray : 그레이)[92] 정도를 주 5회 조사하는 방법을 이용하고 있다.

③ 고분할조사법 : 최근에는 단순분할조사법 외에 주 3회로 나누어 투여하거나, 만성부작용을 감소시킬 목적으로 하루에 2~3회 조사하는 방법을 많이 이용하고 있다.

④ 여러 횟수로 나누어 투여 치료하는 목적은 암조직은 파괴하면서 주위 정상조직의 손상을 가능한 한 최소화하기 위한 것이다.

다. 방사선치료 시행과정

방사선치료는 장기간 동안 수행하므로 매번 같은 부위에 정확하게 투여하는 것이 중요하다. 시행과정은 일반적으로 다음과 같다.

① 방사선치료 과정을 환자에게 자세히 설명한다.

② X-선 촬영, CT 촬영, 초음파, MRI 촬영 등을 이용하여 체내 환부 위치를 정확히 검사하고 난 다음 시뮬레이터(Simulator)로 치료부위를 결정한다.

③ 조사부위 또는 조사 양을 피부에 표시한다. 치료기간 중에는 피부에 표시한 선이 지워지지 않도록 환자에게 주의시킨다.

---

92) 그레이 : 방사선 흡수선량의 단위, 1[Gy](그레이)는 1[kg]당 1줄[J]의 에너지의 방사선을 흡수하는 것이다.

④ 치료부위 표시로 문신을 할 수도 있지만 평생 지워지지 않으므로 필요하다고 판단되면 **사전에 환자의 양해와 동의를** 구한다.
⑤ 시뮬레이터로부터 확인된 치료부위에 적합한 개인 **차폐물을 제작**한다.
⑥ 방사선치료 부위를 **감마그램**[93)](Gammagram) 또는 **리낙그램**[94)](Linacgram)으로 확인한다.

(3) 방사선치료 장치

방사선치료 장비는 방사선을 이용하는 방법에 따라 나눌 수 있다.

① **외조사 치료장치** : 환자의 외부에서 **고에너지의** X-**선이나 전자선이 조사되어** 환자의 피부를 통과해서 몸 내부에 있는 종양까지 도달하여 치료하는 방법이다.
② **근접조사 치료장치** : 방사성 물질을 작은 관에 넣어서 몸속의 종양 근처에 설치하거나 종양에 삽입하여 **환자의 몸 안에 주입시켜 치료**하는 방법이다.
③ **정위적 방사선 수술장치** : 정위적 고정기구를 이용하여 환자의 움직임을 최소화하고 표적부위를 방사선 빔을 이용하여 **한 번에 고선량의 방사선을 조사하면서 표적 밖의 부위는 피해를 극소화시키는 치료 방법**이다. 그림 2-67은 방사선치료 장치의 분류를 나타내었다.

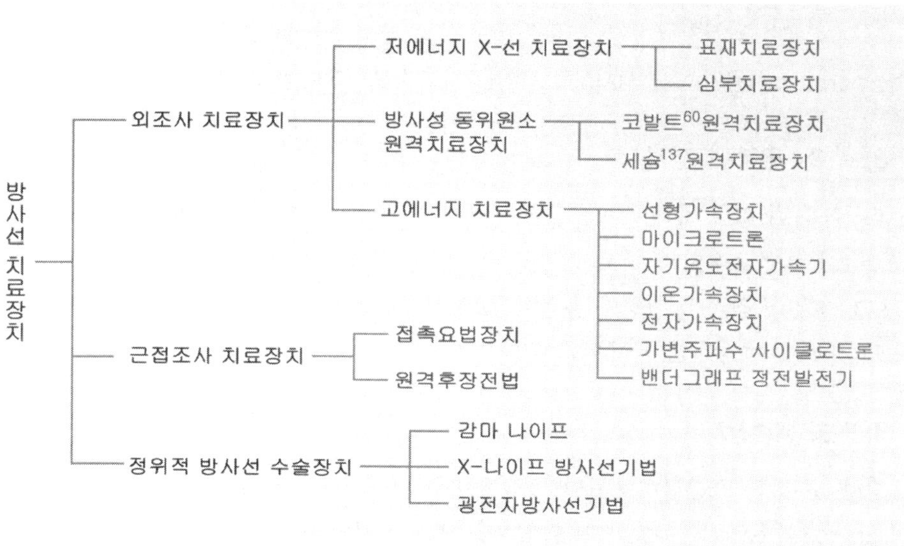

그림 2-59 • 방사선치료 장치의 분류

93) 감마그램(Gammagram) : 무게의 단위. 1감마는 100만분의 1[g]에 해당한다. 기호는 γ. 100만 분의 1[g]을 그래프로 나타낸 것이다.
94) Linacgram(리낙그램) : 조사영역

외부 방사선치료 장치는 ^{60}Co(코발트) 등의 방사성 동위원소를 이용한 방사성 동위원소 원격치료장치, 10~500[kV]의 X-선 치료장치, 입자를 가속시켜 방사선을 방사시켜 치료하는 입자가속장치 등으로 나눌 수 있다. 체외조사는 주로 ^{60}Co(코발트) 원격치료기와 리낙(Linac)을 이용하고, 강내 조사에 있어서는 원격 후 부하장치를 이용하며, 온열치료기의 이용이 늘고 있는 추세이다.

1) 저에너지 X-선 치료장치

저에너지 X-선 치료장치는 관전압 50~120[kV] 정도의 X-선을 이용하여 주로 피부질환에 이용하거나 일부 심부치료에 사용된 기기로서 표면치료용 X-선 장치, X-선 심부치료장치, 체강 X-선 장치 등이 있으나 악성종양에 대해서는 현재 거의 사용되지 않고 있다.

2) ^{60}Co(코발트) 원격치료장치

방사성 동위원소인 ^{60}Co(코발트)에서 발생하는 감마선을 이용하는 장치로써 평균에너지는 1.25[MeV]로 선형가속기의 4[MV]의 X-선의 평균에너지와 비슷하다. 이 장치는 단순히 선원의 개폐를 이용하여 치료가 이루어지므로 이용이 편리하고 고장이 적다는 장점이 있지만 평균에너지가 낮아 심부 종양치료에 적절하지 않고 동위원소의 교체비용이 많이 들므로 점차 이용이 감소하고 있다.

^{60}Co(코발트) 원격치료장치는 고정조사 및 운동조사를 할 수 있는 장치로 중요한 구성요소는 선원, 조사용기, 회전지지장치, 제어장치, 치료용 테이블이 있다.

3) ^{137}Cs 원격치료장치

방사성 동위원소 ^{137}Cs(Cesium, 세슘)[95]에서 방출되는 γ (감마)선을 치료에 이용하는 장치로써 ^{60}Co(코발트) 치료장치와 구조가 비슷하다. 반감기가 길고 선원이 값싸긴 하지만 비방사능(22~23[Ci/g])이 작아서 선원의 용적이 커지므로 반음영이 커지게 된다. 현재는 특수한 실험용의 경우를 제외하고는 이용되지 않는다.

4) 선형 가속장치

방사선치료의 표준장비로서 제 2차 세계대전 중 마이크로웨이브의 발전에 힘입어 1950년 Sranford Hospital(스텐포드 하스피털)에 처음 설치된 이후 계속적인 개발이 진행되어 왔다. 일명 직선가속장치라고 하는 이 장치는 균등조사에 효과가 있으며, 투과력이 높고 표면선량이 적으며 부작용도 적기 때문에 가장 이상적인 치료효과가 있다. X-선 및 전자선의 출력이 가능하며 다양한 에너지 높은 선량률, 빔 모양을 조정할 수 있다. 일반적으로 치료용으로 이용되는 X-선 에너지의 범위는 4~15[MV], 전자선은 6~20[MeV]이다.

95) 137Cs(세슘) : 세슘의 인공 방사성 원소 : 기호 ^{137}Cs

최근에는 컴퓨터로 제어되는 최신형 선형 가속기가 개발되고 첨단 보조장치들이 개발되어 부작용 없이 완치율을 높일 수 있는 3차원 입체 조형치료가 가능하게 되었다. 리이낙(입자선형가속기, Linear accelerator : 리니어 액셀러레이터)은 양자 등 무거운 입자를 가속하는 선형 양자가속장치와 전자를 가속하는 선형 전자가속장치가 있다.

가. 선형 양자가속장치

대형 사이클로트론[96](Cyclotron) 입사기로 이용되고 속중성자(10^6[eV], 2만[km/s]), 양자, 중간자[97]를 발생시키는 가속기로 주로 이용된다.

나. 선형 전자가속장치

그림 2-60은 의료분야에서 이용되고 있는 리이낙(Linac)은 전부 선형 전자가속장치를 나타내었다. 리이낙은 에너지가 다양한 전자선이나 X-선을 발생할 수 있으므로, 체외조사 암치료에 있어서 중요한 역할을 하고 있다.

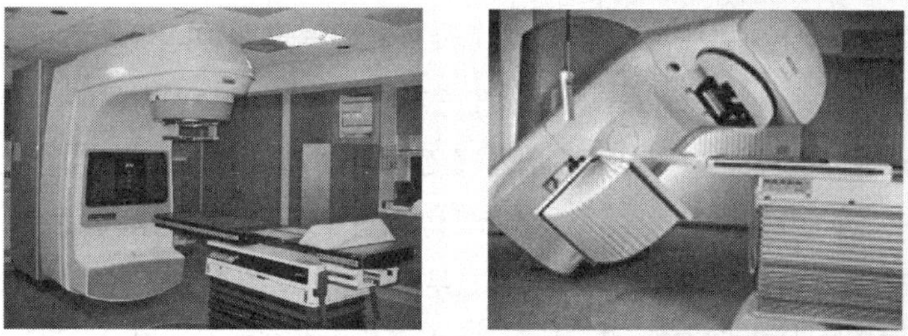

그림 2-60 • 선형 입자가속기(linac)

다. 선형 가속장치의 구성

현재 이용되고 있는 선형 가속장치는 고주파 발진부와 가속부, 조사헤드부, 회전지지장치, 조사제어장치, 치료대로 구성되어 있다.

① 고주파 발진부 : 전자를 가속시키기 위한 3000[MHz] 전후의 고주파를 발생시키는 장치이다.

② 선형 가속장치의 가속부 : 고에너지 전자선 및 X-선을 발생시키기 위해서는 전자를 진공상태의 관에서 가속시켜야 얻을 수 있다. 이를 위한 장치들을 선형 가속기의 가속부라고 한다.

---

96) 사이클로트론(Cyclotron) : 원자핵의 인공 파괴장치이다.

97) 중간자 : 전자보다 무겁고 양성자보다 가벼운 질량을 가진 소립자이다.

㉠ 전자총(Electron Gun : 일렉트론 건) : 가속관에 전자를 공급하기 위해 이용하는 것으로 2극 진공관 방식과 3극 진공관 방식이 있다. 두 방식 모두 음극과 양극 사이에 10～70[kV]의 전압을 인가하면 음극에서 방출열전자가 양극으로 가속되어 진행하게 되어 전자가 가속관에 입사한다.

㉡ 가속관(Accelerating tube : 액셀러레이팅 튜브) : 전자총에서 발생된 전자를 클라이스트론 또는 마그네트론에서 발생된 마이크로파의 위상속도와 같게 하여 전자를 실은 다음 가속시켜 높은 에너지를 얻게 하는 장치이다. 가속관 벽면의 에너지 손실을 최소화하기 위해서 구리를 이용한다. 전자를 가속시키기 위한 가속관의 종류로는 정재파형과 진행파형이 있다.

③ 선형 가속장치의 조사헤드부 : 조사헤드는 납 또는 텅스텐과 납의 합금으로 된 물질로 이루어져 있어 이용선추 외의 불필요한 방사선을 이용선추의 1/1000이하로 차폐한다.

㉠ 조사헤드는 고에너지의 전자선과 X-선을 선별적으로 발생시키는 타깃으로 구성된다.

㉡ 전자빔을 통로에 삽입하여 산란 또는 확산시켜 균등한 선량 분포의 조사야로 이용하기 위한 산란박으로 구성된다.

㉢ X-선을 조사야 전체에 균등하게 조사하는 선속평탄 여과판으로 구성된다.

㉣ 조사되는 X-선의 전량을 측정하여 수치를 알려주는 이온선량계로 구성된다.

㉤ 치료에 이용하는 1차선 조사야를 결정해주는 콜리메터로 구성된다.

㉥ 조사야와 선원중심을 맞춰 주는 빛조사장치인 조사야 표시장치 등으로 구성되어 있다.

④ 회전지지장치(Gantry : 갠트리) : 조사헤드부를 지지하고 있으며 360[°] 회전이 가능하기 때문에 고정조사 및 운동조사를 할 수 있다. 선속저지체가 부착되어 있어 회전축의 균형유지와 방어벽의 보조역할을 하고 있다.

⑤ 조정제어기 : 조정실에 설치되어 있는 장치로서 선형 가속장치에서 발생되는 X-선 또는 전자선을 선택, 조정하여 이용할 수 있고 에너지와 조사야 선량을 선택할 수 있다. 또한 선량률 및 조사선량, 갠트리각도, 회전조사 등을 조정할 수 있다.

5) 베타트론

원형궤도상에서 전자를(β입자) 같은 궤도반경을 회전시키면서 고속으로 가속시키는 장치로 자속의 시간변화에 의해 생기는 전자력이 전자에 작용하여 가속을 행하는 것이기 때문에 유도 가속장치라고 할 수 있다.

가. 베타트론의 원리

교류자장에 의해 원형 가속진공관 내에서 전자를 일정하게 회전시키면서 가속하는 원리를 이용한다. 즉 전자총에서 발생시킨 전자를 원형 가속관 내에 주입하면 전자는 원형 가속관

주변에 설치된 교류변압기에 의해 발생된 자계의 수직방향으로 힘을 받아 회전운동을 하게 되고 시간당 변화하는 자속에 의해 발생된 전계의 작용으로 가속된다.

나. 베타트론의 구성

① 의료용으로 이용되는 베타트론(Betatron) 치료장치는 전자를 회전시키거나 입사 또는 출력을 위한 전원을 공급하는 전원부로 구성된다.

② 가속관 내의 전자의 집속과 회전 유지를 위한 전자석, 가속관이 도넛 형태를 이루고 있는 도넛관으로 구성된다.

③ 조사야 내 선속의 평탄도와 선속을 제어하는 조사헤드부와 전자총에서 전자를 도넛관 내로 입사시키거나 X-선 혹은 전자선을 발생시키기 위한 펄스 발생장치, 지지장치 및 조정 제어장치로 구성되어 있다.

6) 마이크로트론

선형 가속장치와 사이클로트론의 원리를 합한 형태로 전자를 가속시켜서 에너지를 얻는다. 마이크로트론(Microtron)은 전자 가속 효율이 뛰어나고 비교적 쉽게 임의의 높은 강도의 전자선 에너지를 발생시킬 수 있어서 방사선치료상 특별한 선량률 효과를 지니고 있다.

가. 마이크로트론의 원리

전자총에서 발생된 전자를 클라이스트론 또는 마그네트론에서 발생된 고주파에 실어 공진공동(Resonance cavity : 리조넌스 캐비티)에 도달시키면 자계의 힘을 받아 가속된 전자가 원형의 직류자장용 진공관 내를 물결파가 퍼져나가는 형태로 회전 가속하면서 필요한 에너지를 얻게 된다. 가속이 되풀이되면서 가속전자의 에너지가 점점 높아지게 되고 회전반경도 점차 커지게 된다. 또한 원형의 전자석을 2개로 나눠 분리시키고 그 사이에 정재파형 가속관을 삽입시킨 레이스 트랙 마이크로트론 가속원리도 있다.

나. 마이크로트론의 구성

① 가속기 본체 : 전자를 고주파에 실어 회전자계를 이용하여 반복 회전시켜서 가속하는 장치이다.

② 유도관 : 본체에서 발생된 전자선속을 2~3개로 나누어진 치료장치에 보내주는 관으로써 편향전자석을 이용해 손실없이 보내지게 된다.

③ 회전지지장치 및 조사헤드 : 조사헤드와 회전지지장치는 선형 가속기와 기본적으로 같지만 마이크로트론은 1대의 본체에 2~3대의 치료장치를 연결할 수 있기 때문에 환자의 치료가 끝남과 동시에 다른 치료장치에서 미리 준비하고 있던 환자를 바로 치료할 수 있다.

④ 제어부 : 치료장치를 제어할 수 있도록 2~3개의 컨트롤박스로 구성되어 있으며 기능은 선형 가속장치와 비슷하다.

7) 사이클로트론

전자석의 중간에 두 개의 반원형 전극으로 되어 있는 Dee라고 불리는 가속관에 일정하고 강한 자장과 교번고주파의 전장을 바꾸어 줌으로써 이온원으로부터 나온 하전입자는 균일한 자계 B(전극에서 만들어진 자속밀도)의 힘을 받아서 궤도반경을 따라 회전운동시키면서 15~50[MeV] 정도의 에너지로 가속하는 장치이다.

사이클로트론(Cyclotron) 장치는 하전입자를 가속시키는 Dee라는 가속관과 고압고주파를 제공하는 고주파 발진기, 전극의 중심부에 위치하여 하전입자를 발생시키는 이온 소스, 발생된 하전입자를 회전운동시키기 위해 강한 자장을 일으키는 전자석 코일과 전자석 철심, 그리고 발생된 소스를 외측으로 편향시키기 위한 Deflector(디플렉터) 등으로 구성되어 있다.

8) 싱크로사이클로트론

사이클로트론과 같은 원리지만 하전입자의 에너지가 높게 되면 질량이 증가해서 입자의 속도가 변화하여 사이클로트론의 주기가 성립되지 않게 된다. 따라서 속도에 맞춰 주파수를 변경시켜 입자를 가속하는 장치이다.

사이클로트론과 차이점은 하전입자의 회전주기에 위상이 좀 더 안정적이며 출력전류가 펄스 형태로 약 1/100 정도 밖에 되지 않으며 높은 가속 전압이 필요하지는 않다. 또한 상당히 높은 에너지 약 500~800[MeV]까지 가속할 수 있다.

9) 싱크로트론

싱크로트론(Synchrotron) 가속장치는 증가하는 자장을 이용하여 하전입자를 일정한 원형 궤도 위를 회전시키고 그 도중에 고주파를 걸어 가속하는 장치로서 전자 싱크로트론과 양자 싱크로트론이 있다. 일정한 궤도반경을 유지하기 위해서는 에너지가 증가함에 따라 자장을 강하게 해줘야 하며 이로 인해 싱크로사이클로트론(Synchrocyclotron)에 비해 자장공간이 적어 경제적이다.

10) 정전형 고전압 발생장치

정전형 고전압 발생장치(Van de graaff generator : 반 데 그라프 가속기)는 집전극에 많은 정전기를 집적시켜 직류 고전압을 얻어 하전입자, 즉 전자, 양자를 가속하는 장치로서 치료용으로 이용되는 정전형 고전압 발생장치는 주로 2[MV] 정도의 고에너지 X-선을 발생시킨다. 고압의 절연과 장치 크기의 제한에 의해 현재는 이용하지 않고 있다.

11) 감마나이프

감마나이프(Gamma knife)는 감마선과 나이프의 합성어로 201개의 작은 ^{60}Co(코발트) 밀봉소선원이 센트럴 바디라고 하는 반구형 차폐로 되어 있으며, 또한 이것과 연결된 좁은 원통형의 구멍이 있는 콜리메터가 장착된 헬멧을 통하여 뇌 속에 있는 병소에 집중적으로 방사선을 조사하는 정위적 치료장치이다. 이 때문에 정상 뇌조직에는 전혀 손상 없이 동정맥 기형, 각종 뇌종양 등을 종래의 머리를 절개하는 뇌수술 대신에 비침습적으로 감마선에 의하여 치료하는 정밀한 장비로 그림 2-61은 감마나의프의 구조이다.

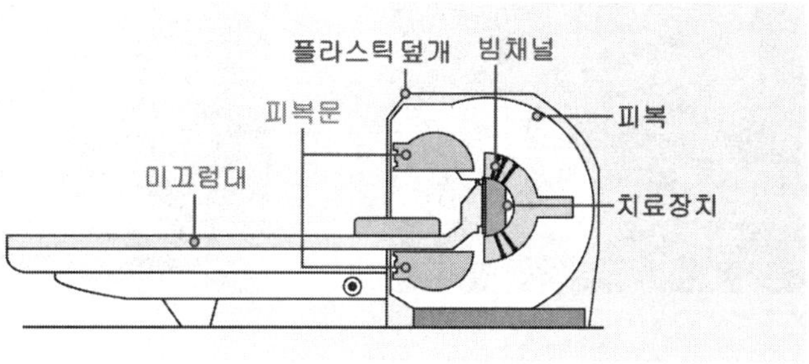

그림 2-61 ● 감마나이프의 구조도

가. 감마나이프의 구성

감마나이프는 201개의 ^{60}Co(코발트)선원을 내장하고 있는 조사부와 방사선원에서 조사되는 방사선을 두개 내의 목표물까지 유도해주는 반구형태의 콜리메터 헬멧 4종류, 환자가 치료를 받는 환자테이블 그리고 조정장치로 구성되어 있으며, 목표물의 위치를 3차원 공간 내에서 확인할 수 있는 정위적 기구와 목표물에 조사되는 방사선량을 설정하는 치료계획 시스템이 포함된다.

① 조사부 : 감마나이프의 주요부분인 조사부는 외경이 약 170[cm]인 반구형이며 두께는 약 40[cm], 무게는 18[t] 정도이다. 밀봉소선원에서 발생된 방사선이 한 곳으로 집중되도록 설계되어 있으며 ^{60}Co(코발트)선원과 콜리메터 헬멧 연결부인 센트럴바디, 치료 시 조사용기 입구를 개폐하는 차폐문으로 이루어져 있다.

② 콜리메터 헬멧 : 콜리메터 헬멧은 201개의 홀이 헬멧전체에 걸쳐 일정하게 분포되어 있으며, 이것을 환자의 머리에 씌워 치료한다. 이것은 6[cm] 두께를 가진 텅스텐합금으로 되어 있으며, 외부반경은 22.5[cm]이고 내부는 16.5[cm] 정도의 반경으로 되어 있다. 이때 각 선원에서 발생된 방사선은 센트럴바니를 거쳐 헬멧에 분포되어 있는 콜리메터를 통하여 병소에 집중적으로 조사하게 된다.

③ 환자테이블 : 방사선치료용 테이블과 비슷하며 헬멧을 고정하고 있다. 환자를 조사용기 내로 이동할 때 테이블은 전후로 이동 가능하다.

④ **조정장치** : 결정된 조사시간을 셋업하여 치료하고 제어하는데 이용된다. 응급상황에 대처하기 위한 장치도 포함되어 있다.

나. LINAC 조사법

감마나이프와 비슷한 원리이지만 상대적으로 치료시간이 길다. 치료시 기존의 선형가속기보다 높은 정확도를 유지할 수 있게 되었다. 그림 2-62는 감마나이프 의료기기이다.

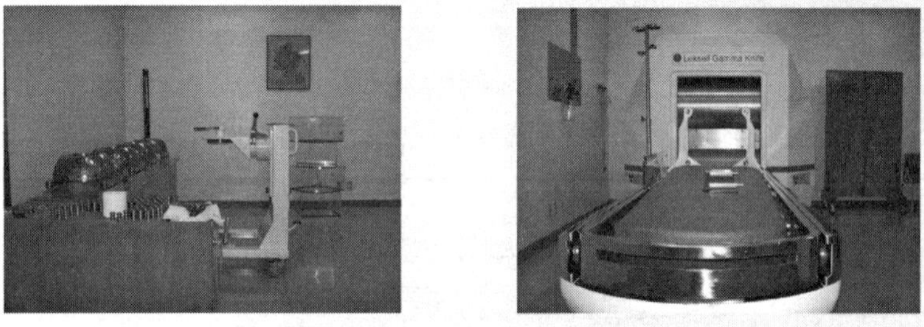

그림 2-62 • 감마나이프의 실제도

2. 초음파를 이용한 치료

초음파를 이용한 치료는 초음파의 인체조직에 대한 기계적인 효과 및 열을 이용한다. 초음파 치료로는 표 2-22와 같이 초음파 온욕기나 마사지기와 같이 인체기능의 변화를 목적으로 하는 것과 인체조직의 파괴를 목적으로 하는 초음파 메스(Mes), 치석제거기 등으로 나눌 수 있다. 그 외에 초음파 쇄석기, 초음파 세정기, 초음파 분무기 등도 이용되고 있다.

표 2-22 • 초음파의 의료이용

인체 기능의 변화를 목적으로 하는 것	인체조직 파괴를 목적으로 하는 것	기 타
초음파 치료기	초음파 메스(집속 초음파)	초음파 세정기
초음파 온욕기	결석 파괴장치(비뇨기과용)	초음파 세안기
물 속 미세기포군의 응용	치석 제거장치(치과용)	초음파 세균파괴
초음파 인공신장	백내장 수술장치(안과용)	유화장치
	Meniere(메니에르)병 치료장치	초음파 Nebulizer(네뷰라이저) 등

(1) 체외충격파 쇄석술

초음파의 기계적인 효과를 이용하여 **체외충격파 쇄석술**(Extracorporeal Shock Wave Lithotripsy(ESWL) : 엑스트라코포리얼 쇼크 웨이브 리서트립시)을 개발하였다.

① **치료방법** : **특수** 전자장치에 의해 발생된 **고에너지의 충격파가 인체 내 한 곳에 집중될 때 강력한 충격효과를 나타낸다는 원리를 이용하여** 이루어진다. 이러한 시술을 할 수 있는 장치를 쇄석기라고 하며 실제 치료 모습은 그림 2-63과 같다.

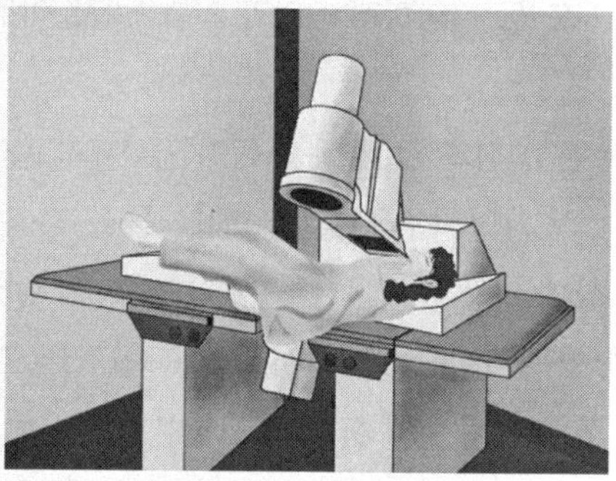

그림 2-63 • 체외충격파 쇄석기로 치료하는 장면

체외충격파 쇄석술 치료기의 치료방법은 그림 2-64와 같이 체외에서 발생시킨 충격파의 초점을 체내의 결석에다 맞추어 충격파를 발사함으로써 **직경 2[mm] 이하의 작은 가루로 부순 다음 소변을 통해 자연스럽게 배출하는 방식을** 이용한다.

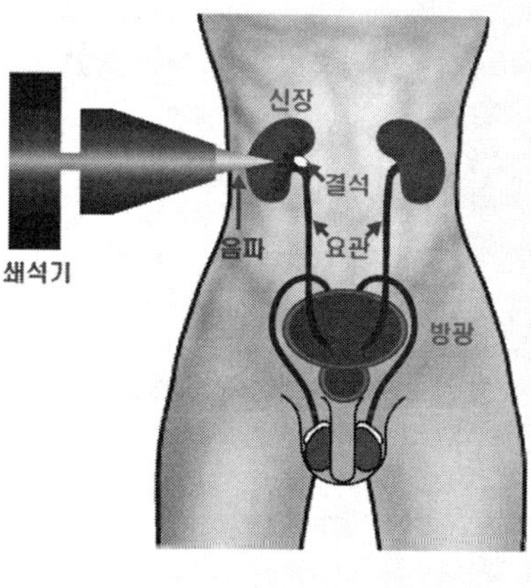

그림 2-64 • 결석의 분쇄방법

② 인체 내 결석을 부수는 방법 : 초점을 정확히 맞춘 충격파를 통해 결석을 깨는 충격파 방식과 초음파를 이용하여 결석을 깨는 초음파 방식으로 나눌 수 있다.

㉠ 충격파 방식 : 의료용으로 이용되는 충격파는 액체상태에서 널리 전파되며 의료용 충격파는 높은 에너지를 갖고 있으며 펄스 형태의 파동을 이용한다. 의학 목적에 사용된 첫 번째 충격파는 전광 스트로크에 의한 불꽃 방전으로 발생하였다. 고에너지의 정현파 펄스는 물의 음향특성이 있는 조직에 투사될 때 반사파를 최소로 하여 그 효과가 극대화된다. 1947년 미국의 리브의 두뇌 종창의 치료를 위해 이용된 충격파 발전기가 그 효시이며, 1960년에 초 충격파를 이용한 연구는 재료분석에서부터 의학용 치료법의 시도 등 다양하게 산업과 의학 전문분야로 확대되어 연구하기 시작되었다.

㉡ 체외충격파 시술로는 신장과 요관, 췌장 등의 담석제거 등에 이용하였고 특히 돌을 잘게 분해하도록 이용되었다. 신장결석 파쇄기들은 파쇄할 조직 덩어리를 물에 의해 둘러싸여진 상태, 즉 물리치료실의 욕조 속에 잠긴 환자상태가 요구되었으며, 환자는 편한 자세로 물속에 서서 직접적인 접촉으로 치료를 받았다. 사실상 충격파는 일정한 물 쿠션에 의해 환자의 체내로 전파될 수 있다. 충격파의 발생은 여러 가지 전기 음향변환기들에 의한 고전압을 가지는 전기적 축전방식을 이용한다.

㉢ 의학용 충격파 발생에서는 평평한 코일, 원통모양의 코일, 그리고 포물선 형태의 반사물을 이용한 음향렌즈로 이루어져 있다. 주로 전기유체학적으로 압전방식과 전자계방식 등이 이용된다. 그림 2-65는 세대별 압력파형 방식을 나타내었다.

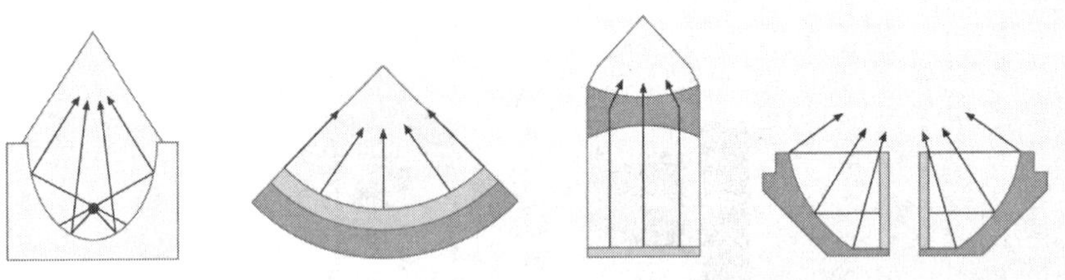

그림 2-65 • 세대별 압력 파형방식

(2) 체외충격파의 특성과 결석 분쇄원리

1) 충격파의 특성

소리는 일정한 진폭이 있는 압력파(소밀파)로 되어 있으나 우리가 들을 수 있는 소리의 진폭은 상당히 작다. 소리의 음압을 크게 하면 음파의 성격에서 벗어나 높은 압력부는 다른 부분에 비해서 상당히 빨리 퍼져나가는 비선형성을 보인다.

① 비선형성 음파는 재질을 투과하면서 초기의 약한 압력진폭을 급격히 증강시킨 파형이 만들어지고 공기, 물과 같은 매체와의 압축, 점성 등의 경합 · 조합의 결과로서 충격파를 형성하게 된다.

② ESWL 충격파의 물리적 특징 : 진단용 초음파 펄스(Pules)와는 차이가 있다.

㉠ 진단용 초음파 : 시간에 따라 주기적으로 음압 · 양압이 변한다.

㉡ 충격파 : 급격한 압력 증가와 비교적으로 매우 완만한 압력감소가 이어지는 파형의 특성을 보인다.

2) 결석 분쇄원리

소리가 전달되는 매질 사이의 음향 임피던스가 같으면 충격파는 반사되지 않고 투과된다.

① 인체장기의 음향 임피던스는 치아, 뼈 및 폐와 같은 공기를 함유하는 장기를 제외하면 물의 음향 임피던스(1.48 × 106[ralys])와 비슷하다. 따라서 물에서 시작한 충격파가 물을 거쳐 인체조직의 물리적 영향이 없이 결석에 도달하게 된다.

② 결석에 도착한 충격파는 조직과 결석 사이의 음향 임피던스 차이로 반사하면서 압축력이 세어지고, 또한 반대쪽 면에서는 강한 장력이 발생하여 결석의 균열을 일으킨다. 이와 같이 충격파가 음향 임피던스가 서로 다른 물체를 지날 때에는 전면부에는 압축이, 후면부에는 장력확장이 나타나고, 이 압축력과 장력이 결석 자체의 결속력을 초과하게 되면 마침내 결석은 부서지게 된다.

③ 충격파가 통과하는 곳에 공기나 뼈 등과 같이 음향 임피던스차가 큰 장기들이 있다면 충격파 에너지에 의한 위험성이 따른다. 그러므로 결석의 위치, 충격파의 통과경로를 확인하여 뼈나 가스층을 통과하는지를 확인하고 치료에 주의해야 한다.

(3) 체외충격파 쇄석기의 구성

체외충격파 쇄석기 시스템은 충격파의 발생 및 집속장치, 충격파 전달매체, 결석위치 측정장치, 환자장치 등으로 구성된다.

1) 충격파 발생장치

충격파를 발생시키는 방법은 크게 편선원과 점선원 방식으로 나누어진다. 방출자, 압전 방출자 등이 편선원 방식이고, 수중방전 방식(Spark Gab : 스파크 갭), 레이저, 미소폭발 등에 의한 충격파 발생이 점선원 방식이다.

① 점 에너지원으로는 수중에 놓인 전극 사이에서 20[kV], 1[μs] 정도의 방전을 일으켜 이때 발생하는 충격파를 이용하는 수중방전 방식(Spark gab : 스파크 갭)이 있다.
② 미량의 화약을 폭파하여 발생하는 충격파를 이용하는 미소폭발 방식이 있다.
③ 금속막을 전자석으로 진동시켜 이때 발생되는 압력파를 집속시켜 충격파를 만드는 전자진동 방식이 있다.
④ 세라믹 소자에 고주파를 인가하여 발생하는 초음파를 이용하는 압전소자 방식이 있다.

가. 수중방전 방식의 단점

① 고전압에 의해 충격파를 발생시키므로 치료중에 전극에 기계적·열적 압박이 심하여 18[kV]에서 1,500회 이상의 충격파를 생성하면 전극은 심하게 마모되어 줄어들게 된다. 따라서 정상적인 스파크 방전 및 안전을 위하여 규칙적으로 전극을 교체해 주어야 한다.
② 수중방전 방식(Spark gab : 스파크 갭)에서 얻어진 충격파는 초점부위에서 최대 160[MPa](메가파스칼 : 압력단위) 정도의 최대 압력이 만들어지고 타원형의 반사경에 의해 집중되므로 통증이 심해 마취를 해야 할 경우가 많다. 하지만 계속적인 연구를 통해 반사경 구조의 개선으로 마취 없이 시행할 수 있는 기기들이 개발되고 있다.

나. 편선형 방법

① 압전 방출자에 의한 방식 : 많은 수의 압전기판을 구형 접시형으로 배열하여 압전효과에 의해서 충격파를 발생시키고 자체적으로 한 곳에 충격파를 집결시킬 수 있다. 이러한 방식을 통해 얻어진 충격파는 초점부위에서 최대 70[MPa]의 충격파 압력이 만들어지며, 다른 방식에 비해 압력이 작으므로 상대적으로 통증도 적다.
② 전자기 방출자에 의한 방식 : 금속판과 코일 사이에 자장을 형성하여 금속판의 떨림을 통해 충격파를 만들고 이러한 충격파를 음향 렌즈를 이용하여 한 곳으로 집중시킨다. 이 방식으로 얻어진 충격파는 초점부위에서 최대 120[MPa] 정도의 압력을 가지며, 통증이 매우 미약하여 국소마취를 통해서도 치료할 수 있다.

2) 충격파의 집속

충격파의 집속 방식은 타원 모양의 반사경과 접시 모양의 배열형 및 음향렌즈형이 있으며 충격파의 방식은 발생장치의 종류에 따라 선택한다.

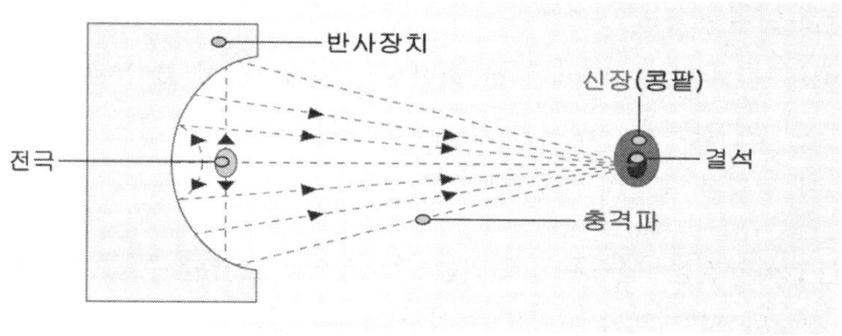

그림 2-66 ● 충격파 집속

그림 2-66은 충격파의 집속 방식 중 **구면 방식**[98]을 나타낸 것이며 이 밖의 다른 방식의 특징은 다음과 같다.

① **회전타원체 방식** : 타원에는 두 개의 초점이 있으며 발생한 에너지(충격파)를 **제1초점에 놓고, 제2초점에 충격파를** 모아 이용한다.
② **방물면 방식** : 원통의 측면에서 나온 **압력파를 초점**에 접속하여 충격파로 한다.
③ **음향 렌즈 방식** : 원통에서 나온 **압력파를 렌즈로 접속**하여 충격파로 한다.

3) 결석의 위치측정방법

결석의 탐사와 위치결정 그리고 분쇄상태를 확인할 때는 **X-선을 이용하는 방식과 초음파를 이용하는 방식**을 이용한다.

가. 초음파 방식

X-선 방식에 비해 영상정보의 질은 떨어지나 **비전리 방사선을 이용하기 때문에 안전성이** 높다.

① **초음파 방식의 장점** : 특수성분의 **결석·담석은 X-선 영상으로는 진단이 불가능**하지만 **초음파 영상으로 확인**할 수 있다.
② **초음파를 이용하는 기기**
   ㉠ **장점** : 방사선 노출위험이 없고 X-선 투과성 결석도 발견할 수 있으며 가격이 저렴하다.
   ㉡ **단점** : 영상 해상력이 X-선 영상정보보다 낮고, 시술 중 또는 시술 후에 정확한 결과판정이 불확실하며 **뼈와 겹치는 부분의 결석 분쇄를 할 수 없다.**
③ 뼈와 겹치지 않는 부위의 결석의 크기가 **5[mm] 이하인 경우에는 X-선 방식보다 초음파를 이용하여 측정하는 것이 더 용이**하다.

---

98) **구면 방식** : 구면사에서 나온 압력파를 초점에 모아 충격파로 이용한다.

나. X–선 방식

2방향에서 X-선을 조사하여 X-선 화면으로 결석상황을 확인하는 것으로 신결석 뿐만 아니라 작은 **요관결석**[99](Ureteral Calculus : 유리덜 캘큘러스)도 장소에 상관없이 위치측정을 할 수 있어 정확한 조준이 가능하다.

① **X-선 방식의 장점** : 연속투시에 의해 실시간으로 파악할 수 있고 시술 중 결석의 부서진 정도나 시술 후의 평가를 정확히 할 수 있다.

② 최근에는 **시술 전, 시술 중, 시술 후에도 정밀한 진단을 위해 X-선 영상을 이용**하고, 충격파로 결석을 분쇄하는 도중에도 초음파 영상을 이용하여 관찰할 수 있도록 하여 환자에게 가해지는 **방사선 피폭량**(대상이 받은 방사선의 양)을 **최소화**하였다.

4) 환자장치 – 호흡 · 심박 측정

충격파는 공기층과 만나면 경계 면에서 큰 에너지를 남기며 반사하므로 폐에 충격파가 입사될 수 있으므로 항상 조심하여야 한다. **폐에 충격파가 입사하면 기포 내 파열이 일어날 수 있다. 결석은 호흡에 의하여 움직이므로, 충격파의 발사는 대상자가 숨을 호기 때와 맞추어 이루어지도록 호흡측정장치를 이용하기도 한다.** 호흡측정장치에 의하여 정확성이 높아지고 결석 이외에 조사되는 것이 없어 부작용도 낮아진다. 또 충격파에 의해 **전기적 심장자극**으로 생길 수 있는 **기외수축**[100]을 예방하기 위해 필요에 따라 **심전도 동기법**(ECG lead)이 있다.

(4) 체외충격파 쇄석술의 특징

체외충격파 쇄석술은 그림 2-67과 같이 거대한 담석을 몸 안에 가지고 있는 경우의 필름 사진이다.

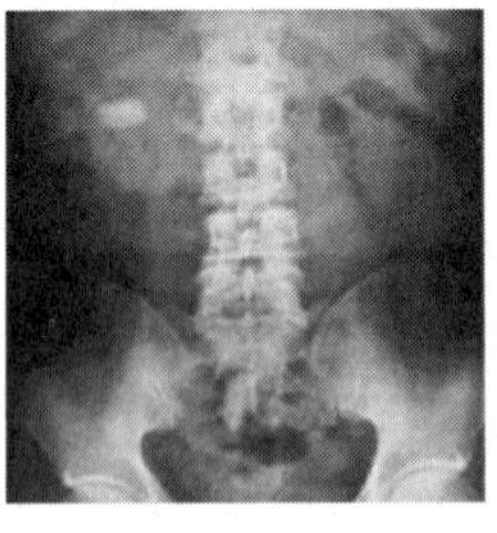

그림 2–67 • 체외충격파 쇄석술 시술 전의 거대담관 담석

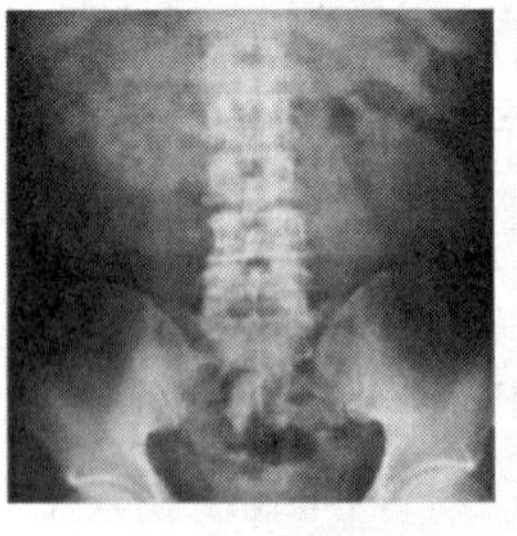

그림 2–68 • 체외충격파 쇄석술 시술 후 담석이 작게 파쇄된 모습

---

99) 요관결석 : 신장에서 생긴 결석이 요관으로 내려와 그 곳에서 정체한 현상이다.

100) 기외수축 : 심장의 일부에 이상 자극이 형성되어 정맥동으로 인해 발생하는 정규 박동 이외에 다른 박동이 일어나는 수축현상이다.

체외충격파 쇄석술시술을 통해 그림 2-68과 같이 담석을 작게 분해할 수 있으며 다음과 같은 특징을 가지고 있다.

① 신장, 뼈, 피부 등 주위 조직의 손상이 없을 뿐만 아니라 통증이 없다.
② 입원하지 않고 통원치료가 가능하다.
③ 결석이 너무 크거나 중한 전신질환이 없는 한 입원이 필요 없으며, 약 30～40분간의 시술 후 곧 정상생활이 가능하다.
④ 반복치료가 가능하며, 피부절개나 마취가 필요 없다.
⑤ 결석은 점점 자라거나 자주 재발하는 성질이 있으며, 다른 수술법은 반복시술이 어려운 반면에 충격파 쇄석술은 얼마든지 반복치료가 가능하다.
⑥ 타 절개수술에 비해 입원이나 마취, 투약 등이 필요 없기 때문에 인체적 · 경제적 부담이 적다.
⑦ 안정성이 가장 높은 치료법이며, 경제적인 치료법이다.
⑧ 시술 후 합병증이나 후유증이 극히 적으며, 노약자나 대사성 질환자에 대해서도 안전하게 시술할 수 있다.

3. 의료용 레이저

인간의 질병치료와 질병검사를 위해 레이저[101](Laser)라는 빛을 적용하고자 하는 시도는 내과, 소아과, 안과, 이비인후과, 피부과, 산부인과 등 광범위한 의료분야에서 실현되고 있다. 그리고 외과에서는 기본적인 치료방법에 이용되고 있으며, 임상병리검사, 방사선검사 등의 검진범위에도 효율적인 진단 향상을 위해 레이저가 이용되고 있다. 앞으로 더욱 새로운 응용분야에 이용되기 위하여 레이저의 연구 · 실험, 검토가 이루어지고 있다. 표 2-23은 레이저의 발전역사를 나타내었다.

① 레이저의 장점 : 레이저의 이용은 의료분야에서 해결할 수 없었던 문제를 해결할 수 있고 치료시 부작용이 적다. 의료에서 레이저의 이용은 환자의 어려운 부분을 해결했다.
② 레이저는 연구하여 이용된 기간이 짧다는 점을 감안해서 레이저 연구가 이제는 인체에 어떠한 해를 주는가에 관심을 가져야 할 것이다. 또한 레이저를 정확히 이해하고 새로운 레이저 의료기술을 발전시켜야 한다.

101) 레이저 : “Light amplification by stimulated emission of radiation(라이트 앰플리케이션 바이 시뮬레이티드 이미션 오브 레디에이션)”이란 영어의 각 단어 머리글자를 따서 조합한 합성어로서 우리말로 하면 “유도방출과정에 의한 빛의 증폭”이란 뜻이다.

표 2-23 • 레이저의 발전 역사

년도	레이저의 종류	레이저 발명자
1945	암모니아 레이저	C.townes(타운즈)
1960	루비 레이저	T.H Maiman(마이맨)
	4준위계 고체 레이저	P.P. Sorokin(소로킨), M.J. Stevenson(스티븐슨)
1961	He-Ne 레이저	A. Javan(자반) et al.
	Q 스위치법	F.J. McClung(맥클렁), R.W. Hellwarth(헬워쓰)
	제2고조파 발생	P.A. Franken(프란켄) et al.
1962	Nd : Glass 레이저	E. Snitzer(스나이저)
	AIAs 반도체 레이저	M.I. Nathan(나단) et al.
	라만 레이저	E.J. Woodburg(우드버그) et al.
1963	질소 레이저	H.G. Heard(허드)
1964	Ar 레이저	W.B Bridges(브리지)
	CO_2 레이저	C.K.N. Patel(파텔)
	모드 同期法(동기법)	L.E. Hargrove(하그루브) et al.
1965	화학 레이저	J.V. Kasper(카스퍼), G.C. Pimentel(프리멘털)
	광파라메트릭발진	J.A. Giordmain(지오다민), R.C. Miller(밀러)
1966	색소 레이저	P.P. Sorokin(소로킨), J.R. Lankard(랜카드)
1970	엑시머 레이저	N.G. Basov(바소브) et al.
1975	稀(희) 가스 할라이드 레이저	S.K. Searles(시어레스). G.A. Hart(하트)
1976	자유전자 레이저	L.R. Elias(엘리어스) et al.
1984	연 X-선 레이저	M.D. Rosen(로센) et al.

(1) 레이저의 원리와 특성 레이저

레이저의 원리와 특성 레이저는 'Light amplication by stimulated emission of radiation'(라이트 앰플리케이션 바이 스티뮬레이티드 이미션 오브 레디에이션)이라는 영어의 각 단어 첫 자를 따서 조합한 합성어로, 번역하면 '유도방출과정에 의한 빛의 증폭'이란 뜻이다. 이렇게 레이저는 빛이 증폭되는 물리적 현상을 얘기하지만, 현재는 레이저 빛을 발생하는 장치를 말한다.

1) 레이저의 원리

원자는 중심부에 +(양전하) 성질을 가진 원자핵이 있고 주위에 −(음전하)를 가진 전자가 돌고 있다. 원자의 에너지 준위(Energy level : 에너지 레벨), 즉 원자가 정상상태가 취할 수 있는 에너지 값은 주위에 도는 전자의 개수에 따라 결정된다. 그림 2-69(a)는 레이저 기기이다.

① 전자가 정상궤도에서 움직이고 있을 때를 **표준상태**(기저상태)에 있다고 하며, 이때의 **원자는 안정되고 열평형상태**에 머물러 있게 된다.

② **표준상태**(기저상태)에 있는 원자가 **외부로부터 에너지를 공급받으면, 보다 높은 단계의 에너지 상태로 이동하는** 상태를 **들뜬상태**(Excited state : 익사이티드 스테이트, =여기상태)라 하고 일정한 수명을 가지고 있다가 시간이 경과되면 다시 기저상태로 되돌아온다. 이때 **에너지 레벨의 차이에서 발생하는 에너지를 빛으로 방출**하는데 이것을 **자연방출**(Spontaneous emission : 스폰테이니어스 이미션)이라 한다.

③ 레이저와 다른 광원 사이의 큰 차이는 **레이저 매질이 특수한 에너지 레벨을 갖고 있어 들뜬상태의 원자가 기저상태로 돌아가기 전에 준안정 상태**에 약간 머물러 있다. 원자들은 이러한 준안정 상태로 있다가 외부자극에 의해 강력한 상호작용을 일으킴과 동시에 기저상태로 되돌아간다. 이 과정에서 **원자는 기저상태로 되돌아가도록 한 빛의 파장과 동일한 파장의 빛을 방출**하는 것을 **유도방출**이라 한다. 즉 **흡수한 에너지는 원자에 축적되었다가 어느 정도 경과 후에 방출하면 원자는 준안정 상태에서 낮은 레벨 상태로 변환하면서 단일파장의 광**을 낸다.

④ **유도방출되는 빛은 두 에너지 상태의 크기와 차가 동일하고, 위상 및 진행방향 주파수도 같다.** 따라서 **유도방출**의 결과로 인해 **빛은 2배로 증가하고 다시 다른 유도방출을 유도하여 방출되면 빛은 기하급수적으로 증가**하게 된다. 이렇게 빛의 증가에 의해서 레이저의 발생원리와 레이저 기기의 장치 및 원리도를 그림 2-69(b)에 나타내었다.

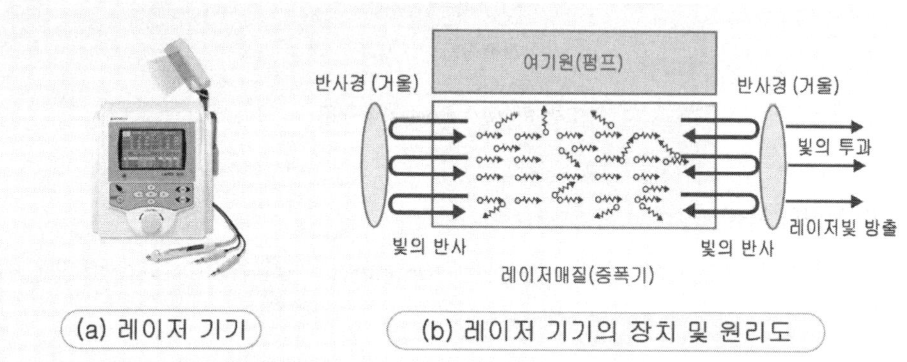

그림 2-69 • 레이저의 발생원리

2) 레이저의 구성

레이저는 **레이지 매질, 여기원사**(펌프), **공진기** 등으로 구성된다. 각각의 기능들은 표 2-24와 같다.

표 2-24 • 레이저 장치의 기능

레이저 장치	레이저의 기능
레이저 매질	외부에서 들어오는 에너지를 흡수하여 빛 방출. 매질에는 기체, 액체, 고체 그리고 반도체 등이 있다. 매질의 내부에는 활성원자가 균일하게 분포되어 있다. 이러한 활성원자는 외부에서 에너지를 공급받아 여기상태로 이동했다가 수명이 되면 다시 원래의 기저상태로 되돌아오게 된다.
여기원자	레이저 매질이 빛을 방출하도록 에너지를 공급하는 것으로 전기방전, 전자빔, 빛 등이 있다.
공진기	레이저 매질로부터 방출되는 빛을 모아 한 방향으로 보내는 장치로 활성원자가 여기원자로부터 에너지를 공급받은 뒤, 여기상태를 거쳐서 빛으로 방출하지만 그 방출된 빛을 레이저 매질 속으로 왕복시켜 빛 에너지로서 계속하여 증폭시키는 것으로 보통은 2개의 반사경(전반사경 및 출력반사경)으로 구성된다.

레이저는 특정한 에너지를 흡수해 빛으로 방출할 수 있어야 하며 매질로 이용되는 물질에 의해 종류가 나누어진다. 그러므로 매질에 따라서 특정 파장을 가진 빛으로 방출하는 특징을 가지고 있다. 그림 2-70은 레이저의 구조를 나타내었다.

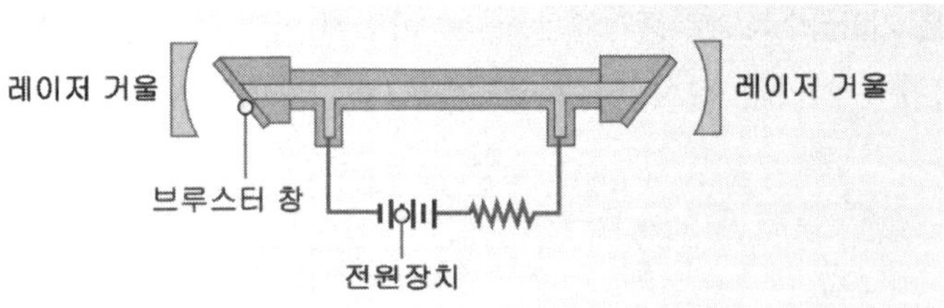

그림 2-70 • 레이저의 구조

3) 레이저광의 특성

레이저광은 다른 전자파와 비교해 간섭성[102](Coherence : 코히어런스)이라는 특징을 가지고 있다.

가. 지향성

반사나 굴절시키지 않는 한 거의 일직선으로 빛이 진행하는 것이다.

㉠ 백열구에서 나오는 빛을 보면 멀리서 보았을 때 빛의 세기가 줄어드는 것을 알 수 있지만, 레이저에서

102) 간섭성 : 대단히 높은 규칙성, 즉 공간적이나 시간적으로 예측할 수 있는 성질을 말한다. 이러한 간섭성 때문에 레이저광은 유도방출에 의한 빛이기 때문에 형광등이나 백열전구, 태양등 기존의 광원에서 나오는 빛과는 다른 독특한 성질을 갖고 있다.

나오는 길고 가느다란 빛은 멀리까지도 줄어들지 않고 진행한다.

① 공연장에서 화려한 조명과 레이저를 이용해서 공연을 하고 있는 장면을 지구 밖에서 본다면 가늘고 선명한 레이저만 보일 것이다. 이러한 레이저의 성질을 이용하여 먼 거리에 있는 물체의 위치를 탐색하거나 측량의 정확성을 증가시켜 터널을 곧바로 파기도 하고, 지진, 화산분출 예견 등을 가능하게 했다.
② 빛의 지향성(Directional : 디렉셔널) 정도 : 발산각인 빔의 중심축이 바깥부분과 이루는 각을 의미하는 것으로 이러한 발산각으로 빔의 확산속도와 정도를 나타낼 수 있다.

나. 단색성

가정에서 이용하는 백열전구와 레이저를 그림 2-71과 같이 프리즘을 통하여 비교해 보면, 백열구 그림 2-71(a)에서 나오는 빛은 '빨, 주, 노, 초, 파, 남, 보'의 우리가 볼 수 있는 여러 가지(무지개) 색깔의 빛이 섞여 있으나 레이저 빛에서는 한 가지 색깔만이 검출된다.

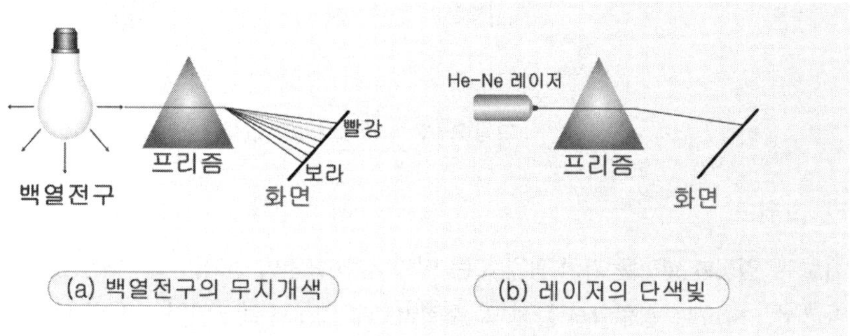

그림 2-71 • 백열전구의 무지개색과 레이저의 단색빛

레이저 빛은 하나의 파장으로 된 빛으로, 단일 주파수, 즉 단일 색(Monochromatic : 모노크로매틱, =단색성)으로 구성된 빛을 말한다. 유도방출현상에 의해서 부분적으로 방출된 특이파장의 빛이 마주보는 두 개의 반사거울로 이루어진 공진기에서 더 큰 광여파(Optical filtering : 옵티컬 필터링)가 되기 때문에 레이저광이 단색성이 높다.

처음에는 단색광을 검출하기 위해 프리즘을 통과한 광선의 파장이 다른 단색광(單色光)으로 나눠지는 것을 통해 얻었지만, 이 방법은 부드러운 단색광을 검출할 수 없기 때문에 검출하기 어려운 단색광(그림 2-71(b))의 레이저라는 장치를 통해서 검출하고 있다. 이런 성질을 이용하여 레이저는 여러 가지 물리적 특성이나 분광화학분석 등에 이용되며 이성체의 분리, 또는 새로운 합성 등 화학분야에서도 레이저를 응용하고 있다.

다. 간섭성

간섭성적인 특성을 가진 빛이 레이저이다. 전자파의 진폭이나 위상의 흔들림 정도를 말하는 것으로 태양 빛이나 백열구 빛의 파동은 일관성을 가지고 있지 않아 여러 방향으로 나타나지만 레이저는 빛의 진로방향이 평행하게 나타나는 빛이다. 이러한 것을 간섭성(Coherence : 코히어런스)적인 특징이며, 레이저 빛은 이상적인 평행 빛으로서 38만[km]나 떨어진 달에 도착하여도 불과 3[km] 이내의 확산만 일어난다. 레이저광의 간섭성을 그림 2-72에 나타내었다.

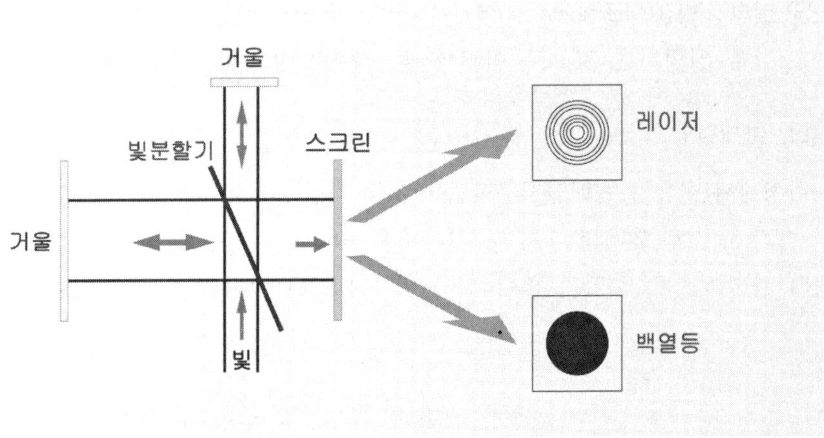

그림 2-72 • 레이저광의 간섭성

라. 고휘도

휘도란 일정한 넓이를 가진 광원 또는 빛의 사체 표면의 밝기를 나타내는 빛의 출력밀도이다. 따라서 고휘도는 광원의 지향성 및 출력밀도에 의해서 좌우된다. 레이저는 빔의 평행성이 상당히 탁월하므로 렌즈에 모으면 상당히 높은 에너지를 한 점으로 맞출 수 있다. 외과수술용 메스나 무기로 레이저를 이용할 수 있는 것은 레이저의 고휘도(Brightness : 브라이트니스) 때문이다.

(2) 레이저의 종류

현재 사용중인 레이저는 상당히 많으며, 연구 중인 레이저까지 합치면 종류는 수도 없이 많다. 레이저의 분류는 이용 매질, 출력되는 빛의 파장, 외부에서 공급해 주는 에너지 종류, 동작하는 파장영역, 공진기의 모양, 동작형태 등에 따라 다양하지만, 현재 사용중인 분류방법은 사용 매질의 성질에 따라 레이저의 종류별 파장, 동작방식을 표 2-25에 나타내었다.

표 2-25 ● 레이저의 종류별 파장, 동작방식

레이저 물질	구성물질	발진파장	동작방식
크롬3가(Cr^{3+})	Al_2O_3(Ruby)	694[nm](나노미터)	펄스 방식, Q 스위칭 방식
HCN	–	530~560[nm]	펄스 방식, 지속적인 파형
HF, DF	–	119[μm](마이크로미터)	펄스 방식, 지속적인 파형
N_2	–	337[μm], 2.6~4[μm]	펄스 방식
네오디뮴(Nd^{3+})	Glass	1.06[μm]	펄스 방식, Q 스위칭 방식
네오디뮴(Nd^{3+})	YAG	–	모드 잠금 방식
크립톤(Kr^{+})	–	488[nm]	지속적인 파형, 펄스 방식, 모드 잠금 방식
비소화갈륨(GaAs)	GaAs Substrate	515[nm]	고정
비소화갈륨 알루미늄(GaAlAs)	GaAs	647[nm]	지속적인 파형, 펄스 방식
인화갈륨(GaP)	GaAs	840[nm]	펄스 방식, 지속적인 파형
GaInAsP	InP	850[nm]	펄스 방식, 지속적인 파형
네온(Ne)	He	633[nm], 1.15, 3.39[μm]	지속적인 파형
이산화탄소(CO_2)	–	325[nm], 4.22[nm]	지속적인 파형
아르곤(Ar^{+})	–	10.0[μm]	지속적인 파형, Q 스위칭 방식, 반복적인 펄스 방식
Excimer(KrCl, KrF, XeCl, XeF)	–	337[nm], 1.05[μm]	펄스 방식
로다민 6가 (Rhodaminc 6G)	에탄올(Ethanol), 베탄올, 물	550~560[nm], 0.9~1.7[μm]	펄스 방식, 지속적인 파형, 단거리 펄스 방식
소듐 플루오레세인 (sodium fluorescein)	에탄올 물	570~610[nm]	지속적인 파형, 모드 잠금장치
수증기(water vapor)	–	–	단거리 펄스 방식, 지속적인 파형
구리증기(Cu vapor)	–	222, 248, 308, 351[nm]	펄스 방식

1) 고체 레이저

고체 레이저는 비결정이나 결정물질을 바탕으로 소량의 활성이온을 혼합한 매질을 사용한다. 발진 재료에 따라 Nd : Glass, Rb, RbCl, Nd : YAG, Alexandrite(알렉산드라이트) 등의 레이저로 구분하고 모재(Host : 호스트)라고 하는 유리나 결정질의 매트릭스 속에 끼워진 이온들이 보통 능동입자를 형성한다.

가. 고체 레이저의 장점

고체 레이저는 기계적으로 견고하고 이용하기 편하다.

나. 고체 레이저의 단점

기체 레이저보다 연속동작에 대한 안정성이 부족하며 광펌핑에 의한 여기 방식으로 제한해야 하므로 효율이 낮다.

다. 고체 레이저의 종류

다음과 같은 것들이 있으며, 그 발진파장은 붉은색에서부터 적외선 파장에 나타난다. 즉 발진파장의 영역이 제한적이다.

① **루비**($Cr : Al_2O_3$)**-레이저**: 1960년 휴즈(Hughes) 연구소의 마이안(T. Maiman)에 의해 최초로 만들어진 가시광선 영역인 694.3[nm](1[nm]=10억 분의 1[m])의 붉은색인 레이저이다. 루비 레이저는 가시광선 영역에서 M[W] 이상의 고출력을 낸다. 그러므로 고첨두 출력의 가시광선이 필요한 임상분야에 많이 이용되고 있다. 루비($Cr : Al_2O_3$) 레이저의 결정 및 에너지 준위를 그림 2-73에 나타내었다.

㉮ 피부과에서는 루비 레이저에서 방출하는 색의 흡수성질을 이용하여 피부에 난 검은 반점을 태워 제거하는 데 이용하고 있다.

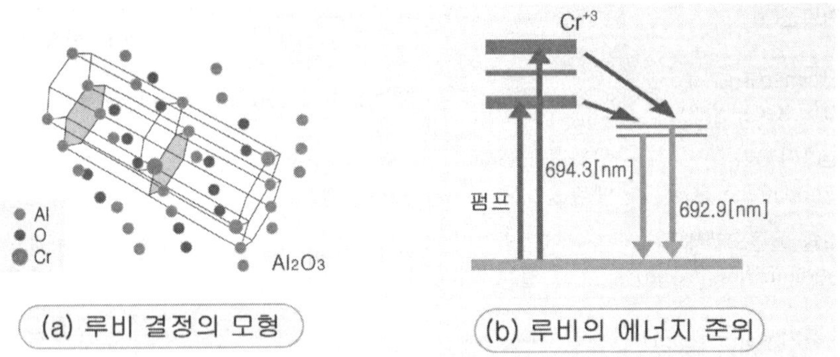

그림 2-73 • 루비($Cr : Al_2O_3$) 레이저의 결정 및 에너지 준위

② **네오디뮴-야그(Nd-YAG) 레이저**: 네오디뮴(Nd : Neodymium) 이온을 증폭매질로 사용하며, Nd : YAG, Nd : Glass가 대표적이다. 발진파장은 1.064[μm]이며 Nd(네오디뮴)이온에서의 천이가 레이저 발진을 유발하지만 발광특성은 Nd(네오디뮴)의 에너지 준위에 대한 모재 격자의 영향에 따라 구분된다. Nd(네오디뮴) 레이저의 능동매질은 3중으로 이온화된 Nd(네오디뮴)이고 결정이나 유리구조속에 결합하며 가장 일반적인 모재는 YAG(야그)이지만 결정을 키우기가 어렵기에 YAG(야그) 막대의 길이는 10[cm] 정도로 제한되며 보통 반경

은 6~10[mm] 정도이다. 유리를 이용하면 46[cm]까지 길이가 늘어나며, 펄스모드일 때는 직렬로 몇 개의 레이저를 반사시키면 엄청난 파워의 출력을 낸다.

㉠ Nd-YAG 레이저는 Nd^{+3}이온에 의해 생성되는 고체 레이저이다. Nd^{+3}이온은 다양한 주 소재와 병합할 수 있는데 대부분 모재로는 Ttrium-Aluminium-Garnet(이트륨-알루미늄-가넷)이라는 일종의 합성보석을 이용한다. 고체 레이저 중 1[μm](마이크로미터) 파장의 근적외선 영역에서 발진하는 네오디뮴-야그 레이저는 레이저 이득이 크고 연속 발진하여 높은 출력이 가능하며 열적·기계적 특성이 탁월하여 널리 응용되고 있는 레이저이며, 파장은 대부분 1,064[μm]의 파장을 이용하는 것이 아니라 주파수 변환방법을 이용하여 높은 출력의 가시광선이나 자외선을 이용하며, 연속파 출력은 수[W]에서 수 [kW]까지 사용가능하여 물을 통과하여도 수[cm] 전달할 수 있다. 에너지는 조직에 의해 전후로 산란되고 색소에 의해 흡수된다.

㉡ 임상분야에선 환부의 절개 및 마비와 광섬유를 통해 레이저의 전달이 가능하므로 내시경을 이용한 수술 등에 이용되고 있다. 또한 레이저 천공, 과학연구용이나 레이저 용접 같은 산업용 또는 의료용 등의 다양한 측면에서도 이용되고 있다. 네오디뮴-야그(Nd-YAG) 레이저는 파장을 변환시켜 녹색 레이저 광원을 중요하게 이용하고 있다.

③ 네오디뮴-글라스(Nd-Glass) 레이저 : Nd-YAG(네오디뮴-야그) 레이저와 동일한 Nd 이온을 증폭매체로 이용하지만, 모재로는 결정체가 아닌 광학유리를 이용하며 발진파장은 Nd-YAG 레이저와 비슷한 1.06[μm]이다. 광학유리는 다양한 종류가 있으므로 원하는 특성의 유리를 사용하거나 원하는 특성의 유리를 쉽게 선택할 수 있다.

㉠ 네오디뮴-글라스(Nd-Glass) 레이저의 장점 : 유리에 도핑되는 Nd 이온의 농도가 6[%]로 높아 순간 출력이 1012[W]에 달하는 극초단 펄스레이저가 생성가능하고, 대형, 고출력화가 가능하기 때문에 대표적인 고출력 레이저로 손꼽힌다. 높은 첨두출력의 핵융합 레이저에 이용된다.

㉡ 네오디뮴-글라스(Nd-Glass) 레이저의 단점

㉮ 열전도율이 낮아서 연속발진이 불가능하다.

㉯ YAG(야그) 레이저보다 펄스 반복도 낮다.

④ 네오디뮴-일프(Nd-YLF) 레이저

㉠ Neodymium(네오디뮴 : Nd^{3+} : Yttrium(이트륨)[103], Lithium(리튬)[104], Fluoride(플루오르 : 불소)

103) 이트늄(Yttrium) : 화학원소로 기호는 Y이고 원자번호는 39이다. 은백색을 띠는 전이 금속으로 희토류 원소 중 가장 흔하다. 컬러 텔레비전에서 빨간색을 내는 데에 이트륨 화합물이 사용된다. 절연성이 없다. 공기 중에서 표면이 산화되기 쉽다. 뜨거운 물에 분해되고 산에는 녹지만 알칼리에는 녹지 않는 특성이 있다.

104) 리튬(Lithium) : 화학원소로 기호는 Li이고 원자번호는 3이고 물에 뜨며, 물과 반응해 수산화리튬과 수소기체를 만든다. 대기 중에서 습기와 반응하기 때문에 바셀린을 칠해서 보관한다.

㉡ 모재격자에서 알루미늄이 리튬으로 치환되어 1.047[μm]에서 발진하며, 1.319[μm]에서도 발진이 가능하다.

⑤ 티타늄[105] 사파이어(Ti-Sapphire) 레이저

⑥ 반도체 레이저 : 갈륨비소, 인듐갈륨비소인과 같은 반도체로 P형 및 N형을 구성하고 전자와 홀의 재결합을 촉진시켜 유도방출을 만들어낸다.

2) 기체 레이저

레이저 발명 초기부터 많은 연구가 진행되어 다수의 레이저 종류가 개발된 것이 기체 레이저이며 원적외선 영역에서 X-선 영역까지 광범위하게 동작할 수 있다. 기체 레이저는 기체의 활성원자 또는 그것을 포함한 혼합기체를 레이저 매질로서 활용하는 것으로 주로 전기방전 또는 전자빔에 의하여 여기된다. 다른 레이저보다 기체 레이저가 매질이 동일하기 때문에 광학적으로 상당한 균일한 고품질의 광속을 검출할 수 있으며 매질의 부피를 자유롭게 조절할 수 있기 때문에 원하는 출력을 얻을 수 있다.

가. He–Ne 레이저

632.8[nm]의 붉은 파장을 가지며, 중성원자인 He(헬륨)가스와 Ne(네온)가스의 혼합기체를 매질로 이용하는 최초의 가스 레이저이다. 그림 2-74(a)는 He-Ne 레이저를 이용한 의료기기이다.

① He-Ne 레이저는 544[nm], 594[nm], 612[nm], 633[nm]의 가시광선과 1,154[nm], 1,804[nm], 381[nm]의 적외선을 낼 수 있다. 의료용으로는 붉은색인 633[nm]를 주로 이용하고 있다. 단색성이 매우 높다. 그림 2-74(b)는 헬륨－네온 레이저의 장치 및 원리도이다.

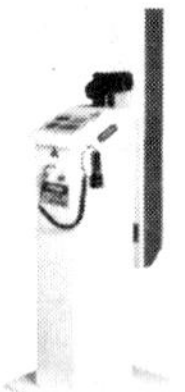

(a) He–Ne 레이저 실물

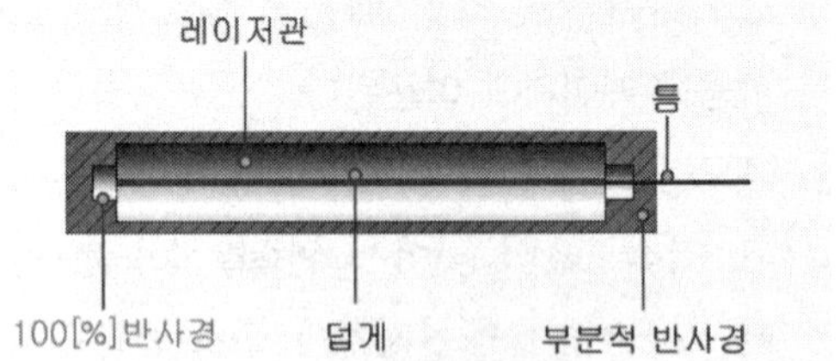

(b) He–Ne 장치 및 원리도

그림 2–74 • He–Ne 레이저 의료기기

105) 티타늄(Titanium) : 화학원소로 기호는 Ti이고 원자번호는 22이다. 가볍고 단단하고 내부식성이 있는 전이 금속 원소로 은백색의 금속 광택이 있다. 티타늄은 철이나 알루미늄의 가볍고 단단한 합금을 만드는데 쓰인다. 또 이산화 티타늄은 흰색 안료의 재료로, 페인트 등에 쓰인다. 티타늄은 여러 광물에 널리 분포하는데, 주로 티탄철석과 금홍석에서 얻는다. 두 가지 동소체와 다섯 가지 자연 동위원소로 발견되며, 가장 흔한 것은 Ti-48이다. 티타늄의 가장 중요한 성질은 강철처럼 단단하지만, 무게는 60[%] 밖에 되지 않는다. 티타늄의 물리적, 화학적 성질은 지르코늄과 비슷하다.

② 주로 **간섭**(Intervention : 인터벤션), **회절**(Diffraction : 디프랙션), **굴절**(Refraction : 리프렉션) 등 **기초 광학실험용으로 많이 사용**되며 0.5~100[mW]**까지의 출력**을 낼 수 있는 다양한 레이저가 개발되어 있다. **헬륨**(He)과 **네온**(Ne)의 혼합기체는 레이저의 매질로 이용되고 **네온**(Ne)가스에서 레이저가 발진된다. 그림 2-75는 He-Ne(헬륨-네온) 레이저 원리 및 구조도이다.

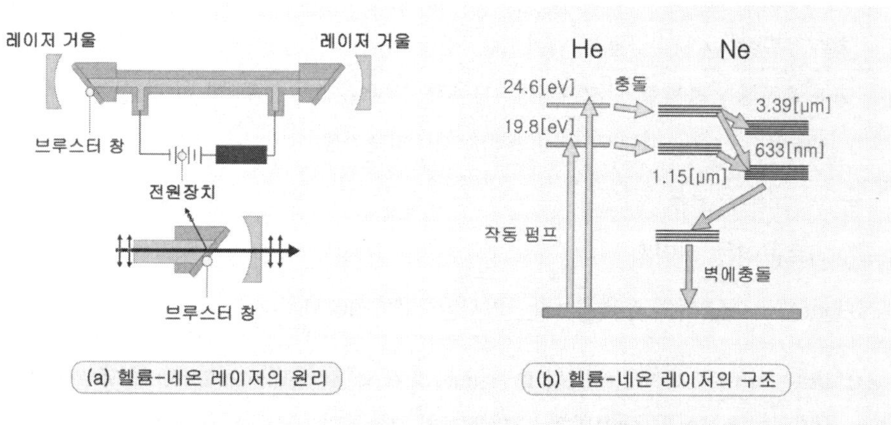

그림 2-75 ● He-Ne(헬륨-네온) 레이저 원리 및 구조

나. 이산화탄소(CO_2) 레이저

1964년 미국의 **패텔**(Patel)이 이산화탄소가스를 이용하여 처음으로 적외선 레이저 빛의 연속발진에 성공하였다. 그 후 **질소가스를 첨가하므로 레이저 장치의 평균출력을 수 [mW]에서 12[W]로 증가시키고** 현재 100[kW]의 **대형** CO_2 **레이저도** 개발하였다.

① **출력의 증가는 여기된 질소가스가 이산화탄소가스와 충돌하여 질소가 지닌 에너지를 이산화탄소로 전달시킴으로써 이산화탄소 분자의 상위준위 밀도를 증가시키기 때문**이다. 즉 여기된 질소는 긴 수명을 가지고 있으며, 질소와 이산화탄소의 여기된 준위들 사이의 에너지가 비슷하기 때문에 이러한 충돌과정은 매우 효율적이다. 그리고 **헬륨가스를 첨가**함으로써 이산화탄소 분자들은 빠른 속도로 기저준위로 돌아오게 되어 반전 분포를 촉진시켜 레이저 자체의 효율을 높일 수 있게 되었는데 이는 **헬륨가스가 일반 공기보다 냉각능력이 약 6~8배 우수**하기 때문이다.

② 이산화탄소(CO_2) 레이저 : **고효율, 고출력**의 **원적외선 레이저**이다. **발진파장은 주로 10,600[nm]이나 이보다 낮은 9,600[nm]에서도 용이**하게 발진이 된다. 따라서 레이저에 쓰이는 광학 부품은 원적외선 영역에서의 **반사**(Reflection : 리플렉션)성 또는 **투과**(Transmission : 트랜스미션)성이 탁월하여야 하며, 고출력 레이저용 광학에서는 열에

의한 손상을 줄여야 한다.

③ 이산화탄소(CO_2) 레이저 : 긴 파장이어서 물을 0.3[mm] 밖에 통과하지 못하고 흡수된다. 조직의 절단과 증기화가 이상적이어서 수술 후 통증이 적고 암세포(악성종양세포)를 태워 없애는 데 쓰인다. 표 2-26은 이산화탄소(CO_2) 시스템의 종류를 나타내었다.

표 2-26 ● 이산화탄소 시스템의 종류

냉각방식	여기방식	공진기 형태
저속 축류형	직류 글로우 여기	안정형
고속 축류형	축방향 방전여기형, 횡방향 방전여기형, 분할 방전여기형	링모드
횡류형	고주파 방전여기(무성방전형, RF방전형)	FAIR 공진기

다. 아르곤이온 레이저

수백[mW]~수십[W]의 출력을 내는 가시광 기체 레이저이다.

① 아르곤(Ar)이온 레이저는 청색(488.0[nm])과 녹색(514.5[nm])의 2개의 파장에서 강하게 발진된다. 아르곤이온 레이저는 조명효과가 뛰어나서 무대효과에 이용되고, 레이저쇼에도 많이 사용되고, 안과에서는 청색과 녹색의 빛이 망막까지 완전 도달하는 성질을 이용한다.

② 의료분야에선 에너지가 헤모글로빈(Hemoglobin)과 같은 붉은 색소에 잘 흡수되어 지혈이 잘 되기 때문에 응고장치에 사용되고 피부치료에도 이용된다.

③ 연구실에서도 아르곤 레이저는 색소 레이저의 여기용으로도 이용되고 있다. 아르곤 원자를 이온화하기 위해서는 많은 에너지가 필요하므로, 아크 방전(Arc Discharge : 아크 디스차지)에 의한 여기 방식이 사용되어 높은 열이 발생한다.

㉠ 장점 : 파장은 480~514[nm]로, 물을 3[m] 이상 통과할 수 있다. 광섬유를 통해 전달되어서 내시경과 같이 이용되고 있다.

㉡ 단점 : 아르곤 레이저는 장치가 복잡하고 효율이 낮아 상대적으로 경제성이 낙후되었다.

라. 엑시머 레이저

여기분자(Excited dimer : 익사이티드 디머)에서 나온 단어로 전기적으로 KrF, ArF이나 XeCl 여기[106]된 상태에서만 분자로 결합한다는 뜻이다.

① 엑시머(Excimer) 레이저는 자외선 영역에서 발진하는 대표적 기체 레이저이다. 비록 펄스 형태로 동작하지만 고출력, 고효율이 가능하여 경쟁적으로 연구 개발되고 있다. 엑시머 레이저의 파장이 짧으므로, 엑시머 레이저는 접속시 그 직경을 매우 작게 할 수 있어

106) 여기 : 에너지 준위가 가장 낮은 상태, 바닥상태이다.

반도체 가공분야, 산업적으로 재료의 초미세 가공 등에 이용되고 있으며, 공기오염도 측정, 동위원소 분리 등 다양하게 활용되고 있다.

② 엑시머(Excimer) 레이저는 짧은 파장 영역에서 발진하므로, 16[M] DRAM이나 64[M] DRAM과 같은 고집적 메모리칩의 생산을 위한 광 리소그래피 광원으로 이용되고 있다.

③ 엑시머 레이저 중 ArF 레이저[107]는 안과에서는 근시교정을 위한 각막성형에 이용하고 있다. 또한 세라믹과 같은 물질의 미세가공에 활용되고 있다.

㉠ 치료 : 신경외과에선 마이크로 수술에 활용하고 있다. 엑시머 레이저 이용시 혈액조사를 했을 때만 혈액을 제거할 수 있다.

㉡ 단점 : 염증부위에서 지혈효과가 없다.

3) 액체 레이저

액체 레이저는 물이나 알코올 같은 용매에 유기색소를 녹여서 이를 매질로 이용하고 주로 빛에 의해 여기되는 색소 레이저(Dye laser : 다이 레이저)이다.

가. 색소 레이저

적절한 색소를 교환하여 가시광선 전체 영역에 걸쳐 연속적으로 파장가변을 할 수 있고 넓은 영역에서 파장을 가변할 수 있기 때문에 의료용이나 과학연구용으로 많이 이용된다. 선택적인 광열분해 작용의 원리에 의해 혈관 속에 있는 적혈구, 그 중에서도 헤모글로빈을 파괴시키는 것으로 혈관성 질환의 치료에 흉터를 남기지 않고 탁월한 치료효과를 얻을 수 있다.

① 585[nm] 파장의 오렌지색 광선을 내는 색소 레이저는 붉은색 계통의 질환으로 혈관증, 모세혈관확장증, 안면홍조증, 거미반점 치료에 쓰인다.

② 515[nm] 파장이 녹색 광선을 내는 색소 레이저는 검정색 계통의 질환인 갈색모반, 기미, 주근깨 등의 주사비 등의 피부과용 레이저 치료에 쓰인다.

③ 색소 레이저의 특징

㉠ 넓은 영역에서 파장을 가변할 수 있다.

㉡ 다양한 종류의 색소 레이저가 개발되어 있다.

㉢ 색소 레이저에 이용되는 색소를 교환함으로써 전 가시광선 영역을 포함하는 색상에서 레이저의 발진을 얻을 수 있다.

㉣ 반도체를 이용한 반도체 레이저 그리고 자유전자 레이저가 있다.

---

107) ArF 레이저(아르곤 불소 레이저) : ArF 레이저의 근시교정 방법은 국내에 많이 보급되어 있으나, 구미 선진국에서는 장기적 부작용에 대한 검증이 끝나지 아니하여 아직 시험단계에 있다(엑시머 레이저의 일종).

나. 반도체 레이저

다이오드 레이저라고도 하며 레이저 중 제일 작은 것으로 보통 1[nm] 이하의 크기이다. P형 반도체와 N형 반도체의 접합체인 다이오드로 되어 있으며 PN접합의 끝은 평행한 평면이다. 만약 면이 평행하지 않거나 평면이 아니면 반도체 레이저가 될 수 없다. 그림 2-76(a)처럼 이 두 면은 매우 큰 굴절률 때문에 반사경의 역할이 가능하다. 그림 2-76(b)는 반도체 레이저(Semiconductor laser : 세미컨덕터 레이저) 의료기기이다.

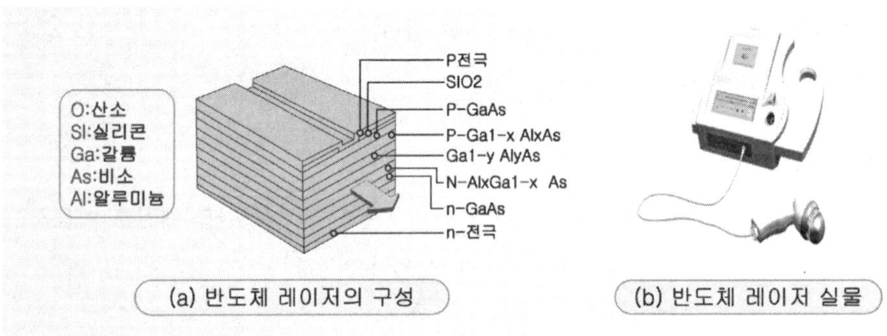

그림 2-76 • 반도체 레이저의 구성 및 실물

① 반도체 레이저

㉠ 반도체 레이저의 장점 : 수[mA]의 전류만 흘리면 레이저가 되기 때문에 광통신, CD 재생 장치 등에 이용된다. 체적이 매우 적은 특성이 있고 제조단가가 저렴하고 대량 생산이 용이하며 응답속도가 빠르고 제어하기도 쉽다.

㉡ 반도체 레이저의 단점 : 지향성 및 간섭성이 다른 레이저보다 떨어진다.

② 반도체 레이저의 재료 : GaAs(비소화갈륨)나 GaAlAS(비소화갈륨 알루미늄) 또는 GaAlAsP 등이 개발되어 있으며 발진파장은 매질의 종류에 따라 다르나 GaAs(비소화갈륨)인 경우 840[nm]의 적외선이다.

㉠ 반도체 레이저 재료의 결점 : 크기가 매우 작기 때문에 회절효과가 두드러져 지향성이 다른 레이저에 비해 떨어진다.

㉡ 반도체 레이저 빔의 확산각도가 다른 레이저의 빔의 각도보다 훨씬 큰 5~10[°]이다.

다. 자유전자 레이저

전자를 좌우로 진동시키는 교번 자장기(Wigger : 위거)는 고에너지 전자발생기, 공진기로 구성되었다. 높은 에너지를 가진 전자들이 자기장의 극성이 규칙적으로 바뀌는 위거를 통과하면서 진동을 하면, 제동복사(Bremsstrahlung : 브렘슈트랄렁)라고 하는 복사광을 방출한다. 이 복사광이 자유전자 레이저의 공진기를 구성하고 있는 광학계에 의해 교번 자장기(Wigger : 위거) 내를 통과하는 고에너지 전자들과 상호작용을 할 수 있고 공진기의 공진조건을 만들어 주면 자유전자 레이저에서도 일반적인 레이저처럼 레이저 발진을 일으킬 수 있다.

라. 적외선 레이저

파장 0.8~1,000[μm] 범위의 빛을 발진하는 레이저로 단색성과 강도가 좋다. 대표적인 것으로 파장 0.9[μm]의 갈륨-비소 반도체 레이저, 파장 1.06[μm]의 유리 레이저 및 YAG 레이저, 파장 1.15[μm] 및 3.39[μm]의 헬륨-네온 레이저, 파장 10.6[μm]의 이산화탄소 레이저, 파장 337[μm]의 시안 레이저 등이 있다. 적외선 레이저(Infrared Ray Laser : 인프레이레드 레이 레이저)의 장점으로 출력이 큰 것, 변조하기 쉬운 것 등 특징이 있는 것이 많다.

(3) 레이저의 의료이용

레이저의 이용은 레이저가 발명된 이후 의료부분에선 상당한 연구가 있었지만 다른 응용분야보다 상당히 뒤처져 있으나 현재 새로운 레이저의 개발, 의료이용 기술의 발전, 장비의 개선 등으로 다양한 의학분야에서 폭넓게 이용되고 있다.

1) 레이저의 의료이용 역사

메이만(Maiman)의 레이저 발명 이후에 레이저의 이용은 의료에서 큰 기대를 모아 여러 번 의학적으로 연구가 되었으나, 1960년대에는 의학목적에 도달하는 결과를 얻지 못하여 안과를 제외한 임상분야에서는 이용되지 못하고 연구만 계속되어 왔다.

① 이스라엘의 샤론(Sharon)과 카플란(Kaplan)이 1972년 이산화탄소가스(CO_2) 레이저를 외과수술에 이용하기 시작하였고, 이후 미국의 골드만(Goldman)과 이스라엘의 카플란(Kaplan)에 의해서 다양한 방법의 피부수술이 개발되었다. 이산화탄소가스(CO_2) 레이지는 효과적인 절개가 가능하였지만 지혈효과는 기대에 미치지 못하였다. 그러나 네오디뮴-야그(Nd-YAG) 레이저의 발명으로 탁월한 지혈효과가 있다.

② 1978년에 드와이어(Dwyer), 나스(Nath), 프로모간(Fruhmorgon)에 의하여 내시경을 통한 레이저로서 위장관 출혈의 지혈 성공사례가 보고되었다. 기도, 기관지의 종양치료, 위장관 폐색치료에 이용되었으며 또한 소구경 광섬유를 함유한 내시경의 개발로 피경하 내시경에 의한 레이저를 이용한 혈관 협착의 치료가 시도되었다.

③ 1970년대 중반에 와서 본격적인 레이저 수술장비의 실용화가 시작되었지만 1980년대 초까지만 해도 레이저의 이용은 절개된 망막을 고정시키는 것과 같은 몇 가지 특수외과용 도구로만 이용되었다.

④ 1985년 7월에 미국의 드와이어(Dwyer)가 소화기 악성종양의 일시적인 치료로서 내시경을 이용한 레이저의 이용을 발표하여 악성 협착증 치료에 일반적인 치료의 길을 열었다.

⑤ 미국의 다이쿠노조(Daikunozo)와 조페(Joffe)가 1985년에 현재까지의 레이저의 문제점

을 해결하기 위해 접촉식 프로브(Contact probe : 콘택트 프로브)를 개발함으로써 외과적 수술에서 Nd-YAG[108](네오디뮴-야그) 레이저만으로도 효과적인 절개와 지혈을 할 수 있게 하여 레이저 이용의 다양화를 마련하였다.

2) 레이저가 인체 세포조직에 미치는 영향

레이저가 인체에 어떤 작용을 하며, 어떠한 부작용이 있는지 중요하게 고려하여야 한다. 임상치료에 이용되는 레이저는 열작용, 압력작용, 광작용 또는 흡수효과, 전자작용, 혈액응고작용 등과 같은 효과를 줄 수 있으며 이러한 효과는 세포조직에 영향을 준다.

① 레이저의 열작용 : 레이저 빔을 세포에 접촉시키면 높은 에너지 밀도를 얻을 수 있다. 밀도변화에 의하여 인체조직의 미세한 부분에 200~1,000[℃] 이상의 온도상승이 일어난다. 온도상승으로 인하여 세포조직을 고열로 파괴함으로써 정밀한 절단수술이 가능하다.

② 레이저의 압력작용 : 레이저광의 압력은 매우 적은 양이지만 접촉점에는 중력가속도[109]의 100만 배가 되는 큰 가속도가 발생하며 레이저광이 인체에 닿으면 접촉면에 압력을 준다. 그러므로 레이저의 접속점에서는 순식간에 빛에너지가 열에너지로 전환되는데 순간적으로 세포로부터의 수분증발·팽창, 세포의 파열, 세포막의 파괴 등이 짧은 시간에 일어난다.

③ 레이저의 광(光)작용 : 레이저는 빛으로서의 작용이 있다. 빛은 직진, 굴적, 반사, 간섭, 회절, 산란 외에도 편광 등의 현상이 있는데, 빛의 흡수성은 물질의 화학구조에 긴밀하게 관계된다. 레이저가 세포조직에 흡수되는 인체조직의 색깔이나 빛의 침투정도에 따라 매우 복잡한 양상을 보인다. 보편적으로 빛은 보색을 나타내는 물질에 최대의 흡수를 보인다.

㉠ 아르곤 레이저의 녹색(575~500[nm]), 파랑(500~445[nm])은 보색인 붉은색의 세포조직에 흡수가 잘 되는 것을 알 수 있다. 인체색소 중에 멜라닌 색소[110]를 갖는 인체조직이나 멜라닌 색소를 갖는 악성 종양에 레이저를 투여하여 조직파괴를 할 수 있는 것이 레이저의 광작용 때문이다.

광작용은 표 2-27을 이용한 피부과의 레이저 수술이다. 레이저 자체의 살균효과가 있어 2차 감염이 적고 혈액 누출이 적어 시야가 깨끗하며, 주위 조직의 열손상이 적어 부종이나 수술 후의 부작용이 적어 널리 이용된다.

---

108) YAG(야그) : Yttrium(이트륨), Aluminium(알루미늄), Garnet(가넷)의 약자 첫 글자만 따서 명명한다.

109) 중력가속도 : 물체가 운동할 때 중력의 작용으로 말미암아 생기는 가속도이다.

110) 멜라닌(Melanin) : 동물의 조직 및 피부에 존재하는 갈색 또는 흑색의 색소이다.

표 2-27 • 피부과의 레이저 이용

레이저의 종류	치료 범위
색소 레이저 (Dye laser : 다이 레이저)	화염상 모반, 혈관확장증, 주사(딸기코), 혈관종, 화장독 및 연고부작용으로 인한 안면홍조, 기타 피부혈관성 병변 등이다.
이산화탄소 레이저 CO_2 laser(Carbon deoxide laser : 카본 데옥사이드 레이저)	색소성 모반, 노인성 반점, 사마귀, 주사, 양성종양의 제거 등이다.
펄스드 에르비움 야그 레이저 (Pulsed Er : YAG[111] laser)	레이저 피부박피술, 눈 주위 및 입주위의 주름제거, 여드름, 수두 및 천연두의 흉터 제거, 색소성 모반, 한관종, 사마귀, 지루각화증, 표피모반, 베커모반, 함몰흉터, 선상흉터, 비후성 반흔, 굳은 살, 백반(표피이식술) 등이다.
알렉산드라이트 레이저 (Q-Switched alexandrite laser : 큐-스위치드 랙산드라이트레이저)	문신, 오타모반, 주근께, 흑자, 밀크커피색 반점, 베커모반, 반문상모반 및 기타 색소반이다.

④ **레이저의 혈액응고 작용** : 혈액응고 작용은 빛의 작용 중 상당히 활용도가 크다. 혈액응고 작용을 이용하여 **소화관을 비롯한 내부 장기의 지형**을 할 수 있다. 종래의 기계적인 **메스**(Scalpel : 스카펠)로서는 곤란하였던 내부 장기의 부분적인 절제술도 **레이저의 혈액응고 작용**을 이용하여 가능하게 되었다.

3) 레이저의 의료이용 분야

가. 치료용 레이저

① **레이저 메스**(Laser scalpel : 레이저 스카펠) : **A.아인슈타인**의 이론에 의해 1960년 메이만이 루비를 사용하여 최초로 만들었던 **레이저** 광선은 **동일 파장 · 동일 위상**(位相) · **동일 방향**이라는 특성을 가진 **단색파**이며, 진행방향이 정확하게 평행인 여러 빛의 다발[束]이다. 이 레이저는 **렌즈를 써서 보통 빛보다 고도로 강하게 초점을 맞출 수 있는 특성**을 가진다. 이때 **초점의 온도가 수만, 수십 만으로 올라가 초점**이 맞는 곳은 한 순간에 증발하는 원리를 이용하는 것으로 특히 **레이저메스**가 의학 분야의 진단 또는 치료에 사용된다.

㉠ 레이저 광선이 갖는 에너지를 이용해서 **절개수술이나 지혈**(止血) · **응혈**(凝血) **역할**을 하는 것이 **레이저메스**이다. **레이저메스**에 이용되는 레이저는 **아르곤 레이저 · YAG 레이저 · 이산화탄소 레이저** 등이며, **출력은 15~100[W]이다.**

레이저메스는 공업용 레이저 가공기와는 달리 출력의 크기보다는 **안전성**의 확

111) Yttriumaluminumgarnet : 【물리】 야그《이트륨과 산화알루미늄의 합성 가넷 : 보석용 레이저 발진(發振)용이다.

보 때문에 레이저 광선 도광부(導光部)의 실드기술이 가장 중요시된다.

㉡ 레이저메스는 전기메스에 비해서 초점이 미세하기 때문에 정상세포를 다치지 않고 지혈 효과도 커서 뇌 외과수술에서 효과가 크다.

㉢ 위암치료에도 효과가 있으며, 그 밖에 안과에서 망막내 혈전증수술 등의 치료, 펄스 레이저메스, 망막 광응고장치, 연속파 레이저메스, 광섬유 레이저메스 등에 사용된다.

② 인체용 레이저 용접기 : 충치치료기기, 뼈용접용 등에 사용한다.

③ 레이저 쇄석기 : 요로결석용 레이저 쇄석기 등에 사용한다.

④ 인체용 레이저 자극기 : 침구술에서 자극용, 창상치료촉진용, 종양변성용 등에 사용한다.

⑤ 감각보조용 레이저 장치 : 맹인용 레이저 지팡이, 홀로그램 안경 등에 사용한다.

⑥ 살균용 레이저 조사기 : 하수처리용 등에 사용한다.

나. 진단용 레이저

① 레이저 흐름측정법(Laser flow microphotometry : 레이저 플로 마이크로포토머트리) : 세포형광측정법(Cytofluorometry : 사이토플루오메트리), 세포분류기(Cell sorter : 셀 소럴) 등에 사용한다.

② 분광분석용 : 레이저 발광분광분석, 혈액 산소포화도 측정, 숨을 내쉬는 중 알코올 검사, 온라인(On line) 혈액성분동정 등에 사용한다.

③ 레이저 간섭계 : 청각기 진동검사, 레이저 청진기, 변형검출, 망막해상력 측정 등에 사용한다.

④ 영상처리 : 혈구판별, 세포진용 등에 사용한다.

⑤ 레이저 도플러 유속계 : 망막혈관류계, 혈류 프로필계측 등에 사용한다.

⑥ 레이저 홀로그래피 : 안전 카메라 등에 사용한다.

⑦ 레이저 도플러 : 항원－항체반응 검출용 등에 사용한다.

⑧ 조명용 : 레이저광 투과조명 등에 사용한다.

⑨ 레이저 산란 : 전자 영동도 계측, 현탁계 등에 사용한다.

⑩ 자극역치 측정기 : 통각계, 온감계 등에 사용한다.

⑪ 레이저 분광, 초음파 홀로그래피, 레이저 현미경, 안구굴절 이상 검출용 등에 사용한다.

다. 레이저의 기타 사용

① 입체시각용 홀로그래피, 인공광합성 등에 사용한다.

② 의료정보, 영상전송, 효소부활, 세포증식부활 등에 사용한다.

③ 레이저 용접(의치용 합금) 등과 레이저 구멍뚫기(봉합침) 등에 사용한다.

④ 마이크로－이레디에이터(Micro-irradiator) 등에 사용한다.

⑤ 마이크로－스티뮬레이터(Micro-stimulator) 등에 사용한다.

4) 레이저 장비의 조건

① 소형화, 경량화이어야 한다.
② 동작제어가 간단하고 오동작을 감지하여야 한다.
③ 조사시간의 폭의 가변성이어야 한다.
④ 높은 자유도를 가지는 유연한 Mnipulator(머니퓰레이터)[112]이어야 한다.
⑤ 비접촉 진행으로 인체 절개 깊이의 측정 지시장치가 필요하다.
⑥ 조직의 기화로 인한 가스의 흡입 및 배기장치가 필요하다.

5) 레이저메스[113]

레이저 방사 에너지를 급격하게 열로 변환시켜 물의 끓는점 이상의 온도로 순간적으로 상승되므로 조직이 절단되는 데 이용된다. 아르곤, 탄산가스 및 Nd-YAG(네오디뮴-야그) 레이저의 연속파를 주로 이용하고, 외과수술용 메스로서 활용되고 있다.

레이저 빔을 극소광점에 집중시킬 수 있고, 초점이 미세하기 때문에 정상세포를 상하게 하지 않고 지혈효과도 커서 뇌 또는 내이(귀) 등 복잡한 구조의 장기수술이 가능하게 되었고 아주 작고 복잡한 외과수술은 레이저에 의해 가능하게 되었다.

위암치료에도 효과가 있을 것으로 보고 현재 연구가 진행중이다. 그 밖에 안과에서 망막내 혈전증 수술 등의 치료에도 이용된다. 그림 2-77은 레이저 수술기 및 치료기를 나타내었다.

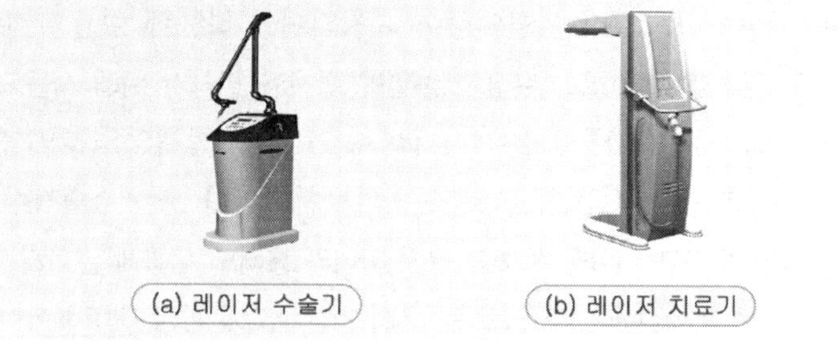

(a) 레이저 수술기 (b) 레이저 치료기

그림 2-77 ◉ 레이저 수술기 및 치료기

6) 레이저메스의 특징

① 작은 혈관이나 모세혈관은 절개되는 동시에 열에 의해 자연스럽게 응결되어 서로 밀착하게 된다. 응결되는 현상으로 자동적인 지혈작용이 일어나 출혈 없는 수술이 가능하게 되며, 수혈량도 최소로 줄일 수 있다.
② 수술 도중에 계속적인 지혈작용을 하지 않아도 되고 수술부위의 출혈을 제거하는 시간

---

112) Manipulator(머니퓰레이터) : 팔이나 손의 동작과 유사하게 움직이도록 만들어진 것이다.

113) 레이저메스 : 레이저 광선의 열에너지를 이용한 수술용 칼이다. 보통의 수술용 칼보다 출혈 없이 더 예리하게 환부를 자를 수 있다.

이 필요 없기 때문에 수술시간이 줄어든다.

③ 미세혈관들이 많은 장기부위는 기존의 메스로는 수술시 지혈할 수 없었기 때문에 일부 절개나 제거가 어려웠던 수술도 가능해졌다.

④ 레이저메스를 이용하면 절개에 의해 파괴되는 세포층의 두께가 매우 얇아서 회복시간이 단축되고 수술 후 통증이 줄어든다.

⑤ 환부를 응고시키면서 제거하기 때문에 자동으로 살균이 되어 감염을 막아준다.

⑥ 전기자극을 이용하는 것이므로 측정기기나 인공심박동기 등에 전기적인 영향이 없으며 전기쇼크 등의 위험이 없다.

(4) 레이저의 안전

레이저로 인한 상해는 피부와 눈으로 구분할 수 있다. 레이저 빔은 피부표면에만 일부 흡수된다. 레이저 빔이 눈의 수정체에 입사되면 망막을 태워 시력을 잃게 할 수 있다. 레이저 기기 주변에는 '레이저 위험' 등으로 쉽게 알 수 있는 표시를 하고 출력이 큰 레이저는 경보기 등을 설치해야 한다.

4. 전기수술기

혈액은 인체를 순환하며 물질의 운반, 체온조절, 면역기능 등의 중요한 역할을 하게 된다. 혈액이 제기능을 행하기 위해서는 일정한 혈액량이 유지되어야 하는데 이를 위해 외과적인 수술시행시 인체조직의 일부를 절개하고, 수술시 출혈을 줄이거나 막기 위해 사용되는 의료기기가 전기수술기(Electrosugical Unit(ESU) : 일렉트로서지칼 유닛)이다. 현재의 외과수술에서는 절대적인 장치로서, 심전계 다음으로 많이 이용되는 의료기기이다. 전기수술기는 수술시 출혈량을 줄여서 혈액의 손실을 줄이고 시야를 확보할 뿐만 아니라 흉터도 심하게 남기지 않는다. 그러나 고전력을 이용하므로 많은 문제점을 안고 있으며, 특히 화상사고에 항상 대비하여야 하므로 사용방법을 잘 알고 안전에 주의하여야 한다.

(1) 전기수술기의 역사

수술기 이용기술은 20세기 초에 발전되었으며. 19세기 초 프랑스의 물리학자 Becquerel(베크렐)이 전기를 이용해서 Wire Needle(와이어 니들)이 열을 내는 데모를 함으로써 처음으로 알려지게 되었다. 일찍이 이집트인들은 피를 멈추게 하는 방법으로 열을 이용하였다. 뜨겁게 데운 팁은 조직을 응고, 제거, 탈수시키는데 이용되었지만 이러한 방법은 열효과를 제어할 수 없어서 큰 혈관을 막거나 정밀한 수술에는 이용할 수 없었다. 1891년 d' Arsonoval(드'알소노벌)에 의해서 높은 주파수의 전류는 전기충격 없이 사람의 몸을 통과할 수 있다는 것을

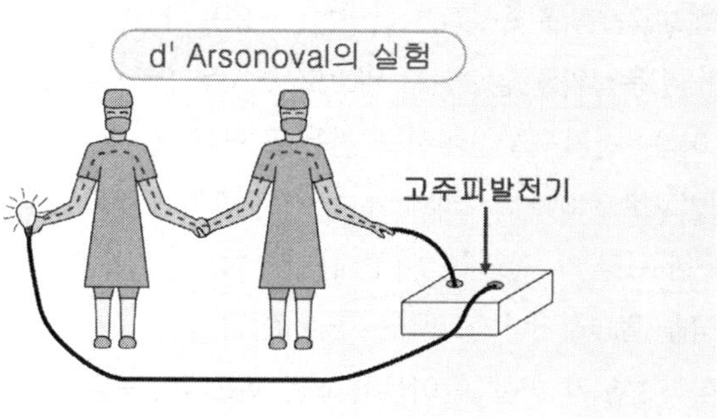

그림 2-78 • d' Arsonoval 실험

발견했다. 20[kHz] 이상의 높은 주파수의 전류는 사람의 몸을 통과하여 조직 내에서 열을 만들 수 있다는 것이다. 최초로 실용적인 전기수술기를 만든 사람은 1920년 인체물리학자 William T Bovie(윌리엄 티 보비)였다. 높은 주파수를 이용하여 시술하고자 하는 인체조직의 온도를 올려 환자를 수술하였는데, 전기수술기는 피의 손실, 병균의 전염율, 조직의 손상을 줄여 외과의사가 짧은 시간에 시술을 할 수 있게 하였다. 이러한 이유로 아직도 전기수술기를 Bovie(보비)라고 한다. 그림 2-78은 d' Arsonoval(드′ 알소노벌) 실험을 나타내었다.

(2) 전기수술기의 원리

인체는 전류에 대해 저항으로 작용한다. 만약 과다한 전류가 인체를 통해 흐른다면 그 전류의 열작용에 의해 화상, 통증, 호흡이상, 심장발작 등이 발생할 수 있다.

① 인체의 반응은 전류의 줄열 때문에 발생한다. 이러한 위험성 때문에 직류전류나 낮은 주파수의 교류전류를 인체에 흐르게 하는 것은 불가능하다. 직류전류나 낮은 주파수의 교류전류는 인체를 통과하면 고통과 충격을 줄 수 있기 때문이다. 하지만 20[kHz] 이상의 고주파 전류가 통과하면 고통도 없고 근육수축도 일어나지 않는다.

② 인체의 조직은 그 형태에 따라 저항값이나 전도율이 다양하다. 지방이나 폐가 저항이 높으며 혈액이나 근육은 저항값이 낮다. 그래서 전도율도 근육은 높고 지방은 낮으며 피부의 저항은 중간 수준이라 전도율도 중간수준이다. 표 2-28은 인체조직의 평균저항값을 나타내었다.

표 2-28 • 인체조직의 평균저항값

인체조직형태	평균저항값 [Ω]	인체조직형태	평균저항값 [Ω]
혈액	160[Ω]	뇌	700[Ω]
근육, 신장, 심장	200[Ω]	폐	1000[Ω]
간, 비장	300[Ω]	지방	3300[Ω]

③ 고주파의 교류전류를 흘려주면 위험한 반응을 일으키는데 필요한 전류의 역치가 증가하게 되어 활동전위를 일으키지 않고도 조직을 열적 변성시킬 수 있다.

④ 고주파 이용 : 전기수술기에서는 전류를 인체 전체에 흐르게 하지 않고 표피에만 흐르게 하는 방법으로 300[kHz]~3[MHz], 1~10[kV]의 고주파 교류전류를 사용한다. 고주파 전류를 이용한 수술의 원리는 매우 간단하다. 전기수술기는 고주파 전류의 열작용에 의해 인체조직을 절개하거나 응고하는 기기이다.

⑤ 인체조직의 온도가 100[℃] 이상이 되면 세포액이 증발하고, 증발압에 의하여 세포조직이 갈라져서 절개된다. 조직의 온도가 100[℃] 이하를 유지하면 세포 물질은 엉키게 되어 응고가 된다. 이로 단백질이 변성되어 출혈이 일어나지 않는다. 고주파 전류는 넓은 표면을 가진 환자전극(대극판)으로부터 환자의 몸을 통하여 좁은 표면을 가진 활성전극으로 흐른다. 이때 활성전극의 좁은 면적을 따라 고밀도의 전류가 형성되며 일정한 값을 넘으면 열을 발생하여 응고나 절개를 할 수가 있다.

⑥ 가는 바늘(Needle electrode : 니들 일렉트로드)이나 창모양(Lancet electrode : 랜셋 일렉트로드)의 활성전극은 매우 높은 전류밀도를 형성하고, 이에 따라 절개가 가능한 정도의 높은 온도를 조직에 가한다. 넓은 표면의 전극(Ball electrode : 볼 일렉트로드)은 상대적으로 낮은 전류밀도를 갖고 응고가 가능한 낮은 온도를 발생한다.

⑦ 고주파 전류를 사용하는 것은 고주파에서는 표피효과[114]에 의해 몸 내부의 신경이나 근육이 전기에 의한 자극을 받지 않도록 하기 위함이다. 그래서 직접 전극이 닿는 부분에만 전기수술기가 작용하는 것이며 신경이나 근육이 감지할 수 있는 최소 전류는 그 전류의 주파수에 반비례한다. 그림 2-79는 고밀도류–고주파에 의한 조직 내에서의 열전도를 나타내었다.

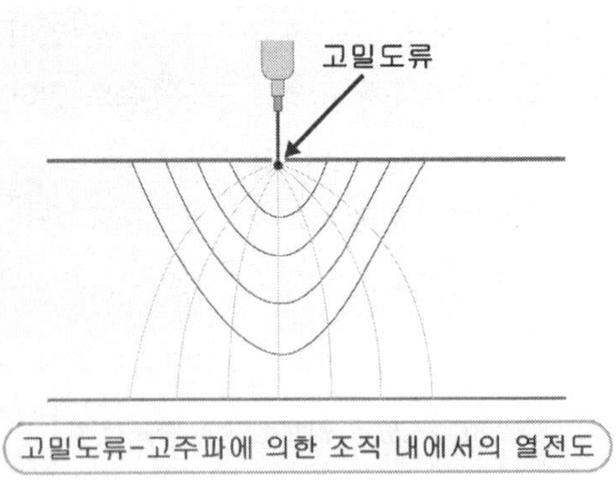

그림 2-79 • 고밀도류–고주파에 의한 조직 내에서의 열전도

114) 표피효과 : 전류가 인체의 피부를 타고 흐르는 현상이다.

(3) 전기수술기의 구성

전기수술기는 보편적으로 전원회로, 발진회로, 증폭회로, 조정회로, 출력회로, 안전회로 등으로 구성되며, 기본적으로는 전기수술기 본체, 수술기 전극, 대극판이라고 하는 3가지 요소로 구성되었다. 안전회로는 환자의 상태에 따라 적절히 출력을 제한시키는 회로이다.

㉮ 환자의 대극판이 단선될 때 환자와 의료진이 모두 부상의 위험이 있는데 이를 방지하기 위해 단선 여부를 감지 단선될 때 출력되지 않도록 작동한다.

① 전류감시법 : 대극판에 흐르는 전류를 감시하여 전류가 끊어지면 출력을 차단하는 방식이다.

② 환자감시법 : 전극이 환자의 시술부위에 접촉했을 때만 출력되는 방식이다.

1) 전기수술기 본체

① 최대 출력 에너지는 다음과 같이 설계되어 있다.

㉠ 절개시에는 200~400[W]로 한다.

㉡ 응고시에는 100~200[W]로 한다.

㉢ 고주파 발진기는 300[kHz]~5[MHz]로 한다.

㉣ 1~10[kV]의 파형을 전극으로 전달한다.

㉤ 부하저항은 보통 200~1000[Ω](표준 500[Ω])이다.

② 대극판 코드단선 경보 등의 안전검사 기구를 갖고 있는 것이 보편적이며 전기수술기는 그림 2-80과 같다.

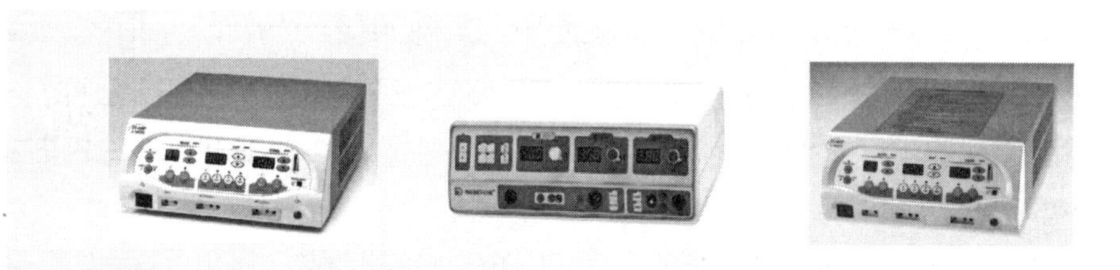

그림 2-80 • 전기수술기

③ 도선에 교류전류를 걸어 주면 도선 내부에는 표피보다 상당히 많은 자력선[115)]이 생성되어 표피 쪽으로 전류가 쉽게 흐른다. 이런 현상을 표피효과라 하고 주파수를 높일수록 표피현상은 강해진다.

④ 인체도 하나의 도체이기 때문에 적당한 주파수의 전류는 인체 내부로 흐르지 않고 피부로 흐를 수 있다.

115) 자력선 : 자기장에 있어서 자기작용의 방향을 나타내는 곡선이다.

⑤ 인체는 고주파 전류에 대하여 느낄 수 있는 최소한의 값이 높기 때문에 고주파 전류라도 감전되지 않아 고주파 전류를 에너지로 이용할 수 있는 것이다.

2) 전기수술기 전극

전기수술기 전극(Active electrode : 액티브 일렉트로드)은 인체에 고주파 전류를 집중적으로 투입시켜 절개(Cutting : 커팅), 응고(Coagulation : 코큘레이션)작용을 할 수 있는 전극으로 능동전극이라고 한다. 작용전극이 한 개인 단극형이 주로 이용되지만 핀셋형으로 되어 좁고 작은 부분에만 전류를 흘릴 수 있는 2극 전극이 미세수술에 이용되고 있다. 또한 그림 2-81과 같이 여러 가지 전기수술기용 도구들이 이용되고 있다.

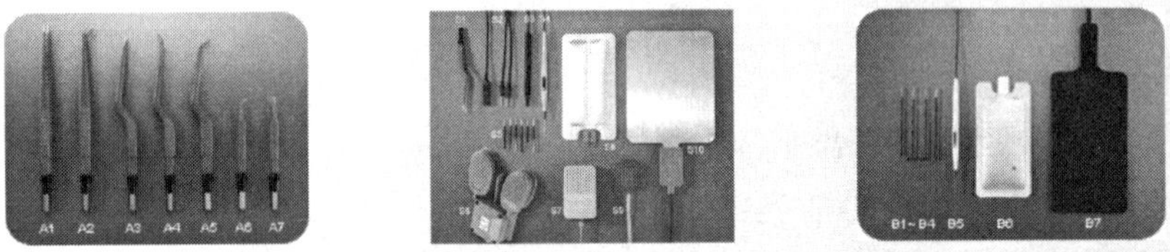

그림 2-81 • 전기수술기용 도구(S10 : 대극판)

3) 대극판

대극판(Patient plate : 페이션트 플레이트)은 본체로 환자 플레이트라고도 하며 고주파 전류를 안전한 형태인 낮은 전류밀도로 회수할 수 있는 면적이 큰 전극이다. 이는 체내에 흐르는 전류를 다시 본체로 돌려보내는 역할을 한다. 이 대극판이 수술시 사용하는 전극처럼 면적이 좁으면 대극판에 닿는 피부에도 열이 집중되어 절개되거나 화상을 입을 수 있다. 그러므로 대극판은 항상 인체와 접촉면이 넓어야 한다. 대극판이 클수록 전기수술기의 안전성이 높다. 소아환자의 경우 인체면적이 작기 때문에 큰 대극판을 이용하기 어렵고 대극판이 작으면 전기수술기의 출력이 제한된다.

대극판은 납이나 스테인리스판으로 되어 있어 재사용이 가능한 종류도 있고 일회용으로 나온 종류도 있다. 대극판의 특성이나 전기수술기의 특징을 고려하여 적절한 것을 사용해야 하며, 주의사항은 다음과 같다.

① 대극판은 전류를 본체로 돌려보내주는 중요한 역할을 한다. 에너지가 한 곳에 집중되지 않도록 면적을 최대한 넓게 해야 하며 면적이 작을 경우 이용하는 에너지의 양이 제한될 수 있다. 그래서 적절한 대극판을 선택해야 하고 그에 따른 에너지를 설정하면 안전성을 높일 수 있다.

② 대극판을 부착한 부위에서 화상을 입을 수 있기 때문에 대극판을 부착할 때 주의해야 한다. 뼈가 돌출되어 있거나 인모가 많은 부분은 에너지가 집중되거나 전류가 원활하게 환

류하는 것을 막을 수 있기 때문에 부착하지 않는다. **대극판은 충분한 면적이 있는 근육부에 부착하는 것이 좋다.** 인모는 제거하고 부착하는 편이 좋은데 부착할 때도 수술 중 떨어지거나 움직이지 않도록 **젤을 충분히 발라서 부착**한다. 수술 중에 대극판의 움직임은 화상의 원인이 될 수 있기 때문이다.

(4) 전기수술기의 분류

1) 단극성 출력전용기

① **한 개의 활성전극**(Active electrode : 액티브 일렉트로드)과 **한 개의 환자전극**(Patient plate : 페이션트 플레이트, Dispersive electrode : 디스퍼시브 일렉트로드), **확산전극**(Neutral electrode : 뉴트럴 일렉트로드, Passive electrode : 패시브 일렉트로드, Return electrode : 리턴 일렉트로드)을 가지고 있다.

② **환자전극을 환자에게 붙이고 활성전극으로 시술**한다. 그림 2-82는 단극성 출력전용기(Monopolar device : 모노폴러 디바이스)를 나타내었다.

③ **환자전극은 확산전극**(Dispersive electrode : 디스퍼시브 일렉트로드), **대극판**(Neutral electrode : 뉴트럴 일렉트로드, Passive electrode : 패시브 일렉트로드), **귀환전극**(Return electrode : 리턴 일렉트로드)이라고도 한다.

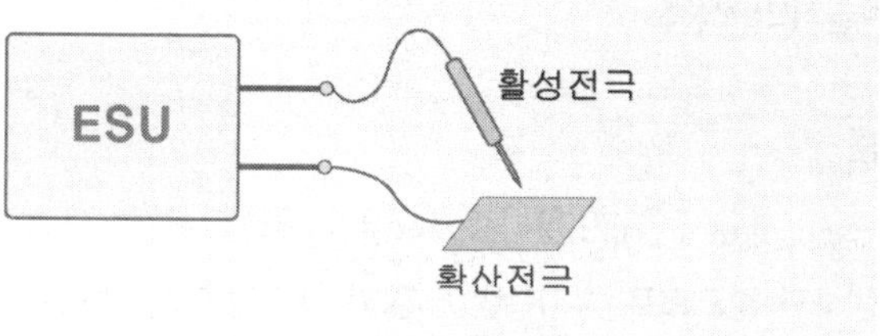

그림 2-82 • 단극성 출력전용기

2) 양극성 출력전용기

① **대극판과 전극대신 양 전극이 절연된 핀셋 형태의 전극**(Forceps : 퍼셉스)을 이용하며 **한쪽 전극에서 전류가 나와 다른 쪽 전극으로 귀환된다.** 이 때 혈관이나 미세한 조직을 잡으면 고주파 전류가 양쪽 전극 사이로 도통되어, **전극 사이에 있는 조직에 열이 발생하여 응고**가 일어난다. 그림 2-83은 양극성 출력전용기(Bipolar device : 바이폴러 디바이스)를 나타내었다.

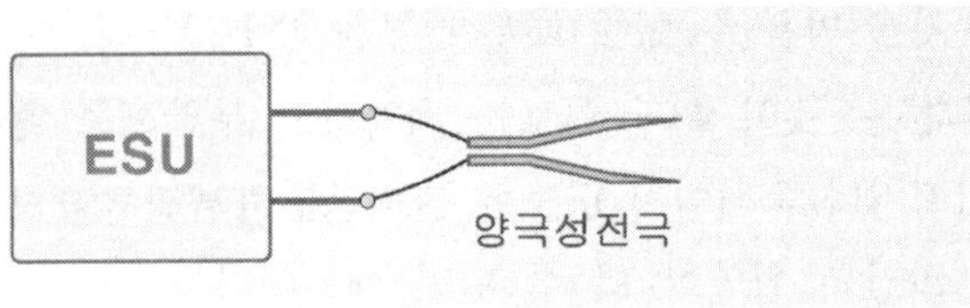

그림 2-83 ● 양극성 출력전용기

② 혈관을 처치하거나 섬세한 조직이나 신경 등을 수술하는 경우와 같이 수술의 정확도를 높이고, 주변조직의 상처를 최소화하기 위해 정교한 응고를 요구하는 수술에서 사용한다.
③ 단극방식은 대극판을 통해 전류가 돌아가지만 양극방식에서는 전류를 가하는 곳과 돌아가는 곳이 같다. 단극방식에 비해 출력이 작아서 50～70[W] 정도이다.

(5) 아르곤 빔 전기수술기

전기수술기의 전극 끝에서 아르곤 기체를 분사하면서 전극에 강한 전류를 흐르게 하면 아르곤(Ar) 기체가 이온화된다. 또 아르곤 빔 때문에 주변공기가 차단되는 효과가 있기 때문에 조직이 타지 않고 응고되는데 응고가 진행되어 건조되면 조직의 저항이 증가해 전류의 전달이 제한된다. 그래서 조직의 온도가 일정 상한선을 갖고 멈추게 되며 주변조직 및 혈관의 손상이나 괴사가 최소화된다. 연기가 적게 발생하며 시야가 확보되고 보다 안전한 수술이 가능한 기기이다.

(6) 전기수술기의 작용

1) 응고작용

응고작용(Coagulation action : 코아귤레이션 액션)은 전류를 짧은 시간 단속하여 흘리면 연속적으로 열은 발생하지 않으므로 증기폭발이 일어나지 않고 발생하는 고열(1000[°C] 이하)이 혈액이나 단백질을 응고시킨다. 고열로 지혈을 하며 수술시 출혈이 있는 부위에 이용하며 절개시 이용하는 전력보다 낮은 전력을 이용한다. 전력을 낮추면 절개되지 않고 조직이 타서 출혈이 멈춘다. 단 출력전압을 낮추면 지혈이 되지 않으므로 출력전압은 그대로 두고 주파수를 낮춘다. 사용하는 에너지 출력은 100～130[W] 정도이다.

2) 절개작용

절개작용(Cutting action : 커팅 액션)은 고주파 전류는 전극에서 집중적으로 인체에 주입되어 퍼져 흐른 뒤 대극판으로 회수된다.

전극 끝은 보통 직경 1[mm] 정도 이하의 불꽃기둥 모양으로 인체에 닿아 있고 피부접촉부에서의 접촉저항은 200～1000[Ω] 정도이다. 접촉저항을 500[Ω]으로 하고 접촉 부분에 고주파 전류를 1[A] 흐르게 하면 줄의 법칙으로부터 초당 500[J]의 열량이 발생한다. 이러한 고열로 인해 세포는 순식간에 증기가 되어 날아간다. 이것을 증기폭발이라 하고, 증기폭발이 전기수술기의 절개작용을 한다. 피부의 절개보다는 불필요한 조직이나 종양 등을 절제할 때 많이 이용하는데 주변조직이 손상될 수 있으므로 정밀을 요하는 수술(뇌, 심장 등)에는 거의 사용하지 않는다. 인체 내부로 삽입해서 사용하기도 한다. 출력은 최대 300[W]이며 일반적으로 많이 사용하는 출력은 130[W] 정도이다.

3) 혼합작용

응고파형과 절개파형의 중간적인 파형을 사용하며 조직을 절개하거나 응고시킬 때 상황에 따라 전기수술기의 작동 방식을 바꾸어 주어야 하는데 이러한 불편한 점을 개선한 것이 지혈방식이다. 전압이나 주파수를 모두 변화시킬 수 있어 조절을 어떻게 하느냐에 따라 응고 방식과 가까워지기도 하고 절개 방식과 가까워지기도 한다. 즉 상황에 맞는 최고의 상태로 전기수술기를 이용할 수 있다. 그림 2-84는 전기수술기의 원리를 나타내었다.

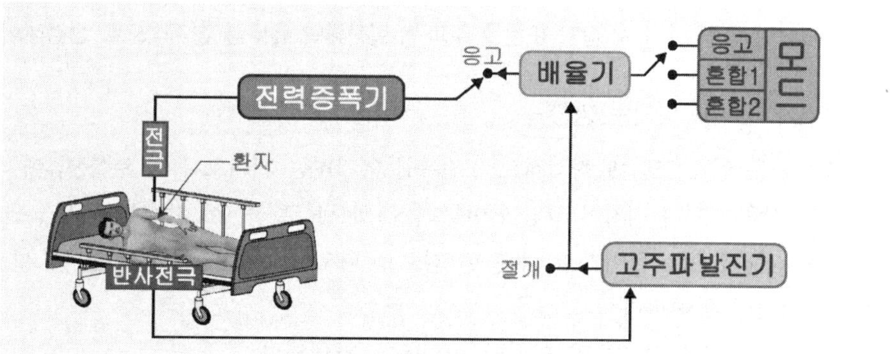

그림 2-84 ● 전기수술기의 원리

(7) 전기수술기의 점검과 안전사고와 대책

최대 출력의 확인, 출력파형의 관찰, 기기의 누설전류 점검, 대극판과 접지, 대극판과 수술대 사이의 고주파 누설전류 확인 등의 전기적인 점검이 필요하며 전용의 계측기를 이용하면 쉽게 점검할 수 있다.

1) 화 상

전기수술기로 인한 사고 중에서 화상(Burn : 번) 사고가 발생하기 쉽다. 특히 상대가 마취상태에 있는 환자이기 때문에 피해가 의외로 커지는 수가 있으므로 각별한 주의가 필요하다. 화상사고는 대극판을 부착한 부분에서 일어나는 것과 대극판 이외에서 일어나는 것의 두 가지로 나눈다.

① 대극판 부위에서의 화상 : 수술 후 대극판을 붙인 부위의 환자 피부에 발적이나 수포 등의

열상이 발견되는 수가 있다. 이것은 수술중에 대극판의 일부에 고주파 전류가 집중되었다는 것을 의미한다. 전류가 집중되면 열이 발생하고 화상에 이르게 된다.

② 대극판 이외에서의 화상 : 대극판을 통해 본체로 환류되어야 할 고주파 전류가 정상 루트 이외의 루트를 통하여 본체로 환류할 때 발생한다. 그 대책으로는 대극판으로 환류되는 통로를 잘 정리하여 환류를 쉽게 하고 대극판 이외의 통로, 즉 고주파 분류경로를 없애도록 한다.

2) 열상사고(열창사고)

전극 접촉부위와 피부에 국소적인 전류밀도의 증대에 의하여 피부부위가 찢어져 상처나는 사고가 열상사고이다. 대극판에 의한 대극판열상과 분류열상이 있으며 이러한 사고를 예방하기 위하여 대극판을 적당히 부착하고, 장치면에서도 안전대책이 필요하다.

3) 감전사고

감전사고 방지를 위하여 접지 또는 저주파 누설전류의 유무를 정기적으로 점검해야 한다.

가. 전기가 인체에 미치는 영향

전기수술기는 인체 조직에 직접적으로 전류를 인가하는 기기로 특히 누설전류에 의해 환자가 전기충격을 받거나 심지어 사망에 이를 수도 있으므로 사용에 세심한 주의가 필요하다. 전류는 몸의 한 점으로 들어가서 다른 한 점으로 나오며 전류가 몸을 흐를 때 세 가지의 일반적인 현상이 일어난다.

표 2-29는 인체의 전류량 및 인체의 영향을 나타내었다.

표 2-29 • 인체의 전류량 및 인체의 영향

전 류 량	인체에 나타나는 증상
~1[mA]	약간 짜릿한 감을 느낀다.
~5[mA]	통증을 느낀다(근육의 자제 가능).
~10[mA]	자제할 수 없는 고통을 받는다.
~20[mA]	근육이 수축되고 움직일 수 없는 상태(근육에 경련현상)이다.
~50[mA]	근육이 경직되고 호흡이 곤란(위험한 상태)하다. (심장의 고동이 불규칙하고 혈압상승)
~100[mA]	치명적인 장애 또는 사망에 이른다.
100[mA] 이상	순간적으로 치사한다.

※상용전원(50[Hz]/60[Hz])에 대한 것이다.
1[mA]는 1[A]의 1000분의 1에 해당하는 전류이다.
상기와 같은 위험을 제거하기 위해 국제규격에 누설전류 허용치가 제시되어 있으며 장비는 제조시 이를 만족하여야 한다.

① 조직저항에 의한 열을 발생한다.
② 신경과 근육의 경련을 일으킨다.
③ 전기적 화상을 입는다.

나. 조직에 대한 전기효과

낮은 주파수의 전류가 사람을 통과하면 고통과 충격을 주지만 20[kHz] 이상의 주파수 전류가 통과하면 고통과 근육축소는 없다. 이러한 높은 주파수(고주파) 전류는 조직 내에서 열을 발생시킨다. 실제로는 300[kHz] 이상의 주파수가 이용되는데 그 이유는 전극을 인체 조직에 접촉할 때 발생할 수 있는 Spark(스파크)로 인해 저주파 전류가 발생되는 현상을 최소화하기 위함이다.

다. 전기충격의 종류

① 매크로 쇼크(Macro shocks) 몸 전체에 감전되는 경우 : 건조한 피부에 높은 저항은 사람이 감전되었을 때에 심장마비의 위험성을 감소시킨다. 건조한 피부의 1[cm]당 저항값은 15[kΩ]~1[MΩ]이다. 사지내의 내부저항은 약 200[Ω], 몸전체 내부저항 100[Ω], 두 사지간에 내부저항은 약 500[Ω]이다. 의료행위에 있어서 피부의 저항을 줄이는 것은 전류흐름을 증가시켜 전기감전을 용이하게 만든다.

㉮ 전극을 피부에 접촉하지 않고 인체 내부에 삽입하였을 경우 정맥용 Catheter(카테터) 내부 온도 Sensor(센서) 등은 Macro shock(매크로 쇼크)를 일으킬 가능성이 많아진다.

② 마이크로 쇼크(Micro shocks) 심장에 감전되는 경우 : Microshocks(마이크로 쇼크)의 경우에는 20[μA]에서 심장마비 증세를 일으킨다. 성인남자의 경우 80~600[μA]의 전류가 심장용 Catheter(카테터)를 통하여 심장에 전달되면 심장마비 증세를 일으킬 수 있다. 일반적으로 10[μA]까지는 안전하다. 그러므로 이러한 누전의 전기쇼크가 발생해 환자의 생명이 위험해질 수 있으므로 본체는 항상 접지시켜야 한다(본래 자체에 누전되지 않게 만들어야 하며 누전이 되더라도 안전하게 땅으로 흐를 수 있게 되어야 한다).

4) 안전 모니터 회로

환자에게 부착되어 있는 대극판의 도선이 끊어져서 전류가 흐르지 않게 되는 경우 환자는 화상을 입을 수 있고, 환자에게 접촉중인 의료진은 고주파 쇼크(Shock)를 입을 수 있다. 이러한 사고를 예방하기 위해 환자 대극판의 단선 여부를 검출할 수 있는 회로를 설치하는데 이러한 회로를 안전 모니터 회로라고 하며 단선시에는 출력이 되지 않게 한다.

안전 모니터 회로의 종류에는 전류감시법과 환자감시법이 있다.

① 전류감시법(Current sentry : 커런트 센트리) : 2개의 선을 대극판의 다른 위치에 연결하고 두 도선에 전류를 인가한 후 이 전류를 관찰하는 방법으로 두 선 중 한 선이 끊어지면 감지회

로가 동작하여 경보등이 켜지며 고주파 신호를 끊어서 출력이 나가지 않게 된다.

② 환자감시법(Patient sentry : 페이션트 센트리) : 대극판과 수술전극 사이에 인체를 통하면서 전류 루프(Loop)가 형성되어 미세한 직류전류가 흘러야만 출력이 나오게 하는 방식이다. 대극판의 코드(Code)가 한 개의 선이어도 수술전극이 환자의 피부에 접촉되어야만 출력이 나오게 하는 방식이므로 의료시술자의 쇼크(Shock) 사고를 예방할 수 있다.

5) 폭발사고

전기수술기를 이용하면 전극에서 불꽃이 일어나므로 인화성 마취가스, 산소 등 가연기체의 농도가 높은 환경에서 사용시 화재가 발생하거나 폭발사고가 나지 않게 조심해서 사용해야 한다.

6) 잡음장해

전기수술기는 인체에 대전류를 흐르게 하고 수백[W]의 고주파 발진기이므로 주변의 디지털기기 등의 측정기에 잡음장해를 일으켜 정확한 정보를 얻을 수 없게 한다. 이러한 장해의 종류는 심전도 및 혈압에 장해가 오는 모니터 장해와 인공심박조율기(Pacemaker : 페이스메이커) 장해가 일반적이다. 이렇게 영향을 받을 수 있는 기기에는 필터를 장착해 피해를 줄인다.

(8) 대지접지 시 주의사항

대지접지(Earth : 어스)는 장비에 잔류하고 있는 전류를 대지로 흐르게 함으로써 환자나 의료진을 누설전류의 위험으로부터 안전하게 할 수 있다.

① 누설전류 : 인접한 절연체간의 전위차에 의해 흐르는 의도되지 않은 미소전류이다(통상 [μA]). 누설전류의 중요한 요소는 전기장치 내의 모든 도체에서부터 샷시(Chassis)나 환자에 흐르는 전류이다. 샷시에 흐르는 전류는 접지가 잘 되어 있을수록 안전하게 대지로 흐른다. 만약 접지선이 끊어진 경우 샷시에 잔류한 전류가 환자를 통해 흐를 수 있어 의료진이 전기충격을 받을 수 있다.

② 접지공사 : 대지접지(Earth : 어스)공사는 콘센트의 중성선을 금속판, 또는 뾰족한 금속막대에 연결하여 땅 속에 묻는 것을 말한다. 그림 2-85는 접지공사를 나타내었다. 보통 병원 접지는 1종 접지공사로 되어 있다(1종 접지저항값은 10[Ω] 이하).

㉠ 대지접지(Earth)가 잘 된 경우 : 장비에 공급된 전류의 누설전류가 대지접지(Earth : 어스) 단자를 통하여 대지로 빠져나감으로써 사람이 장비에 접촉하더라도 전기의 흐름을 전혀 느낄 수 없어 안전하다.

㉡ 대지접지(Earth)가 잘못된 경우 : 장비에 공급된 전류의 누설전류가 장비에 존재하다가 사람이 접촉하게 되면 사람을 통하여 전류가 흐르므로 사람은 전기가 통하는 것을 느끼거나 심한 경우 화상을 입거나 사망할 수 있다.

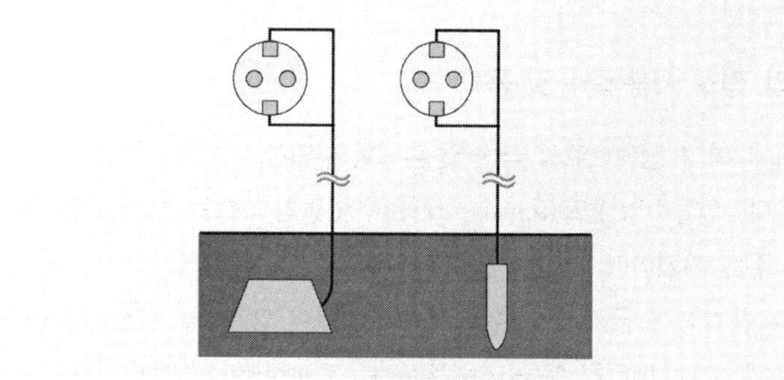

그림 2-85 ● 접지공사

③ 수술실에서의 전기수술기의 이용 : 수술실에서 전기수술기를 사용할 경우 다음 사항을 반드시 주의하여야 한다.

㉠ 수술실 내의 모든 장비는 대지와 접지되어야 한다.

㉡ 전기수술기의 Patient Plate(패이션트 플레이트)는 넓은 면적이 환자에 닿도록 정확하게 부착되어야 한다.

㉢ 전기수술기는 의도적으로 고주파를 방사하는 기기로 이 고주파에 의해 수술실내의 다른 장비에 영향을 미칠 수 있으므로 주의하여야 한다. 환자감시장치(ECG monitor : 이시지 모니터)를 이용할 경우 Monitor(모니터) 전극은 수술기 전극으로부터 최소 150[mm] 이상 떨어져야 하며 오동작 방지를 위해 고주파 전류제한 장치가 내장되어야 한다. 그림 2-86은 수술실에서의 전기수술기를 사용하는 것이다.

㉣ 건전지(Battery : 배터리)로 작동하는 장비의 환자에게 접촉되는 부분은 절연되어 있어야 한다(심장 전기충격기(Defibrillator : 디파이브릴레이터).

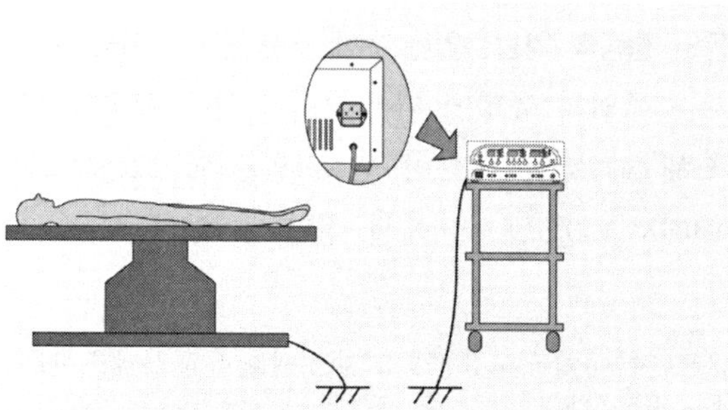

그림 2-86 ● 수술실에서의 전기수술기의 사용

5. 약물주입 펌프

(1) 약물주입 펌프 사용목적 및 용도

환자의 상태에 따라 정맥으로의 약물 및 혼합물 주입을 위해 정확하고도 정량 주입을 위한 제어가 필요하다. 약물주입 펌프(Infusion pump : 인퓨전펌프)는 환자에게 정해진 수액량을 일정하게 주입시켜 주는 기기이다.

또한 각종 알람기능에 공기가 있음(Air-In-Line : 에어 인 라인), 막힘(Occlusion : 오클루전), 완료(Complete : 컴플리트), 배터리 부족(Low battery : 로 배터리), 문열림(Door open : 도어 오픈)을 갖추고 있어서 쉽게 수액 주입의 상태를 알 수 있다.

일반적으로 약물주입 펌프는 피스톤타입(Piston pump : 피스톤펌프)116)의 펌프나 연동펌프(Peristaltic pump : 페리스털틱 펌프)117) 작용에 의해 주입량을 가변할 수 있다. 부피측정형 수액펌프들은 주입 약물의 부피로 제어되며 약물의 주입을 안전하고 정확하게 할 수 있어야 한다. 인퓨전펌프(Infusion pump)는 병원, 가정의 일반적인 환경에서 사용할 수 있다. 또 내부 충전기가 장착되어 병원 내에서 환자의 이동 및 구급차에 의한 이동중에도 사용할 수 있다.

(2) 약물주입 펌프의 동작원리 및 조건

프레세니우스에 의해 최초로 제조된 주입 펌프는 환자의 순환계로 치료약물 또는 영양소 등을 인체로 주입하는데, 일반적으로 피하, 정맥, 동맥, 그리고 경막으로 약물을 정확하게 투입하기 위해 사용되며, Infusion pump(인퓨전펌프)는 Micro controller(마이크로 컨트롤러)에 의해 작동되므로 의료진이 원하는 수액량을 환자에게 주입할 수 있다.

① 인퓨전펌프는 시간당 0.1[mL] 정도의 작은 양의 약물도 투입할 수 있다. 인젝션 형태의 인퓨전펌프는 무통증을 위해 환자가 제어하는 시간마다 약물주입이 가능하기도 하고 또는 일정시간동안 정량의 약물주입을 위해 볼륨제어가 가능하기도 한다.

② 인퓨전펌프는 주입의 유형에 따른 기능설정은 사용자 인터페이스로서 임상관리자 또는 간호사에 의해 설정할 수 있으며, 연속주입은 프로그램에 의해 작은 펄스 형태로 한번 주입량이 20[nL]에서 100[μL] 사이에서 정할 수 있다.

---

116) 피스톤펌프
① 교환형 피스톤펌프 : 유체의 고정 볼륨을 갖는 원통 속을 선택된 비율로 움직이는 피스톤이 유체의 흐름을 밀어내는 방식이다.
② 횡격막형 피스톤펌프 : 유연성 있는 고무 횡격막과 밸브들로 이루어져 있다.

117) 연동펌프
① 선형 연동펌프 : 순차적으로 동작하는 핑거타입의 선형펌프를 이용하여 I.V관재료를 압축하여 유체의 흐름을 앞으로 밀어내는 방식이다.
② 회전형 연동펌프 : 회전형 롤러가 장착되어 I.V관재료를 환자 방향으로 회전하면서 압축하여 유체의 흐름을 밀어내는 방식이다. 롤러의 속도를 변화시킴으로써 주입량을 변화시키게 된다.

③ 간헐적 주입의 경우 연속 주입 시 보다 많은 양을 주입할 수 있는데 간헐적인 주입을 위한 주입타이밍은 프로그램에 의해 설정이 가능하다.

④ 인퓨전펌프 중 볼륨펌프는 환자들에게 영양분 공급, 인슐린과 같은 호르몬 공급 또는 통증 제어를 위한 약들을 주입하게 되며, 이식형 또는 병원 등에서 사용되도록 제품화되어 있다. 이들 볼륨펌프들은 연동펌프의 변형으로 약물주입 통로인 실리콘형 고무관을 압축한 롤러가 이용되기도 하며, 손가락으로 누르는 형태의 롤러가 사용되기도 한다.

⑤ 수액펌프에 사용되는 소형펌프들은 컴퓨터에 의해 제어되고 있다. 혈관의 압력은 81[bf/in^2](55[kPa])보다 작고 피하 압력은 181[bf/in^2](125[kPa]) 정도이기에 약물투입백의 높은 압력은 약물주입 시 혈관을 압박하므로 주의를 해야 한다.

⑥ 흐름제한 장치는 압력백, 혈관 등의 압력 차이에 따른 약물주입 조절을 위해 주입시스템의 기압을 일정하게 유지하기 위한 기능을 담당한다.

㉠ 공기정화필터 : 환자의 정맥 속으로 유입되는 공기를 제거하기 위한 안전장치이다. 통상 인체 무게에서 1[kg]당 0.55[cm^3] 정도의 공기는 인체에 해가 되기에 충분한 양으로 추정된다. 이들 작은 공기입자들은 동맥에서 해를 끼칠 수 있으며, 통상 이들 공기입자들은 정맥에서 심장을 통해 폐에서 체외로 분리 배출되기도 한다.

㉡ 공기정화필터 장치 : 얇은 막으로 구성되어 있어 공기입자를 발산한다. 혈액 내에 큰 기포가 있으면 출혈이 발생하기도 하며, 소형의 주입 펌프들은 삼투압을 사용하여 제거하기도 한다.

⑦ 일반적으로 표준 Ⅳ세트(15,20[drops/mL])에서부터 미세 약품방울 Ⅳ세트(60[drops/mL])구동가능, 주입량 세팅 범위 1[mL/h]~999.9[mL/h] 정도, 정확성 ±5[%]이내 0.1[mL/h] 내외이다. 일반적인 사용온도 조건은 5~40[℃] 정도이며, 상대습도는 ≤ 90[%] 유지가 일반적이다.

⑧ 폐쇄 압력은 40[kPa]~140[kPa]이며, 8가지 폐쇄 감성경보, 전원장치로는 100[V]~240[V], 50[Hz]/60[Hz]이며, 내부전지는 재충전된 Ni-H전지, DC12[V], 2000[mAh](이때 부하시간 ≥ 5[h])이다.

⑨ Infusion Pump(인퓨전펌프)는 차단(Isolation : 아이설레이션) 시스템을 갖추고 있어 전원이 차단되어 있으나, 예상 외의 고장으로 장비 본체에서 감전이 있을 경우에는 위험하니 사용을 중단한다.

(3) 기계적 펌프

약물투입속도를 정확하게 조절하기 위해 스텝모터를 사용한 피스톤펌프, 롤러펌프와 같은 연동펌프 이전의 정맥투입장치를 그대로 사용할 수 있는 피아노 건반형의 펌프 등을 사용한다. 이와 같이 기계적으로 약물투입속도를 제어하는 것을 기계적 펌프라고 하며 그 실제사진은 그림 2-87과 같다.

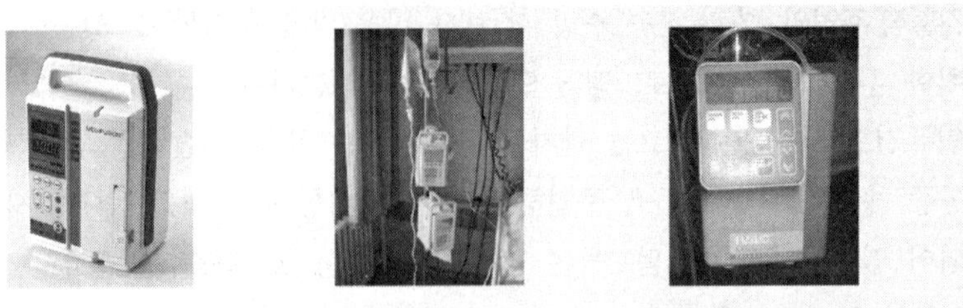

그림 2-87 • 약물주입 펌프(기계적 펌프, 이동형 펌프)

(4) 이동형 약물투입장치와 이식형 약물투입장치

체외에 부착하고 다닐 수 있을 정도로 작은 **이동형**(Ambulatory : 앰뷸래터리) **투입장치**와 체내에 이식되어 고농도의 약물이 정해진 속도로 투입하게 하는 **이식형**(Implantable : 임플랜터블) **투입장치**도 있다.

단점 : 이식형은 정기적으로 약물을 충전시켜 주어야 한다.

(5) 부피제어기

중력에 의하여 투입되는 약물의 양을 정확하게 항상 제어하는 장치이다. 부피제어기(Volumetric controller : 볼류메트릭 컨트롤러)는 정맥 투입기에 단위시간당 떨어지는 **약물의 방울수를 제어**하는 **점적실**이 있어 투입되는 약물의 부피를 조절한다. 간단한 제어기로서 **발광다이오드**(LED)와 **광검출기**(Photodetector : 포토디텍터)를 통하여 방울수를 검출하여 **약물병과 점적실 사이의 밸브를 제어**한다.

6. 전기자극장치

(1) 전기자극장치의 정의

전기자극치료란 인체에 전류를 직접 흐르게 함으로써 유용한 생리적 반응을 유발시켜 질병을 치료하는 모든 방법을 전기치료라고 할 수 있다.

① 의료용으로는 평류전기, 감응전기, 교류전기의 세 가지가 쓰인다.

㉠ **평류전기** : 직류전기와 같은 종류로서 건전지나 축전지 등을 이용하거나, 콘덴서에 축전시켜 일정한 전압을 유지하여 소정의 전류를 가진 전기를 일정한 방향으로 흘리는 것이다. 이른바 단형파로서 치료용일 때는 4.5~45[V], 0.1~10[mA]의 전류가 신경이나 근육에 흐른다. 양극은 지각, 운동신경의 흥분을 가라앉히는 데에 효과가 있고, 진동, 신경의 목적으로 쓰이며, 음극은 마비된 부위를 자극하므로 신경마비 등에 사용된다.

㉡ **감응전기** : 감응코일을 써서 전력의 경우와 같이 전류를 빨리 단속시키면서 변화 있

는 전류를 통하게 하는 것이며, 단속적인 고주파인 2～10[mA]를 치료용으로 쓴다.

ⓒ 교류전기 : 저주파 전류, 중주파 전류, 고주파 전류가 포함되어 의료에 이용되고 있다.

② 오늘날의 전기치료는 다양한 형태의 전류를 사용하여 치료에 이용하고 있는데 이는 인체 전기자극치료, 기능적 전기자극, 고압맥동전류 등을 이용하여 신경근자극, 통증치료, 근육재교육, 근력강화 혈액순환촉진, 상처치유촉진, 부종완화, 경련완화, 관절가동역 증가 등 다양한 분야에 활용되고 있다.

1) 전류흐름에 따른 분류

① 직류전류(Direct Current(DC) : 다이렉트 커런트) : 전자의 흐름이 변하지 않고 계속 한 방향으로 흐르며 전류의 크기도 항상 일정한 전류이다. 임상적 목적에 따라 의용평류치료, 이온도입치료에 사용하는 연속 직류전류(Continuous Direct Current(CDC) : 컨티뉴스 다이렉트 커런트)와 탈신경근의 전기자극치료(Electric Stimulation Therapy(EST) : 일렉트릭 스티뮬레이션 테라피), 전기진단에 사용하는 단속직류전류(Interrupted Direct Current(IDC) : 인터럽티드 다이렉트 커런트)로 나뉜다.

② 교류전류(Alternating Current(AC) : 얼터네이팅 커런트) : 전자의 흐르는 방향과 전류의 크기가 일정한 주기에 따라 연속적으로 바뀌는 전류이다. 교류전류는 그 특성에 따라 정현파 전류(Sinusoidal current : 시너소덜 커런트), 감응전류(Faradic current : 패러딕 커런트), 가시전류(Spike current : 스파이크 커런트), 간섭전류(Interferential current : 인터페런티얼 커런트), 러시안 전류(Russian current : 러시안 커런트), 고주파 전류 등으로 나뉜다.

2) 주파수에 따른 분류

① 저주파 전류(Low frequency current : 로우 프리퀀시 커런트) : 주파수가 1[Hz]～1[kHz]까지의 전류를 말하며 전기자극치료(Electrical Stimulation Therapy(EST) : 일렉티컬 스티뮬레이션 테라피), 기능적 전기자극치료(Functional Electrical Stimulation(FES) : 펑셔널 일랙트리컬 스티뮬레이션), 경피신경 전기자극치료,(Transcutaneous Electrical Nerve Simulation(TENS) : 트랜스큐태니어스 일렉트리컬 너브 스티뮬레이션) 등에 이용한다.

② 중주파 전류(Middle frequency current : 미들 프리퀀시 커런트) : 주파수가 1[kHz] 이상～10[kHz]까지의 전류를 말하며 간섭전류치료(ICT), 러시안 전류치료(Russian stimulation : 러시안 스티뮬레이션) 등에 사용한다.

③ 고주파 전류(High frequency current : 하이 프리퀀시 커런트) : 주파수가 100[kHz] 이상인 전류를 말하며 심부열치료(Medical diathermy : 메디컬 다이아써미)에 사용하는데 Shortwave(숏웨이브)의 주파수는 10～100[MHz]이며, Microwave(마이크로웨이브)의 주파수는 300～3000[MHz] 정도이다.

3) 전압 또는 전류의 크기에 의한 분류

① 저전압 전류(Low voltage current : 로우 볼티지 커런트) : 전압이 100[V] 이하인 전류를 저전압 전류라고 하며 직류전류(Direct Current(DC) : 다이렉트 커런트), 저주파 전류(Low Frequency Current(LFC) : 로우 프리퀀시 커런트), 중주파 전류(Middle Frequency Current(MFC) : 미들 프리퀀시 커런트)가 있다.

② 고전압 전류(High voltage current : 하이 볼티지 커런트) : 전압이 수백 [V] 이상인 전원으로부터 발생한 전류로 고전압 맥동전류(High Voltage Pulsed Galvanic Current(HVPC) : 하이 볼티지 펄스드 갈바닉 커런트), 고주파 전류 등이 있다.

4) 전류강도에 의한 분류

① 미세전류(Micro amperage current : 마이크로 앰피리지 커런트) : 전류강도가 1[mA](1000[μA]) 이하이다.

② 저전류(Low amperage current : 로우 앰피리지 커런트) : 전류강도가 1~30[mA]이다.

③ 고전류(High amperage current : 하이 앰피리지 커런트) : 전류강도가 500~2000[mA]이다.

5) 열의 전달방법에 의한 분류

① 전도(Conduction : 컨덕션) : 초욕, 온습포, 회전욕 등이다.

② 대류(Convection : 컨벡션) : 증기욕, 사우나탕 등이다.

③ 복사(Radiation : 라디에이션) : 열등, 적외선 등이다.

(2) 전기자극장치의 특성

전기진단 및 전기치료 장비들은 전기자극기와 자극용 전극을 사용하여 인체조직에 전기흐름을 유발한다. 여러 가지 구성요소들은 일반적으로 전기자극기로 사용되어 전기진단 및 전기치료 장비로 적용된다. 이러한 것들은 신호발생기와 전기자극 조절용 회로로 구성되어 있다. 흥분된 조직의 생리학적인 특성이 특정부분에 치료적 적용을 위해 자극매개변수를 선택한다. 진폭과 주파수가 같은 전기적 자극변수들은 흥분된 조직들이 활성화될 수 있도록 적절하게 선택한다.

(3) 전기자극장치의 구성

치료용 전기자극은 전원장치로부터 직류나 교류전원을 신호발생기에 공급함으로써 생성된다. 이러한 신호발생기는 기본적으로 전원공급회로, 발진회로, 출력증폭회로로 구성되어 있다.

전기 치료자극기들은 전원공급장치에 의한 자극과는 다르다. 따라서 변압기, 정류기, 여과기, 조절기로 구성된 장치들을 이용해서 전원공급장치에 의해 제공된 전류를 치료용으로 우리 몸에 유익하도록 변환시켜야 한다.

1) 신호발생기의 전원공급

① 변압기 : 전류공급으로부터 전자유도 현상을 통하여 제공된 교류전류를 승압이나 강압하여 사용하는 장치이다. 이는 전원공급에 의하여 제공된 전압을 변압기로 인체조직에 효과적이고 안전한 자극을 위하여 적절한 수준으로 변환시켜준다.

② 정류기 : 주기적으로 양과 음 두 가지 방향으로 변화하는 교류전류를 한 가지 방향만 갖는 직류전류로 변환시키는 장치로서 전원이 공급된 교류파형을 직류파형으로 변환하여 이온도입에 적용하거나 단상파형으로 변환하여 전기적으로 말초신경 섬유가 활성화되게 한다.

③ 여과기 : 특정 교류주파수를 차단함으로써 다른 교류주파수를 통과시켜 전기자극을 발생하도록 하는 장치이다.

④ 조절기 : 전류가 지속적으로 흐르게 하여 전류의 흐름이 일정하게 유지되도록 조절하는 장치이다.

2) 신호발생기의 발진기 회로

치료적 회로의 주파수 특성을 조절할 수 있는 역할을 함으로써 주파수, 전동시간, 순환주기, 상승 및 붕괴시간 등을 조절할 수 있게 된다.

3) 신호발생기의 증폭기의 출력회로

입력신호의 에너지를 증가시켜 출력 측에 큰 에너지의 변화로 출력하는 장치로서 반파의 전류, 전압 등의 강도를 최종적으로 조절, 증폭시킨다. 특정범위 내의 전극에서는 조직의 임피던스 변화를 고려하지 않는다.

(4) 전기자극 치료기의 형태

치료 또는 진단을 위한 전기자극 치료기들은 외부전원의 종류와 환자에게 제공되는 전기신호의 형태, 치료적 또는 진단의 목적에 따라 형태가 다르다.

① 정전류(Constant current stimulator)와 정전압 자극기(Constant voltage stimulator) 치료용으로 사용되기 위해서는 정전압 자극기보다는 정전류 자극기가 더 바람직하다. 이는 정전류에 의한 자극을 이용할 경우 인체조직을 통과할 때 임피던스에 일어나는 변화에 의해서 전류의 흐름이 영향을 받지 않고 일정하게 유지되기 때문이다.

㉠ 정전류 자극기(Constant current stimulator : 콘스탄트 커런트 스티뮬레이터) : 특정한 범위에 한해서 조직의 임피던스와 무관하게 전류가 동일한 진폭으로 흐르도록 하는 장치이다.

㉡ 정전압 자극기(Constant voltage stimulator : 콘스탄트 볼티지 스티뮬레이터) : 특정 조직

의 임피던스의 범위에 한해서 무관하게 전압이 일정하게 유지되어 공급하는 장치이다. 표 2-30은 정전류와 정전압의 저항변화를 나타내었다.

② 휴대용(직류) 전원 자극기와 코드 전선(교류) 전원용 자극기가 있다.

㉠ 휴대용 자극기 : 치료목적의 자극기들은 낮은 전력이 요구되기 때문에 전원으로 건전지를 이용하여 환자가 움직일 때 사용하기 유용하다. 그러나 전원용량이 작기 때문에 수시로 건전지를 교체해야 한다.

㉡ 전선용 자극기 : 가정에서 쓰이는 전기(교류)를 전원으로 이용하며, 코드 전선전원용 자극기는 출력이 일정하며 흔히 전기진단용 장치에 많이 사용된다.

표 2-30 • 정전류와 정전압의 저항변화

저항변화		정전류 자극기	정전압 자극기
저항감소	전류	고정	증가
	전압	감소	고정
	전력	감소	증가
저항증가	전류	고정	감소
	전압	증가	고정
	전력	증가	감소

(5) 전기자극장치의 종류

1) 경피전기신경자극

경피전기신경자극(Transcutaneous Electrical Nerve Stimulation(TENS) : 트랜스커터니어스 일렉트리컬 너브 스티뮤레이션)은 표면전극(Surface electrode : 서피스 일렉트로드)을 검사자의 피부에 밀착시키고, 경피전기신경자극기를 이용하여 자극을 주면 통증이 말초신경에서 척추신경으로 전달되지 못하게 하는 것으로 많은 통증을 완화시킬 수 있다.

가. 경피전기신경자극의 종류 및 유형

① 고빈도-저강도(Conventional : 컨벤셔널) : 흔히 사용하는 치료방법으로 75~125[pps] 혹은 80~120[pps]의 높은 맥동빈도를 이용한다. 비교적 진통유발이 빠르게 나타나지만 진통지속시간이 짧은 편이며, 주로 급성통증 치료에 많이 사용한다.

② 고빈도-고강도(Brief intense : 브리프 인텐스) : 전기자극을 150[pps] 이상의 높은 맥동빈도를 이용하고 맥동기간은 200[μs] 이상으로 하며 견딜수 있는 범위 내에서 근수축이 일어나도록 매우 강한 강도로 자극한다. 비교적 진통유발이 빠르게 나타나지만 진통지속시간이 짧다. 통증을 매우 빠르게 제거할 목적으로 사용한다.

③ 저빈도 - 고강도(Acupuncture-Like : 애큐펑크처 - 라이크) : 전기자극을 10~20[pps] 이하 또는 1~4[pps]의 낮은 강도로 자극한다. 주로 심부통증 및 만성통증을 치료하는데 이용되며 비교적 진통유발은 느리고 진통지속시간은 길다.

나. 경피전기신경자극의 치료적 효과

① 전기적으로 감각신경을 자극하여 통증을 제거하고 감각을 조절한다.
② 약간의 미열효과와 마사지 효과가 있으며 근경축 완화의 효과가 있다.

다. 경피전기신경자극의 효과

① 통증을 동반하는 근골격계 질환들과 손상 : 관절의 염좌, 활액낭염, 건초염, 동결견, 퇴행성관절염, 류마티스 관절염 등에 효과가 있다.
② 통증을 동반하는 신경계의 질환들과 손상 : 신경통, 작열통, 두통, 편두통, 긴장성두통, 환상지통, 대상포진 등에 효과가 있다.
③ 수술 후 통증에 효과가 있다.
④ 암으로 인한 동통, 만성복통, 분만통, 생리통, 심인성 통증 등에 효과가 있다.

라. 경피전기신경자극의 사용주의

① 심부전증환자, 급성심근경색증환자 등의 심장질환환자에게는 사용하지 않는다. 그림 2-88은 경피전기신경 자극기이다.
② 심박조절기를 사용하는 환자에게는 사용하지 않는다.
③ 경동맥동 위, 눈 위나 그 주위, 임산부 복부환자에게는 사용하지 않는다.
④ 감각마비 및 감각과민 부위, 뼈가 돌출된 부위환자에게는 사용하지 않는다.

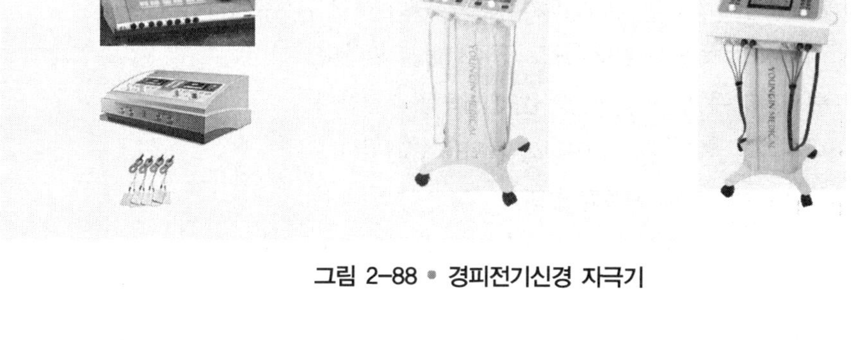

그림 2-88 • 경피전기신경 자극기

2) 간섭전류 치료기

두 개 혹은 그 이상의 서로 다른 중주파 전류를 인체의 동일 지점 혹은 일련의 지점에서 교차통전시켰을 때 간섭현상으로 새로운 저주파 전류가 발생한다. 신경, 근육계를 자극하는 치료로 저주파, 간섭파, 중주파, ENDOSONO치료, 직류치료 등 다양한 타입의 전류를 통증관리, 부종치료, 근육강화 등의 목적으로 사용된다. 즉 간섭전류를 이용하여 전기치료하는 방법을 간섭전류치료(Interferent Current(ICT) : 인터페렌티얼 커런트)라고 한다.

① 간섭전류 치료기의 개요 : 간섭파를 이용한 치료법은 1950년 Nemec(네멕)에 의해 처음으로 소개되었다. 이 치료의 목적은 '피부저항을 최소화하면서 심부조직을 효과적으로 전기자극'하는 데 있다. 먼저 간섭파를 이해하려면 맥놀이 파동의 전파 및 중첩[118], 간섭[119] 등에 대해서 알아야 한다.

② 간섭파 전류(Interferential Current(ICT) : 인터페렌티얼 커런)란 피부저항이 거의 없을 정도의 높은 주파수(약 4[kHz])의 서로 다른 중주파를 교차시키면 두 주파수의 차이만큼 새로운 주파수 파형이 발생되는 것을 말하는데 보통 저주파 치료기보다 자극감각이 부드러우며, 피부 근육조직 깊이 침투하여 근육골격계의 만성질환에 효과가 있다. 특히 흡입 마사지를 겸용할 수 있는 장치가 있어서 치료효과를 극대화시킬 수 있는 장점이 있다.

③ 간섭전류 치료기(Interferential Current(ICT) : 인터페렌티얼 커런)의 효과 : 신경근육계를 치료하고 통증완화 등의 효과가 있다. 즉, 서로 다른 중주파(약 4[kHz])를 교차시킬 때 인체 안에서 만들어지는 파형을 말한다. Nemec(네멕)이라는 사람이 가장 먼저 발견하였고 이를 네멕 간섭이라고 하기도 한다. 이러한 파형을 대각선으로 교차시키면 흔히 발생하는 크로버 형태의 간섭파형이 몸 안에서 만들어지게 되며, 높은 주파수는 피부저항이 적기 때문에 상대적으로 많은 전류를 인체 내에 효과적으로 보낼 수 있는 것이다. 또한 인체 내에서 발생하는 간섭파로 치료하기 때문에 경피신경만을 자극하는 일반 저주파치료기보다 침투깊이가 더욱 깊으며 더욱 넓은 부위를 자극할 수 있다.

㉠ 간섭전류 치료기의 생리적 효과

㉮ 자율신경계 작용이 감소하며, 직경이 큰 감각 신경섬유가 자극한다.

㉯ 정상적인 운동신경자극으로 근수축을 유발한다.

㉰ 혈관확장에 의한 국소 및 원격 혈류량 증진한다.

㉱ 대사과정 촉진하고 세포막의 투과성 변경된다.

㉡ 간섭전류 치료기의 치료적 효과

㉮ 유해성 자극 전달을 억제함으로써의 진통효과가 있다.

---

118) 중첩 : 두 개의 파동변위가 같은 방향이면 서로 커지고, 반대방향이면 상쇄되어 작아진다는 것이다.

119) 간섭 : 두 개의 파동이 한 매질에서 전파하다 중첩될 때 파동이 강해지는 부분과 약해지는 부분이 생기는 현상을 말한다.

㉯ 운동신경 및 근육을 직접 자극하여 근수축을 유발한다.

㉰ 말초순환증진에 따른 혈류량이 증가한다.

㉱ 정맥과 림프액 순환증진으로 인한 부종 및 혈종을 흡수한다.

㉲ 염증을 완화시키며, 창상치유과정이 촉진하며, 요실금이 완화된다.

④ 간섭전류 치료기의 치료 : 주파수 신호를 디지털로 발생시킴으로써 신호발생의 정확도를 높이고, 주파수 신호를 병변에 따라 치료시간에 대해 프로그램화하여 치료효과를 높인다. 마이크로프로세서 제어를 이용하여 손상된 인대, 근육, 건통 연부조직의 재생과 통증제거를 위해 지금까지 사용되어 온 전기치료와는 달리 Micom(마이콤)에 의해 제어되는 전기파가 인체조직에 대한 세포전달로 근육 및 연부조직의 치유와 마비된 신경을 자극하여 급성·만성통증을 제거하며 특히 만성의 고질적인 디스크성 요통, 운동부족으로 인한 관절 통증, 수술 후의 근력강화에 탁월한 효과를 보이고 있다.

㉠ 근골격계 손상 및 질환 환자에게 사용한다.

㉡ 신경계 손상 및 질환 환자에게 사용한다.

㉢ 순환계질환 환자에게 사용한다.

㉣ 피부질환 및 대상포진 환자에게 사용한다.

㉤ 급성, 만성통증환자에게 사용한다.

⑤ 간섭전류 치료기의 사용주의

㉠ 급성 심부정맥 혈전증 및 급성 혈전성 정맥염 환자에게는 사용하지 않는다.

㉡ 심박조절기를 착용한 환자에게는 사용하지 않는다.

㉢ 감염성 질환, 피부질환 환자에게는 사용하지 않는다.

㉣ 임신부의 복부 환자에게는 사용하지 않는다.

⑥ 간섭파 치료기는 CPU에 의한 자동프로그램이 장착되어 디지털 제어에 의한 부드러운 자극을 위한 고정파형을 기준으로 하여 간섭파의 주파수를 다양하게 변화시킬 수 있게 프로그램화되어 있다. 또한 치료시 안전장치로 제로스타트 방식과 최대의 전류세기보다 큰 전류가 환부에 흐르는 것을 방지하는 과전류 방지회로 및 섹션부를 보호하기 위한 수분방지회로 등을 채택하여 안전하게 치료할 수 있게 한다.

3) 고주파 치료기

고주파(High frequency : 하이 프리퀀시) 치료기는 심부열을 발생하여 인체 내·외부를 관리하는 장비로서 비만, 노화방지 등 건강과 삶의 본질을 향상시킬 수 있는 의료장비이다. 건강에 대한 관심이 높아짐에 따라 다이어트에도 식품, 의료기기, 운동기구 등 다양한 아이템이 등장했는데, 그 중 가장 인기를 끌고 있는 것이 고주파를 이용한 체지방 분해방식이며, 특히 고주파를 이용한 체지방 분해기술은 불규칙한 생활과 음주가 잦은 20~30대의 직장여성들에게 호응을 얻고 있다. 운동이나 식이요법으로 관리를 하기 어려운 직장인들의 경우 간편한 시술만으로 큰 효과를 볼 수 있으며 고주파 시술의 가장 큰 장점이다. 고주파 치료기는 비만, 셀룰라이트 제거, 탈모 및 통증치료 등 다양한 분야에 활용되고 있다.

4) 극초단파 치료기

극초단파(Microwave diathermy : 마이크로웨이브 다이어써미) 치료기는 고주파에 속하며, 주파수가 300~3000 또는 30000[MHz], 파장이 1[cm]에서 1[m]인 전자기파로 단파와 적외선 사이의 주파수 범위이나 극초단파 심부투열치료에는 2450[MHz](12.25[cm]), 915[MHz](33[cm]), 433.92[MHz](69[cm])를 사용하고 이 중 2450[MHz]를 가장 많이 사용하며, 인체의 각 조직을 거의 균등하게 가열하여 효과가 크고 지속성이 좋은 치료기기이다. 초점 조절이 가능하며, 단파에 비해 근육, 혈액 수분이 많은 부위에 흡수량이 많은 반면 지방에 흡수가 적다. 경계면에서는 반사되며, 근육조직이나 심부조직에는 흡수가 많고 골조직에서 흡수가 적다. 이 온열효과로 인해 치료부위에 혈류가 증대되어 신진대사가 촉진된다.

가. 극초단파 치료기의 특징

① beam 형성하며, 초점을 집속하여 한 곳으로 모은다.
② 근육 및 혈액과 같이 수분을 많이 함유한 조직에서 많이 흡수한다.
③ 심부조직을 선택적으로 가열하며, 주파수가 낮을수록 침투깊이가 깊다.

나. 극초단파 치료기의 치료효과

① 혈류량을 증진시키며, 섬유성 교원조직의 신장력이 증가한다.
② 창상 치유를 촉진하며, 악성종양의 열치료를 한다.
③ 관절강직이 현저히 감소하며, 진통작용, 근경축을 완화한다.
④ 만성염증의 화해촉진, 만성감염의 치유를 촉진한다.

다. 극초단파 치료기 활용

① 연부조직을 구축하며, 통증 및 근경축을 동반하는 질환에 사용한다.
② 강한 열을 활액 관절에 적용할 경우 관절 류마티스에 사용한다.
③ 혈류량의 증가와 혈액순환 촉진으로 인한 아급성 및 만성 염증질환에 사용한다.

라. 극초단파 치료기의 사용금기

① 악성종양, 허혈성 조직의 환자는 사용을 금한다.
② 젖은 붕대 및 부착된 테이프, 습기가 있는 상처표면에는 사용을 금한다.
③ 금속 이식물 또는 누출된 부위에는 사용을 금한다.

④ 성장하는 뼈, 출혈부위, 결핵성 관절, 눈, 최근의 방사선치료, 열과민성 환자에게는 사용을 금한다.

5) SSP

SSP(Silver Spike Point therapy : 실버 스파이크 포인트 테라피) 치료법은 침을 이용하지 않고 침치료와 똑같은 효과를 기대할 수 있는 '저주파 경혈 표면자극 요법'이다. 전기 통전성을 높이기 위해 은으로 도금한 삼각 원뿔모양인 SSP 전극을 경혈점 표면에 놓고 흡착시켜 저주파 전기를 통전하는 치료기기이다. 이용법이 간편하여 매우 용이하고, 환자에게 주는 고통이 적기 때문에 어린이들이나 과민증 환자를 대상으로 치료하기 좋고 장기간 반복해도 합병증과 부작용이 없다. 그림 2-89는 SSP의 실물사진이다.

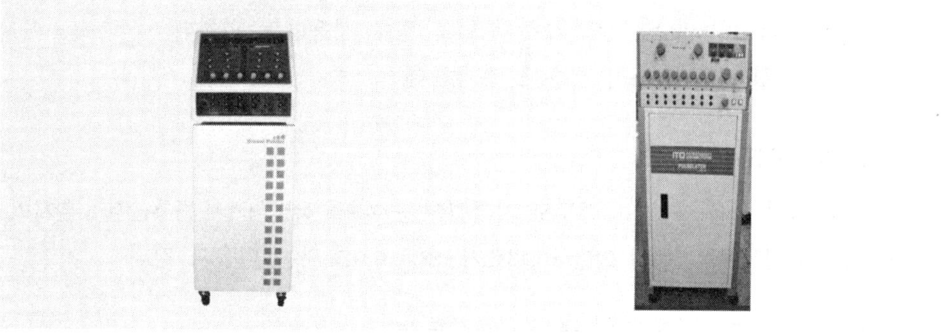

그림 2-89 • SSP(Silver Spike Point therapy)

가. SSP의 특성

① 전류 : 저전압 맥동진류를 사용하는 정전류 자극기를 사용한다.

② 파형 : 이상 비대칭 가시파나 이상 비대칭 직사각형파를 사용한다.

③ 맥동빈도 : 1～200[PPS]나 1～999[PPS]까지 다양하다.

④ 맥동기간 : 50～150[μs]를 사용한다.

나. SSP 전극

은으로 도금한 삼각 원뿔 모양의 전극으로 원뿔을 중심으로 원반위의 전선연결 부위는 원통모양으로 만들고 원뿔의 뾰족한 끝을 피부에 접촉하고, 침이랑 비슷한 자극 효과를 얻기 위해서 반창고 등으로 고정을 한다. SSP(Silver Spike Point therapy : 실버 스파이크 포인트 씨러피) 전극의 종류로 표준 SSP 전극, 작은 크기의 와이용 SSP 전극, 진공상태로 피부에 밀착하는 흡입식 SSP 전극이 있다.

다. SSP의 치료효과

진통효과, 마취효과, 순환증진효과, 항염효과, 치유촉진효과, 마사지효과, 마비개선효과, 전기침의 생리학적 효과 등이 있다.

라. SSP의 활용

① 수술시 마취에 사용하며 통증완화 및 염좌 골절 등에 사용한다.
② 변비, 설사, 식욕부진, 불면증 등이 있다.
③ 젖분비촉진, 월경통, 방광염, 입덧 등에 사용한다.

마. SSP의 사용주의

① 심박조율기 이용 환자, 심장질환환자 등에 사용에 주의한다.
② 열동반 질환, 피부염으로 전극 부착이 힘들 경우 사용에 주의한다.
③ 임신초기, 혈전증환자 등의 사용에 주의한다.

6) 기능성 전기자극치료기

전극을 환자가 참을 수 있는 강도로 자극하여 근수축을 유발시켜서 중추신경계 환자의 재활에 사용하는 기기이며, 기능성 전기자극치료기(FES) 치료효과는 다음과 같다.

① 관절가동범위를 증진하며, 근력을 증강한다.
② 신경마비환자의 자발적인 조절을 위한 재교육적 효과가 있다.
③ 중추신경장애를 가진 환자의 감각지각력이 증가한다.

7) 신경 · 근 전기자극치료기

전기자극치료는 전기적으로 근육이나 신경을 자극함으로써 근수축을 유도해내는 치료기기로서 신경지배가 비정상적인 탈신경근인 경우에는 근위축 발생을 예방하거나 진행속도를 늦추고 신장성 감소방지, 근육이 마비되어 있는 동안 근수축 감각유지를 위해 사용한다.

가. 신경 · 근 전기자극치료기(EST)의 치료효과

① 탈신경근의 전기자극효과가 있다.
② 신경지배근의 전기자극효과가 있다.

나. 신경 · 근 전기자극치료기의 활용

① 근육마비 등에 사용하며, 경련성을 완화할 수 있다.
② 관절운동범위를 유지할 수 있으며 조절할 수 있으며, 근을 재교육할 수 있다.
③ 배뇨장애를 제거할 수 있으며, 척추측만증을 치료할 수 있다.

다. 신경 · 근 전기자극치료기의 사용주의

① 부종환자, 피부손상환자에게는 사용을 금한다.
② 악성종양환자에게는 사용을 금한다.
③ 감각마비 부위환자, 결핵환자에게는 사용을 금한다.

8) 저주파 치료기

저주파 치료기는 전자기파의 주파수에 의한 분류로서 고주파 주파수 범위에 들지 않는 낮은 주파수를 말하는데 보통 10[kHz] 이하를 말한다.

① 저주파에서는 전자기파의 공간방사, 유전체손실, 피층효과가 작으며 측정기술이 충분히 확립되어 있다.
② 저주파는 1~10[Hz]의 전기자극을 줄 때, 즉 작은 도자로 큰 자극을 줄 때 수축성 구조의 치료에 주안점을 두어야 한다. 0.1[Hz]는 기브스 등을 오랜 시간 했을 때 3[Hz]는 근육 재활교육을 시키거나 근육을 풀어줄 때 엔돌핀 분비가 가장 많은 주파수이다.
③ 저주파를 이용해 지방을 제거하면서 탄력을 유지시켜 주는 비수술적인 방법으로 지방을 분해하고 신진대사를 원활히 해주며 피부재생효과도 있다.
④ 특정부위의 지방이나 근육에 자극을 주므로 조직액을 제거하거나 감소시키고 혈액순환을 촉진시켜서 지방을 배출한다. 단백질의 일종인 콜라겐을 합성시켜주며 산성도의 밸런스를 조절해 주는 화학적 효과와 세포활성화와 피부탄력을 증가시키는 물리적인 효과 등을 나타낸다. 따라서 팔, 복부, 엉덩이, 허벅지, 눈두덩이, 이중 턱부위의 지방감소에도 효과를 거둘 수 있다.
⑤ 저주파 관리의 특징 : 시술시간은 30여분이고 시술주기는 주 2~3회이다.
⑥ 저주파 치료기의 시술방법 : 저주파로 피하지방층을 자극하여 지방분해를 촉진시키는 방법이 있다.
⑦ 저주파 치료의 효과 : 통증의 진정작용으로 아픔을 신속히 가라앉힌다. 신경통, 류마티즘, 두통, 위경련, 기타 통증을 수반한 질병에 효과가 있다. 특히 신경조직의 진정 및 고무작용, 혈행촉진, 모든 분비선의 기능을 조정, 흡수력을 좋게 한다.

9) 초음파 기기

진동주파수가 17~20[kHz] 이상인 불가청 진동음파를 이용하여 치료하는 기기로서 교류전류를 발생시키는 심부 열치료기로 음파의 형태이기 때문에 금속삽입물이 인체조직 내에 있을 경우에도 사용이 가능하다. 초음파 치료는 0.5~5[MHz], 대개 1[MHz] 내외의 초음파를 사용하여 치료한다.

가. 초음파의 흡수

조직에 초음파를 적용하면 조직의 분자에서 초음파 에너지를 흡수하여 열에너지로 전환시킨다.

① 초음파 에너지 흡수는 조직의 음향 임피던스, 전파속도, 조직의 밀도, 주파수, 단백질, 지방, 수분함량, 입사각, 반사, 굴절 등에 영향을 받는다.
② 구조단백질의 함량이 높을수록 뼈, 관절낭이 같은 교원조직의 함량이 많을수록 흡수가 많다.
③ 주파수가 높고 파장이 짧을수록 흡수량이 증가하지만 멀리 전파되는 에너지의 양은 줄어들게 된다.

나. 초음파 기기의 구성

① 전원공급회로 : 완파장 정류기와 여과기로 이루어져 있으며 진동회로에 안정된 출력을 공급한다.
② 진동회로 : 50~60[Hz]의 교류전류를 고주파 전류로 바꾸고 500[V] 또는 그 이상의 고전압 전류로 만들어 동축케이블을 통해 변환기의 금속전극에 전달한다.
③ 변환기 초음파를 발생하는 부위로 변환기의 압전재[120]에 고주파 교류전류가 전달되면 압전재가 변형되면서 압축과 비압축이 반복적으로 일어나 전극판의 두께가 1~2[μm] 정도 변화하여 진동을 발생시킨다. 변환기의 면적은 방산각과 반비례한다. 종류로는 Transducer(트랜스듀서), Applicator(애플리캐이터), Sound head(사운드 헤드), Probe(프로브) 등이 있다.

다. 초음파의 발생

① 압전효과(피에조) : 기계적인 자극을 주면(압축과 비압축) (+), (−)전하가 생겨 전류가 발생한다.
② 역압전효과 : 전기적인 자극을 주면 기계적인 진동이 발생한다.

라. 초음파의 전파 매개물질

① 물 : 쉽게 구할 수 있으나 변환기를 유연하게 움직일 수 없다.
② 오일과 수성 파라핀 : 적당한 점성, 조직과 저항이 맞지 않아 국소부위 가열의 원인이 된다.
③ 글리세롤 : 점성, 피부에 대한 친화성이 있다.
④ 초음파용 겔 : 가장 많이 이용한다.

마. 초음파 기기의 치료효과

① 관절구축, 유착, 반흔조직의 신장이 이루어진다.

---

120) 압전재 : 압전성질을 가진 물질로 천연압전재료는 수정, 토말린 등이 있고 수정을 가장 많이 사용한다. 인공압전재료는 티탄산바륨, 지르콘산염을 많이 사용한다.

② 관절의 강직이 감소하며, 통증 및 근경축이 완화된다.
③ 칼슘침착의 흡수를 돕고, 골절을 치유한다.
④ 염증수복 및 치유를 촉진하며, 살균효과가 있다.

바. 초음파기기의 활용

① 관절구축 및 유착 : 고정, 외상, 류마티스성 관절염, 퇴행성 관절염, 근육단축, 섬유증, 피부질환에 의한 구축 및 반흔조직 등에 사용한다.
② 관절강직, 말초혈관장애 등에 이용한다.
③ 통증 및 근경축을 동반하는 질환 : 어깨의 통증이나 요통, 근막통증 증후군 등의 근골격계 통증, 대상포진, 교감신경 기능장애에 의한 통증, 신경통 등의 신경계 통증 등에 사용한다.
④ 급성 및 만성 염증성질환과 창상 : 점액낭염, 건염, 건초염, 관절주위염 등의 염증성질환, 염좌, 혈종, 종창, 부종 등에 사용한다.

사. 초음파 기기의 사용주의

① 심박조절기를 사용하는 경우 사용하지 않는다.
② 눈, 뇌와 척수에 사용하지 않으며, 급성감염에 사용하지 않는다.
③ 생식기관 및 복부기관, 임신부의 자궁 등에 사용하지 않는다.
④ 악성종양이나 결핵, 말초순환장애 부위에 사용하지 않는다.

(6) 기타 전기자극치료기

1) 요실금치료기

요실금치료기(Urinary incontinence treatment : 유어러네리 인콘터넌스 트리트먼트)는 요도 주위의 괄약근의 수축력과 이완력을 최적으로 향상시켜 주기 위해 남자는 항문에 삽입하는 전극을, 여자는 자궁에 페서리 전극 등을 사용한다. 환자상태에 따라 자극장치를 인체 내에 삽입하고 경피적으로 에너지를 전달하는 경우도 있다(그림 2-90).

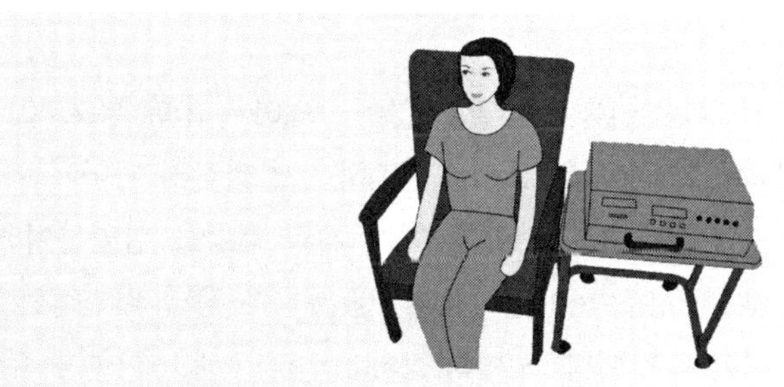

그림 2-90 • 요실금치료기

2) 방광자극기

방광자극기(Bladder stimulator : 블래더 스티뮬레이터)는 방광조절기능을 상실한 환자의 경우 요도의 괄약근이나 방광을 관장하는 척추신경에 전극을 부착하고, 외부에 전기자극을 주어 원하는 때에 배뇨(Urination : 유리네이션)할 수 있게 해준다. 소변실금(Urinary incontinence : 유어러네리 인컨티넌스) 환자의 치료시 이용된다. 이 장치는 심박조율기보다 고전력이 필요하여 경피성(Transcutaneous : 튜랜스큐테니어스)의 자극기법으로 이용된다.

3) 통증제거기

통증제거기(Pain suppression : 페인 서프레션)는 통증이 있는 피부, 말초 및 척추신경 뒷부분에 전기자극 혹은 기계적으로(침술) 자극을 가하여 진통효과를 유발하는 장치이다.

4) 근육자극기

근육자극기(Functional electric stimulation : 펑셔널 일렉트릭 스티뮬레이션)는 기능적 전기자극 시스템으로 골격 근육의 기능을 회복할 수 있다. 근육을 전기자극하여 물리치료시 근육의 수축능력을 검사하고 근육의 수축기능이 상실되었을 때 운동치료 효과를 얻을 수 있다. 또, 신경손상시 근육 대신 사용되고 있다. 그림 2-91은 전기근육자극기이다.

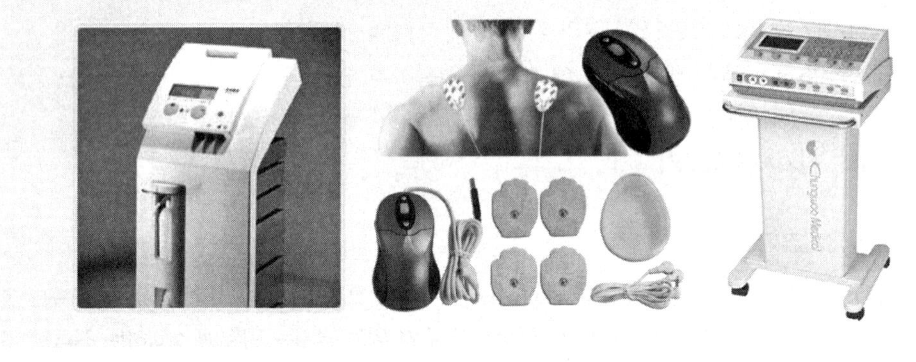

그림 2-91 • 전기근육자극기

5) 인공와우

인공와우(Cochlear cochlea : 카클리어 카클리어, =보청기)는 내이(속귀)에 분포되어 있는 순감각신경인 청신경은 살아 있으나 중이와 내이에서 소리를 감지하는 소리감지 기구에 이상이 있는 경우 내이의 고실계(Scala tympani : 스칼라 팀퍼니)에 여러 개의 전극을 삽입하여 달팽이관의 중심을 따라 내이의 와우곽(Cochlear : 카클리어) 중심을 따라 전류가 흘러 전기적인 자극을 주어 어느 수준의 청력을 회복시키는 것이다. 외부의 장치(External unit : 익스터널 유닛)인 신호처리장치와 마이크로폰에 의해 자극신호가 주어진다. 인공와우(청각보조)장치는 체내에 이식되어

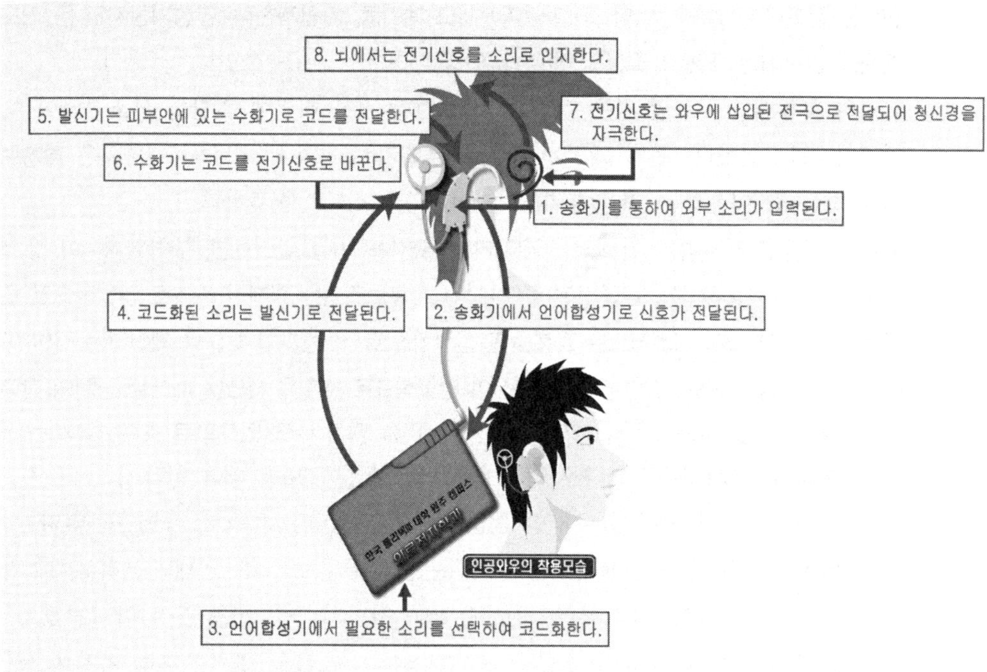

그림 2-92 • 인공와우의 원리

있는 내부장치(Internal unit : 인터널 유닛)와 외부장치(External unit : 익스터널 유닛)로 구성된다. 그림 2-92는 인공와우의 원리를 나타내었다.

7. 인공호흡기

폐의 질환, 호흡근이나 호흡중추의 이상, 마취시켜 수술할 때 인공적으로 호흡을 조절하여 폐포에 산소를 불어넣는 장치를 인공호흡기(Ventilator respirator)라고 한다. 이는 산화와 환기를 개선하고 효과적인 호흡에 필요한 노력과 산소요구량을 감소시킨다.

① 폐기능이 적절해질 때까지 또는 급성 증상이 해소될 때까지 사용하는데 인공호흡기는 손상된 폐를 치료하는 것이 아니라 폐가 호흡과정을 회복할 수 있을 때까지 환기를 제공하는 것이다.

② 여러 가지 종류가 있으나 크게 나누면 구강과 기관을 통하여 폐용곽을 내부에서 가압하는 것과 흉곽을 밖으로부터의 음압으로 당기거나 양압으로 가압하는 것의 두 종류가 있다. 외과에서 마취용에 이용하는 것과 내과에서 폐질환에 이용하는 것 중에는 외과에서 마취용이 많이 사용된다.

③ 현재 폐절제나 심장수술 등 큰 수술이 적극적으로 행해지는 것은 마취기와 인공호흡기가

진보한 결과라고 할 수 있다. 내과영역에서도 폐기종, 기관지천식, 만성기관지염 등 기도의 폐색을 일으키는 호흡기 질환의 치료에 인공호흡기가 자주 쓰인다.

④ 환자의 호흡계를 치료할 경우 가장 먼저 고려할 점은 허파에 원활한 산소공급이 이루어져야 하는 것이다. 현재 개발된 장치를 호흡기(Ventilator : 벤틸레이터) 혹은 호흡보조기라 하는데, 이용하는 작용에 따라 제어기와 보조기로 분류한다.

⑤ 환자의 호흡을 전담하기 위해서는 제어기형 호흡보조기를 환자에게 부착한다. 이 장치에 의하여 환자의 호흡주기가 결정된다. 하지만 호흡보조기는 환자가 스스로 간헐적으로 호흡하려 할 때 감지하여 기계적으로 호흡을 증진시킴으로써, 환자의 호흡을 제어하는 것이 아니라 보조적 역할만 하는 것이다. 환자 자신이 간헐적으로 호흡을 하였을 때에는 장치의 작동에는 영향을 주지 못하고 오히려 환자의 호흡이 제어를 당할 수도 있으므로 호흡보조기는 환자의 호흡상태에 맞게 조정되어 환자의 호흡활동을 향상시키도록 해야 한다.

⑥ 호흡보조기를 더 세밀하게 나누면 음압장치[121]와 양압장치[122]로 나눌 수 있다.

㉠ 압력이 낮은 밀폐된 공간에 환자를 넣어두는 음압 호흡보조기는 인체의 생리작용에 가깝다. 밀폐공간 안의 환자 복부 내로 음압이 전달되면 기관을 따라 압력강도가 생성되어 공기가 환자의 허파로 들어가게 된 후 압력을 대기압으로 바꾸면, 허파는 원래의 크기로 되돌아오고 허파에 들어 있던 공기의 일부는 다시 밖으로 내보내게 된다.

㉡ 양압 호흡보조기를 이용하면 기관의 압력이 증가되어 공기를 허파 속으로 삽입시켜 준다. 그러면 허파는 내부압력에 의하여 커지게 되고, 연달아 압력이 다시 내려가면 허파가 자연적으로 작아지면서 공기를 내뿜게 된다.

⑦ 호흡보조기의 주기는 부피(Volume : 볼륨), 압력(Pressure : 프레셔), 시간(Time : 타임)으로 제어할 수 있다. 이들을 각각 부피주기형, 압력주기형, 시간주기형이라 한다. 오늘날에는 이들의 모든 조건을 갖추고 있는 그림 2-93과 같은 인공호흡기(Ventilator respirator : 벤틸레이터 레스퍼레이터)를 사용하고 있다.

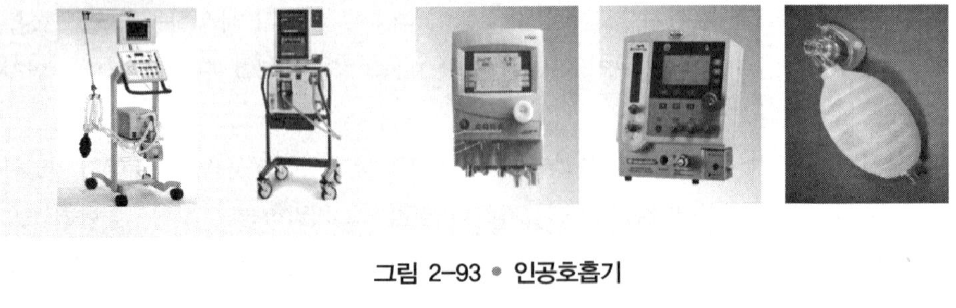

그림 2-93 • 인공호흡기

121) 음압장치 : 호흡보조기 내에 마이너스 압력을 형성할 수 있게 하는 장치이다.

122) 양압장치 : 허파에서 빼내는 양보다 공급되는 양을 많게 해주는 장치이다.

(1) 인공호흡기가 필요한 경우

① 산소화 : PaO_2[123] 〉 50[mmHg], FiO_2 〈 0.60

② 환기 : $PaCO_2$[124] 〉 50[mmHg], pH 〈 7.25

③ 폐활량 〈 1회 호흡량의 2배(10~15[mL/kg]보다 적을 경우)

④ 음압 흡인력 〈 −25[cm] H_2O

⑤ 호흡기전 : 무호흡, 지속적인 호흡수 〉 35회/분

⑥ FiO_2[125] : 흡인산소농도, PaO_2 동맥 산소압

⑦ $PaCO_2$: 동맥 이산화탄소압

⑧ pH : 수소이온농도

(2) 계속적 인공호흡기

계속적 인공호흡기(Continuous Mandatory Ventilation(CMV) : 컨티뉴어스 맨더토리 벤틸레이션)는 대상자 스스로 호흡을 전혀 할 수 없는 경우에 적용한다. 인공호흡기가 환기를 유발하는 약식으로써 대상자의 자발적인 흡기 노력과 상관없이 치료자가 설정해준 1회 호흡용적 및 횟수로 기계 환기가 이루어진다.

① 계속적 인공호흡기의 장점 : 경추 손상과 같이 무호흡이 있는 혼수환자, 뇌손상, 약물과다, 마취시에도 적용된다. 대상자 스스로 환기를 유지할 수 없는 사람들이 호흡하는데 드는 힘을 감소시켜주는 것이다.

② 계속적 인공호흡기의 단점 : 스스로 호흡할 수 있는 환자는 힘들어 한다. 어떤 노력에도 반응을 못하여 특히 혼란이 있거나 불안정한 환자는 효과적인 환기를 위해 진정제나 근이완제를 투여 후 적용해야 한다.

③ 계속적 인공호흡기의 목적

㉠ 적합한 환기를 유지하며, 정확한 FiO_2를 유지한다.

㉡ 정확한 환기와 산화 유지를 위한 정확한 안정시 호흡량을 투여한다.

1) 부피주기형 호흡보조기

부피주기형 호흡보조기(Volume-Cycled Ventilator(VCV) : 볼륨-사이클드 벤틸레이터)는 환자에게 흡입된 공기의 부피로 호흡보조의 주기를 조정한다. 일정한 부피범위를 정해 주면, 그 적당량만큼 공기가 환자에게 흡입되어야 비로소 공기의 배출을 시작 또는 유도하는 주기작용

123) PaO_2 : 동맥혈 산소분압(動脈血酸素分壓). Partial Pressure of Arterial Oxygen의 약기이다.

124) $PaCo_2$: 동맥혈 탄산가스분압. Partial Pressure Co_2 Partial Pressure of Arterial Carbon Dioxide : Carbon Dioxide(이산화탄소)이다.

125) FiO_2 : 흡입산소 농도 Fraction of Inspired Oxygen의 약기이다.

을 시작한다. 또한 **압력통제 밸브**(Pressure-control valve : 프레셔 컨트롤 밸브)도 설치하여 환자에게 호흡보조기가 공기를 삽입시키는 동안에 압력이 미리 설정된 최대 압력을 넘으면, 지금까지 흡입된 공기의 양에 상관없이 주기작용을 시작하는 것이다. 이렇게 하여 압력이 조절되지 못할 때 환자에게 발생할 수 있는 손상을 막을 수 있다. 따라서 안전성을 폭넓게 가늠할 수 있다. 그림 2-94는 **부피주기형 호흡보조기**(Volume-Cycled Ventilator(VCV) : 볼륨-사이클드 벤틸레이터)의 원리 및 기기이다.

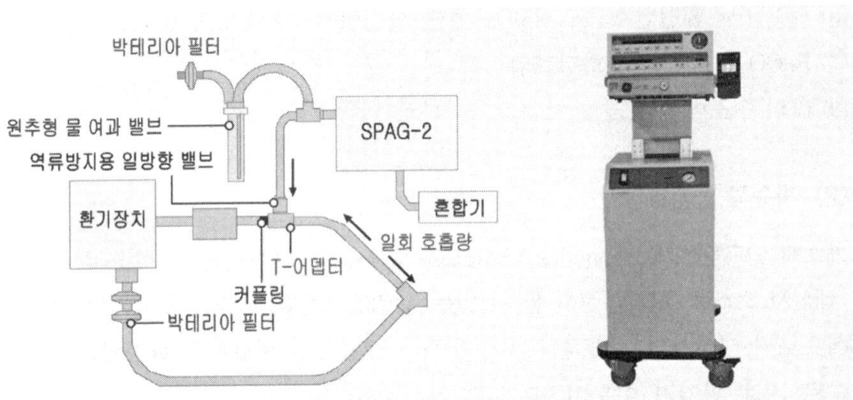

그림 2-94 • 부피주기형 호흡보조기의 원리 및 기기

2) 압력주기형 호흡보조기

압력주기형 호흡보조기(Pressure-Cycled Ventilator(PCV) : 프레셔-사이클드 벤틸레이터)에서는 공기를 환자에게 공급하여 허파의 압력이 미리 설정된 범위에 이를 때까지 호흡보조기가 공기의 유출을 돕는 장치이다. 대상자의 기도압력이 미리 설정한 수준에 다다를 때까지 가스가 들어간다. 충분한 일회 호흡량이 들어가고 있는지 확인하기 위해 주기적으로 호기양을 측정해야 한다. 가장 큰 단점은 가스의 흐름은 압력과 저항의 함수이기 때문에 가스의 저항에 매우 민감하다는 것이다. 기도의 저항이 크지 않은 환자의 경우 무방하지만 급성 기도경련, 수술 직후 등 기도저항이 수시로 변하는 경우에는 매 호흡마다 전달되는 가스의 양이 달라지기 때문에 적절하지 않다.

(3) 간헐적 강제환기

간헐적 강제환기(Intermittent Mandatory Venilation(IMV) : 인터미턴트 맨더토리 베닐레이션)는 계속적으로 대상자가 자연스런 호흡을 하면서 인공호흡기가 정해진 1회 호흡량을 정해진 횟수에 따라 전달하는 양식으로 대상자의 자발적인 호흡사이에 치료자가 설정한 강제적 환기를 삽입하는 방식이다. 인공호흡기의 순환주기를 통해 환자가 자발적으로 호흡을 하도록 돕는 장치이다. 오랫동안 인공호흡이 필요했던 환자나 다른 이유로 인공호흡을 중단하기 어려웠던 환자를 인공호흡기로부터 중단시키기 위해 사용하며 또한 자발적인 호흡을 하는 환자에게도 사용되는데 1회 호흡량과 호흡수 요구에 적절하지 못할 때 사용된다.

만성폐쇄성 폐질환 환자(Chronic Obstructive Pulmonary Disease(COPD) : 클로닉 오브스트럭티브 풀모너리 디스에즈 : 급성 폐쇄성 폐질환자)들의 경우 원활한 호흡을 필요로 하므로 환기는 무엇보다 중요하다.

① 간헐적 강제환기의 방법 : 규칙적으로 미리 설정된 횟수와 용적에 따라 강제적으로 인공호흡기는 호흡을 하도록 주기가 반복된다. 최소한의 환기를 제공한다. 환자에 의해 시작된 호흡과 기계호흡이 동시에 발생할 때 호흡중복이 있을 수 있다.

② 간헐적 강제환기의 장점

㉠ 기계적 호흡수를 줄이면서 Weaning(위닝) 과정을 가속화한다.

㉡ 스스로의 호흡량을 점차 늘려가면서 호흡전체를 감당한다.

㉢ 마비나 진정제를 투여할 필요가 없다.

㉣ 인공호흡기를 완전 끄기 전에 활용한다.

(4) 동시성 간헐적 강제환기

동시성 간헐적 강제환기(Synchronized Intermittent Mandatory Ventilation(SIMV) : 싱크로나이즈드 인터미턴트 맨더토리 벤틸레이션)는 IMV(간헐적 강제환기)의 단점을 보완하여 대상자의 환기 노력과 동시에 인공호흡기에서 공기를 전달한다. 즉 1분당 정해진 횟수만큼 대상자의 흡기 노력과 일치하여 간헐적으로 시작하도록 되어 있다. 인공호흡기를 통해 자발적으로 호흡을 하도록 돕는 것으로 자발적으로 호흡을 할 수 있으나 1회 호흡량과 호흡횟수가 요구보다 적을 때 사용되며 방법은 다음과 같다.

① 규칙적으로 미리 설정된 시간에 따라 강제호흡을 하게 한다.

② 환자 자신의 흡기노력에 의해 강제호흡이 시작되고, 기계적 호흡은 환자의 흡기노력과 동시에 발생되거나 보조하게 된다.

③ 환자가 흡입하는 노력을 하지 않아도 여전히 호흡은 제공되거나 또는 조절된다.

(5) 호기말 양압 호흡

호기말 양압 호흡(Positive End-Expiratory Pressure(PEEP) : 포지티브 엔드-익스파이레토리 프레저)은 심각한 상태에 빠져 자발적인 호흡을 하지 못하여 환자가 숨을 모두 내쉬었을 때 폐의 양압을 유지시켜 환자의 폐표면을 확장시킨 상태에서 인공호흡기가 호흡을 돕도록 한다. 기계적인 인공호흡을 하는 동안 압력은 호기말에 대기압력 수준 이상을 유지하게 하여 기능적 잔기량을 증가시킨다.

① 호기말 양압 호흡(PEEP : 핍)의 장점 : 가스교환을 하는 표면부위를 증가시키고, 호기가 끝날 때까지 기도에 일정한 압력을 가하여 기도와 폐포의 허탈을 방지함으로써 폐포의 허탈과 무기폐로 진전되는 것을 예방하며 기능성 잔기량을 증가시켜 폐포에서 폐모세혈관으로 더 많은 산소를 확산시킨다.

② 호기말 양압 호흡의 단점 : PEEP로 인해 흉곽 내 압력을 증가시키고 정맥혈이 심장으로 귀환하는 것을 감소시킨다.

(6) 지속성 기도양압

지속성 기도양압(Continuos Positive Airway Pressure(CPAP) : 컨티뉴어스 포지티브 에어웨이 프레저)은 자발적인 호흡을 하는 대상자의 기도에 호기말 양압이 가해지는 방식이다.(자발적 호흡+PEEP=CPAP) PEEP와의 차이는 대상자가 인공호흡기 보조를 받지 않고 자발적으로 호흡하는 것이며, 적절한 1회 호흡용적을 유지할 수 있는 능력은 있으나 적절한 조직 산화의 유지를 방해하는 질환이 있는 환자에게 사용된다. 기계적 인공호흡이 부족하기 때문에 평균 기도압이 낮다. 이것은 압력으로 인한 손상의 위험과 정맥 귀환의 장애를 감소시킨다. 이는 인공호흡기의 횟수가 '0'일 때 인공호흡기를 통해 운반되거나 인공호흡기가 필요하지 않은 분리된 지속성 기도양압을 통해 운반된다.

(7) 시간주기형 호흡보조기

시간주기형 호흡보조기(Time-cycled : 타임-사이클드)는 시간주기형에는 음압 호흡보조기가 있다. 즉, 일정주기 동안 환자에게 음압을 가하고 다시 일정주기 동안 음압공급을 중단하는 과정을 되풀이한다. 현재 사용 중인 시간주기형 호흡보조기의 제어는 호흡의 주기, 공기를 흡입하는 시간과 내쉬는 시간의 비율도 설정할 수 있는 전자회로가 맡고 있다. 비안정 멀티바이브레이터(Astable multivibrator : 에이스테이블 멀티바이브레이터) 회로를 이용한다.

비안정 멀티바이브레이터 회로는 솔레노이드[126] 밸브를 작동시켜 공기의 흐름을 제어한다.

(8) 인공호흡기의 조절과 맞춤

① 1회 환기량(Tital Volume(TV) : 타이탈 볼륨) : 대상자가 호흡할 때마다 들이쉬는 공기량(평균 7~10[mL/kg])이다.

② 분당 호흡수 : 1분당 전달되는 인공호흡기의 호흡수(평균 10~14회/[min])이다.

③ 흡입산소분압 FiO_2 : 대상자에게 전달되는 산소농도로 필요에 따라 21~100[%] 산소공급이 가능하다.

④ 한숨 : 정해진 1회 호흡량의 1.5~2배에 해당하는 공기용량을 1시간에 6~10회 전달한다.

---

126) 솔레노이드(Solenoid) : 원통형으로 길게 도선을 감은 코일이다.

⑤ 최고기도압력 PIP : 1회 호흡량을 전달하는데 필요한 기도의 최고 압력이다.
⑥ 지속성 기도양압 CPAP : 자발적 호흡을 하고 있는 대상자를 위해 전 호흡주기 동안 양압을 적용하는 것이다.
⑦ 호기말 양압 PEEP : 호기동안 양압을 적용하는 것으로 무기폐를 예방하여 산화를 증진시킨다.
⑧ 유량 Flow : 매 호흡시 인공호흡기가 공기 흐름을 얼마나 빨리 전달하는가를 나타내는 것으로 보통 40[L/min]으로 설정한다.

(9) 인공호흡기의 이용에 따른 부작용

1) 기관튜브 합병증

① 장기간 기관튜브 삽입시 : 후두손상, 심각한 위장관 팽만현상 등이다.
② 오른쪽 기관지에 튜브 삽입시 : 폐포 과환기, 무기폐, 기흉 등이 발생한다.
③ 기타 : 커프가 밀리면서 튜브의 입구 폐쇄, 혈관괴사 현상 등이 일어난다.

2) 인공호흡기의 기능 이상

기계의 고장, 흡기의 과열, 부적절한 가습, 경보장애 등이 있으며, 흡인을 위해 잠시 꺼두었다가 켜는 것을 잊는 것이 가장 흔하면서도 위험한 실수이다. 저압경보는 회로에 새는 곳이 있음을 알려준다.

3) 인공호흡기의 감염

인공호흡기 치료를 받는 대상자는 보통 저항력이 떨어져 있으므로 감염에 취약하다. 기관튜브는 정상적인 상기도의 방어기전을 자단한다. 슈도모나스균은 따뜻하고 습한 환경에서 잘 자라므로 가습 치료가 큰 위험요소가 된다. 따라서 24시간마다 대상자와 접촉하는 모든 기구는 교환한다. 호흡간호 제공시 멸균법을 잘 지키고, 객담검사도 규칙적으로 시행해야 한다.

4) 인공호흡기의 압력으로 인한 폐손상

지속적인 양압이 가해지면 기흉이 올 수 있다. 이는 흡기 때 들어온 가스가 호기 때 배출되지 못하기 때문이다. 대상자의 기도압력이 갑자기 올라간 경우 기흉을 의심할 수 있다.

5) 인공호흡기의 저혈압

정상적인 호흡은 흡기 중 음압이 증가하고 호기시 감소하지만, 인공호흡기는 양압으로 폐를 팽창시키므로 흉곽 내 압력이 생기고 상하 대정맥에서의 혈액 흐름이 감소하여 심장으로 정맥혈 귀환이 저하되어 심박출량도 감소한다. 따라서 주의깊게 혈압을 측정하고 중심정맥압을 측정하거나 Swan ganz catheter(스완 간즈 카데터)로 폐동맥압(PAP), 폐모세혈관압(PCWP)을 측정해야 한다.

6) 인공호흡기의 근육합병증

부동성 때문에 전반적으로 근육이 소모되므로 조기 이상과 적절한 운동이 필요하다.

7) 인공호흡기의 의존

인공호흡기를 오래 사용할수록 호흡근이 피로해지고, 스스로 호흡을 할 수 없기 때문에 중단하는 과정이 매우 어렵다. 의료팀은 인체 계통을 최적화하고, 환자에게서 인공호흡기를 뗄 수 없다고 단정하기 전까지 모든 방법을 다 시도한다.

8. 인공신장기

(1) 혈액투석의 정의

혈액투석은 투석기를 이용하여 혈액으로부터 노폐물을 걸러주고 인체 내의 전해질 균형을 유지하며 과잉의 수분을 제거하는 방법이다. 혈액투석을 받기 위해서는 혈관에 투석치료를 위한 통로를 만들어야 한다. 이것은 외과적 수술을 통해 주로 전박(아래팔)의 동맥과 정맥혈관을 연결해서 혈관을 점점 굵게 만드는 것으로 이 굵어진 혈관을 동정맥루라고 한다. 동정맥루가 충분히 굵어지면(약 6주 이상 소요) 주사바늘을 이곳에 삽입하여 투석기와 연결한 후 투석치료가 시작된다. 혈관이 발달하지 않은 사람들은 인공혈관을 이용해 누관을 만들 수 있다. 만약 동정맥루를 만들기 전에 혈액투석을 해야 하는 급한 상황에서는 플라스틱관을 어깨부분의 큰 혈관이나 서혜부 정맥에 넣어야 투석이 가능하다. 어깨부분의 큰 혈관에 넣은 관은 2주에서 한 달 정도 이용할 수 있다.

1) 혈액투석의 장점

① 환자가 병원에 정기적으로 내진하기 때문에 다른 환자나 치료진과 정기적으로 진찰 치료하기 때문에 병의 진행 등에 대해 체크할 수 있어 안전하다.
② 매일 치료하지 않고 주 2~3회 치료로 충분하고, 집에 특별한 도구가 필요 없으며 동정맥루 수술 후에는 인체에 카테터를 달고 다니지 않아도 된다.

2) 혈액투석의 단점

① 고정된 스케줄에 맞춰 주 2~3회 투석실에 가야 하는 번거로움이 있다.
② 기계에 의존해야 하며 치료할 때마다 주사를 맞아야 한다.
③ 투석과 투석 사이에 쌓인 노폐물을 몇 시간에 걸쳐 빼므로 투석 후 피곤하거나 허약

감을 느낄 수 있으며, 주 2~3회만 투석하게 되므로 식사나 수분의 제한이 심하다.

(2) 혈액투석 원리

투석에서 용질의 제거는 확산과 대류에 의해 이루어지고 체액 제거는 초여과에 의해 이루어진다.

1) 확 산

확산(Diffusion : 디퓨전)은 혈액과 투석액 사이에 반투막을 두고 요소나 칼륨 같은 용질이 이동하는 것으로 반투막 면적 및 투과성, 혈액과 투석액 사이의 농도차 및 유속, 분자크기 등으로 좌우된다.

2) 대 류

반투막을 통해 체액이 이동할 때 상당량의 용질이 용매끌기라고 불리는 마찰력에 의해 움직이는 것으로 보통의 혈액투석으로는 대류(Convection : 컨벡션)에 의한 용질 이동은 적지만 초여과율이 높은 고유량 투석기에서는 그 역할이 크다.

3) 초여과

혈액구획에 양압을 걸고 투석액 구획에 음압을 걸어 이것의 합이 막간 정수압을 형성한다. 따라서 일정한 막간 정수압에서 일정 시간동안 제거할 수 있는 수분량을 투석기 초여과계수라고 할 때 초여과율은 초여과계수와 막간 정수압, 투석시간 등에 의해 결정된다.

① 혈액투석 : 확산과 초여과(Ultrafiltration : 울트라필트레이션)가 동시에 이루어진다.
② 순차적 초여과 및 혈액투석 : 초여과를 먼저 시행하고 혈액투석은 그 다음에 시행한다.
③ 혈액여과 : 초여과된 체액을 수액으로 보충한다.
④ 혈액투석여과 : 혈액투석과 혈액여과를 합친 것이다.

(3) 인공신장기의 정의

체내에서 생성된 노폐물을 걸러 배설하는 역할을 하는 것이 신장이다. 그러나 기능이 떨어지면 혈액 속에 독성물질이 싸여 식욕부진, 무력감(Impotentness feeling : 임포텐트니스 필링), 고혈압(Hypertension : 하이퍼텐션), 빈혈(Poverty : 포버티) 등과 같은 증상이 나타나고 심해지면 출혈, 호흡곤란, 구토 등이 일어나 생명이 위험해진다. 이때 수분(Water : 워터), 염분(Salt : 솔트) 및 여러 노폐물을 혈액에서 제거할 수 있는 인공신장기(Hemodialysis : 히모다이앨러시스)를 이용한다.

1913년에 아벨(Abel)이 인공신장을 동물을 대상으로 연구하였고, 콜프는 1943년에 셀로

판지로 반투막(Semipermeable membrane : 세미퍼미어블 멤브레인)을 만들어 환자에게 처음 사용하였다. 전해질용액은 정상인의 혈액과 비슷하기 때문에 투석액으로 이용하면 셀로판 반투막을 통해 노폐물이 걸러져 환자 혈액이 정상화하는 원리이다. 콜프의 실험 이후 여러 종류의 합성물질로 만든 반투막이 개발되었고 반투막의 형태도 다양해졌으며, 투석액과 혈액을 적당하게 순환시키고 부종 증세가 있는 환자의 인체에서 적당량의 수분을 제거할 수 있는 전자장치와 기계도 개발하였다.

인공신장의 개발 초기는 급성신부전(Acute renal failure : 어큐트 리널 페일리어)에만 이용되었으나 현재는 주로 만성신부전(Chronic renal failure : 크로닉 리널 페일리어)과 같이 장시간에도 이용되고 있다. 그러나 인공신장을 이용한 혈액투석요법도 완전치 못하여 투석을 하였어도 독성물질의 수치가 정상인보다 상당히 높아 식이요법을 엄격히 시행해야 하고, 또 여러 합병증이 발병할 가능성도 크다. 그러므로 인체의 장기를 화학적·기계적 기기로 교체할 수 있다는 희망을 인공신장이 가져다 준 것이다. 또한 다른 인공장기의 개발에 많은 자극을 주었다.

(4) 인공신장기의 구성

1) 교환기

교환기(Exchanger : 익스체인저)는 투석기라고도 하며 이러한 투석기(Dialyzer : 다이얼라이저)는 인공신장기는 혈액부분과 연결되는 2개의 연결부위와 투석액 부분과 연결되는 2개의 연결부위가 있다. 최근에는 섬관형 투석기를 많이 이용하며, 플라스틱 원통 안에 속이 빈 가는 섬유신장기들이 수천 개씩 있는데 이곳으로 혈액이 통과하여 투석액과 접촉하면서 노폐물, 과다한 전해질, 수분이 혈액에서 투석액 쪽으로 이동하게 된다. 인공신장기는 그림 2-95와 같이 투석액이 들어 있는 공간과 환자의 혈액이 담겨 있는 공간이 반투막을 사이에 두고 분리되어 있으며, 혈액 펌프와 관을 통해 환자에게 연결되어 있다.

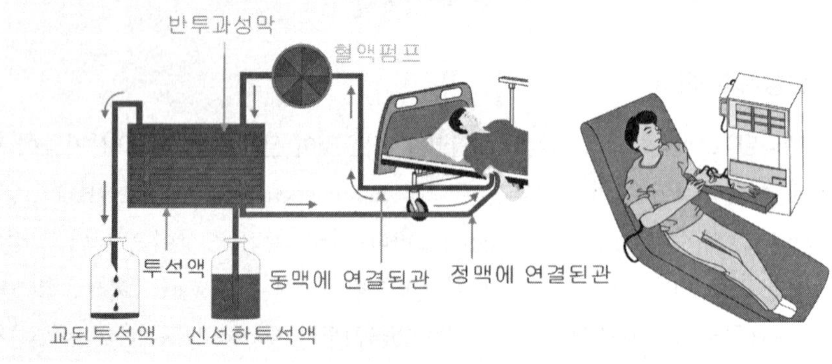

그림 2-95 • 인공신장기 구조

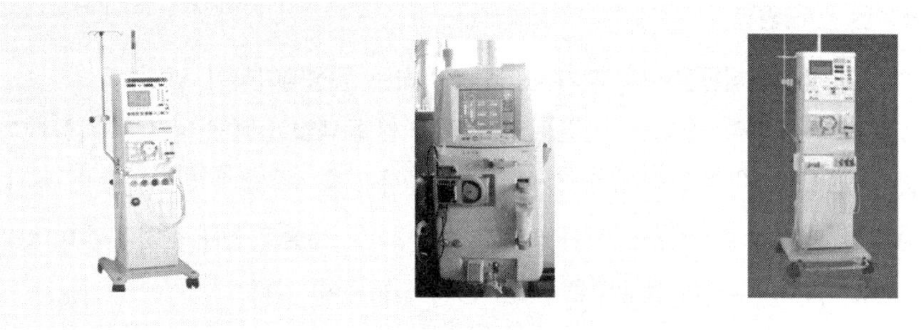

그림 2-96 • 인공신장기

이러한 인공신장기의 구조 중에서 투석액을 바꿔주는 역할을 하는 교환기의 종류에는 다음과 같은 3가지가 있다. 그림 2-96은 인공신장기를 나타내었다.

① 코일 투석기(Coil dialyzer : 코일 다이얼라이저) : 반투과성막의 특성을 갖는 물질을 코일처럼 감아 투석액과 혈액이 나선형 사이에서 순환하도록 하는 장치이다.
② 평행판 투석기(Plate dialyzer : 플레이트 다이얼라이저) : 여러 층의 평행판 구조로 반투과성막의 특성이 있는 물질을 판의 모양대로 놓고 각각의 판 사이로 투석액과 혈액이 순서대로 순환되도록 하는 장치이다.
③ 공동섬유 투석기(Hollow-fiber dialyzer : 홀로-파이버 다이얼라이저) : 길이가 150[mm] 정도이고 안지름이 0.2[mm] 정도의 속이 뚫린 가는 섬유가닥을 10,000~15,000개 정도를 묶어 안쪽으로는 혈액이 흐르고 바깥쪽으로는 투석액이 둘러싸고 있으며 반투과성막의 역할을 하는 것은 섬유의 벽이다.

2) 투석액전달 시스템

투석액전달 시스템(Dialyzer deliver system : 다이얼라이저 딜리버 시스템)은 여러 가지 용질을 물에 섞어서 혈액과 상호작용하여 노폐물과 과잉 수분을 제거하면서 필요한 전해질은 보충하고 유지시켜줄 수 있도록 만든 것이 투석액이다. 투석액은 적당량을 미리 만들어 투석실에 펌프로 공급하거나 많은 양의 투석액이 필요할 때는 물과 농축용액을 섞으면서 자동으로 농도를 맞추기도 한다. 농도는 혈장액과 비슷하고 혈액투석 시 200~300[ml/min]의 많은 혈류량을 유지하기 위한 혈관통로가 필요하다. 단위시간당 충분한 혈액을 공급할 수 있어야 하며 다시 정맥으로 유입가능하고 반복 사용할 수 있어야 한다.

가. 일시적인 접근방법

쇄골하정맥, 내경정맥, 대퇴정맥에 카테터를 삽입하는 방법이나 기흉, 혈흉, 부정맥, 감염, 출혈의 합병증이 생길 수 있다.

나. 영구적인 접근방법

① 동정맥루와 합성이식물질이나 자기혈관을 이식하는 동정맥이식이 있다.
  ㉠ 동정맥루 : 동맥과 정맥이 연결되면 압력이 센 동맥혈이 정맥 내로 흘러들어가 정맥 혈관을 웅혈시키고 굵어지게 하여 투석시 사용할 수 있게 된다. 수술 후 이렇게 성숙될 때까지 1~2개월 기다렸다가 사용하며, 수술로 인해 심하게 손이 붓거나 국소빈혈, 출혈, 혈전증, 동정맥류, 감염 등의 합병증이 있다.
  ㉡ 동정맥이식 : 인조혈관을 당뇨 또는 심한 동맥경화로 인해 적절한 동정맥루 형성이 어려운 대상자, 비만, 혈관이 가늘고 깊은 위치에 있는 여성, 노령자 등에게 사용하는 방법이다.

② 영구적 카테터 : 동정맥루나 인조혈관이식술이 어려운 경우 내경정맥이나 쇄골하정맥에 삽입한다.

③ 혈관통로의 합병증
  ㉠ 감염이 일어나며, 카테터의 혈전이 일어난다.
  ㉡ 동맥류 혹은 가동맥류가 일어난다.
  ㉢ 중심정맥 등의 혈전이나 협착이 일어나며, 손의 허혈이 일어난다.

3) 전자제어장치

전해질(Electrolyte : 일렉트롤라이트) 농도측정, 투석액 혈액누출감지, 혈액온도 유지, 기포검출 등에 사용된다.

4) 항응고제

혈액투석시 혈액이 체외로 나와 응고될 수 있으므로 항응고요법이 필요하며, 헤파린이 널리 사용된다.

5) 혈액투석의 합병증

혈액투석의 합병증으로는 저혈압, 근경련, 흉통과 부정맥, 발열과 오한, 투석불균형증후군, 투석중 고혈압 오심과 구토가 있다.

6) 복막투석

가. 복막투석의 정의

혈액투석과 더불어 말기 신부전증 환자에게 시행되는 신대체요법의 하나로 환자 자신의 복막을 이용하여 투석하는 방법이다. 이를 위해 환자의 복부에 특수 제조된 부드러운 관을 삽입하며 이 관을 통해 투석액을 주입하고 배액함으로써 체내 노폐물과 수분 등을 제거한다. 혈액은 복강주위의 혈관 내에 그대로 있으면서 과다한 수분과 노폐물은 혈액으로부터 걸러지게 된다. 투석과정이 끝나면 투석액은 관을 통해 몸 밖으로 나가게 된다.

나. 복막투석의 원리

복막은 복강을 둘러싸서 뱃속의 장기를 보호하는 얇은 막으로 안에 많은 수의 모세혈관을 포함하고 있으며 표면적이 2[m^2]에 달하는 넓은 막이다. 이러한 복막은 수백만 개의 작은 구멍을 가지고 있는 반투과성막으로 혈액 내 노폐물과 수분은 구멍을 통과하나, 단백질이나 혈액세포는 통과시키지 않는 선택적 투과막이며, 투석액이 복강 내로 주입되면 확산과 삼투압을 통해 혈액 내의 노폐물과 여분의 수분이 혈액에서 투석액 쪽으로 당겨지게 되는 것이다.

다. 복막투석의 종류

① 지속적 외래 복막투석 : 직장이나 학교 같은 곳에서 일상생활을 하는 동안 기계에 의존하지 않고 환자 자신이 직접 투석을 시행하는 방법이다. Bag 안에 들어 있는 투석액은 관을 통해 복강 내로 중력에 의해 들어가서 4~5시간 정도 머문 후 다시 Bag 속으로 투석액을 내보낸 후 버린다. 이것은 24시간 동안 3~4번 시행된다. 한번 교환시에 약 30~40분이 소요되고 투석액이 복강 내에 있는 동안 환자는 직장이나 집에서 일을 할 수 있다.

② 간헐적 복막투석 : 낮 동안만 투석을 하는 주간 복막투석법과 주 2~3회 병원에 와서 복막투석기계를 사용하여 투석을 하는 방법, 밤에만 기계를 이용하여 투석을 하고 낮 동안에는 정상 생활을 하는 야간 복막투석법이 있다.

③ 지속적 주기적 복막투석 : 투석원리는 지속적 외래 복막투석과 비슷하나 투석이 기계를 이용하여 자동적으로 이루어지는 점이 다르다. 주로 집에서 밤사이에 한 시간 30분 간격정도로 계속 투석이 이루어지며 낮 동안에는 투석액이 복강 내에 있어서 투석액을 교환하지 않는다. 그러나 값이 비싼 장비가 필요하므로 경제적 부담이 있다.

라. 복막투석의 장점

① 요독증의 조절이 용이하며, 혈압조절이 쉽다.

② 빈혈이 있는 환자에게서 영양상태의 호전을 기대할 수 있다.

③ 말초신경염이 혈액투석에 의해 호전된다.

④ 식사제한을 하지 않으므로 영양상태가 양호하며, 시간과 경비가 절약된다.

⑤ 환자가 더 쾌적함을 느끼며, 생존율 및 사회 복귀에 유리하다.

마. 복막투석의 단점

① 최대의 단점은 인체에 카테터(관)을 달고 있어야 하므로 복막이 외부로부터 세균침입에 대해 방어기구가 거의 없어 복막염에 감염된다는 것이다.

② 혈액투석에 비해 꽤 큰 물질도 통과시키기에 혈중의 단백질, 비타민 등이 소실된다.
③ 포도당이 체내에 흡수되기 때문에 비만이나 고지혈증의 위험이 크다.

9. 심실세동제거기

(1) 제세동기의 개요

제세동의 메커니즘은 1899년 프레보(Prevost)와 바테리(Batelli)에 의해 처음으로 시도되었으며 이는 심장이 동방결절(Sino-Atrial Node : 시노-아트리얼 노드)이나 이소성맥박 조절기로 부터의 고유한 전기적 임펄스에 반응하는 것처럼 부유한 전기적 임펄스에서도 반응하므로, 충분한 전류를 심실세동(Ventricular Fibrillation(VF) : 벤트리큘러 피브러레이션)이 발생하는 동안 흉곽에 인가하여 심실세포들의 대부분은 탈분극하여 심장활동의 자활을 유도하는 것이다. 이러한 제세동의 정확한 메커니즘은 알려져 있지 않지만, 연구에 따르면 제세동이 이루어지기 위해서는 심실세포의 임계량이 동시에 탈분극되어야 한다. 전형적으로 DC(직류)형 제세동기는 3~9[ms]의 짧은 시간 동안 인체에 DC(직류) 펄스를 인가하며, 인가되는 전기적 에너지의 양은 줄[J][127]로 표현한다.

(2) 제세동기

제세동기는 심실세동과 심실빈맥 현상을 제거하기 위해 흉곽을 개방하여 직접 심근에 전류를 인가하거나 비간접적으로 흉곽 외부에 전류를 인가하여 심근에 전기적 역충격을 가하는 의료장비를 말하며 기본 심폐소생술(CPR)보다 효과가 뛰어난다. 심실빈맥과 세동은 심장마비의 원인이 되기 때문에 이런 제세동기를 사용한 시술방법은 소생술의 하나로 행해지고 있다.

심실세동, 무맥성 심실빈맥일 때 심장에 강한 충격(전기자극)을 주면 심근 전체는 동시에 흥분하고 다시 통일된 심박동을 재개하는 경우가 있다. 이것이 전기적 세동제거법 중에서 역쇼크법(Countershock법 : 카운터쇼크법)이라고 한다. 역쇼크법 방법에는 직류(Direct Current(DC) : 디렉트 커런트)를 이용하는 방법과 교류(Alternating Current(AC) : 올터네이팅 커런트)를 이용하는 방법이 있는데, 현재에는 직류 세동제거법을 이용하고 있다.

현재 사용되고 있는 심폐소생술(Cardiopulmonary resuscitation : 카디오펄머너리 리세스테이션) 중에는 직류 세동제거법, 인공호흡(Artificial respiration : 아터피셜 레스퍼레이션) 및 심장박동 조절장치(Pacemaker : 페이스메이커), 심장 마사지(Cardiac massage : 카디애크 마사지) 등이 있다.

자동세동제거기(Automated External Defibrillato(AED) : 오토메티드 익스터널 디피브릴레이터)는

127) 1[J] : 1[Ω]의 저항을 통해 1초 동안 흐르는 1[A]의 전류가 소모하는 전기 에너지의 양이다.

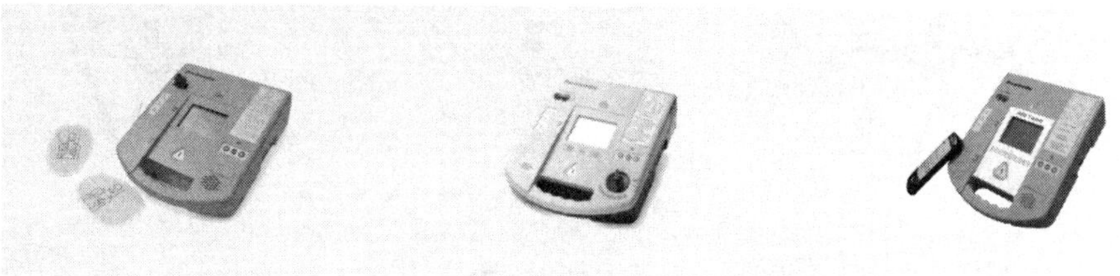

그림 2-97 • 제세동제거기 및 교육용 체외형 자동제세동기 장비

환자의 심전도 검사결과를 자율적으로 판독하여 세동제거가 필요할 때 이용자에게 세동제거를 시행하라는 경보로 알려주며, 세동제거의 에너지 등을 자동적으로 판단하는 기능을 가졌다. 그림 2-97은 제세동제거기 및 교육용 체외형 자동제세동기 장비이다.

(3) 제세동기의 필요성

미국심장학회(American Heart Asociation(AHA) : 아메리칸 하트 어소시에이션)의 보고에 따르면 **연간 약 460,000 명 정도가 급심정지**(Sudden cardiac arrest : 서든 카디악 어레스트)로 인해 미국에서 사망하고 있으며, **급심정지 환자 중 95[%]가 병원에 도달하기 전에 사망한다**는 통계가 나왔다. **부정맥으로 인한 심장마비는 발생한 지 1분이 지날 때마다 환자의 생존율이 7~10[%] 정도씩 감소하**므로 신속한 응급조치가 무엇보다도 중요하다. 즉 **10분 이내에 심장마비환자에게 전기충격의 치료를 통한 치료가 없이는 살아날 확률이 1~2[%]에 불과하게** 된다. 그래서 심장마비 환자가 발생할 수 있는 공공장소 및 비행기, 여객선, 철도 등의 교통수단 그리고 119 구조대, 소방서, 경찰 등의 응급조치가 필요한 기관 등 병원 외의 장소에 체외형 자동제세동기 보급을 권고하고 있는 것이 세계적인 추세이다.

(4) 심전도

심전도(Electrocardiogram : 일렉트로카디오그램)란 **심장의 활동에 따라 변화하는 인체전류를 측정한 것을 사람이 인지할 수 있도록 그래프로 표시하는 것을 심전도**라고 한다. 측정방법에는 **표준사지유도와 증폭사지유도, 흉부유도**가 있다.

① **표준사지유도**는 **쌍극유도**로 각각(−)극과 (+)극으로 정하여 두 곳의 전위차를 측정하는 것이다. 그림 2-98과 같이 Lead Ⅰ는 오른손은(−)극, 왼손을(+)극, Lead Ⅱ는 오른손은(−)극, 왼발을(+)극, Lead Ⅲ는 왼손은(−)극, 왼발은(+)극 전극을 부착하여 측정한다.

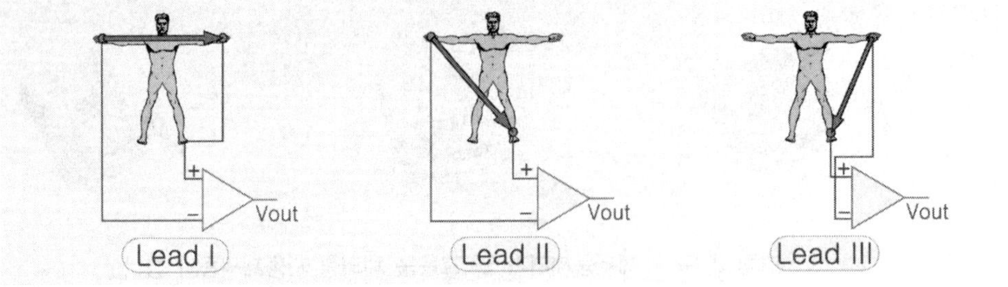

그림 2-98 • 표준사지유도

② **증폭사지유도**는 인체의 양손과 왼발에서 한 곳을 선택한 후 남은 두 곳을 기준으로 하여 측정하는 것으로 **전위가 낮아 증폭회로를 사용하여 신호를 증폭**한다. 각 증폭사지유도 명칭을 **오른손, 왼손, 왼발**의 순으로 각각 aVR, aVL, aVF라고 한다(그림 2-99).

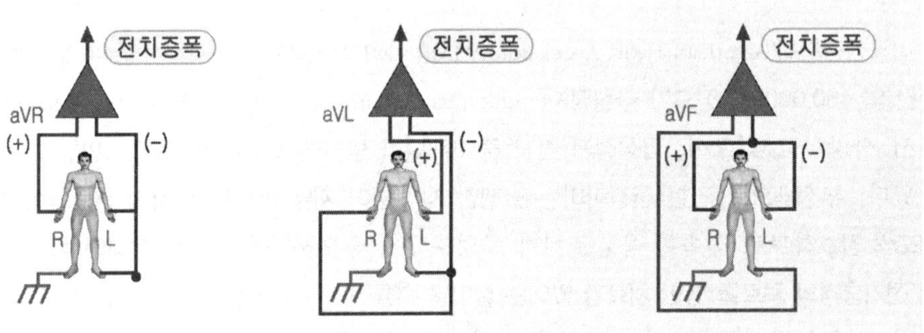

그림 2-99 • 증폭단극사지유도

③ **흉부유도**는 단극유도로 심장을 수평단면에 따라서 기록한 것이다. 교육용 제세동기는 표준사지유도의 Lead II 방식을 이용하여 심전도를 측정한다. 그림 2-100에서는 흉부유도와 흉부유도에서의 QRS파의 변화를 나타내었다.

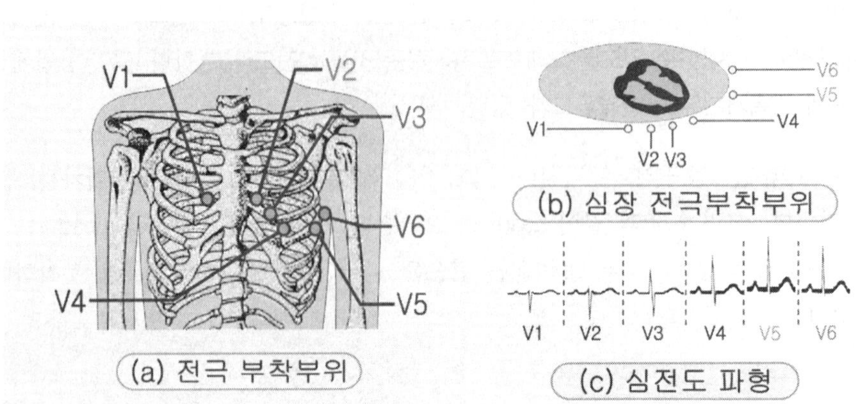

그림 2-100 • 흉부유도와 흉부유도에서의 QRS파의 변화

(5) 부정맥

정상적인 심전도가 관찰되지 않는 상태로 부정맥은 심방과 심실이 과민해지거나 전도장애로 인해 심방과 심실수축을 위한 전기적 활동이 다른 부위에서 시작이 되는 경우 발생한다. 이러한 부정맥은 심박출량 감소를 초래한다. 불충분한 심방과 심실의 충만과 기계적인 수축력 감소로 인해 1회 박출량이 심각하게 감소된다.

① 심실빈맥(Ventricular Tachycardia : VT) : 3개 또는 그 이상의 심실성기외수축(PVC)이 연속적으로 나타나는 것으로 심실이 연이어 빠른 속도로 흥분하여 심박수 100~250회 정도로 빠르고 규칙적이며 P파와 PR 간격이 없으며 넓은 모양의 QRS 파형을 만든다. 심실빈맥은 심실세동으로 변하기도 한다. 심실빈맥이 30초 미만 지속되는 경우는 비지속성(Nonsustained : 넌서스테인드) VT, 30초 이상 지속시에는 지속성(Sustained : 서스테인드) 심실빈맥이라고 한다.

② 심실세동(Ventricular Fibrillation(VF) : 벤트리큘러 파이브럴레이션) : 심근이 각각 탈분극과 재분극을 하여 심근이 불규칙적으로 움직여서 무수축 상태가 되어 심박출이 안되는 상태이다. 심전도 파형은 P파와 PR 간격이 없고 심방수축 및 QRS 파형을 볼 수 없으며 심박수는 불규칙하다. 그리고 150~500회의 심박수를 가진다. 심실세동은 일반적으로는 심실빈맥에서 심실세동으로 전환되거나 심실조기수축을 통해 발생한다. 심실세동이 관찰되면 즉시 제세동을 시행해야 한다.

㉠ 심장의 전기적 증세가 이상한 혼돈상태로서 심근 근이 불규칙적으로 제각기 이완과 수축을 반복하는 현상을 세동이라 한다. 심방의 세동을 심방세동, 심실의 세동을 심실세동(Ventricular Fibrillation(VF) : 벤트리큘러 파이브럴레이션)이라고 한다.

㉡ 심실세동의 현상은 혈액을 보내는 펌프로서의 기능을 할 수 없게 하고, 심실벽은 잔물결이 일어난 것처럼 간소하게 불규칙적이고 빠르며, 심실파형을 구별하기 힘들고, 무질서하고 비협조적인 진동이 형성되어 심실 전체로서 기능적인 수축이 볼 수 없게 된다. 그 결과 심장이 무질서하게 박동하며 떨리게 되고 환자의 혈압은 0(zero)까지 떨어지게 된다. 그림 2-101은 (a) 심방세동(Atrial fibrillation : 아트리얼 피블레이션), (b) 심실세동(Ventricular fibrillation : 벤트리큘러 피블레이션)을 나타내었다.

㉢ 심장으로부터 혈액이 거의 분출되지 않으며 체내 산소는 급속히 소모되어 보통 수초 내에 임상적으로 사망단계에 접했다고 할 수 있다. 빠른 시간 안에 즉각적이고 효과적인 치료로 심실수축이 일어나지 않으면 뇌와 심장 등에 비정상적인 상태로 변화하여 사망하게 된다. 이때의 심전도는 상당히 독특한 정현파 파형을 나타낸다. 이 상태로 몇 분간 유지되는데 그 사이에 정현파 모양의 심전도는 진폭이 차차 감소하여 마침내 작아져서 죽음에 이른다.

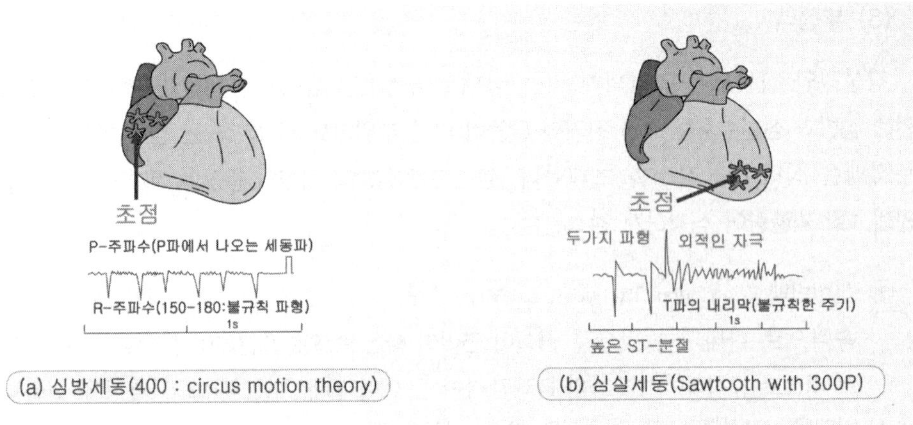

그림 2-101 • 심방세동 및 심실세동

③ 심실 무수축 : 심실의 탈분극이 없으므로 심근수축이 없다. 즉 심실의 전기활동이 없는 상태로 심전도에는 전기활동이 나타나지 않는다. 완전 방실차단의 경우는 QRS파는 나타나지 않지만 P파는 관찰될 수 있다. 심실정지 환자는 처음부터 무수축인 경우도 있으나, 일반적으로 심실세동이 지속되다가 무수축으로 전환된다. 심실 무수축(Asystole : 어시스톨)은 시간이 경과할수록 심폐정지가 될 수 있기 때문에 높은 사망률을 보인다.

(6) 제세동기의 동작원리

제세동기는 심장에 강한 전기충격을 가해 세동을 종료시키는 기기이다. 심실세동이나 심실성 빈맥은 모두 심실의 수축이 비정상적이고 불규칙하게 일어나는 상태이다.

① 제세동기는 강한 전기 에너지를 이용해 불규칙적으로 움직이는 심근의 세포들을 동시에 탈분극시켜 절대적 불응기로 만든다. 그 이후에 페이스메이커(Pace maker)인 동방결절(SA node)[128]이 회복되어 정상적인 리듬으로 되돌아오게 유도한다. 이때 심근의 80[%]이상이 탈분극되어야 심장전체가 전기적으로 균일한 상태가 될 수 있고, 제세동의 성공률도 높아진다. 그래서 제세동기는 심장 전체를 탈분극시킬 만큼 강한 전기충격을 가해야 한다. 형태에 따라 조금씩 차이가 있지만 심실세동 제거의 경우 체외에서는 보통 100~400[J] 사이의 에너지를 이용한다.

② 심장에 직접 이용하는 경우 100[J] 이하로 한다. 심방세동일 경우 필요한 에너지는 좀더 적어서 150[J] 정도이다. 심실성 빈맥은 심장 율동의 형태나 빈맥의 빠르기에 따라 결정된다. 맥박이 있든 없든 보통 단상 사인형태로 100[J]정도면 된다. 심실성 빈맥이 빠르기나 형태에 있어서 보다 불규칙해지면 심실세동과 비슷해지므로 200[J]정도가 필요하다.

128) 동방결절(SA node : Sinoauricular node) : 시노아우리큘러 노드이다.

③ 현재는 직류 세동제거기를 많이 사용하고 있는데, 콘덴서 방전 방식이다. 콘덴서에 수천 볼트[V]의 고전압을 저장하고 짧은 시간에 인체에 높은 전류를 흐르게 하여 세동을 제거한다. 장비의 구성은 전류를 흐르게 하는 전원부, 인체와 접촉하는 전극, 심전도 모니터부, 레코더 등이 있다. 그림 2-102에서와 같이 미리 2~7[kV]로 끌어올린 고전압을 스위치를 ① 쪽으로 닫아서 콘덴서 C를 충전한다. 세동제거를 할 때는 전극을 환자의 흉부에 부착하고 스위치를 ② 쪽으로 닫으면 콘덴서 C에 충전되었던 전하가 빠르게 방전된다. 이 세동제거기 장치의 전류는 5~20[A], 전류를 통하게 하는 전압은 2~7[kV], 자극 시간은 2~5[ms]이다.

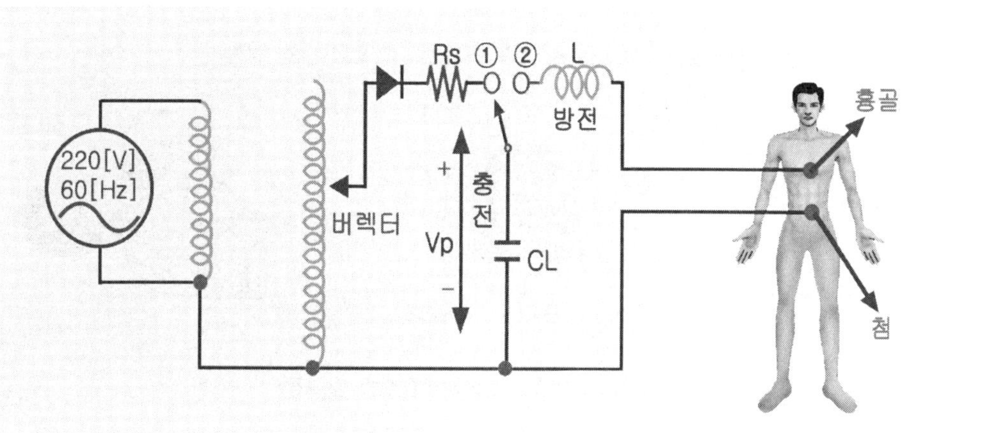

그림 2-102 • 세동제거기 회로(콘덴서 방전 방식)

④ 환자의 가슴에 부착된 전극을 통해 얻어진 심전도신호를 엔트로피 부정맥 분석 알고리즘을 이용하여 심실세동(VF) 및 심실빈맥(VT) 여부를 판독한다. 이러한 심장마비증상의 부정맥현상이 발견될 경우 환자에게 이상성(Biphasic : 바이페이직) 파형의 고압 고전류의 전기충격 치료를 통해 심근 전체를 동시에 수축시켜 강제적으로 심근활동의 초기조건을 만들어 줌으로써 심장 리듬이 정상적으로 회복될 수 있도록 한다.

⑤ 제세동기의 에너지는 심장전체를 탈분극시킬 수 있는 최저 유효에너지로 설정된다. 만약 제세동기의 에너지가 너무 낮아 전류가 약하면 제세동에 실패하게 되고 너무 높아 지나치게 강한 전류가 발생하면 심근이 손상되어 심장기능에 장애가 생길 수도 있다. 또 에너지가 너무 높거나 낮을 경우 심장의 비정상적인 현상을 가속화시킬 가능성도 있다.

⑥ 성인의 기준에서 체격과 요구에너지는 크게 관계가 없다. 하지만 소아(1~8세)의 경우 성인보다 적은 에너지를 이용해야 한다(1세미만의 영아에게는 제세동을 실시하지 않는다). 하지만 사정이 급할 경우 성인 기준의 에너지를 이용해도 상관없다.

⑦ 제세동을 성공시키기 위한 최소한의 에너지를 제세동역치라 한다. 제세동역치는 크게

해부학적 인자와 전기적 인자에 의해 결정된다. 해부학적 인자는 심장의 크기, 폐의 용적 등 자극을 주는 부위의 해부학적 정보이다. 전기적 인자는 심전도 파형, 인체의 대사상태, 체온, 산소분압, 조직의 산성도, 세포외 칼슘농도, 심장의 허혈 등 심장의 움직임에 관련된 인자이다. 이러한 두 가지 인자 외에도 제세동역치는 심실세동의 지속시간과 관계가 있다. 지속시간이 길어질수록 역치는 최대 5배 정도까지 높아질 수 있다.

⑧ 제세동의 성공에 관여하는 요인 중 다른 하나는 경흉저항(Transthoracic impedence : 트랜스라식 임피던스)이다. 경흉저항은 전류의 효과적인 전달에 관여한다. 경흉저항이 크면 전류가 잘 전달되지 못해서 치료효과에 영향을 준다. 성인의 평균 경흉저항은 70~80[Ω] 정도이다. 그림 2-103은 경흉저항측정법 및 시술장면이다.

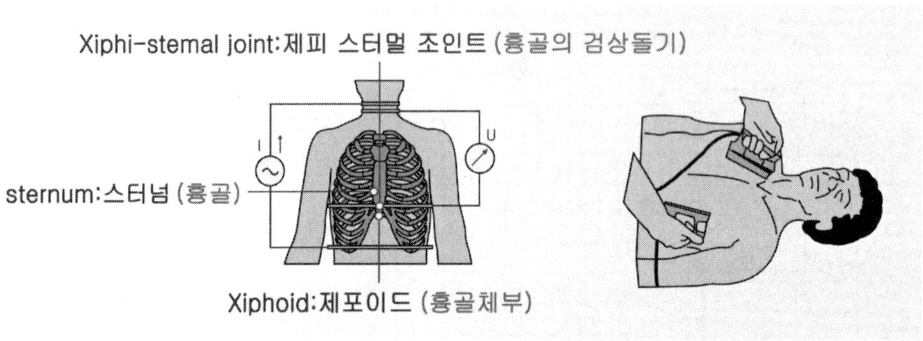

그림 2-103 • 경흉저항측정법 및 시술

⑨ 경흉저항에 관여하는 인자들은 크게 5가지 정도가 있다.

㉠ 전극크기 : 전극크기가 작을수록 경흉저항이 크다. 하지만 너무 크면 전류가 효과적으로 전달되지 못한다. 성인의 경우 직경이 최소 13[cm], 소아의 경우 최소 8~10[cm] 정도가 적당하다.

㉡ 전극과 피부 접촉면 : 전극과 피부 사이에 공기가 있을 때보다 식염수나 전도 젤리를 이용하면 경흉저항이 낮아진다. 가슴에 털이 많을 때는 털을 깎고 전극을 붙이면 경흉저항을 낮출 수 있다.

㉢ 호흡주기 : 환자의 흡기시가 호기시보다 저항이 크다.

㉣ 두 전극 사이의 거리 : 전극 간의 거리는 가까울수록 저항이 작다. 즉 흉곽이 작으면 저항이 작다.

㉤ 전극 압력 : 전극을 강하게 눌러 붙일 때 저항이 작다.

(7) 제세동기의 에너지 형태

제세동기는 크게 단상파형(Monophasic : 모노페이직)과 이중파형(Biphasic : 바이페이직)의 두 가지로 분류된다. 두 가지 형태는 제세동기에 전류를 흘려보내는 방식에 차이점이 있다.

이중파형을 이용했을 때 단상파형을 이용했을 경우에 비해 낮은 에너지로 큰 효과를 볼 수 있다.

① 단상파형 제세동기 : 전류를 한 방향으로만 흐르게 한다. 파형은 시간에 따라 증가했다가 0으로 급격히 감소하는 모양을 갖는다. 단상사인(MDS), 단상 순간형 지수(MTE) 등의 형태로 에너지가 전달된다. 2005년 개정이전에는 단계적으로 200[J]에서 300[J]로 해서 360[J]의 에너지로 증가시키며 충격을 가하는 것이 일반적이며 전기충격 성공률을 높이고 안전성을 높이기 위함이었다. 2005년 개정 이후로 처음부터 360[J]로 강하게 시행해서 한 번에 심장을 소생시키는 것을 목표로 한다.

② 이중파형 제세동기 : 전류가 한극에서만 흐르지 않고 한 극에서 흐른 전류가 다른 극으로 이동해 파형의 모양은 위아래로 흔들리는 모양이 된다. 이중 순간형 지수(BTE) 이중직선(RLB) 등의 형태가 있다. 이중파형을 이용할 때는 에너지의 크기를 증가시키지 않는다. 이때 에너지는 단상파형보다 훨씬 낮은 150~175[J]사이의 에너지를 연속적으로 사용한다. 하지만 둘의 치료효과는 거의 비슷하거나 이중파형 쪽이 더 좋다. 또한 낮은 에너지를 이용하는 이중파형 전기충격이 더 안전해서 심근의 손상이 적다. 그리고 이중파형 제세동기는 단상파형에 비해 크기와 무게를 줄일 수 있어 더 다양한 곳에서 사용이 가능하다는 장점이 있다. 그림 2-104는 제세동기의 에너지 파형의 형태를 나타내었다.

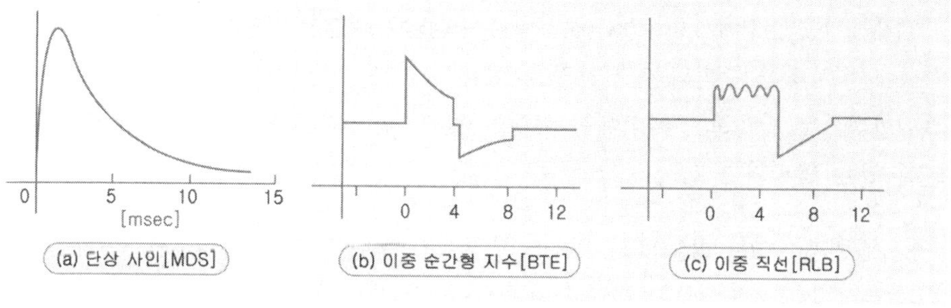

그림 2-104 • 제세동기의 에너지 파형의 형태

(8) 체외형 자동제세동기의 용도

체외형 자동제세동기(Automatic External Defibrillator(AED) : 오토매틱 익스터널 디피브릴레이터)는 심실빈맥(VT)이나 심실세동(VF)의 부정맥이 나타나는 심장마비(Sudden cardiac arrest : 서든 카디악 어레스트) 환자나 응급상황의 심장질환환자에게 전기충격을 주어 심장을 정상 리듬으로 회복시키는 데 이용되는 기기이다. 체외형 자동제세동기(AED)에서는 심전도를 분석할 때 사람이 직접 할 필요가 없고 자동으로 상태를 진단해서 알려준다. 뿐만 아니라 현재 환자의 상태에서 제세동이 필요한지를 결정해주고 일반인들도 지시에 따라 응급처치를 할 수 있도록 모든 치료순서를 안내해주는 시스템을 갖고 있다. 필요한 에너지양에 대한 정보도 프로그래밍되어 있다. 단 최종적인 제세동 실행은 사람이 직접 버튼을 눌러야 가능하다. 소아의 경우 필요한 에너지의 양이 성인보다 적을 수 있다 이러한 경우를 대비해 소아용 변환 시스템을 가지고 있는 체외형 자동제세동기(AED)가 있으나 변환 시스템이 없다 하더라도 성인 기준의 에너지를 이용해도 상관없다. 단 성인에게 소아기준의 에너지를 이용해서는 안된다.

심장마비 환자는 발병 후 1분마다 7~10[%]씩 생존율이 떨어지므로 전기충격의 심장충격기를 통한 심폐소생술의 응급처치를 위해 비행기나 구급차, 공공장소에 설치되어 응급구조사가 환자를 병원으로 이송하는 과정 중에 응급치료를 위해 이용된다. 그림 2-105는 체외형 자동제세동기 장비를 나타내었다.

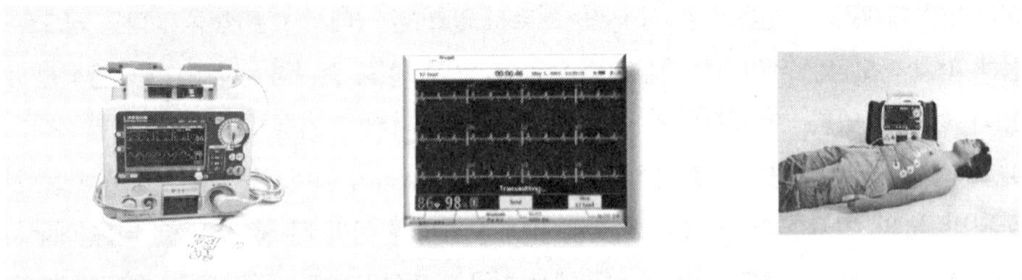

그림 2-105 ● 체외형 자동제세동기 장비

(9) 제세동기에 동반되는 사고와 위험성

제세동기는 환자에게 2~7[kV] 전압을 주는 상당히 위험한 치료법이므로, 제세동기를 이용한 치료에선 상당한 주의와 전기안전에 대한 숙지가 되어 있어야 한다.

일반적으로 발생하는 사고에는 화상이 있다. 환자의 인체에 전류를 흐르면 피부저항에 의해 열이 발생되고 화상을 입을 수 있다.

① 첫 번째 사고는 화상이다. 전극을 부착했던 부위에 붉은 점이 나타날 수 있으며 때론 화상이 되기도 한다. 화상을 예방하는 방법으로는 저항이 가장 큰 피부에 페이스트를 칠하고, 전극이 접촉하는 면적을 넓게 하고, 전극을 피부에 밀착시키는 것 등이 있다.

② 두 번째 사고는 고전압에 의한 이용자의 감전이다. 고전압 펄스가 환자의 몸을 통해 흐르면서 환자와 접촉한 사람에게도 전류가 흐를 수 있다. 감전사고를 예방하는 방법은 전극을 갖고 있는 이용자는 항상 고무장갑을 착용하여야 하고, 또한 전극을 잡는 부분을 혈액이나 식염수 등 액체에 닿지 않도록 주의하여야 한다. 감전은 전극전류뿐만이 아니라 제세동제거 장치로부터의 누설전류에 의해서도 발생된다. 감전은 이용자나 보조자에 위험을 줄 뿐만 아니라 치료한 환자가 다시 심실세동을 유발시켜 위험한 상태까지 갈 수 있게 한다. 그러므로 감전사고를 방지하기 위해서는 제세동기 이용시 항상 접지를 하고, 환자는 접지로부터 분리시킨다.

③ 세 번째 사고는 폭발이다. 땀, 인모 등으로 인해 인체와 전극의 접촉이 좋지 않으면 전극과

흉벽 사이에 불꽃이 튈 수 있다. 전극과 흉벽 사이에 불꽃이 인화성 마취가스나 산소 등에 인화할 경우 폭발을 일으킬 수 있다.

(10) 전기제세동기

환자의 심전도(Electrocardiogram(ECG) : 일렉트로카디오그램, Electrokardiogram(EKG))에 T파가 발생했을 때 직류 제세동제거기를 이용하여 전기충격을 주면, 심실세동을 초래할 가능성이 높다. 그러나 일반적인 심실세동이 발생했을 때 심실세동을 없애기 위하여 제세동제거기를 이용하기 때문에 이런 문제는 생각할 필요는 없다. 즉 심실세동이 발생하면 T파가 발생되지 않는다.

반면에, 심방조동 또는 심방빈맥과 같은 심방부정맥(심방세동) 현상이 생기면, 심실이 급속하게 수축하기 때문에 직류 세동제거기를 이용하여 정상적인 박동률을 되찾을 수 있다. 이런 경우 R파가 발생되는 도중에 실수로 제세동제거기를 이용하여 펄스가 입사되면 심실세동을 유발할 수 있다.

이러한 사고의 위험성을 예방하기 위해 T파가 생기기 전, 즉 R파 발생 바로 다음에 펄스를 만들어 내는 동기회로를 갖춘 특수한 제세동제거기가 만들어져야 한다. 그림 2-106은 전기제세동제거기(Cardioverter)의 구조를 나타내었다.

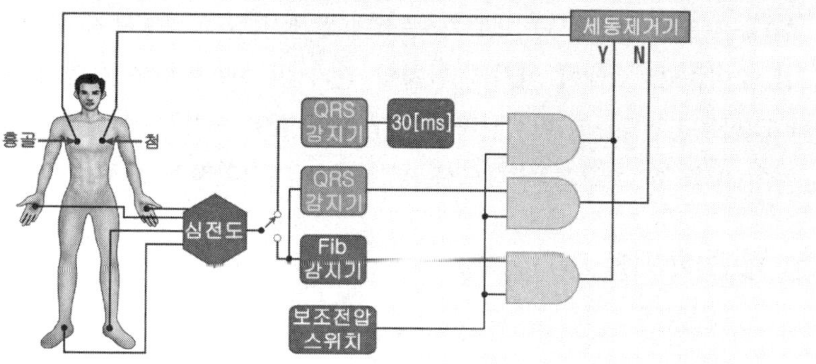

그림 2-106 • 전기제세동제거기의 구조

(11) 이식형 제세동기

이식형 제세동기(Implantable Cardioverter Defibrillator(ICD) : 임플랜터블 카디오버터 디피블레이터)는 환자의 인체 내에 삽입되어 심실빈맥과 심실세동 같은 빠르고 불안정한 심장의 심파형이 발생되면 자동으로 감지하고 치료가 된다(그림 2-107).

악성 부정맥이 있는 환자의 체내에 직접 삽입하는 제세농기로 한정횟수, 낮은 에너지로 전기충격을 심근에 직접 가하는 기기이다. 이식형 제세동기는 심장의 박동을 계속 감지하고 있다가 악성 부정맥이 발생하면 이를 감지하고 충격을 가해 부정맥을 즉각 중지시킨다. 이때 비정상적으로 빠른 부정맥뿐만 아니라 비정상적으로 느린 부정맥도 치료할 수 있다.

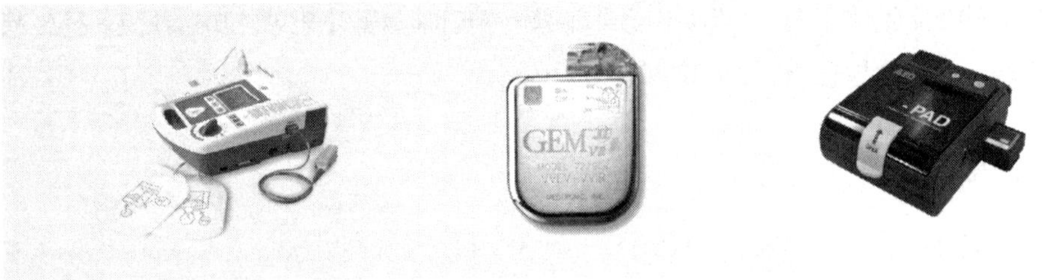

그림 2-107 • 이식형 제세동기 및 전기제세동기

① 왼쪽 쇄골 아래를 절개해 전극선을 심장 안으로 이식하고 본체에 연결후 피부 밑에 이식한다. 전극선은 실제로 심장에 전기충격을 주는 부분이다. 본체는 전기충격을 주기 위한 배터리와 회로로 구성되어 있으며 배터리가 모두 소모되는 경우 본체 자체를 바꾸어야 한다. 수명은 2~5년 정도이다. 심한 부정맥이 생길 경우 큰 도움이 되며 부정맥제를 복용할 필요가 없어지거나 복용량이 줄어드는 등 장점이 있다.

② 이식형 제세동기는 전극선, 본체, 프로그래머 등으로 구성된다. 전극선과 본체는 시술시 직접 몸에 이식되는 것이고 시술 후 ICD(이동형 제세동기)를 검사하는 소형 컴퓨터인 프로그래머는 치료정보를 관리하는 역할을 한다.

③ 이식 후 정기적으로 관리를 받을 필요가 있는데 이때 병원에서는 프로그래머를 이용한다. 프로그래머에서는 ICD가 부정맥 발생시 잘 치료했는지 확인하고 그 치료정보를 보여준다. 그래서 이식후 환자의 관리 및 치료방향에 대해 도움을 줄 수 있다. ICD(이동형 제세동기) 이식환자의 경우 MRI 촬영 불가능 등 각종 의료행위에 있어 제약이 따를 수 있으므로 진료시 항상 ICD 이식환자라는 것을 밝혀야 한다.

(12) 제세동기 사용 시 주의사항

제세동기는 일정 조건하에서 사용해야 한다.

① 환자의 심장이 완전히 정지했을 때 환자의 움직임이 전혀 없을 때에만 제세동기로 분석 및 전기충격을 가해야 한다.

② 환자가 호흡을 한다면 기계가 리듬을 부정확하게 분석할 가능성이 있다.

③ 제세동기를 이용할 때에는 휴대폰, 무선 송수신기 등을 근처에서 되도록 사용하지 않는다.

④ 이식형 제세동기를 사용하는 환자나 인공 심박조율기를 이식한 환자의 경우 체외형 제세동기를 사용할 때 주의해야 한다.

⑤ 전극을 부착할 때 내부의 기기와 2.5[cm] 정도 떨어진 곳에 붙여야 한다. 기기를 이식할 때 절개한 흉터가 남으므로 흉터에서 적당히 떨어진 곳에 붙이면 된다.

⑥ 이식형 제세동기와 체외형 제세동기가 충돌해 전기충격에 실패할 가능성이 있으므로 주의한다.

⑦ 이식형 제세동기가 환자에게 전기충격을 시행할 때는 환자의 근육이 어느 정도 수축하게 된다. 이때 이식형 제세동기가 치료주기를 끝낼 수 있게 30~60초 정도 시간을 두고 체외 제세동기를 작동시킨다.

⑧ 피부에 부착해 이용하는 약물이 있을 때는 제거하고 제세동을 실시한다.

10. 보육기

조산아[129]는 자신의 체온을 조절할 수 있는 능력이 없기 때문에 주위의 온도를 높여 주어 조산아 체온을 알맞게 조절해 주어야 한다. 주위온도를 일정 범위 내에 유지시켜 주면 산소요구량이 줄어든다. 이런 방법이 특히 조산아에게 꼭 필요한 이유는 조산아의 허파는 정상적으로 태어난 아이의 허파보다 산소를 공급하는 능력이 떨어지기 때문에 호흡계에 문제가 많이 생길 수 있기 때문이다. 따라서 보육기[130](Incubator : 인큐베이터) 내의 온도를 일정 범위 내에 유지시켜 준다. 그림 2-108은 보육기(Incubator : 인큐베이터)를 나타내었다.

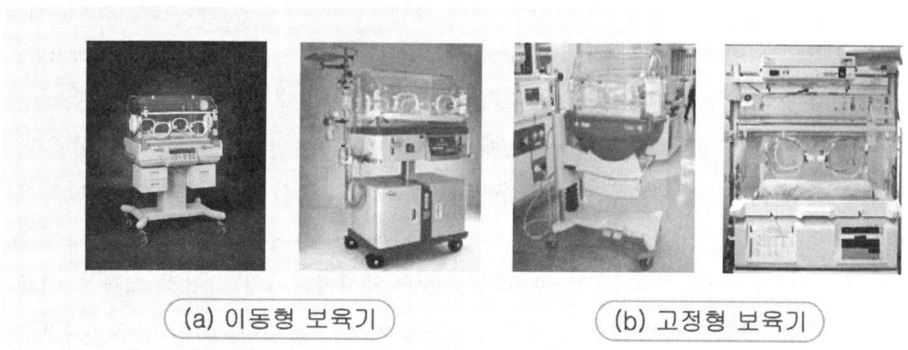

그림 2-108 • 보육기(인큐베이터)

인큐베이터는 온도, 습도 그리고 통풍을 조절할 투명한 공간과 주변장치를 포함한다. 인큐베이터는 일정한 온도를 유지해야만 한다. 온도 편차가 발생하면 인체조직의 손상을 가져오게 되므로 온도편차가 크지 않아야 하며 인큐베이터에서 열제어는 온도조절장치에 의해 자동으로 유지, 제어된다. 신생아 복부에서 피부온도와 인큐베이터 실내의 공기온도는 24시간 계속해서 모니터링되며 온도조절이 자동으로 된다.

① 신생아를 보육기 안에 놓고 일정한 온도를 유지시켜 주기 위하여 외부로부터 유입되는 공기의

---

129) 조산아 : 태아의 이상이나 기타 질병 때문에 달을 채우지 못하고 태어난 아기이다.

130) 보육기 (Incubator : 인큐베이터) : 신생아에게 있어서 온도의 필요성을 강조하였다. 32.5~33.5[℃]의 온도에서 생후 1개월 내 신생아의 생존비율이 10[%]인 반면 36~37.0[℃]의 온도에서는 유아들의 생존비율이 77[%]까지 증가된다.

온도를 조절한다. 온도제어는 비례제어 방식을 이용한다. 공급되는 공기의 온도에 의해 서미스터 저항이 달라지고 이 서미스터 저항을 원하는 온도에 해당하는 저항값과 비교한다.

② 보육기에 들어가는 공기의 온도가 설정온도보다 낮으면 히터의 공급전력을 높여 주어 온도 차이를 없애도록 한다. 비례제어방식을 이용할 때에는 히터에 공급하는 전력의 양이 실제 보육기 온도와 설정온도와의 차이와 비례한다. 즉, 보육기 온도가 설정온도에 가까이 가면 공급전력의 양이 줄어든다. 비례제어 방식을 함으로써 보다 정확한 제어가 가능하고 설정온도에서의 초과량을 줄일 수 있다.

③ 공기의 온도를 직접 조절하는 대신에 어떤 보육기는 아기의 피부온도를 측정하여 온도제어에 이용한다. 아기의 피부에 서미스터를 붙이고, 제어기를 이용하여 피부온도가 일정 온도를 유지하도록 한다. 피부온도가 설정온도보다 낮으면 온도 차이에 비례하여 보육기로 들어가는 공기에 열을 가한다.

④ 보육기에 달린 간단한 경보장치를 통해서 보육기의 온도가 너무 올라가면 의료진에게 알려준다. 만약 보육기 내의 온도가 설정한 범위를 초과하면 온도에 의하여 작동되는 스위치가 알람을 울리게 한다. 바이메탈[131](Bimetal)에 의해 작동하는 스위치가 버저(Buzzer)에 연결되어 온도가 변화하면 작동하여 정확도도 높다. 응급시 위급상황에선 회로가 전원으로부터 모터에 공급되는 전력을 순간 제어하여 과도한 온도상승을 막아준다.

⑤ 복사[132]는 신생아들의 체온을 뺏는 큰 원인 중 하나이다. 출산예정시에 정상분만한 신생아뿐만 아니라 조산아도 의사진단시 필요한 검사를 하거나, 응급상황일 때 특별한 조치를 취하기 위해, 또는 측정 장치를 몸에 부착시키기거나 다양한 치료를 위해 신생아의 옷을 벗김으로써 몸의 대부분이 외부공기에 노출된다. 이럴 경우 온도가 올라간 공기의 대류작용(Convention movement : 컨벤션 무브먼트)으로 온도를 유지하는 보육기에 신생아를 두는 것이 좋지 않을 수도 있다. 이런 이유로 복사가열기(Radiant heater : 레이디언트 히터)가 부착된 보육기가 만들어졌다.

⑥ 아기의 상단 쪽에 복사가열기를 위치시키고 아기 주위에 벽을 만들어 세워 굴러 떨어지지 않게 한다. 의료진이 아기를 자유롭게 검진할 수 있도록 다른 장치는 설치하지 않으며, 복사가열기는 가열된 공기의 대류작용으로 온도를 유지해야 하기 때문에 아기를 만지고자 할 때 뚜껑을 열지 않고 암 포트[133](Arm port)를 이용해야 한다는 점이 다른 보육기와 다르다.

⑦ 복사가열기의 열을 방출하는 부분은 보편적으로 전열기와 같은 저항이 큰 코일 등을 사용한

131) 바이메탈(Bimetal) : 열평창계수가 다른 2종이 금속원판을 압연법으로 붙여 온도의 변화에 따라 두 금속판의 팽창 차이로 휘도록 한 것이다.

132) 복사 : 자연적 · 인공적 현상작용에 의해 입자 빔 또는 전자기파가 방출되는 현상이다.

133) 암 포트(Arm Port) : 손을 넣을 수 있는 출입구이다.

다. 열부분 위에 표면이 매우 매끄러운 금속반사경을 씌우고 아기가 누워 있는 부분에 열을 모이도록 한다. 일반적으로 비례제어기(Proportional controller : 프로포셔널 컨트롤러)를 사용하여 발열부분으로 흐른 전류가 적당히 조절되어 아기의 체온이 적당하게 유지되고, 과열현상이 일어나지 않게 한다.

⑧ 비례제어기 : 외부에 노출된 아기의 복부나 가슴에 서미스터[134](Thermistor)를 부착하여 체온을 측정한다. 서미스터 자체도 복사열에 의해 가열되면 체온측정에 오류가 올 수 있으므로 서미스터를 붙일 때 복사열을 반사할 수 있는 매끄러운 금속이 포함된 거품 패드로 만든 특수 테이프를 이용한다. 이 특수 테이프는 거품이 열의 전도를 막아주고, 표면이 매끄러워 복사열이 서미스터 자체를 가열하는 효과를 줄여주고, 서미스터의 위치를 고정하는 역할을 한다.

⑨ 조산아뿐만 아니라 정상 분만한 태아라도 종종 호흡곤란 또는 기타 이상증상이 나타날 때도 있다. 아기들은 때때로 숨을 쉬지 않는데, 이럴 경우 생명이 위험할 수도 있다. 이럴 때 보육기벽을 두드리거나 아기의 발바닥을 살짝 때려 주면 보편적으로 다시 숨을 쉬기 시작한다. 따라서 아기가 무호흡 증상을 보일 때면 즉시 감지하여 의료진에게 알려 응급조치를 할 수 있도록 하는 것이 중요하다.

⑩ 현재 여러 종류의 무호흡감지기(Apnea monitor)가 개발 이용되고 있다. 무호흡감지기(Apnea monitor : 애프니어 모니터)는 아기의 움직임을 감지하는 패드(Pad), 복부 임피던스(Abdomen impedance : 애브더먼 임피던스) 또는 호흡작용, 아기 가슴의 움직임 등 환자상황을 감지하여 미리 설정된 범위를 초과하면 경보가 울리도록 한다.

제 2 절 재활기기 및 기타 치료기기

1. 인공관절

(1) 인공고관절의 역사

인체에 처음으로 인공물체를 관절대용물로 삽입하여 처음으로 성공한 예는 1938년 Smith Peterson(스미스 페터슨)이 신소재인 코발트-크롬 합금인 Vitallium cup(바이텔리움 컵) 관절성형술을 시행한 것이었다. 1921년 jones(존스)는 재건 관절성형술(Reconstructive arthroplasty : 리컨스트럭티브 애스로플라스디)을 시행하였으며, 1945년 Girdlestone(그리드레스톤)의 대퇴골두 절제술은 오늘날에도 사용되고 있다. 질병으로 손상된 대퇴골두만 치환하여 관절기능을

134) 서미스터(Thermistor) : 온도에 따라 전기 저항값이 달라지는 저항체를 이용한 저항기이다.

개선하려는 시도가 Vitallium(바이텔리움)을 이용하여 1940년 Bohlman(보흐만)과 Moore(무어)에 의해 소개되면서 부분 관절 치환술(Partial replacement arthroplasty : 파티얼 리플레이스먼트 애스로플라스티)에 대한 관심과 연구가 활발하며, 현재 인공고관절 대퇴골두의 최초 모델이다.

1950년대 초 Charnley(찰리)는 여러 가지 실험을 통하여 스테인리스강으로 된 대퇴스템과 테프론(Teflon)의 비구컵으로 된 고관절 인공관절을 개발하여 골시멘트를 이용한 고정으로 시술결과가 급속도로 발전했다. 또한 1961년도에 오늘날 사용하는 고농도 폴리에틸렌으로 된 컵을 만들어 사용하였지만 수술 후 10년 이상 장기 추시결과 초기에는 관절기능이 좋은 결과를 얻었지만 골시멘트 주위에 심한 골흡수 등이 관찰되는 시멘트병(Cement disease : 시멘트 디스에즈)을 경험하게 되었다. 이후 많은 정형외과 의사들이 골시멘트를 사용하지 않고 인공고관절 치환을 시행하게 되어 인공삽입물의 설계와 디자인을 비롯한 표면처리 등에 관심을 갖게 되었다.

1970년 프랑스의 Boutin(바우틴)은 세라믹으로 인공관절을 만들어 처음에는 골시멘트를 사용하였으나 후에는 골시멘트를 사용하지 않고 골에 인공관절을 직접 삽입하였다. 그후 1973년 Mittermeier(미터메이어) 등은 산화알미늄 요업제품(Aluminumoxide ceramic : 알루미늄옥사이드 세라믹)을 인공관절에 사용하였다. 골시멘트를 사용하지 않을 때는 인공삽입물 표면에 작은 구멍을 만들거나 표면을 거칠게 처리하여 신생골이 이들 표면 속으로 자라 들어가 생물학적으로 견고한 고정을 얻도록 하였다.

최근 마모에 의한 골용해를 줄이기 위한 여러 신소재들이 연구 개발되어 임상에서 사용되고 있다. 현재 비구부에는 시멘트를 사용하지 않는 반구형 비구컵과 대퇴스템은 골시멘트로 고정하여 시술하는 것이 일반적이나 나이가 젊고 활동력이 많은 사람은 무시멘트 인공관절 치환술을, 고령이거나 활동력이 적은 경우에는 골시멘트를 이용한 치환술이 사용된다. 그림 2-109는 인공관절을 나타낸 것이다.

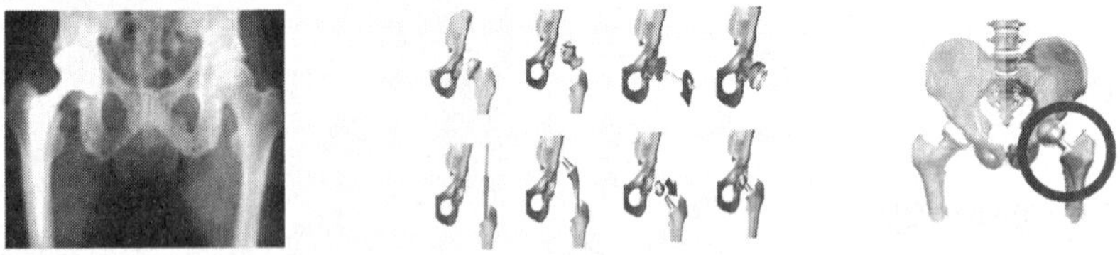

(a) 인공관절수술후 X-선사진 (b) 인공고관절 시술장면 (c) 인공고관절 수술 후

그림 2-109 • 인공관절

(2) 인공관절에 사용되는 생체재료

정형외과 영역에서 사용되고 있는 생체재료는 크게 합성 고분자재료, 금속재료, 세라믹 재료 등

으로 나눌 수 있다. 인공관절에 많이 사용되고 있는 소재는 크게 두 가지로서 금속성과 비금속성으로 나뉘며 금속성에는 스테인리스 스틸, 코발트-크롬합금, 티타늄 합금 등이 있으며, 비금속성으로는 중합체와 세라믹이 사용되고 있다.

1) 금속성 생체재료

① 스테인리스 스틸 : 1938년 스테인리스 스틸로 만든 인공관절이 처음으로 사용되었으며, 1950년대에는 스테인리스 스틸로 만든 금속 대 금속(Metal to metal : 메탈 투 메탈)의 인공관절이 사용되었으나 스테인리스 스틸은 코발트-크롬합금(Co-Cr-Mo)이나 티타늄합금보다 부식에 대한 저항이나 강도면에서 많이 떨어지기 때문에 최근에는 잘 사용하지 않는다.

② 코발트-크롬합금(Co-Cr-Mo) : 원래 코발트-크롬합금은 1900년대 초에 개발되어 공장에서는 이미 사용되고 있다가 의료재료로는 1930년대 치과재료로 처음 사용되었다. 이때 사용된 코발트-크롬합금을 Vitallium(비탈리움)이다. 코발트-크롬합금은 이후 1970년대까지 인공관절의 주재료이었다. 코발트-크롬합금은 염소(Chloride : 콜로라이드)를 함유하는 용액에 대한 부식저항이 매우 높을 뿐 아니라 기계적인 강도가 크고 경도가 커서 표면의 기형변형에 대한 저항성이 높다. 즉 마모에 대한 저항이 매우 높아 인공관절의 관절표면에 이용되고 있다.

③ 티타늄합금 : 코발트-크롬합금과 함께 보다 더 좋은 재료의 개발이 계속되었는데 1950년대 비행기 산업에서 보다 가볍고, 강하며 부식에 강한 금속으로 티타늄합금이 개발되었다. 티타늄합금의 장점을 살려 1950년대 후반과 1960년대부터 인체에 사용되면서 현재까지 널리 사용되고 있다. 티타늄합금은 생체에 적합성이 높고 물성이 강하며 높은 피로(Fatigue : 파티그)[135]와 저항성을 갖고 있다. Ti-6Ai-4V가 최근에 가장 흔히 사용되는 티타늄합금이다. 티타늄의 가장 큰 장점은 낮은 탄성계수로, 코발트-크롬합금이나 316[L] 스테인리스 스틸에 비해서 거의 절반 밖에 되지 않는다. 이렇게 탄성력이 낮게 되면 삽입물에서 골로 많은 응력이 옮겨지게 되어 뼈가 약해지는 효과(Stress shielding : 스트레스 쉴딩)나 골흡수(Bone resorption : 본 리솔프션)를 최소화하는 데 효과가 있다.

2) 비금속성 생체재료

① 폴리에틸렌 : Charnley(찰리)는 처음에는 인공관절의 베어링으로 폴리 테트라플루오르 에틸렌(Poly Tetra Fluoro Ethylene(PTEE))을 사용하면 그 물질이 인체 내에서 화학적으로 안

---

135) 피로(Fatigue) : 고체재료가 작은 힘을 반복하여 받음으로써 틈이나 균열이 생겨 마침내 파괴되는 현상. 재료에 변동하중 혹은 반복하중이 작용하면 재료 내부에 생기는 응력이 탄성한도를 넘지 않아도 피로에 의하여 재료는 차츰 약해지고, 마침내는 파괴되는 경우가 있다. 이 현상을 피로라고 한다. 재료에 반복하중 등이 가해져도 피로에 의하여 재료가 파괴되지 않는 한계를 피로한계라고 한다. 반복하중을 받는 기계의 설계에서는 이 때의 응력값을 기준강도로 사용한다.

전하며, 마찰계수가 낮기 때문이다. 그러나 마모가 잘 발생하여 수술 후 3년이 경과되지 않았는데도 불구하고 무려 7~10[mm]의 마모가 발생하였으므로 Charnley(찰리)는 이를 대체할 수 있는 새로운 물질을 찾던 중 고밀도 중합체를 사용하여 1962년 처음으로 인공관절을 시행하고 이후 초고밀도 중합체가 인공관절의 새로운 베어링 물질로 가장 많이 사용되어 왔다.

그러나 이 초고밀도 중합체도 장시간 사용하면서 마모에 의해 조그만 중합체 미립자가 떨어져 나와 이 미립자에 대한 생체반응으로 골용해(Osteolysis : 오스테올리시스)가 발생하여 최근의 인공관절의 가장 큰 문제점으로 대두되면서 새로운 중합체의 개발이나 중합체의 물성을 강화시키는 연구가 활발히 진행되고 있다. 최근에는 마모가 적은 폴리에틸렌을 만드는 방법을 개선하고 가교상태(Cross linking : 크로스 링킹) 등을 증가시키는 폴리에틸렌의 물성을 변화시키는 방법들을 개선하고 있다.

② 세라믹(Ceramic) : 금속과 비슷한 물성이 있는 생체에 적합한 물질을 개발하려는 연구는 이미 1960년대부터 시작되었으나, 최근 인공관절 수술 후 발생하는 마모를 줄이기 위한 노력의 일환으로 세라믹을 이용한 인공관절이 마모를 해결책일 수 있다는 생각이 확산되면서 세라믹에 대한 관심이 증가되었다.

㉠ 세라믹의 특징 : 세라믹은 경도가 높고, 녹는점이 높으며, 전기와 열에 대한 전도가 낮다. 세라믹은 유연성이 없고 상온에서 점진적인 변형이 거의 일어나지 않고 미세한 부스러짐에 매우 예민하여 변형이 일어나는 대신에 골절파괴가 발생하는 단점이 있다. 세라믹은 골과의 부착력이나 융합이 아주 좋으며 관절면에 사용시 마모가 감소되고 마모가 발생하여도 중합체나 금속보다는 훨씬 골용해가 적게 일어난다는 장점이 있다.

㉡ 세라믹의 종류 : 세라믹의 생체재료에는 여러 종류가 있으나 체중을 오랫동안 받아야 하는 인공관절에서 주로 사용되는 세라믹에는 알루미나(Alumina) 세라믹과 지르코니아(Zirconia) 세라믹이 있다. 알루미나 세라믹은 강도면에서는 금속보다 훨씬 강하나 물성의 특징상 합금이나 중합체에 비해서 쉽게 깨어지고, 탄성계수가 높아 충격을 흡수하지 못하며 Ti-6Ai-4V, 티타늄합금, 코발트-크롬합금 등에 비해 긁힘에 대한 저항(Scratch Force : 스크레치 포스)에서 30~40배 약한 단점이 있다. 단점을 개선할 목적으로 개발된 것이 지르코니아로 알루미나에 비해서 물성이 더 강하고 탄성계수가 낮다는 장점이 있으나, 지르코니아는 증기 소독시 표면이 거칠어져 폴리에틸렌과 같이 사용시 많은 마모를 초래할 수 있다.

③ 골시멘트(Polymethylmethacrylate) : 1960년 Charnley(차닐리)는 인공고관절 고정시술시 골시멘트를 사용함으로써 인공고관절은 급속도로 개선되었다. 인공고관절 치환술에 있어서 골시멘트는 두 부분으로 되어 있는데 한 부분은 분말형으로 40[gm], 다른 한 부분은

용액으로 그 양이 20[cc]로 되어 있어 이를 혼합시키면 처음 4~5분 이내는 죽모양으로 되어 있다가 그 후 처음의 8~12분후엔 단단한 고형체가 되는데 고형체 형성의 시간은 기온과 관계가 있다. 온도가 높을수록 골시멘트가 고형체가 되는 시간이 짧아진다. 즉 골시멘트의 고형체 형성시간을 연장시키고 싶을 때는 실온을 낮추든지 골시멘트를 냉장고에 넣어 차게 한 후 사용한다. 골시멘트(Simplex Acrylic Cement : 심플랙스 아크릴릭 시멘트)분말은 방사능 소견에 골시멘트 그림자를 만들기 위해서이고 과산화 벤질(Benzly Peroxide : 벤젤리 페록사이드)은 중합체 결합을 위한 촉매제로 첨가된 것이다.

용액 중 n, n-Dimethylparatoluidine(n, n-디메틸파라도루딘)은 중합 형성에서 냉간의 자가 중합체 형성을 예방하는 일종의 안정제 역할을 한다. 중합체 형성시에는 상당한 열이 발생되는데 표면온도가 60[°] 내부온도가 115[°]까지 오를 수 있다. 골시멘트는 피질골에 비하면 약하며, 깨지기 쉬운 물질이다. 더욱이 인공관절 수술시 골시멘트를 골수강내 삽입시에는 피와 다른 세척액과 섞여 들어가 골시멘트 자체 내 흠을 만들고 골과의 접촉을 약화시켜 그 강도를 감소시킨다.

(3) 인공관절의 문제점

① 인공관절에 따르는 문제점으로는 인공관절이 생체의 정상관절과 똑같이 안정적일 수는 없기 때문에 간혹 발생하는 수술 후 탈구나 심부 상처의 감염증으로 인한 기능상실 등이 있으며 이를 예방하기 위해 세심한 주위가 요구된다.

② 인공관절면의 마모현상을 들 수 있는데 인공고관절 수술 후 시간의 흐름에 따라 관절면이 마모하면 폴리에틸렌이나 금속 그리고 세라믹에서조차 미립자가 떨어져 나와 생체반응을 일으킴으로써 점차 뼈가 녹아내리고 고정면이 느슨해지는 해리현상이 발생하며 최근에 인공관절의 가장 큰 문제점이다. 마모를 해결하기 위해 새로운 초고밀도 중합체의 개발이나 금속 대 금속관절, 세라믹 대 세라믹 관절 등에 개발 및 사용되고 있다.

(4) 현 인공고관절 치환술 시 사용되는 첨단 관절의 조합

① Cross linked(크로스 링크드) 폴리에틸렌의 사용 : 인공관절의 베어링으로 초고밀도 중합체가 사용되었으나 초고밀도 중합체도 장기간 사용시에 마모가 되어 최근에는 폴리에틸렌을 만드는 방법을 개선하고 가교상태(Cross linking : 크로스 링킹) 등을 이용한 물성을 증가시키는 방법이 있다. 고농도의 방사선투과나 전자광(Electron beam : 일렉트론 빔)을 쪼이면 폴리에틸렌 내부에서 가교상태를 형성하여 마모가 적은 폴리에틸렌을 만들 수 있다. 이러한 기교상대의 폴리에틸렌은 마모에 있어서 상당한 감소를 보여 기존의 폴리에틸렌이 다른 신소재 관절을 대신할 수 있으나 보다 장기간의 주시관찰이 필요하다.

② 금속 대 금속(Metal to metal : 메탈 투 메탈)관절 : 금속 대 금속관절의 경우 마모의 양이나 마모의 미립자수가 적어 조직 반응이 경미하게 되고 골용해 또한 감소하게 되는 장점이 있

어 최근에 많이 사용되고 있다.

③ **세라믹 대 세라믹**(Ceramic to ceramic : 세라믹 투 세라믹) **관절** : 세라믹 대 세라믹관절의 경우 세라믹 표면경도가 높고 표면이 아주 매끄러워 마모의 발생이 적고 긁힘에 대한 저항도 매우 높을 뿐 아니라 마찰계수가 낮고 오랜 기간 인체 내에 있어도 표면이 안정되는 장점이 있으나 제작시 좋은 품질의 것을 만드는 것이 힘들다. 미세한 선이나 흠이 발생하면 바로 부서지며, 탄성계수가 커서 충격흡수 능력이 낮다는 것은 더 연구해야 한다.

일반적으로 인공고관절 치환술시 발생하는 **선상마모**(Linear wear : 리니어 웨어)는 금속-폴리에틸렌 관절시 1년에 0.1~0.2[mm], 금속 대 금속관절은 0.001[mm] 정도, 지금 사용하고 있는 알루미나-알루미나 관절은 1년에 0.005[mm] 정도로 마모가 발생하였으나 최근 개발된 알루미나는 0.001[mm]까지 마모를 낮출 수 있다. 현재 많은 연구결과 마모가 적게 일어나는 폴리에틸렌(Cross-linked polyethylene : 크로스-링크드 폴리에틸렌)과 세라믹과 세라믹 관절면 그리고 금속과 금속 관절면을 이용한 인공관절이 개발되어 사용되고 있으며 보다 많은 연구와 장기간의 추시관찰이 필요하다.

2. 초음파 자극기

초음파는 본질적으로는 가청주파수 범위의 음파와 성질이 같으나, 주파수가 높아 파장이 짧기 때문에 상당히 강한 진동이 생기므로 보통의 소리에서는 볼 수 없는 성질을 나타낸다.

㉮ 그 진로가 방향성을 가지면서 짧은 펄스(Pulse)가 나오게 되는 것인데, 박쥐가 어두운 밤에 가느다란 물체까지 식별하는 것은 몸에서 초음파를 나오게 하여 장애물에 비추어 그 반사파를 감지하는 능력을 가졌기 때문이다.

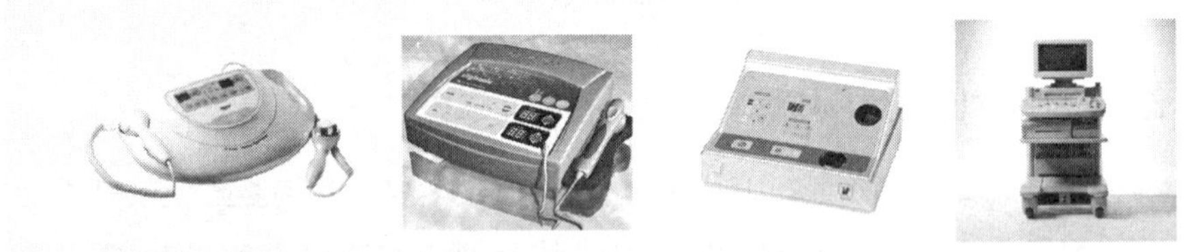

그림 2-110 • 초음파 자극기

또한, 수심을 측정하는 **소나**(Sound Navigation and Ranging(SONAR) : 사운드 내비게이션 앤드 레인징), 어군탐지기의 원리도 이것과 같으며, 물질에 의한 흡수도나 물질 중에서 전파속도의 차이를 측정하여 구조물 내의 손상을 찾아내는 초음파 탐상기(超音波探傷器)나 초음파 진단기 등도 초음파의 특징을 이용한 것이다.

또 주파수가 특히 높은 **극초음파**(極超音波)는 매질분자의 진동의 주파수와 같은 크기의 주파수를 가진 것이므로, 물체 속에서 초음파의 전파속도나 흡수되는 방향을 조사함으로써 분자의 회전이나 진동의 주파수 등, 물질구조를 해명하는 방법으로 사용되며 초음파의 또 다른 특징은 물질을 흔드는 힘이 강하다. 이러한 복합적인 원리를 이용한 것이 초음파 자극기(Ultrasound stimulator : 울트라사운드 스티뮬레이터)이다(그림 2-110).

3. 전기자극기

전기자극기(Electric stimulator : 일렉트릭 스티뮬레이터)는 전기적인 신호를 인체의 특정부위에 인가함으로써 그 부위 및 관련 조직에 해당하는 신경 · 근육계통의 진단 및 치료에 적용할 수 있다. 신경 · 근육부위에 전기적인 자극을 가하게 되면, 각 신경의 운동단위(한 신경의 근육지배 범위)에 흥분이 전도되어 독립적으로 수축하게 되는데 이런 생리학적 특성을 이용하여 마비환자, 혹은 신경퇴행환자에게 지속적인 자극을 가하여 수축 · 이완 운동을 반복해 줌으로써 치료에 도움을 주는 장비이다. 전기자극기는 물리치료 장비뿐만 아니라 넓은 범위에서 응용되고 있는데 심장세동제거기, 인공심장의 페이스메이커 등의 치료용 장비와 말초신경의 경피자극, 운동 및 감각신경전도 속도와 같은 진단용으로도 사용되고 있다(그림 2-111).

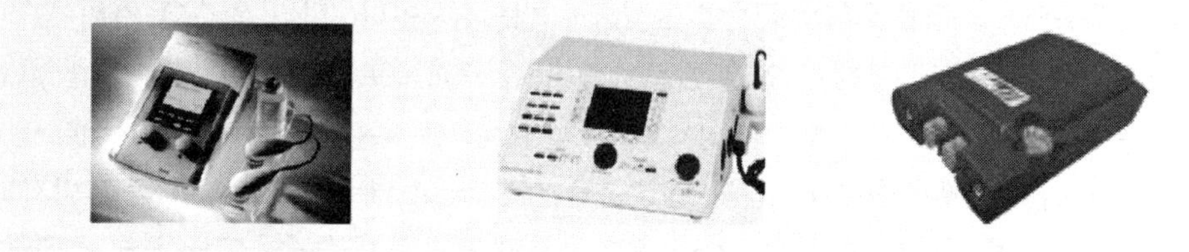

그림 2-111 • 전기자극기

4. 레이저 치료기

(1) He-Ne 레이저

He-Ne(헬륨-네온) 레이저는 중성원자인 헬륨 가스와 네온 가스의 혼합기체를 매질로 구성된 방전 여기방식을 사용하는 중성원자 기체 레이저이다. He-Ne 레이저는 3,381[nm], 1,154[nm], 1,804[nm]의 적외선과 633[nm], 612[nm], 594[nm], 544[nm]의 가시광선을 낼 수 있으며 633[nm]에서 수십[mW]의 안정된 연속출력을 얻을 수 있다. He-Ne 레이저는 단색성이 매우 높아 단색만을 사용하는데, 의료용으로는 붉은색인 633[nm]이 주로 사용되고 있다.

(2) 레이저 치료기

다양한 파장의 레이저 광선을 피부조직의 손상 없이 조직에 침투시킬 수 있으며 마이크로

프로세스에 의해 조절 가능하다. 다양한 형태의 조사기능이 있어 치료에 효과적이며, 스캐닝 크기 및 속도, 치료위치를 조작할 수 있는 특징이 있어 스캐닝 레이저, 포인터 프로브, 멀티다이오드 프로브의 레이저 치료(Laser treatment machine : 레이저 트리트먼트 머신) 방식이 가능하여 1인에게 3가지 방식의 레이저 치료 및 3인 동시 치료로 사용되고 있다(그림 2-112).

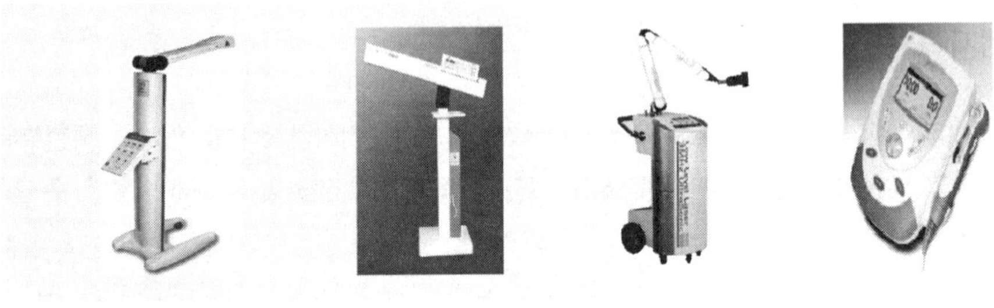

그림 2-112 • 레이저 치료기

5. 저주파 치료기

근육은 신경세포를 통한 전기자극으로 움직이게 되어 있는데 저주파 치료기는 이러한 전기자극을 직접 근육표면에 자극을 주어서 근육을 움직이게 하는 장치이다. 다만 일정한 양의 전기가 들어가면 근육은 수축된 상태로 있기 때문에 일정한 주파수로 자극을 주었다가 풀었다가 하기 때문에 저주파 치료기라 한다(무산소운동과 같은 효과를 얻을 수 있다). 저주파 치료기(Low frequency therapy : 로우 프리퀀시 테라피)는 통증을 감소시키고 부수적으로는 골다공증 방지에도 효과가 있으며 통증감소의 원리는 의견이 분분하지만 저주파가 통증을 전달하는 신경의 근육섬유를 자극해서 통증전달을 차단한다는 설과 엔돌핀의 생성을 촉진시켜서 통증을 완화시킨다. 저주파가 칼슘이 빠져 나가는 것을 방해해서 골다공증 예방에도 효과가 있다(그림 2-113).

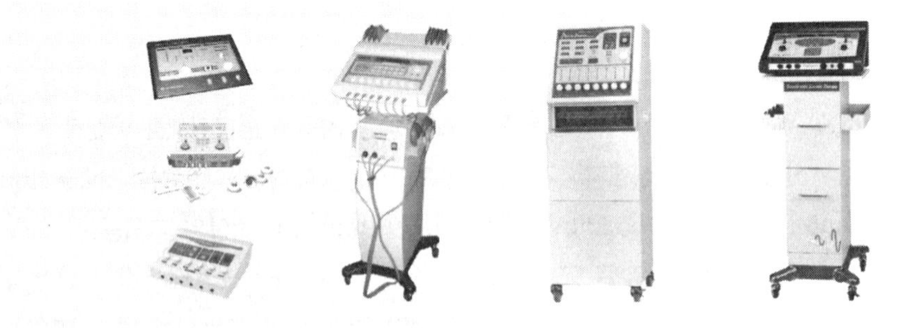

그림 2-113 • 저주파 치료기

6. 저주파 물리치료기

저주파 물리치료기(Low frequency physics therapy : 로 프리퀀시 피직스 테라피)는 저주파의 부드러운 자극을 이용한 지압을 통해 주무르거나, 두드리는 효과를 일으켜 통증부위의 치료를 극대화할 수 있어 혈액과 임파액의 순환유지 및 촉진, 비정상적인 근경련의 감소, 근육을 구성하는 단백질 성분의 감소방지와 혈액순환 촉진, 신경전류의 안정작용과 비만을 해소해 주는 역할을 한다(그림 2-114).

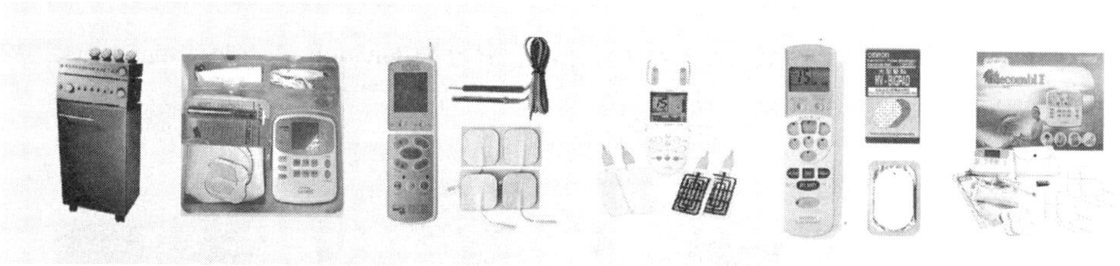

그림 2-114 • 저주파 물리치료기

7. 간섭파 치료기

간섭파 치료기(Interferent Current Therapy(ICT) : 인터퍼런셜 커런트 테라피)는 중주파를 사용하여 전류의 특성에 따라 생리학적 효과가 다르게 나타나는 방법을 이용한다. 간섭파 치료기의 치료방법에는 직류(평류)를 이용한 평류 통전치료가 있으며 이온도입법 등의 치료방법은 화학적 효과와 약간의 열적효과를 이용하는 치료이고, 또한 전류를 이용한 전기자극치료(EST), 경피신경자극(TENS), 고전압 평류자극(HVGS) 등의 치료방법이 있는데, 이는 역학적 효과를 이용한 치료법이며, 정전기를 이용한 Batraw(배트로 : 정신적 이상)식 자극도 이러한 역학적 효과를 이용한 치료법이다. 또한 중주파 전류를 이용한 간섭전류치료의 방법이 있는데 이는 역학적 효과 및 동통완화의 효과, 신경 밸런스 효과, 혈류증가 효과를 이용한 치료법이다. 또한 고주파 전류를 이용하여 심부조직에 열을 발생시키는 투열요법(Diathermy : 다이어서미) 치료가 있는데 이는 고주파 전류를 전기 에너지로 전환시키는 전환열을 이용한 치료이다(그림 2-115).

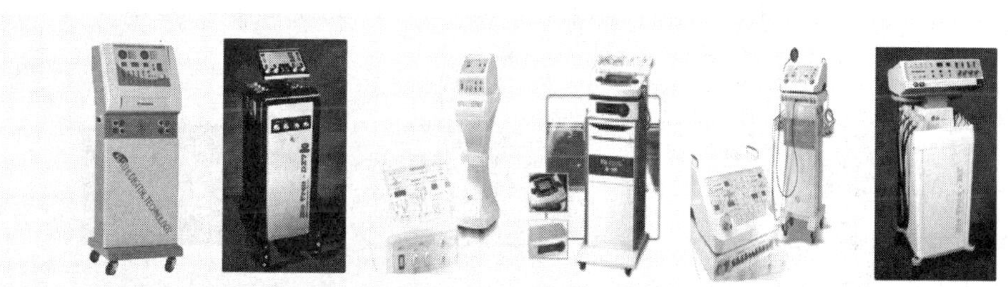

그림 2-115 • 간섭파 치료기

8. 신경근요법기

요추골의 주요 기능 중 하나는 신경근을 보호하는 것으로 여기에서 일컫는 신경근이란 척수에서 많은 신경가지들이 다발을 형성하며 나오는데 이들 신경가지를 말하며, 이러한 신경다발들은 생긴 것이 마치 말꼬리와 같다 하여 마미신경이라고 한다. 이들 신경근들은 척추골 사이에 있는 추간공으로 나와 주로 허리, 하지, 생식기 및 항문들의 운동기능과 감각을 지배하는 기능을 한다. 신경근이 압박되면 통증 및 다리가 땡기는 듯한 증상을 느끼게 되며, 압박된 신경의 지배하에 있는 부위에 감각 이상이나 근력약화와 같은 증상이 일어나게 되는데 이러한 증상을 전기적 자극을 주어 치료를 하는 기계를 신경근요법기(Function electrical stimulation : 펑션 일렉트리컬 스티뮬레이션)라 한다(그림 2-116).

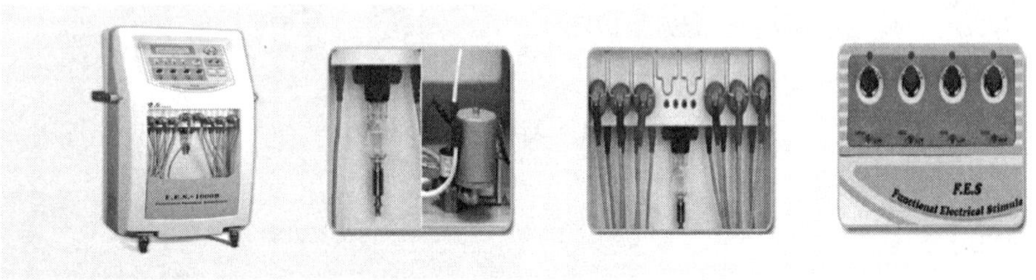

그림 2-116 • 신경근요법기

9. 신경근치료기

신경근치료기(Neuromuscular therapy : 뉴로머슬쿨러 테라피)는 인체에 정상적으로 흐르는 미세전류(한의학에서는 '기(氣)'라고 한다)를 자극하여 질병을 유발하는 손상전류를 정상전류로 바꾸어 줌으로써 세포의 회복을 촉진시키고 스트레스와 관련된 호르몬의 이상을 바로잡아 주는데 탁월한 효과를 발휘하는 치료기이다(그림 2-117).

또한 중풍이나 사고 등으로 인한 상하지마비 치료에 최고의 효과를 가지고 있으며, 임상에서 요통 및 좌골신경통 등의 제통증에 탁월한 효과를 증명하고 있는 기기로 척추손상으로 인한 사지마비 또는 양하지 마비의 기립 및 보행훈련과 뇌졸중으로 인한 편마비, 외상성 뇌손상, 뇌성마비 환자에게 족하수의 방지, 수근관절이나 완관절 등의 근력개선에 사용되고 있다.

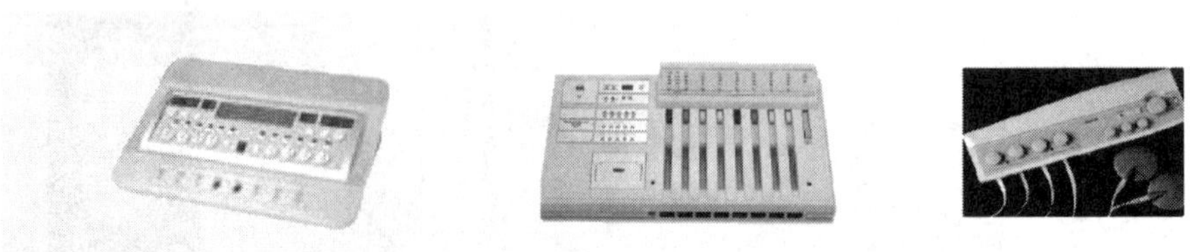

그림 2-117 • 신경근치료기

10. 공기압치료기

신체 내의 모든 기능은 혈액과 임파액의 원활한 순환작용에 의하여 영위되는 것이기 때문에 공기압치료기(External compression therapy system : 익스터널 컴프레션 테라피 시스템)는 6단계의 순차적인 공기압으로 팽창과 수축을 반복하여 장해부분의 팔, 다리 임파액의 순환을 촉진시키거나 근조직의 압력을 증가시켜 환자의 팔, 다리의 부종, 통증 및 질병으로 인한 기능을 회복시키는 데 효과를 준다(그림 2-118).

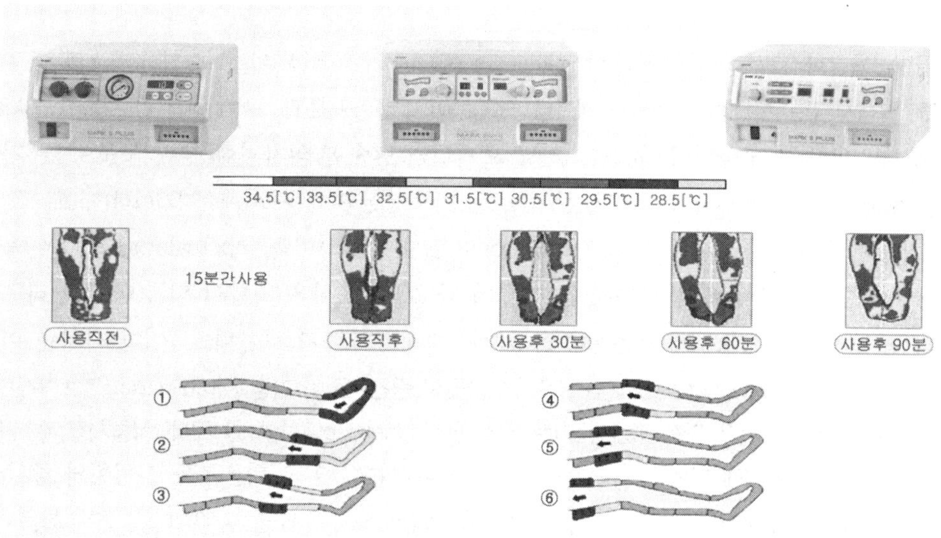

그림 2-118 • 공기압치료기

11. 추나 테이블

추나 요법은 오랫동안 올바르지 않은 자세로 생활하게 되면 척추와 골반이 비뚤어지게 되는데 인체의 근육이나 뼈, 관절들이 정상 위치에서 벗어나 비뚤어지게 되면 뼈를 둘러싸고 있는 혈관이나 인대 근육, 신경 등이 붓게 되어 순환이 되지 않아 통증을 일으키게 되고 디스크가 한쪽으로 밀려나오면서 주위 신경을 압박하여 디스크 등의 여러 가지 척추질환이 유발된다. 추나 요법은 이러한 비정상적인 뼈와 관절, 근육 등을 밀고, 당겨 교정하여 정상위치로 환원케 하는 견인 치료법이다. 이 추나 요법과 기중기의 원리를 이용하여 적은 힘으로 큰 힘을 발생시키는 카이프랙틱의 원리를 결합시켜 뼈를 비롯한 관절과 근육의 이상은 물론이고 경락과 기혈의 소통을 원활하게 해주는 종합치료장비이다. 그림 2-119는 추나 테이블(chiro table : 카이로 테이블)이다.

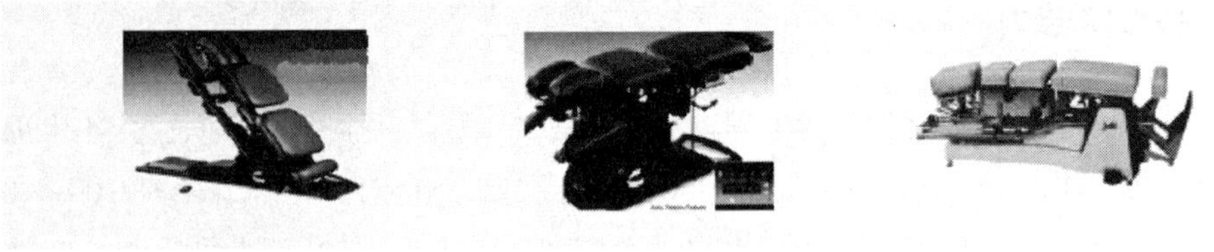

그림 2-119 • 추나 테이블

12. 골반근육강화기

골반근육강화기(Pelvic muscle enstrengthening system : 펠빅 머셜 언스트랭커닝 시스템)는 **자기장을 발생시키는** Applicator(애플리케이터) – Chair(체어) 부분과 Controller(컨트롤러) – Main Body(메인 바디)로 구성된다. 눈으로 언뜻 보기에는 단순한 의자처럼 생긴 부분이 곧 자기장을 발생시키는 Core(코어) 및 핵심부품으로 이루어진 Applicator(애플리케이터)이고, 그 옆에 네모난 상자처럼 보이는 것이 **제어부** Controller(컨트롤러)이다. Applicator(애플리케이터)의 중앙부에는 타원형의 홈이 있는데 큰 지름이 약 20[cm], 작은 지름이 약 10[cm]인 타우너형의 홈이며, 이곳으로부터 Magnetic pulus(마그네틱 플러스)가 나온다. 특이할 사항은 이곳을 통하여 나오는 Magnetic pulus의 강도는 **타원의 중간지점이 가장 세며**(Focusing : 포커싱) **가장자리로 갈수록 세기가 약해지는데, 이는 발생한** Magnetic pulus**를 한 곳에 집중시킬 수 있는** Core(코어) **설계에 의해 가능한 기술**이다. 치료시 환자는(요실금) 회음부를 타원형의 중간(자석이 가장 센 곳)에 위치시키며, 이때 환자로 하여금 스스로 몸을 움직여, 그곳에 **회음부를 위치시키**도록 반드시 주문해야 한다. Controller(컨트롤러)는 치료시간, 치료주파수, 치료횟수 등을 입력한 특별한 Card(카드)를 통해 작동되는데, 이는 장비의 오용 · 과용을 막기 위함이다. 이 Card(카드)에는 상기한 치료 Protocols(프로토콜)가 모두 입력되어 있어서 적응증에 맞는 카드를 선택하여 Controller(컨트롤러)에 꽂기만 하면 작동준비는 완료된다. Controller 앞면에 부착되어 있는 LED 패널에 작동순서가 Display(디스플레이)되며, 그대로 따라하기만 하면 된다(그림 2-120).

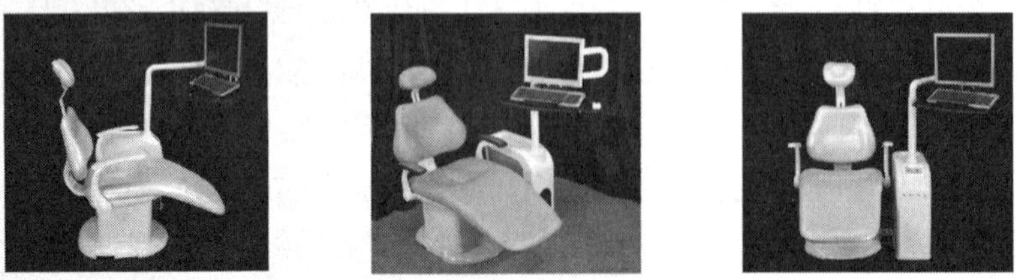

그림 2-120 • 골반근육강화기

13. 롤링베드

롤링베드(Rolling bed : 롤링베드)는 수평 · 수직운동을 추가하여 지압효과와 마사지 효과를 동시에 일으켜 치료효과를 극대화할 수 있도록 베드형으로 설계된 장비로 온열기능과 신체부위에 따라 부위를 조절할 수 있는 기능 등이 있다(그림 2-121).

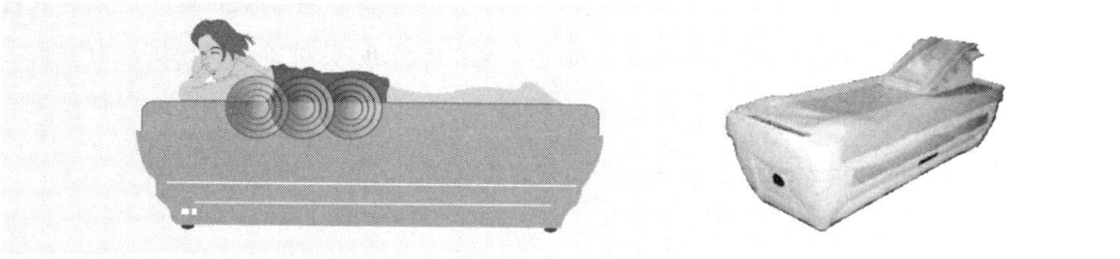

그림 2-121 • 롤링베드

14. 골반교정기

골반교정기(Pelvic proofreading system : 펠빅 프루프리딩 시스템)는 압력센서와 빛 감지센서가 장착되어 있어 체형에 맞는 힙사이즈를 감지하여 에어 주입량을 자동 조절하여 체형 및 힙사이즈에 관계없이 일정한 공기압으로 골반운동이 진행되어 엉덩이 및 하체비만, 요실금, 허벅지사이가 벌어진 'O'자형 다리, 요통, 생리통 및 생리불순, 하복부 비만에 개선을 준다(그림 2-122).

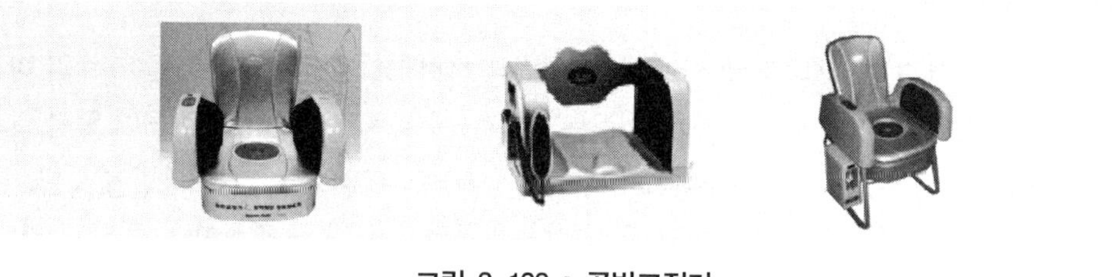

그림 2-122 • 골반교정기

15. 운동치료기

요추디스크, 좌골신경통, 만성요통, 직립형요추, 측만증, 요부염좌, 요추변위성을 재활이나 치료하기 위한 기기이다(그림 2-123).

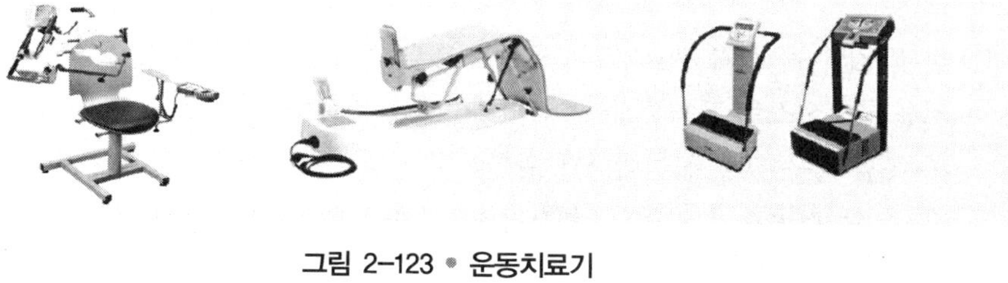

그림 2-123 • 운동치료기

16. 발마사지기

발마사지(Foot massage machine : 풋 마사지 머신)란 발바닥이나 **발의 반사구**(아픈 부위) 및 종아리 부위를 지압하고 마사지하기에 적합한 기능과 **마사지시 정회전, 역회전 및 마사지 강도조절을 자동화하여** 사용하기 편리하게 만든 것을 말한다. 발마사지기의 특징은 **발의 반사구에 적당한 자극을 주거나 만지거나 하는 동작을 통해 신경반사 작용과 혈액순환 원리를 이용하여** 직접 그 장기와 관련된 부위에 자극을 주는 것으로 각 기관과 장기의 정상적인 기능을 회복시키거나 기분이 좋아지고 긴장이 풀리며 전신의 통증이나 피로가 제거되어 건강을 증진시킬 뿐 아니라 질병의 치료 및 회복에도 도움을 준다(그림 2-124).

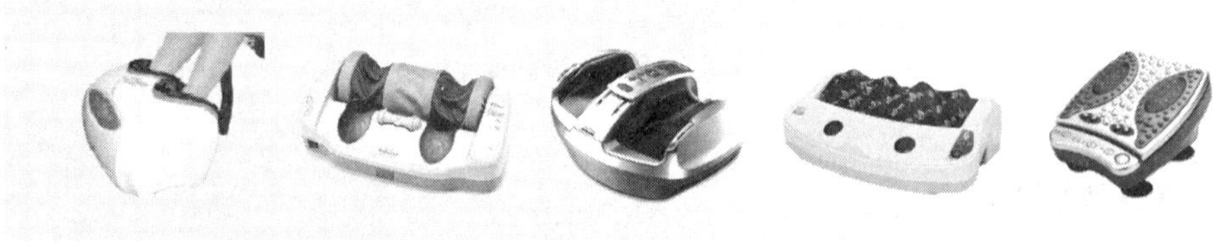

그림 2-124 ● 발마사지기

17. 수압 물리치료기

(1) 건식타입의 수치료기

물에 의한 인체의 **통증치료**(Pain reduction : 페인 리덕션)에는 **물이 직접 몸에 닿고 수압 마사지를 받을 수 있는 습식타입**(Moist type : 모이스트 타입)의 **수치료기와 물이 직접 몸에 닿지 않고도 수압을 통해 마사지 받을 수 있는 건식타입**(Dry type : 드라이 타입)의 두 가지 방법이 있다. 최근 수치료의 새로운 효과 및 저자극성의 탁월함이 입증되면서 많은 관심이 증폭되고 있다.

건식타입의 수(水)치료기(Dry hydro-therapeutic equipment : 드라이 하이드로 테라피틱 이퀴프먼드)**란 방수매트 위에 누운 사용자의 신체 각 부위에 일정 수압의 물을 골고루 분사시켜 지압효과로 인한 혈액순환 및 신진대사를 촉진시킬 수 있도록 분사유닛의 위치를 선택적으로 조정할 수 있도록 한 수압을 이용한 치료기**이다. 거동이 불편한 신체장애인 또는 환자 등이 방수매트 위에 누운 상태에서 방수매트 하부에 수압을 토출시키는 펌프 구동에 의해 소정의 수압을 제공하는 **분사유닛의 위치를 자동으로 조작하여** 사용이 편리하다(그림 2-125).

① **건식타입의 수치료기 기술** : 인체 혈관의 혈액 이송시 신체의 각종 노폐물이 혈류흐름을 저해하는 요소로 작용하게 되어 혈액순환을 방해하며, 이로 인해 혈액순환이 양호하지 못할 경우 각종 신진대사가 원활하지 못할 뿐만 아니라 각 신체부위의 통증을 유발시키는 문제점이 있었다. **환자의 혈액순환을 촉진시키도록 물리치료 받거나 지압 등의

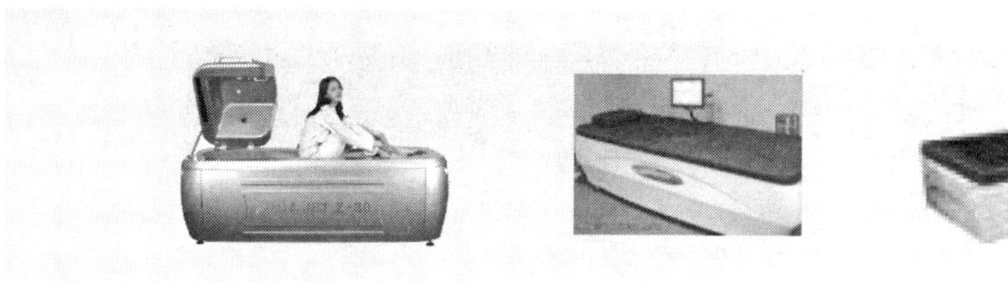

그림 2-125 • 국내 건식타입 수치료기
(수압 물리치료기 : Hydro-Therapeutic Equipment : 하이드로 테라피틱 이퀴프먼트)

의료행위를 받고자 하는 경우 환자의 이동 및 도움을 받아야 하는 불편함을 최소화시키고 언제 어디서나 쉽게 사용할 수 있는 치료기이다.

② 건식타입의 수치료기 용도 : 수압을 이용한 물리치료 및 피부미용, 비만관리 등에 폭 넓게 사용되는 건식수압 마사지기이다.

③ 건식타입의 수치료기 특징 : 혈액순환, 빠른 신진대사 촉진, 신체적/정신적 이완작용, 신속하고 효과적인 스트레스 해소능력, 간편한 피부 및 비만관리 등에 적용된다.

④ 건식타입의 수치료기 각 부의 명칭(그림 2-126)

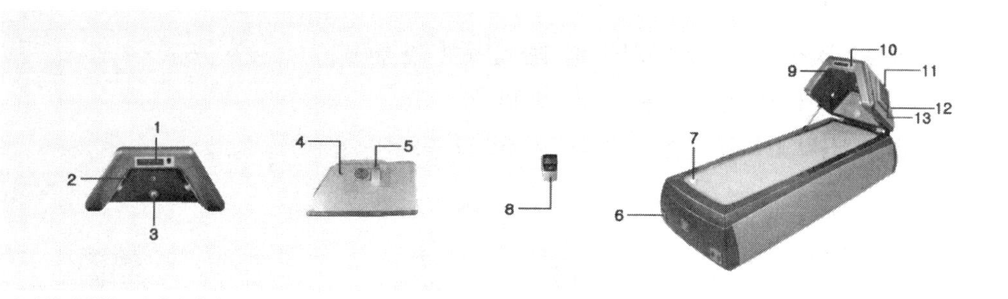

① CD-ROM : 미디어재생용
② 산소배출구 : 산소가 배출되는 토출구
③ 컬러테라피 : 컬러 LED 장착
④ 전원버튼 : 메인전원버튼
⑤ 아로마테라피 : 아로마 오일이 들어 있는 용기
⑥ 냉각팬 : 온도상승시 가동하여 열기를 식히는 팬
⑦ 공기밸브 : 물과 공기를 넣고 빼는 밸브
⑧ 리모콘 : 무선 리모콘
⑨ 스피커 : 미디어가 재생되는 스피커
⑩ 리모콘 수신부
⑪ 조작부 : 터치스크린 방식의 조작부
⑫ 헤드제어버튼 : 헤드를 자동으로 여닫을 때 사용하는 버튼
⑬ 모니터 전원버튼

그림 2-126 • 건식타입의 수치료기 각 부의 명칭

⑤ 건식타입 수치료기의 물기둥 : Rotational vibration injection(로테이셔널 바이브레이션 인젝션) 방식을 채용함으로써 스포츠 마사지에 가장 근접한 방식을 구현하여 짧은 시간 내에 마사지 효과를 극대화시켜 준다(그림 2-127).

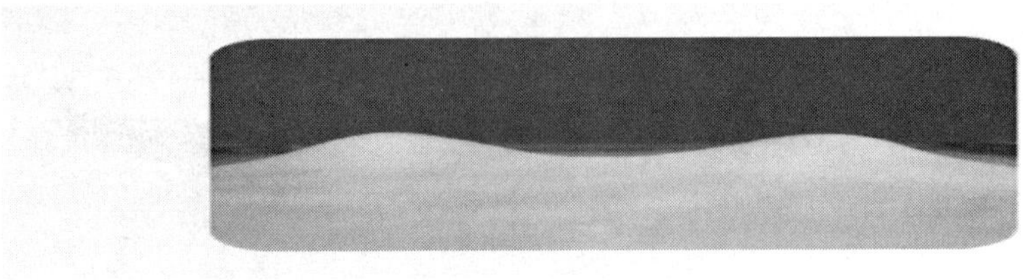

그림 2-127 • 건식타입 수치료기의 물기둥

(2) 습식타입의 수치료기

습식타입(Moist type : 모이스트 타입)의 수치료기(Hydro-therapeutic equipment : 하이드로-테라피틱 이큅먼트)는 신체부위별 마사지 젯을 사용하여 신체 각 부 구석구석까지 수압마사지 치료를 받을 수 있는 스파(Spa) 시스템으로서 정수, 입욕, 살균, 세정, 온열 등의 기능을 특징으로 하며 다음과 같다(그림 2-128).

① 다단계 여과정수 시스템이며, 고효율 히팅 시스템이다.
② 필터에 의한 물의 욕조 내 유입 전 정수장치이다.
③ 필터에 의한 욕조 내 물에 대한 지속적 정수장치이다.
④ 살균정수 시스템으로 오랜 기간 쾌적한 입욕이 가능하다.
⑤ 물 속 이온들에 의한 살균 시스템이 있다.
⑥ 오존발생장치에 의한 오존의 오염물질 지속적 중화작용을 한다.

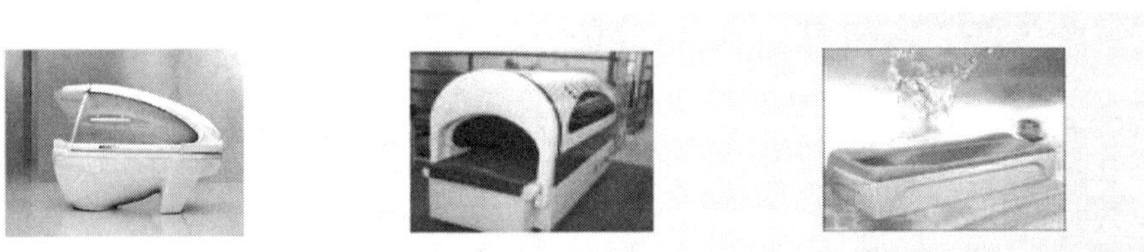

그림 2-128 • 국외 습식타입 수치료기

제 3 장

의료안전 및 법규

01 의료안전

제1절 의료기기 전기, 기계적 안전

1. 의료기기관련 안전의 특징

(1) 의료기기의 특징

병원이라는 공간은 태어나서 사망할 때까지 건강을 유지하여 주고 질병으로부터 치료와 처치를 하고 수술을 하며 건강한 삶을 유지하기 위해 의료행위를 수행하는 단순한 공간이 아니라 의료진, 간호사, 보호원 및 환자, 보호자들에 의해서 여러 종류의 의료기기들이 사용되고 있는 각별한 주의를 필요로 하는 과학적이고 인체공학적인 설계를 요하는 첨단기술센터의 총체라 할 수 있다. 따라서 진단, 치료를 받기 위해서 병원을 찾는 사람에게 의료기기의 결함이나 취급부주의로 인한 전기적인 쇼크의 위험이 있다면 아주 위험하다.

의료기기와 생체가 긴밀한 관계를 맺고 있다는 것은 생체정보를 계측하거나, 생체에 어떤 작용을 주기 위하여 생체와 밀접하게 결합되어 동작하는 것을 말한다. 그러나 의료기기들이 더욱 복잡, 다양해지고 많은 치료과정에서 널리 사용됨에 따라 미국에서만도 매년 1만 건에 이르는 의료기기에 관련된 환자사고의 사례가 일어나고 있다. 이러한 사고는 거의 훈련이 불충분하고 경험미숙으로 인해 의료기기를 올바르게 사용하지 않고 있기 때문이다. 의료기기들을 안전하게 설계, 사용하는 것은 모든 의료과정과 생각할 수 있는 모든 형태의 에너지들과 연관되고, 널리 알려져 있는 의료사고위험의 소지가 있는 것은 결과적으로 잘못된다는 개념까지도 포함하는 매우 광범위한 의료기기의 주제이다.

의료환경에서 점막과 피부는 빈번하게 치료하거나 관통하면, 아주 많은 종류의 잠재 위험인자들이 존재하고 있어 환자들에게는 물론, 의료진들에게까지 피해를 줄 수 있다.

환자들이 일반가정이나 생활환경에서보다 오히려 병원에서 더 위험한 환경에 노출될 수 있다. 이러한 위험요소들의 원인들로는 흙, 물, 화학물질, 폐기물, 소금, 전기, 자연, 불, 공기 및 중력, 기계적인 응력, 인공적인 재해, 주위환경들을 비롯하여 초음파, X-선, 자외선, 마이크로파, 레이저, 자성체 등과 같은 방사선 종류가 있고, 주어진 일을 완벽하게 수행하지 못하고 타인에게 전가하는 행위도 위험의 원인이 된다.

1969년 카테터[1](Catheter)를 지나서 심장에 흐르는 감지할 수 없을 만큼 아주 미세한 전류에 의해 감전되어 환자들이 피해를 입은 사고사례들이 보고된 뒤부터 인식되기 시작한 전기안전에 대한 두려움은 칼 워터(Carl Water, 1970)와 랄프 네이더(Ralph Nader, 1971)가 매년 이해하기 어려운 원인에 의한 감전 때문에 많은 수의 미국인들이 일상적이고 평범한 의료과정 중에 생명의 위협을 받는다고 주장했던 1971년경에 이르러 의료사고가 최고조에 달했다. 하지만 확실한 병리학적 증거가 거의 없었기 때문에, 감전사고에 의한 사망자 수를 정확하게 파악하기는 아주 어렵다.

결론적으로 의료진들을 위한 의료설비의 시험절차 및 안전교육, 전기적으로 환자들과 분리된 접속 등은 사고를 막아내는 요소가 되었다.

(2) 의료기기의 안정성

의료기기의 안전성을 고려할 때 기기나 환자의 특성에 대하여 다음 사항을 각별히 주의하여야 한다.

① 다른 의료기기의 위험이나 고장을 유발시켜서는 안된다.
② 의료기기의 성능 및 기기가 환자의 건강유지나 생명에 연관되는 경우가 많으므로 기기의 기능 및 성능이 손상되지 않도록 상호 간 서브 외란의 영향, 신뢰성 등을 고려해야 한다.
③ 의료기기의 안전성을 엄격히 하여야 한다. 특히 환자의 안전성을 확실하게 확보하여야 한다.

(3) 의료기기 사용대상의 특징

의료기기 대상인 환자에 대하여 다음 3가지를 주의하여야 한다.

① 위험을 의식하거나 위험하다고 판단할 수 없거나, 위험을 느껴도 피할 수 없을 수도 있다.
② 외부로부터의 작용에 특히 미세한 전기적 신호 상태에 주의하여야 한다.
③ 여러 가지 외부적 요인이 존재한다는 것을 인식하고 환자의 주위에도 각별한 주의가 필요하다.

1) 카테터(Catheter) : 체강(늑막강, 복막강) 또는 관상, 낭상기관(소화관, 방광 등)의 내용액의 배출을 측정하기 위해서 사용되는 고무 또는 금속제의 가는 관이다.

2. 중요한 반응인자들

(1) 인입점

전류에 의해서 생명을 직접 위협하는 것은 **심실세동의 발생이다. 심실세동 발생의 역치는 주파수 50~60[Hz]의 전류에 대하여 100[mA] 이상**이다. 이것은 두 **인입점**[2)](Point of entry : 포인트 오브 엔트리)들이 어디에 위치하느냐에 따라 매우 다르다. 즉, **인입점들이 모두 손발에 위치하여 전류가 체표면을 흐를 때는 전류의 크기가 커지더라도 심실세동의 위험은 작다**. 반면, **전류가 신체 내부를 통하여 직접 흐를 경우에는 60[Hz]의 전류 30[μA]에서도 심실세동을 일으킨다**. 이와 같이 **미약한 전류에 의해 생기는 전격을 마이크로 쇼크**(Micro shock)라 하고, 이와 반대로 **체표로부터의 큰 전류에 의하여 생기는 전격을 매크로 쇼크**(Macro shock)라 한다(그림 3-1).

① 마이크로 쇼크는 **심장 카테터법**(Cardiac catheterization : 카디악 카테터리제이션) 또는 **페이스메이커**(Pace maker)를 시행할 때에 전극을 심장 내로 삽입하는 것에 의하여 종종 발생된다. 즉, 심장 내 전극과 외부전극 사이에 전류가 흐르기 때문이다. **마이크로 쇼크를 방지하기 위해 안전전류한도는 10[μA] 이하로** 하여야 한다.

② 심장 내 카테터에 의해 발생되는 심장세동에 대한 의료자료에 의하면 **80[μA]에서 600[μA] 범위에 있는 마이크로 쇼크 전류도 세동을 초래할 가능성**이 있다고 한다. 다른 하나의 전극은 **신체의 어느 곳에 접속되더라도 관계가 없으며, 마이크로 쇼크를 방지하기 위한 안전전류한도는 10[μA]**이다.

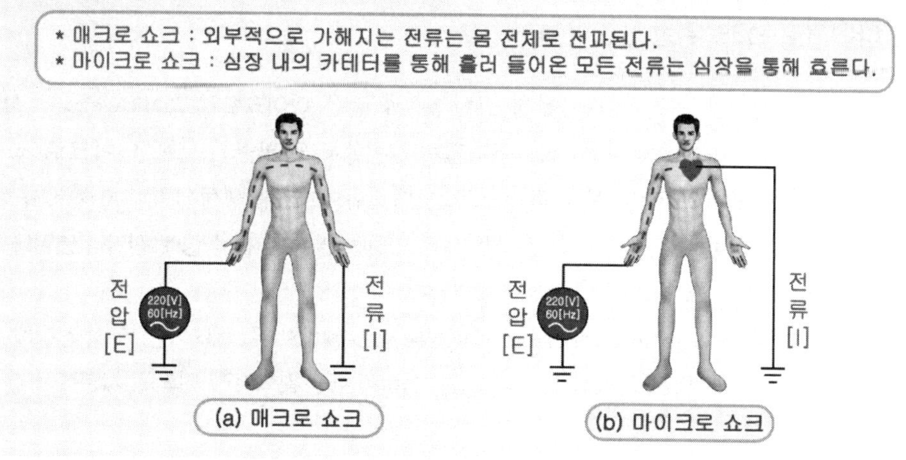

그림 3-1 • 매크로 쇼크와 마이크로 쇼크

2) 인입점 : (Main) 본 점에서 특정한 곳까지 따로 끌어들인 선로의 점

(2) 체 중

심실세동을 일으킬 수 있는 임계전류는 연구결과에 따르면 체중에 비례하여 증가하는 것으로 나타나며, 일반적으로 비만한 사람이 그렇지 않은 사람보다는 위험이 적다고 할 수 있다.

그러나 이것 역시 개인에 따라 많은 차이를 보인다.

㉮ 동물을 실험하였을 경우에도 그림 3-2에 나타난 바와 같이 각 점들이 아주 넓은 범위로 분산되어 있으며, 체중에 대한 세동 임계전류의 변화를 볼 수 있다.

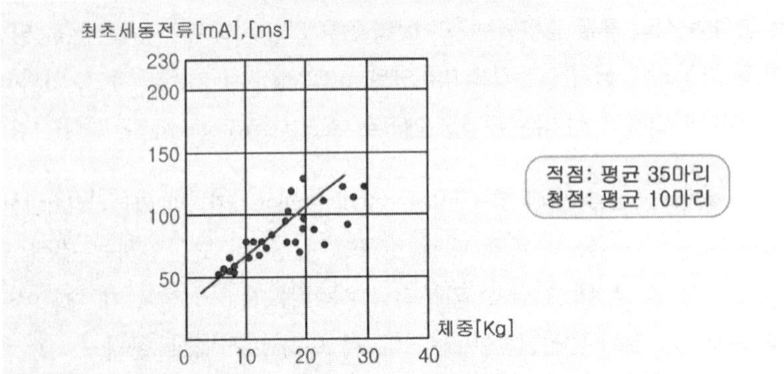

그림 3-2 • 체중과 최소 세동전류와 관계

그림 3-2와 같은 값들로 신체에 대한 세동 임계전류를 외삽[3](Extrapolate : 엑스트라폴레이트)하는 데 이용될 수 있다.

3. 마이크로 쇼크 위험

심장에 직접 전기를 연결한 환자에게 그림 3-3과 같은 마이크로 쇼크(Micro-shock) 사고는 일반적으로 매크로 쇼크(Macro shock)와 관련 없는 상황에서 일어난다. 보통 마이크로 쇼크는 접속도선을 갖는 장비의 접지 시스템에 흐르는 대전류에 의해 생성되거나 누설전류로 인해, 접지된 두 전도성 물체표면에 생성되는 전위차로 인하여 발생한다. 심장에 전기적 연결을 통하여 접속된 마이크로 쇼크 전류는 나오거나 들어간다.

마이크로 쇼크 위험(Micro shock hazards : 마이크로 쇼크 해저드)은 체내기관, 특히 심장에 가해지는 매우 낮은 전류에 의한 충격을 말하며 이는 심실세동을 일으키게 되므로 치명적이다.

---

3) 외삽(Extrapolate : 엑스트라폴레이트) : 미래예측의 한 수법인 탐색적 예측 수법의 대표적인 것. 과거에서 현재까지 시계열 데이터의 경향선을 미래로 연장시켜서 미래를 예측한다.

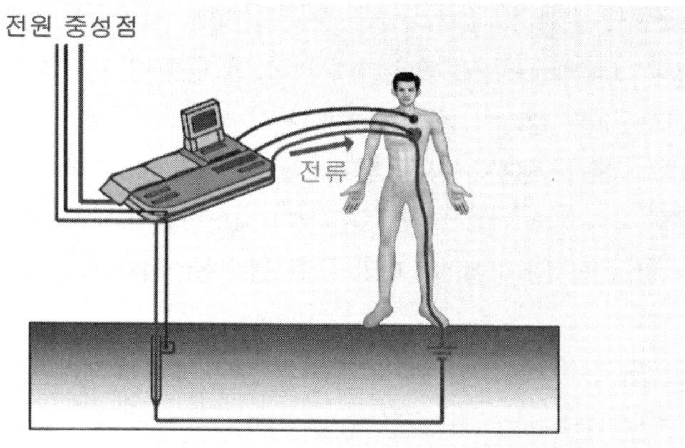

그림 3-3 • 마이크로 쇼크

그림 3-4는 카테터[4] 전극의 크기가 작아질수록, 총 전류량(세동에 필요한)도 점차적으로 작아진다는 것을 나타내고 있다. 이것은 마이크로 쇼크(Micro shock)의 발생에 영향을 미치는 중요한 변수가 심장 내 전극 표면에서의 전류밀도를 나타낸다. 작은 카테터 전극일수록 더 큰 내부저항을 가지고 있다.

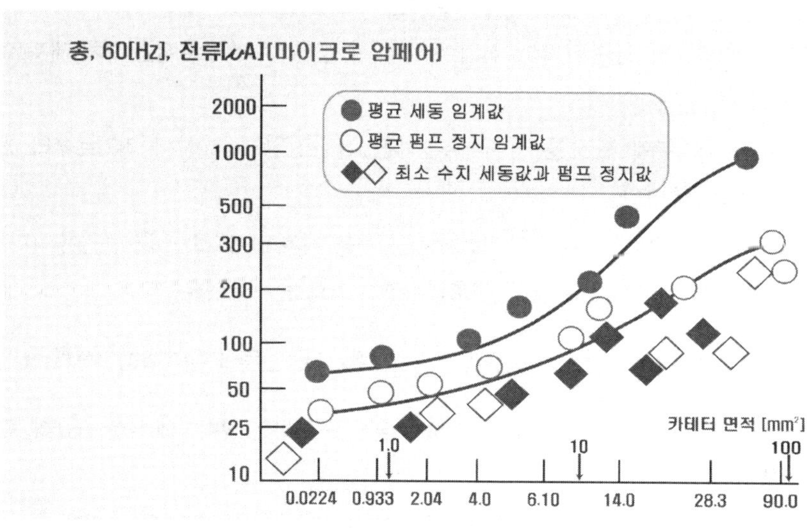

그림 3-4 • 심실세동과 펌프정지의 임계값과 카테터 면적과의 관계

(1) 누설전류

누설전류(Leakage current : 리키지 커런트)란 선위가 다른 인접한 두 절연선들 사이에서 미세하

---

4) 카테터(Catheter) : 체강(늑막강, 복막강) 또는 관상 망상기관(소화관, 방광)의 내용막의 배출을 측정하기 위해 사용되는 고무 또는 금속제의 가는 관이다. 본래의 목적과는 반대로 약제나 세정액의 주입 등에도 응용된다.

게 흐르는 소전류를 말한다. 접속도선을 갖는 장비에, 누설전류는 대부분 두 도체 사이의 표유용량[5)](Stray capacitance : 스트레이 커패시턴스)을 통하여 흐르지만, 약간의 저항성을 가진 누설전류는 먼지, 수분, 절연을 통하여 흐른다.

전기장비 내의 각종 도체에서 섀시나 환자에 연결된 도입선으로 흐르는 전류가 누설전류의 주요인이다. 섀시로 흘러가는 누설전류는 접지선의 접지저항이 낮은 경우에는 안전하게 접지로 흐르게 되나, 만일 접지선의 절연이 파괴되었을 경우에는 접지전위 이상으로 섀시의 전위는 상승하게 된다.

심장에 전기적으로 접속을 갖는 환자에게 누설전류가 흐르게 되면 마이크로 쇼크(Micro shock)를 받을 수 있다.

신체의 일부분이 접지되어 있는 섀시와 환자의 심장 간에 전기적인 접속이 되어 있으면, 이것 역시 마이크로 쇼크를 유발할 수 있다.

(2) 누설전류의 종류

환자, 외장, 접지(단일고정상태) 등 3가지가 정해져 있다.

① 환자누설전류
  ㉠ 장착부에서 환자를 통하여 대지로 흐르는 누설전류이다.
  ㉡ 신호 입출력부에서 옮겨진 전원전압에 의해서 장착부로부터 환자를 거쳐 대지로 흐르는 누설전류이다.
  ㉢ (F형 절연) 장착부에 환자를 거쳐서 옮겨진 전원전압에 의해서 기기로부터 대지로 흐르는 누설전류이다.

② 외장누설전류 : 기기외장으로부터 대지로(조작자 등을 거쳐서) 흐르는 누설전류이다.

③ 접지누설전류 : 전원 1차 회로에서 보호접지선에 흐르는 누설전류이다.

누설전류 이외에 환자와 직접 관련된 것으로는 환자기능전류와 환자측정전류가 있다.

① 환자기능전류 : 생리적인 영향을 주기 위하여 환자를 통하여 장착부의 부분 사이에 흐르는 전류(제세동전류, 신경·근육 등의 자극전류 등)를 말한다.

② 환자측정전류 : 장착부의 부분 간에 환자를 거쳐서 흐르는 생리적 효과를 의도하지 않는 전류[피부저항측정을 위한 전류나 증폭기의 Bias(바이어스)전류 등]를 말한다.

---

5) 표유용량(Stray capacitance : 스트레이 커패시턴스) : 전자회로에서 부품 간, 배선 간, 배선 및 부품과 기판 간에 존재하는 정전용량. 보통 매우 적으므로 무시할 수 있을 정도이나, 고주파 회로나 펄스 회로에서는 콘덴서 역할을 하므로 동작에 영향을 주기도 한다.

(3) 의료용 전기기기의 분류

KS P 1005를 적용하는 의료용 전기기기를 전기충격에 대한 보호의 형식 및 정도에 따라서 다음과 같이 분류한다.

1) 전기충격에 대한 보호의 형식에 따른 분류

① 1급기기 ② 2급기기 ③ 3급기기 ④ 내부전원 기기

2) 전기충격에 대한 보호의 정도에 따른 분류

① Body(보디)형 기기 : 전격보호를 위하여 이 기준규격에서 규정한 요구조건을 따르는 장착부 특히, 허용누설전류 기준규격에 적합하며 심장에 직접 사용하기에는 적합하지 않다.

② BF(Body Floating : 보디 플로팅)형 기기 : B형 장착부보다 더 높은 전격에 대한 보호를 갖춘 F형 장착부로서 심장에 직접 사용하기에는 적합하지 않다.

③ CF(Cardiac Floating : 카디악 플로팅)형 기기 : BF형 장착부보다 더 높은 전격에 대한 보호를 갖춘 F형 장착부이다.

(4) 형별 분류(B, BF, CF형)

기기를 형체에 적용하는 양식에 따라서 누설전류의 허용치는 다르다. 신체표면에 취부하여 사용하는 기기와 심장에 직접 적용하는 기기로 나누어서 기준을 정하고 있다. 이 분류를 형별 분류라 한다. B는 신체(Body : 보디)를, C는 심장(Cor : 코어)을 의미한다. 한편 다른 기기와 병용하는 경우는 인체를 거쳐서 기기에 유입하는 전류도 있을 수 있으므로, 이 경우에는 외부로부터의 유입을 막기 위한 Floating(플로팅 방식 : F FH 표시)를 취하여야 한다.

표 3-1 ● 의료용 전기기기의 누설전류의 정도에 의한 분류(형별)

형별분류	환자누설전류(정상상태)		외부로부터의 유입	적용범위
B형	100[μA]	Macro shock (매크로 쇼크) 대책	보호 없음	체표면에만 적용
BF형	100[μA]		Floating(플로팅)	체표면에만 적용
CF형	10[μA]	Macro shock 대책	Floating(플로팅)	직접 심장에 적용 가능

* 고장시에는 이 값의 5배로 한다.

표 3-2 ● 연속 누설전류 및 환자 측정전류의 허용치

(단위 : [mA])

전류의 경로	B형기기		BF형기기		CF형기기	
	정상 상태	단일 고장 상태	정상 상태	단일 고장 상태	정상 상태	단일 고장 상태
접지누설전류	0.5	1	0.5	1	0.5	1
외장누설전류	0.1	0.5	0.1	0.5	0.01	0.5
환자누설전류-1(장착부에서 대지에 흐르는 전류)	0.1	0.5	0.1	0.5	0.01	0.05
환자누설전류-2(신호 입출력부에 옮긴 전원전압에 따른다)	–	5	–	–	–	–
환자누설전류-3(장착부에 옮겨진 전원전압에 따른다)	–	–	–	5	–	0.05
환자측정전류 – 직류 환자측정전류 – 교류	0.01 0.1	0.5	0.01 0.1	0.5	0.01	0.05

(5) 전도성 물체 표면

신체의 다른 부분에 접촉되어 있는 다른 **전도성 물체표면**(Conductive surface : 컨덕티브 서피스)과 심장에 접촉되어 있는 하나의 전도성 물체표면 간의 작은 전위차에 의해서도 마이크로 쇼크가 발생한다.

4. 매크로 쇼크 위험

신체가 전기적인 충격을 받았을 경우 심실세동 위험이 크지 않은 것은 신체를 통과하여 흐르는 전류가 공간적으로 퍼지고, 건조한 피부의 접촉저항이 크기 때문이다. 전기설비 및 의료기기도 인간이 치명적인 전압에 노출되지 않도록 설계되어 만들어진다.

매크로 쇼크(Macro shock)는 체표면에 가해진 비교적 높은 전류가 인체 내부를 통과함으로써 발생한다(그림 3-5 참조).

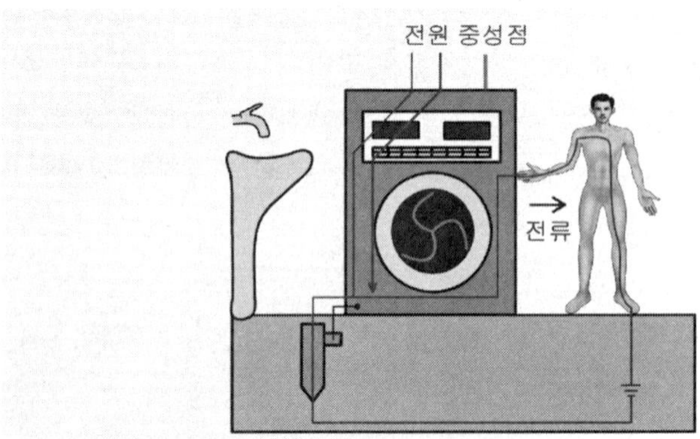

그림 3-5 ● 매크로 쇼크 위험

(1) 장비의 전기적인 사고

장비의 전기적인 사고(Electric faults equipment : 일렉트릭 파울츠 이큅먼트) : 의료기기를 포함한 모든 전기기기들은 인체에 치명적인 전압에 대한 노출을 최소화하는 것을 전제로 설계된다. 하지만 많은 의료기기들은 환자나 의료진들이 쉽게 접촉할 수 있는 금속섀시나 케이스를 가지고 있다. 섀시나 캐비닛이 접지되어 있지 않을 때, 비닐절연 전선과 섀시 사이에서 절연사고나 부품들의 단락사고가 발생하면 접지된 물체들 사이와 섀시 모두 220[V] 전위가 가해진다. 만일 섀시와 접지된 물건을 인체에 동시에 접촉하였다면, 바로 매크로 쇼크(Macro shock)가 발생할 것이다.

전기기기 내부의 사고는 부품의 단락, 절연의 실패나 단락을 일으키는 기계적인 사고로부터 시작된다. 전원 코드는 플러그나 콘센트와 같이 물리적인 손상이나 장력에 아주 약하다. 의료기기의 캐비닛이나 섀시에 전위가 인가될 수 있는 것은 전원 코드 내부에 접지선이 존재하기 때문이다. 만일 접지선이 접지와 전력 코드 사이의 어느 한 부분에서 단선되었다고 가정한다면, 손상된 전력 코드의 틈새에서 섀시로 연결된 접지선과 전력선이 접촉할 가능성이 있다. 매크로 쇼크(Macro shock) 사고는 전기기기나 전력배전 시스템에서 케이블 및 접지선 결함들을 수리하지 않거나 부주의로 인해 가끔씩 발생된다.

정상적인 동작상태에서 동작하는 의료기기 위에 액체물질(Intravenous solutions : 인트러비너스 솔루션, =소변, 혈액, 아기우유, 주사액)들이 쏟아지면, 순간적으로 전기적인 회로단락을 일으킬 만큼의 큰 전류가 통과할 가능성이 있으며, 다습한 환경 예를 들어 혈액투석(Hemodialysis : 히모다이얼시스)이나 물리치료가 행해지는 구역에서 이러한 위험은 더욱 높아진다. 수많은 의료기기의 섀시에는 구멍들과 냉각을 위한 환기구들이 있는데, 이러한 구멍들을 통해 전도성의 액체들이 흘러 들어갈 수 있으므로 회로단락이나 큰 전류 같은 위험으로부터 환자들을 보호할 수 있도록 의료기기는 안전하게 설계되어야 한다.

(2) 피부 및 몸의 저항

피부 및 몸의 저항(Skin and body resistance : 스킨 앤드 바디 리지스턴스)에서 피부저항은 사람이 전압원과 접촉할 때 사람의 신체를 통하여 흐르는 전류의 양을 제한한다. 거의 모든 피부저항은 표피 바깥쪽에 위치해 있는 단단한 층에 있다. 피부저항은 수분이나 땀의 유무 및 신체의 부분에 따라 조금씩 다르지만 건조하고 상처가 없는 경우, 접촉면 1[cm^2]당 약 15[kΩ]에서 1[MΩ]에 피부저항에 이른다. 상처가 있거나 젖은 피부인 경우, 건조한 피부의 약 1[%]에 해당하는 낮은 피부저항을 가지고 접촉하는 면적에 반비례하며, 피부저항은 천연 지방성분과 수분의 양에 따라 많이 달라진다.

인체내부저항은 팔, 다리(각 사지)의 경우 200[Ω] 정도이고, 몸통의 경우 100[Ω] 정도이다. 즉, 두 사지 간의 신체 내부의 저항은 약 500[Ω] 정도이다. 지방질은 저항계수가 높기에, 비만환

자의 인체 내부 저항값은 더욱 높은 저항값이 예상된다.

피부의 저항을 감소시키거나 제거하는 의료과정은 환자의 몸에 좀 더 전류가 흐를 수 있게 하여 **환자로부터 매크로 쇼크**(Macro shock) **위험에 노출하게 한다**(하지만 환자로부터 나오는 미약한 신호를 좀 더 정확히 측정하기 위한 처치 과정이다).

생체 전위를 측정할 때 피부에 바르는 **젤**(Gel)**은 피부저항을 감소시키며, 직장이나 입에 전자식 체온계도 전도체를 측정 감지할** 수 있는 **정맥 카테터들처럼 피부저항을 생체 전위에 미소한 저항값**으로 돌아가게 만든다. 결론적으로 **일반인들보다 의료시설 내에서 생활하는 환자들이 매크로 쇼크에** 더 **민감하다**고 할 수 있다.

피부와 내부조직의 저항을 합한 것이 인체저항이다. 미국 화재보험협회 시험소(UL)에서 **어린이 47명**(남자 25명, 여자 22명 : 표 3-3), **어른 40명**(남자 20명, 여자 20명 : 표 3-4)에 대해 12[V]의 건전지를 사용해 각각 5[mA]의 전류를 흘려 인체저항을 측정하였다.

표 3-3 • 인체 전기저항(어린이)

(단위 : [Ω])

저항범위		통전경로				
		건조한 상태		습한 상태		
		오른손－왼손	손－발	오른손－왼손	손－발	오른손－발
최소		3,800	1,810	1,900	1,680	1,270
최대	백인	50,400	35,450	35,450	11,860	3,300
	흑인	240,000	55,000	28,000	5,200	5,700
평균		26,500	5,050	7,800	2,860	2,040

* 연령범위 : 3～15세, 신장범위 : 89～160[cm], 체중범위 : 14～58[kg], 흑인피험자 : 8명

표 3-4 • 인체 전기저항(어른)

(단위 : [Ω])

저항범위	통전경로				
	마른 상태		습한 상태		
	오른손－왼손	손－발	오른손－왼손	손－발	오른손－발
최소	6,600	1,550	930	610	820
최대	18,000	13,500	2,720	1,260	1,950
평균	11,300	4,800	1,940	870	1,220

* 연령범위 : 18～58세, 신장범위 : 152～185[cm], 체중범위 : 45～94[kg]

5. 전로의 절연과 접지

(1) 전로의 절연

전로를 대지로부터 충분히 절연하지 않으면 누설전류로 인하여 화재 및 감전사고 등이 일어날 위험이 있을 뿐만 아니라 전력 손실이 증가한다. 또한 대지에 누설되는 지락전류에 의해 통신선에 유도 장해를 일으킨다.

따라서 안전하게 부하에 전력을 공급하기 위해서는 사용전압에 따라 대지로부터 절연하여 회로의 절연을 양호한 상태로 유지되도록 하는 것이 중요하다.

(2) 절연저항 및 절연내력

옥내에 시설하는 저압 전선로의 절연 저항값을 전기설비기술기준에서는 개폐기 또는 과전류 차단기로 구분할 수 있는 전로마다 표 3-5와 같이 절연저항 한계값을 정하고 있으며, 절연 저항값은 최소값을 규정한 것으로 신설 공사시의 초기값은 0.1[MΩ] 이상으로 하는 것이 바람직하다.

표 3-5 ● 저압 전로의 절연 저항값

전로의 사용전압의 구분		절연 저항값
400[V] 미만인 것	대지전압이 150[V] 이하인 경우	0.1[MΩ] 이상
	대지전압이 150[V]를 넘고 300[V] 이하인 경우(전압 측 전선과 중심선 또는 대지 간의 절연저항)	0.2[MΩ] 이상
	사용전압이 300[V]를 넘고 400[V] 미만인 경우	0.3[MΩ] 이상
400[V] 이상인 것		0.4[MΩ] 이상

(3) 접지공사

접지공사란 접지를 실시할 물체(회로의 일부, 기기의 설치대, 외함 등)를 대지와 같은 전위로 유지하기 위하여 땅 속에 설치된 매설 도체(접지봉, 접지판 등)와 도선으로 접속하는 시설공사를 말한다.

전기회로는 대지로부터 절연하여 사용하여야 하지만 안전을 위하여 전로의 일부를 접지하도록 되어 있다. 접지를 한 경우 접지 저항값이 크면 보안상의 목적을 이룰 수가 없게 된다. 여기서 접지저항이란 접지된 도체와 대지 사이의 저항으로 정의되며, 의료장비가 완전히 접지되어 있으면 의료장비에 높은 전압이 인가된 상태에서 누설전류가 발생하더라도 의료장비에 접촉된 인체에 흐르는 전류는 매우 적어서 전격이 일어나지 않게 된다.

접지를 완전하게 하는 것은 의료시설 및 장비의 안전상 매우 중요한 요소 중 하나이다. 보통 전기회로를 접지하는 목적은 다음과 같이 구분한다.

1) 접지의 목적

① 의료기기 절연물의 열화 또는 손상되었을 때 흐르는 누설전류로 인한 감전을 방지한다.

② 고저압 혼촉 사고가 발생했을 때 인축에 위험을 주는 고압전류를 대지로 흐르게 하여 감전을 방지한다.

③ 뇌해를 방지한다.

④ 전로에 지락사고 발생시 계전기를 신속하고 확실하게 작동하도록 한다.

⑤ 의료기기 및 배전선에서 이상전압이 발생하였을 때 대지전위를 억제하고 절연강도를 경감한다.

2) 접지공사의 종류

접지공사의 종류는 표 3-6과 같으며 각 접지공사에서의 접지 저항값은 접지 종류에 따라 다르다.

또한 접지선의 굵기는 연동선 또는 이와 동등 이상의 세기 및 굵기로서 쉽게 부식하지 않는 금속선으로 고장시 흐르는 전류를 안전하게 통할 수 있는 것을 사용하여야 한다.

표 3-6 • 접지공사의 종류

접지종별	접지저항값	접지선의 굵기	비 고
제1종 (E_1)	10[Ω] 이하이다.	2.6[mm] 이상	접지사고가 생겼을 때 특고압이 걸릴 위험이 있을 때 필요하다.
제2종 (E_2)	변압기의 고압 측 또는 특별 고압 측 전로의 1선 지락전류의 암페어수(최소 2[A] 이상)로 150(2초 이내에 자동적으로 고압전로를 차단하는 장치를 설치한 때에는 300, 1초 이내 600)을 나눈 값과 같은 [Ω]수이다.	4.0[mm] 이상(고압 및 22.9[kV] 중성점 다중접지식 전로와 저압전로를 변압기에 의하여 결합하는 경우 2.6[mm] 이상)이다.	고압, 특별고압이 저압과 혼촉사고가 일어날 위험이 있을 때 필요하다.
제3종 (E_3)	100[Ω](저압전로에서 그 전로에 접지가 생긴 경우 0.5[초] 이내에 자동적으로 전로를 차단하는 장치를 설치하는 때에는 500[Ω] 이하)이다.	1.6[mm] 이상	400[V] 미만의 저압용기기에서 누전이 있을 때 감전을 방지하는 데 필요하다.
특별 제3종 (E_{S3})	10[Ω](저압전로에서 그 전로에 접지가 생긴 경우 0.5[초] 이내에 자동적으로 전로를 차단하는 장치를 시설하는 때에는 500[Ω]) 이하이다.	1.6[mm] 이상	400[V] 이상 저압용기기에서의 누전으로 감전의 위험도가 있을 때 필요하다.

표 3-7 • 접지의 종류와 목적

종 류	목 적
등전위 접지	의료시설에서의 의료장비 사용시의 안전이다.
장비 접지	누전되고 있는 장비에 접촉시 감전 방지이다.
잡음대책용 접지	잡음에 의한 전자장비의 고장이나 오동작 방지이다.
계통 접지	고압전로와 저압전로 혼합시 감전 또는 화재 방지이다.
피뢰기 접지	낙뢰로부터 장비손상을 방지한다.
정전기 장해 방지용 접지	정전기 축적에 의한 폭발재해를 방지한다.
지락 검출용 접지	누전차단기의 동작을 확실하게 한다.
기능용 접지	전지방식 설비 등의 접지이다.

표 3-7은 접지의 종류와 목적에 대하여 분류한 것이다.

6. 전력배전

전력은 의료시설에서 여러 가지 전기기기들의 동작을 위해 필요하다. 전기적인 안전을 보장하기 위한 제1차적인 방법은 환자 환경에서의 접지상태 및 전력을 통제하는 것이다.

전력배전(Distribution of electric power : 디스트리뷰션 오브 일렉트릭 파워) 시스템은 빌딩에는 고전압(7,000[V])이 공급되며, 보통 지하 케이블을 통해 인입된다. 전압강하용 변압기의 2차 측은 380[V]이다. 2차 측은 접지된 중앙 분기점을 가지고 있으며, 이 중앙 분기점은 2차 결선의 양단들과 함께 2개의 220[V] 공급회로를 구성한다. 냉방기구, α선 기기, 전기 드라이기 등과 같이 용량이 큰 전자장비들은 2차 측 결선 양단에 인가되는 380[V]를 필요로 한다. 이것은 접지되지 않은 2차 측 결선 양단에 있는 두 선을 연결하여 얻어진다. 보통 건물 벽에 설치된 콘센트[6](Concent)와 전등은 220[V]에서 동작하는데, 이는 중립(하얀색)의 접지된 중앙 분기점을 접지되지 않은 2개의 전압선(검은색) 중의 하나에 연결하여 얻는다.

1990년 국립전기규정(National Electric Code(NFC) : 내셔널 일렉트릭 코드)에 의하면 의료시설에 들어가는 모든 콘센트들은 병원 전용(Hospital grade : 호스피털 그레이드)이어야 하며, 별도의 절연된(녹색) 동선에 의하여 접지되어야 한다.

환자 치료구역에서는 금속선이나 금속도관 혹은 별도의 케이블을 통한 여분의 부가적인 접지통로가 필요하며 오래된 시설에서는 금속선이 유일한 접지도체로 사용되는데, 부식이 쉽고 결선이 쉽게 헐거워져서 안정성 및 정확성을 요하는 데는 부족하며 접지통로로서 사용에 한계가 있다.

6) 콘센트(Concent) : 전기소켓의 일종. 분기 소켓으로 직접 사용되는 것 외에, 플러그의 수를 증가시키기 위해서 분기 콘센트를 이용하여 옥내 배선과 전기기구의 접속용으로 사용한다.

(1) 비상전원 시스템

의료시설에서 갑작스런 정전이 되면 비상전원이 공급되어야만 한다. 비상전원은 정전된 시점으로부터 비상전원이 공급되기까지의 시간에 의해 표 3-8과 같이 일반 비상전원(40초), 특별 비상전원(10초), 순간 특별 비상전원으로 구분된다.

표 3-8 ● 비상전원의 종류

비상전원의 종류	전원확립시간	연속운전시간(최소)	용도
일반비상전원	40[s] 이내	10[h] 이상	중요 기기, 조명
특별비상전원	10[s] 이내	10[h] 이상	생명유지장치
순간특별비상전원	순시	10[m] 이상(일반과 연결)	수술 등

* 위의 세 가지 비상전원에서 공급되는 의료용 콘센트의 외곽 표면은 적색으로 한다.

표 3-9 ● 의료용 접지방식, 비접지 배선 방식 및 비상전원의 적용

의료실	의료용 접지방식		비접지 배선방식	비상전원		
	보호접지	등전위접지		일반	특별	순간특별
흉부 수술실	○	○	○	○	△	○
흉부 수술실 이외 수술실	○	△	○	○	△	○
회복실	○	△	△	○	△	−
ICU	○	○	△	○	△	−
CCU	○	○	△	○	△	−
중환자실	○	△	△	○	△	−
심혈관 X-선 촬영실	○	○	○	○	△	△
분만실	○	△	△	○	×	△
생리 검사실	○	△	×	△	×	−
X-선 검사실	○	×	×	△	×	−
진통실	○	×	×	△	×	−
일반 병실	○	×	×	△	×	−
진찰실	○	−	−	△	−	−
검체 검사실	○	−	−	△	−	−
심장 카테터 검사실	○	○	○	○	×	△

○ : 설치해야 한다. △ : 설치하는 것이 바람직하다. × : 설치하지 않아도 된다. − : 해당사항 없음
(비상전원은 의료실 이외에도 적용된다.)

표 3-9는 의료용 접지방식과 비상전원의 적용을 나타낸다. 의료시설에서 완비해야 하는 비상전원 시스템은 정상전원의 공급이 끊어진 후, 10초 이내에 규정된 곳에 자동적으로 전력을 공급해 주어야 한다. 비상전원 시스템은 일반적으로 위급 부분과 생명안전 부분으로 나누어져 있다.

① 위급 부분 : 중환자 치료구역, 수술실, 분만실에 있는 전원 콘센트 및 조명시설
② 생명안전 부분 : 조명 · 경계 장치 및 경보장치를 설치하며 비상등 설치

(2) 환자 주위의 전기환경

두 전선 사이(380[V]나 220[V]용 기기)에 전원공급에는 항상 감전위험이 있으며, 220[V] 회로에 있는 중성선은 접지에 연결되어 있기 때문에 전압이 인가된 전선(Hot code : 핫 코드)과 임의의 접지된 물체 사이에도 감전위험의 가능성이 있다.

마이크로 쇼크(Micro shock)는 환자 주위의 노출된 전도성 물체표면들 사이에 어느 정도의 높은 전위가 존재할 때 발생하며, 환자 주위에 있는 노출된 전도성 물체표면들 사이에 인가될 수 있는 최대 전위는 두 가지로 나눌 수 있다.

① 일반 치료구역에서 정상작동시 500[mV]이다.
② 중환자 치료구역에서 정상작동시 40[mV]이다.

환자들의 우연한 사고에 의하여 전기기기와 접촉하게 되는 경우가 일반 치료구역에서 빈번하게 일어난다. 하지만 ICU[7](Intensive Care Unit : 인텐시브 케어 유닛)에서는 일부러 전기장치에 환자들을 노출시킨다. 심장과 연결된 외부도체들은 이와 같은 전기장치들의 전도성 물체표면들로부터 반드시 분리되어야 한다. 중환자 치료구역에서는 환자 주위에 있는 노출된 모든 전도성 물체표면들이 하나의 환자 접지점에 접속되어야 하며, 모든 접지된 물체의 표면들과 환자 접지점의 연결검사는 일정한 시기마다 검사, 확인하여야 한다.

일반 치료구역에서는 침대 하나당 최소 4개의 단일 인입구 콘센트나 2개의 2중 인입구 콘센트를 설치하여야 한다.

ICU(Intensive Care Unit : 인텐시브 케어 유닛)에서는 각 침대마다 적어도 6개의 단일 인입구 콘센트나 3개의 이중 인입구 콘센트들이 완비되어야 하며, 최소 두 개의 각각의 자동 과전류 장치를 갖춘 분기회로들을 설치하여야 한다. 분기회로 중 적어도 하나는 하나의 배전반에 연결된 독립된 분기회로여야 하며, 각각의 콘센트는 접지되어야 하고 최소 인입구 각각의 자동 과전류방지장치를 갖춘 분기회로들을 각 침대에 설치하여야 한다. ICU에는 하나의 환자 시설용 접지점을 둘 수 있다.

7) ICU(Intensive Care Unit : 인텐시브 케어 유닛) : 중환자 치료구역이다.

(3) 분리전원 시스템

환자 개개인에게 우수한 성능의 서로 다른 접지체계를 구성하였다 해도 **접지사고**(Ground fault : 그라운드 폴트)로 인하여 일어날 수 있는 위험전압을 막을 수는 없다. **전압이 인가된 전선과 접지가 단락되어 많은 전류가 접지 시스템에 유입되는 사고를 접지사고라고** 하며, 이러한 대전류 접지사고는 빈번하게 일어나지 않으며, 만일 사고가 일어난 경우에는 곧바로 전류 차단기가 작동한다. 전압강하용 변압기의 중앙 분기점이 접지되어 있지 않으면, 접지로 인한 단락사고인 경우에도 아주 작은 전류가 흐를 가능성이 있으며, 두 개의 전력선이 모두 접지로부터 떨어져 있다면, 단일 회선 사고로 접지와 단락되었을 경우에도 전도성 물체 표면들 사이에 위험전위를 일으킬 수 있을 정도의 큰 전류는 흐르지 않는다.

분리변압기(Isolation transformer : 아이솔레이션 트랜스포머, 그림 3-6 참조)를 이용하여 두 개의 회선을 접지로부터 따로 분리한다. **분리전원 시스템**(Isolated-power system : 아이솔레이티드 파워 시스템)**에서는 두 개의 회선 중에 한 회선에 접지사고가 일어난 경우, 단순하게 분리전원 시스템이 정상적인 접지 시스템으로 바꾸어지는 것 외에 다른 위험이 존재하지 않는다.** 만일 다른 쪽 회선에서도 접지사고가 일어나게 되면 접지에 아주 큰 전류가 들어가게 된다. 계속적으로 작동되는 **회선분리감시장치**(Line-Isolation Monitor : 라인 아이솔레이션 모니터, LIM)는 **두 개의 회선들 중에 한 회선이 처음으로 접지에 단락되는 접지사고가 일어나는 것을 찾아내기 위해 분리변압기와 같이 사용된다.**

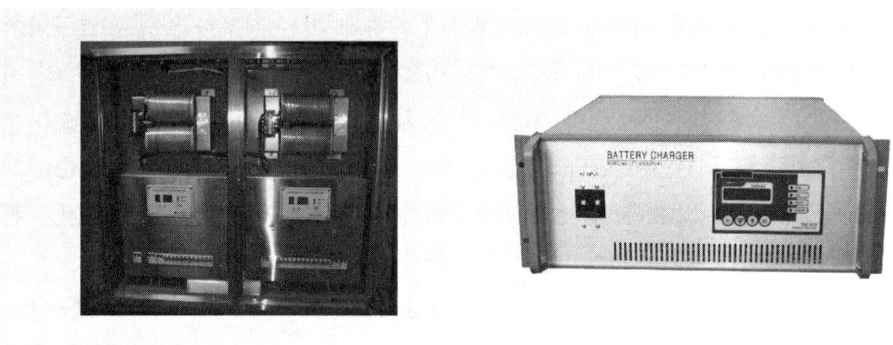

그림 3-6 • 의료용 전원 공급장치

경보가 정지되었을 때는 현재 상황에 대해 의료진들과 관계자들에게 충분히 설명하고 과도한 행동을 하지 않도록 방지해야 한다.

분리전원 시스템은 원래 가연성의 마취제와 접촉하는 장소에서 불꽃발생으로 인한 화재사고를 방지하기 위해 개발하였다. **국립전기규정**(NEC)에서는 **수술실 등과 같은 가연성의 마취제를 사용하거나, 저장하는 곳에서만 분리전원 시스템을 사용하도록** 규정하고 있다.

의료용 전원공급장치(Isolated-power panel : 아이솔레이티드 파워 패널), 즉 **비접지 절연 전원공급장치로서 수술실, 중환자실, 분만실, 응급실, 혈관촬영실 등 심실세동이 일어날 수 있는 곳에 의료**

장비로 사용된다. 마이크로 쇼크, 매크로 쇼크, 환자의 누설전류로 인한 위험을 방지하기 위해 설치하는 의료용 전원시설이다.

7. 전자파

(1) 전자파의 정의

전기자기파로서 이것을 줄여 전자파라고 한다. 전자파는 주파수가 0[Hz](DC)~1022[Hz](r선)에 이르는 광범위한 주파수 영역을 가지는 일종의 전자기 에너지로서, 전기에 진동이 일어날 때 그 주위에 생기는 전기력(전기장, E)과 자기력(자기장, H)이 주기적으로 바뀌면서 생기는 파동을 말한다.

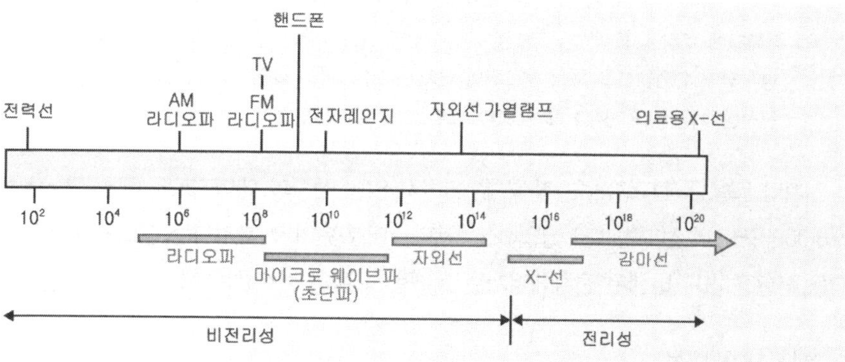

그림 3-7 • 전자파 스펙트럼

전자파는 주파수(파장)의 크기에 따라 감마선, 엑스선, 가시광성, 적외선, 초단파, 무신파 등으로 그림 3-7과 같이 구분한다. 이들 전자파 중 공기나 인체에 조사되면 이온을 (+)와 (−)이온으로 전리를 일으키는 방사선이 있는데 이를 전리방사선(Ionizing radiation : 아이오나이징 래디에이션)이라 하고 전리를 일으키지 않는 것을 비전리방사선(Non ionizing radiation : 넌 아이오나이징 래디에이션)이라 한다. 일반적으로 말하는 전자파는 비전리방사선 종류(극초단파, 가시광선, 무선파)에 속하는 것을 말하며 다음과 같은 전자파의 성질이 5가지가 있다.

① 전자파는 빛의 속도와 같이 초당 30만[km]의 속도로 진행한다.

② 전자파는 전류가 흐르는 주위에 형성되는 전계와 자계의 변화를 일으키는 파동이다. 주기적으로 반복되는 파동의 마루(파동의 골)과 (파동의 골) 사이의 간격을 파장(λ)이라고 한다.

③ 파장의 역수는 주파수(f)로 나타내는데 주파수는 초당 사이클의 수를 나타내며 단위로는 [Hz]를 사용한다. 주파수와 파장은 반비례로, 전자파의 주파수가 높으면 파장은 짧고 주파수가 낮으면 파장은 길다. 식 (3-1)과 같다.

$$f = \frac{1}{\lambda} \tag{3-1}$$

④ 전자파는 파장이 짧을수록(주파수가 높을수록) 에너지는 커지고, 더 높은 투과력을 가진다. 반대로 파장이 길수록(주파수가 낮을수록) 낮은 에너지를 갖고 낮은 투과력을 갖는다.

⑤ 전자파는 파장이면서 입자의 성질을 함께 갖는다. 또한, 거리가 멀어질수록 약해지는 성질이 있다.

1) 전자파 장애

전자파 장애(Electromagnetic interference : 일레트로마그네틱 인터피어런스 : EMI)는 전자 방해파에 의해 일어나는 기기, 장치 또는 시스템의 성능 저하를 말한다. 즉, 전자기기로부터 부수적으로 발생된 전자파가 그 자체의 기기 또는 타 기기의 동작에 영향을 미치는 것이다.

> ㉮ 컴퓨터에 내장된 클록 펄스 발생기는 수많은 고조파 성분을 포함하고, 이러한 고조파 성분은 공간으로 방사되거나 전원선을 통해 전도되어 근처 TV 수상기의 화면이나 음성의 질을 떨어뜨릴 수 있다. 이러한 현상은 자동차나 비행기가 지나갈 때도 느낄 수 있다.

전자파 잡음(무선 주파수 잡음)은 원하지 않는 전자파 에너지로서 무선주파수 범위는 10[kHz]~3,000[GHz]로 전파법에서 정의하고 있다. 대부분의 전자기기는 정도의 차이는 있지만 전자파 잡음을 발생하며, 발생된 전자에너지는 어떠한 매질의 경로를 통해 타 기기에 방해를 주게 된다.

2) 전자파 내성

일정한 정도의 전자파 장해(EMI)가 일어나도 전자기기가 정상적으로 작동될 수 있는 내성, 또는 전자파 장해로부터 보호받을 수 있는 내성이다. 유럽연합(EU)에서 역내 유통 제품의 안전마크인 CE 마크 제도를 도입하여, 시행하는 등 선진국들이 전자파 장해와 전자파 내성(Electromagnetic Susceptibility(EMS) : 일렉트로마그네틱 써셉터빌리티)에 대한 규제를 강화하고 있어서 전자파 내성이 컴퓨터를 비롯한 정보기기 및 가전제품 전기전자기기에 대한 새로운 무역장벽으로 급부상하고 있다.

(2) 전자파의 발생원인

전자파는 강한 전류가 흐르는 송전 전력선과 케이블, 주택배선 그리고 각종 전기기기 등 전류가 흐르는 곳에는 항상 존재하며, 전기를 사용하는 모든 기구에서 발생된다. TV를 비롯한 모든 가정용 전자제품에서 전자파가 발생하는데 가전제품 중 비교적 많은 전자파를 발생시키는 것은 2450[MHz]의 고에너지 마이크로웨이브를 사용하는 전자레인지, 800~900[MHz]의 마이크로웨이브를 사용하는 휴대폰이나 카폰 그리고 컴퓨터 등이다. 그 외에 병원에서 진단이나 치료 목적으로 사용하는 초음파, 자외선, 레이저를 사용하는 기기나 암 치료용 방사선발생장치, 높은 자장을 이용한 진단용 MRI, X-선을 이용하여 진단하는 CT 등도 전자파를 이용한 의료기기이며 전자파를 발생한다.

(3) 전자파의 분류

전자파는 주파수가 큰 순서대로 감마선(Gamma Ray : 감마 레이), X-선, 자외선, 가시광선(빛), 적외선, 전파(초고주파, 고주파, 저주파, 초저주파) 등으로 분류할 수 있다. 따라서 전파는 전자파의 일종으로 그 주파수가 3,000[GHz] 이하의 것을 말한다.

(4) 전자파의 영향

1) 전자파가 인체에 가하는 작용

전자파의 인체 보호 기준 대상 주파수 대역인 비전리 복사대역은 0~300[GHz]이고, 다음과 같은 특성을 갖는다.

① 열작용 : 흡수된 전자기장의 에너지에 의해 조직 속에 내부 전계가 생기면 전류밀도가 발생하고 그에 따라 열이 발생한다. 갑작스런 체온상승은 기형을 유발하기도 하고 심한 경우에는 치사에 이르게 할 수도 있다.

② 비열작용 : 열적 작용이 미약한 전자기장의 장기간 누적효과에 의한 작용이다.

③ 자극작용 : 전자기장에 의한 유도전류에 의해 전류가 흐르는 경우, 세포막 전위가 변화하고 신경이나 근육에서 활동전위가 발생하여 흥분현상이 일어날 수 있다. 이러한 자극작용은 고주파보다는 저주파(100[kHz] 이하)일 때 더 현저하게 일어나고 특히 심장에 위험한 영향을 미칠 수 있다.

④ 쇼크(Shock) : 우리몸이 전자파에 노출될 경우 체내에 나트륨(Na^{++}), 칼륨(K^{+})와 세포간 이온의 흐름이 교란되어 신체장애 및 Shock에 빠질 수 있다.

⑤ 화상 : 조직세포의 온도를 비정상적으로 상승시켜 기는 이상을 초래하거나 파괴하는 것을 가리킨다.

2) 전자파가 인체에 미치는 영향

① 전자파의 일종인 X선이나 감마선은 강한 에너지를 갖고 있어 많이 쏘였을 경우 태아 기형 등 세포에 악영향을 끼친다. 레이더 기지나 전자레인지에 사용하는 마이크로파도 세기를 강하게 하면 음식물이 익을 정도이다. 그래서 전지피의 인체 유해성 시비는 전자파의 세기가 약한 휴대폰 · TV · 컴퓨터 · 고압송전선 등에 장기간 노출됐을 때 인체가 어떤 영향을 받는가에 초점이 맞춰져 있는데, 전자파 유해성 논란에 불을 지핀 고압송전선의 경우는 50~60[Hz](전자레인지용은 25억[Hz])에 불과한 극저주파이다.

② 유해론자들은 전자파를 구성하는 전기장과 자기장을 주범으로 보고 있다. 전기장은 전압이 높을수록, 자기장은 전류가 높을수록 많이 생긴다. 전기장은 전기가 통하는 구리 등 금속, 또 식물이나 생체에 의해 상당부분 흡수·차단되지만 자기장은 자석의 힘처럼 거의 모든 물질을 통과하므로 자기장은 일반인들이 막기가 어렵다.

③ 인체에 유해하다는 가장 설득력 있는 이론은 '유도전류론'인데, 인체는 수분이 70[%]로 전기가 잘 통하기 때문에 고압 송전선 가까이 있으면 몸에 송전선에 흐르는 유도전류가 흐르고, 유도전류는 인체 대사에 중요한 역할을 하는 칼륨·나트륨 등 중요한 이온들의 정상적인 흐름을 방해한다. 고압 송전선 밑에 있으면 몸을 쥐어짜는 듯한 느낌을 받는다고 주장하는 것도 유도전류에 의한 것으로 해석하고 있다.

④ 자기장은 자석이 쇳가루를 잡아당기듯 몸 안의 철 성분에 영향을 미치는 것으로 추측하고 있는데, 유해론자들은 고압 송전선 뿐 아니라 각종 가전제품에서 나오는 이런 전기장과 자기장에 장기간 노출됐을 경우 호르몬·면역체계가 깨져 백혈병·림프압·뇌암·기형아 등을 일으킨다고 주장한다. 그러나 전자파의 인체 영향은 아직 과학적으로 규명되지 않고 있으며 역학조사나 경험적 관찰에 의해 추정할 뿐이다.

3) 전자파가 의료기기에 미치는 영향

전자파가 인체에 미치는 영향 이외에 또 다른 피해는 의료기기의 전자회로에 영향을 주어 오작동을 일으키는 주요 원인이 되며, 각종 의료용 모니터상에 화상의 떨림현상 등을 들 수 있다. 이들을 원인별로 분류하여 보면 표 3-10과 같다.

표 3-10 ● 전자파의 종류별 발생원인

전자파	전자파의 종류별 발생원인
고주파 잡음	전기수술기, Surgical Laser(써지컬 레이저), Radio(라디오), Elevator(엘리베이터), 무선전화기
저주파 잡음	상용교류장해, 형광등
초저주파 잡음	Baseline(베이스라인) 동요
충격파(Impulse) 잡음	방전잡음, Digital(디지털)기기, Computer(컴퓨터) 등
자기 잡음	교류전원장애(Motor : 모터), 정자계(MRI)

① 전기수술기(Electric Surgical Unit : 일렉트릭 서지컬 유닛) : 수술용 의료기기로서 500[kHz]~10[MHz], 500[W] 정도의 강한 고주파 발진기이며, 펄스성 발진으로 인한 광대역 잡음이 발생하며 저주파 Noise(노이즈 : 잡음)도 발생한다.

② MRI : MRI는 강자장과 RF(Radio Frequency)를 이용한 Computer 단층기기로서 강력정자계를 이용하므로 주위의 Pacemaker(페이스메이커 : 심박조율기)나 Monitor류 등에 영향을 준다.

③ 교류전원 Line 장애 : 의료기기에 대한 상용교류의 장애는 구동 Monitor류에 가장 큰 영향을 주며, 정전유도에 대한 영향이 가장 크다. 이에 대한 대책으로 적절한 Shield 설비와 회로의 기능접지가 필요하다.

④ 정전기 잡음 : 인체에 대전된 정전기는 방전시에 Impulse 잡음을 발생하며 기기의 오동작까지도 일으키게 되므로 정전기 방지용 재료의 선택이 중요하다.

4) 전자파 노출감소 및 차단

① 전자파에 따른 피해를 최소화하기 위한 방안으로는 전자파의 방출이 의심되는 의료기기로부터 가능한 일정거리 이상 떨어져서 사용한다.

② 접지가 되어 있지 않은 상태에서는 사용기기의 스위치를 켜지 않아도 전기장이 발생되기 때문에 사용하지 않는 전기기기는 플러그를 뽑아 놓아야 한다.

③ 전기장은 접지, 자기장은 차폐 : 전자파는 전계(電界)와 자계(磁界)의 합성파로 이루어져 있다. 따라서 전기장은 도체를 가까이 해 접지시키면 도체를 통해 땅으로 흘러 사라지며, 자기장은 전기장과 달리 물질을 통과하기 때문에 자기장은 거리가 멀어지면 급격히 약화된다.

④ 자기장은 가정용 전기전자기기의 경우 50[cm]만 떨어지면 대부분 무시할 수 있는 양으로 줄어든다.

⑤ 아직까지 자기장을 효과적으로 차폐하는 실용적인 기술은 나오지 못하고 있는 실정이다.

(5) 등전위

① 둘 이상의 전기 기기를 동시에 사용할 때는 접지점을 반드시 한 곳에 하여야 한다. 여러 접지점이 쓰여질 때 이것이 모두 등전위로 된다는 보장은 없다.

예 벽의 접지단자나 창틀, 손잡이, 수도꼭지 등의 사이에서는 어떤 전위차가 존재할 수가 있다.

근소한 접지전위차를 검출하는 일은 곤란하지만, 그대로 놓았을 때는 치명적인 사고를 일으킬 수 있다. 특히 서로 다른 전원계통의 배선에서는 접지도체 사이에 1[V] 또는 그 이상의 전위차가 생기는 일이 있다. 이와 같이 접지점을 2점이나 3점으로 하면 각 점의 미소한 전위차로 인하여 접지선을 매개로 하여 전류가 인체에 흘러 들어가는 위험성이 있기 때문이다.

② 환자를 중심으로 한 반경 2.5[m]의 공간을 환자 환경이라고 한다. 이 범위 내에 있는 침대 및 모는 장치를 같은 전위상태인 완전한 등전위로 해야 이상적인 상태라 할 수 있다. 이것을 그림 3-8처럼 등전위 접지 시스템이라고 한다. 환자반경 2.5[m] 이내의 범위에 10[mV] 이상의 전위차가 발생되지 않도록 해야 한다.

즉, 마이크로 쇼크를 방지하기 위해서는 인체에 10[μA] 이상의 전류가 흐르지 않게 되는 전위차는 10[mV]가 된다.

③ 환자 접지점, 기준 접지점 및 연결단자를 통해서 모든 노출 도전성 부분을 등전위로 만드는 접지를 보여주고 있다. 병원의 흉부수술실, 심혈관엑스선 촬영실, 중환자실, 관상동맥환자 치료실의 전기설비에는 보호접지시설 이외에 실내의 모든 금속체에 등전위 접지를 시설하여 환자를 보호하도록 하고 있다(그림 3-8).

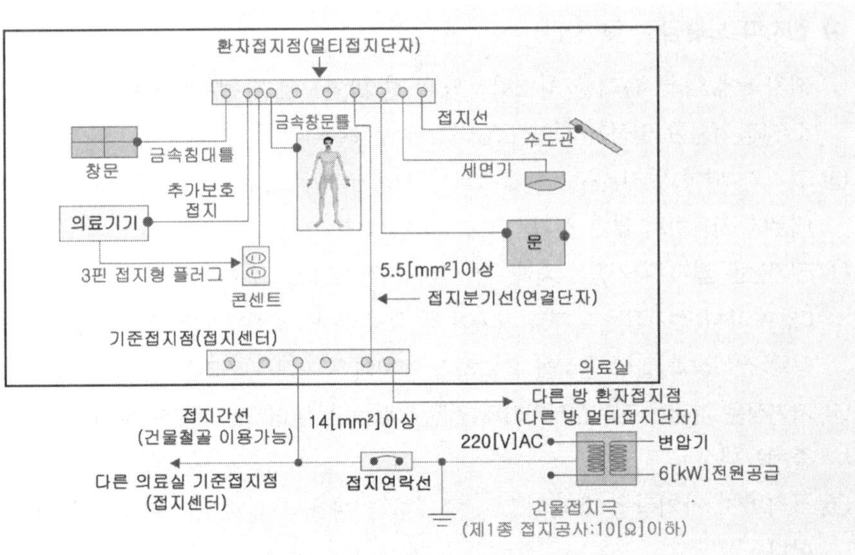

그림 3-8 ● 등전위 접지 시스템

8. 보호를 위한 기기설계

(1) 심장접속의 분리

마이크로 쇼크의 위험을 방지하기 위한 최선의 방법은 심장에 대한 전기적인 연결을 분리하거나 제거하는 것이다. 축전지에 의해 동작하는 외부 심박조율기(Peacemaker : 페이스메이커)는 연결부분을 완전히 절연함으로써 마이크로 쇼크의 위험을 아주 적은 양으로 감소시킬 수 있다.

① 최신식 혈압측정 센서는 센서함, 전기적인 결선, 액체주 (Column of liquid : 칼럼 오브 리퀴드) 사이에 3중 절연되도록 설계된다.

② 환자의 신체 안에 들어가는 카테터의 전도성 벽 부분들이 전기적으로 신체 내부에 전부 접속하게 하여 마이크로 쇼크 전류가 심장에 집중되지 않고 몸 전체에 분산되도록 하는 전도성 벽을 가진 카테터들이 개발되었다.

③ 카테터 벽의 전도성은 액체충만형 카테터들에 의해 발생된 압력의 측정에는 미치지 않아야 하며, 혈압이나 혈류를 측정하기 위해서 신체 말단에 센서를 갖는 누설전류를 가져야 한다.

(2) 저전압에서 작동

거의 모든 반도체 전자 진단기기는 저전압 분리변압기나 저전압 축전지(110[V] 이하)로부터 전력을 공급받는다. 이와 같은 진단기기들을 직접 젖은 피부에 접속할 경우에도 전압이 낮아서 안전하다면 매크로 쇼크는 일어나지 않는다. 저전압 교류전력을 이용하는 장비들을 환자에게 사용할 경우에 전류가 직접 심장에 가해지면 마이크로 쇼크가 발생될 가능성이 있다. 이와 같은 장비들은 보통 높은 전압 교류 전력으로 작동되는 장비보다는 안전하다.

(3) 오른다리 구동회로

① 오른쪽 다리 구동회로(Driven right-leg circuit : 드리븐 라이트 레그 서킷) : 환자의 안전에 있어서 매우 중요하며, 환자에 대해 통상 접지전위인 기준점을 제공해 준다. 기준점은 환자의 오른다리에 부착되는 전극에 연결하고, 회로에 사용되는 접지와 환자의 오른다리를 공통으로 할 경우 회로의 결함으로 발생될지 모르는 전기적 위험에 대비하여 회로의 접지와 환자의 접지를 분리시켜 안전을 도모했다.

② 낮은 전압 생체전위 측정기들(심전도, 뇌파)은 교류 전력선들과의 용량적 결합에 의한 전기적인 간섭[8])이 최소화되도록 설계되어야 한다.

㉠ 생체전위 증폭기 출력에서 전기적으로 간섭을 표본화하여 이를 최소화시킬 수 있는 신호를 환자에게 되돌려 보내주는 것이다.

③ 귀환된 전류가 인입된 전류보다 작아 심장 속으로 인입되지 않아 전기적인 간섭이 감소되고, 환자를 잘 분리시켜 저전압 마이크로 쇼크에 대한 위험이 감소하여 통상 1[μA]보다 작은 전류가 흐른다. 전기적 반응이 최소화되어야 하고 환자는 신체 안전상 접지할 수 없다.

(4) 누설전류의 감소

장비의 외장과 환자의 도입선 사이에서의 누설전류를 감소시키는 것이 전원선에 의해 전원을 공급받는 장비를 설계하는 사람에게는 가장 중요한 관점이다.

① 환자 전원선과 도입선 사이, 외장접지 사이와 환자 도입선의 임피던스는 주의를 기울여 가능한 한 저항값을 크게 하도록 설계해야 하며, 거의 모든 현대식 장비들은 주어진 누설전류 한도를 만족하여야 한다. 1.0[μ/m] 이하인 특수 전원선을 사용한다.

② 노후된 장비들은 큰 누설전류가 흐를 수 있으므로, 노후된 장비들은 확실한 접지가 되지 않는 한 마이크로 쇼크에 민감한 환자들에게 절대 사용되어서는 안 된다.

---

8) 간섭 : 전자장비에 필요 없는 반응을 유발시키는 전기적 또는 전자기적인 혼란으로 2개 또는 3개의 파동이 서로 영향을 미칠 때 변화하는 현상이다.

(5) 이중으로 절연된 기기

접지의 목적은 모든 전도성 물체표면들을 서로 연결함으로써 치명적인 전위를 없애는 것이다. 노출된 전도성 물체표면들이나 섀시에 따로 절연체 층을 만들어 신체와 직접 접촉되지 않도록 함으로써 접지와 같은 효과를 발생하므로 감전으로부터 환자가 보호받을 수 있다. 섀시와 전위를 갖는 도선 사이를 장비의 기능본위로 절연하는 것을 1차 절연이라 한다.

별도의 2차 절연층은 외부함 사이와 섀시에 존재하는데, 2차 절연층은 섀시에 접지사고가 발생한 경우에도 의료진 및 환자와 보호자를 보호한다. 만일, 외부함이 절연물질로 만들어졌다면 2차 절연체로서 역할을 한다. 모든 제어용 손잡이나 개폐기의 손잡이(lever : 레버)도 반드시 이중으로 절연되어야 한다.

㊎ 플라스틱 손잡이는 오목한 곳에 나사가 들어 있기도 한다.

이중으로 절연된 기기(Double-insulated equipment : 더블 인설레이티드 이큅먼트)는 보통 누설전류를 감소시킨다. 의료측정기의 경우 액체(전도성이 있는)가 엎질러져도 두 개의 절연층 모두 효력을 상실하지 않아야 하며, 마이크로 쇼크와 매크로 쇼크를 이중으로 절연함으로써 감전을 방지할 수 있다.

(6) 전류제한기

전류제한기(Current limiters : 커런트 리미터스)는 노후된 환자감시 측정기에서는 반도체 전류제한기를 환자 도입선에 직렬로 연결하여 전류를 수 [mA]로 제한하기도 한다.

① 거의 모든 생체전위들은 1[mA] 이하이며, 증폭기 입력 임피던스가 아주 높기 때문에, 생체전위를 측정할 때 나오는 전류의 크기는 보통 수[μA] 이하이다.
② 전류제한기의 회로는 외부의 제세동기(Defibrillator : 디피브레이터)에서 나오는 높은 전압이 인가될 때 단선되거나 단락되기 때문에 전류제한기 사용이 광범위하지는 않다.

(7) 설비의 안전대책

병원 내에서는 전기설비, 가스설비 등이 복잡하게 조합되어 있으며, 그 안에서 환자나 의료종사자의 안전을 지키지 않으면 안 된다. 전기기기를 설비할 때 전기에너지가 인체에 해를 미치는 문제(전기안전문제)와 전기기기가 다른 전기기기에 방해를 주어 오동작을 시키는 문제(전자환경문제)가 있다. 또한 기기나 설비는 이상이 없지만 사용자의 조작 미숙으로 인해서 사고가 일어날 수 있다. 병원전기설비 중에서 의용접지방식, 비접지 배선 방식, 비상전원을 가지고 설비에 대한 안전대책을 살펴본다.

표 3-11 • 위험전류한계(AAMI 안전기준)

전류한계	전류의 주파수	환자 회로 형식
500[μA]	DC~1[kHz]	정상상태에서는 환자와 접촉하지 않는다.
100[μA]	DC~1[kHz]	환자와 접촉할 가능성이 있다(접촉 가능 부분).
50[μA]	DC~1[kHz]	의도적으로 환자와 접촉시킨다(환자 장착 부분).
10[μA]	DC~1[kHz]	심장, 대동맥, 대정맥과 접촉한다. 또는 외부도체를 심장부로 통하는 경로에 접촉시킨다.
I=(RCL)·[kHz]	1~100[kHz]	위의 위험전류한계에 [kHz]로 표시한 값을 곱한다.
I=100(RCL)	100[kHz] 이상	위의 위험전류한계에 100을 곱한다.

* RCL : Risk Current Limits(리스크 커런트 리미츠) : 위험전류한계

9. 보호를 위한 전력배선

(1) 분리전력배전 시스템

완벽한 등전위 접지 시스템이라 할지라도 큰 단락사고로, 대접지전류 때문에 발생되는 접지 사이에 인가되는 전압을 감소시킬 수 없다. 하지만, 단락사고와 같은 접지사고는 관리가 잘되어 있고 우수한 품질의 설비에서는 감전이 일어나기 힘들다.

분리변압기(Isolation transformer : 아이솔레이션 트랜스포머)는 선로의 절연을 위한 것으로, 전력은 공급하면서도 접지나 누설전류가 흐를 수 있는 계통을 분리함으로써 3상 3선식에서 완벽한 비접지를 충실하게 만들어 내며, 계통을 노이즈나 고조파로부터 보호하는 데도 그 역할을 할 수 있으며, 기본파에 대하여 상대적으로 아주 적은 노이즈, 고조파의 전지기적 전달을 막는다. 분리변압기는 접지나 누설전류 발생빈도가 적어 위험으로부터 막아 준다. 그리고 분리전력 시스템은 누설전류를 적당히 감소시키지만, 10[μA] 미만(안전한도)으로 감소시키지는 않는다. 분리변압기에는 2차 결선 측과 접지 사이에 보통 큰 정전용량이 존재하여, 정전용량으로 인해 마이크로 쇼크(Micro shock)에 대한 보호를 할 수 없는 경우가 있다(그림 3-9).

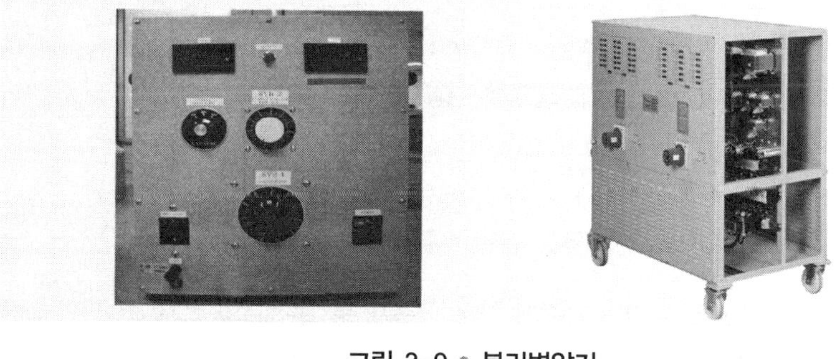

그림 3-9 • 분리변압기

분리전력 시스템은 매크로 쇼크(Macro shock)의 방지(특히 수분이 많은 곳)에서 효과가 크다. 가연성의 마취제가 사용되거나 저장된 곳에서만 분리전력 시스템이 필요하다.

(2) 접지사고 회로차단기

접지사고로 인한 전류가 6[mA]를 초과할 때 접지사고 회로차단기(Ground-Fault Circuit Interrupters(GFCI) : 그라운드 폴트 서킷 인터럽터즈)는 전원을 차단시키며, 전력선에서의 전류는 중성선에서의 전류의 크기가 아주 미세한 누설전류를 갖는 전기설비인 경우에는 동일하다.

접지사고 회로차단기는 누설전류(마이크로 쇼크를 일으킬 수 있는 정도)를 차단시킬 수 있을 만큼 민감하게 반응하지 않아 매크로 쇼크용 보호기구로 사용되고 있으나, 접지 시스템에서 전위차를 초래하는 큰 단락전류의 원인을 차단함으로써 미약한 마이크로 쇼크를 막기도 한다. 하지만 통상 환자치료구역에 있는 회로들은 접지사고 회로차단기들을 포함하지 않아야 하며 접지사고 회로차단기의 동작 때문에 생명유지장치(의료기기)에 전력공급이 중단된다면, 이는 대부분의 소규모 접지사고에 의한 것보다 더욱 치명적인 위험을 환자에게 초래할 수 있다.

(3) 접지 시스템

분리전원 시스템을 사용하고 있는 경우에도 회로차단기 정격까지의 전류를 통과시킬 수 있는 낮은 저항의 접지가 마이크로 쇼크와 매크로 쇼크로부터 환자를 보호하기 위해서는 꼭 필요하다.

접지 시스템(Grounding system : 그라운딩 시스템)은 환자 주위에 있는 모든 콘센트의 접지부분과 전도성 물체표면들을 똑같은 전위로 유지시킴으로써 환자들을 보호할 뿐만 아니라, 의료치료 중 발생한 단락사고들로부터 환자를 안전하게 보호해 준다. 그림 3-10에서처럼 한 명의 환자와 설비의 접지점, 결선 그리고 기준 접지점을 포함하고 있다.

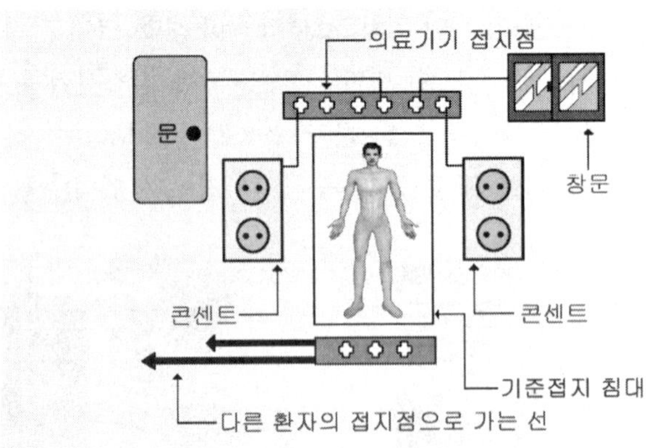

그림 3-10 • 접지 시스템

환자와 설비 접지점은 모든 부분의 금속제 침대, 금속제 문, 콘센트의 접지, 그 외의 다른 전도성 물체표면에 각각 따로 결선된다. 위와 같은 결선은 콘센트 접지들과 전도성 물체표면들 사이의 전위차는 40[mV]를 초과해서는 안 되며, 0.15[Ω]을 초과할 수 없다.

개개의 환자와 설비 접지점은 따로 분리된 결선을 통하여 기준 접지점에 연결되어야 하며, 기준 접지점은 건물의 접지점에 반드시 연결되어야 한다.

그림 3-11은 결선 시스템 접지에 대한 것으로 각 의료기기와 전기통신, 컴퓨터 등이 확실히 접지되어 있어야 하고, 접지가 안 될 시는 누전으로 인하여 환자나 의료진에게 치명적인 위험을 초래할 수 있다.

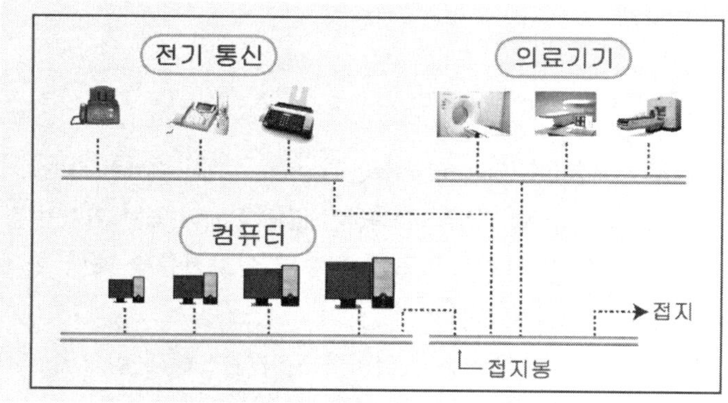

그림 3-11 • 결선 시스템 접지

(4) 분리전력 배전 시스템

① 분리전력 배전 시스템(Isolated power-distribution system : 아이설레이티드 파워 디스트리뷰션 시스템) : 매크로 쇼크의 방지, 특히 수분이 많은 곳에서 효과가 있다.

② 가연성의 마취제가 사용되는 곳에서만 필요하다.

10. 쇼크로부터 환자를 보호하기 위한 기본적인 방법들

환자를 쇼크(Shock)로부터 보호하기 위한 기본적인 해결방법은 두 가지가 있다.

① 환자가 접촉할 수 있는 곳에 있는 모든 전도성 물체표면을 같은 전위상태로 유지시키는 것이다.

② 환자를 모든 접지된 물체나 전류원으로부터 완벽하게 분리시키거나 절연시키는 것이다.

물체표면의 전위를 접지전위와 반드시 같게 할 필요는 없으며, 실제 의료환경에서는 절연을 완벽하게 실현할 수 있기 때문에, 환자를 보호하기 위한 절연 방법을 직재직소에 조합하여 사용하여야 한다. 매크로 쇼크(Macro shock)로부터 모든 병원 환자들과 보호자들 및 의료진들도 보호되어야 한다.

㉮ 만성신부전증 환자의 투석 시에 발생하는 다습한 환경에 노출되거나, 정맥 내 카테터 등과 같이 삽입된 연결관이 있거나, 전극에 연결되어 피부저항이 감소된 환자 등에게는 부가적인 보호가 필요하다.

접촉을 할 수 있는 심장에 연결된 전기적인 접속을 가지고 있는 환자는 마이크로 쇼크(Micro shock) 전류로부터 환자를 보호할 수 있는 절연장비와 장치가 필요하다. 여러 가지 보호방법들을 적절하게 조합하여 사용하면 예비의 안전장치로서 기능을 할 수 있다.

11. 전기기기의 시험

(1) 섀시 누설전류

섀시로부터 흘러나오는 누설전류(Chassis leakage current : 섀시 리키쥐 커런트)는 환자와 접촉할 수 있는 기기인 경우는 100[μA], 환자와 접촉하지 않도록 되어 있는 기기인 경우는 500[μA]를 넘어설 수 없다. 또 직류에서 1[kHz]에 이르는 정현파 실효전류에 대한 한계이며, 1000[Ω] 이하의 저항을 갖는 전류 측정기로 측정할 수 있다.

섀시 누설전류의 한도는 모든 제어용 스위치가 최악의 상태에 있든 없든 간에, 전력선의 극성이 (+), (−) 간에, 기기의 전원 스위치가 온(on)이든 오프(off)이든 모두 적용된다.

1) 누설전류 시험과 측정

가. 섀시 누설전류 시험

① 환자와 접촉되지 않는 경우 : 500[μA] 이하

② 환자와 접촉 가능성이 있는 경우 : 100[μA] 이하

나. 누설전류 측정회로

모든 기기들이 하나의 전원선에 의해 전원을 공급받고 있는 경우 전체의 환자감시장치나 인퓨전 펌프를 하나의 기기로 취급하여 시험한다.

표 3-12 • 단일 고장상태

1	보호접지선의 단선이다.
2	기기의 전원 도선 중 1선의 단선이다.
3	F형 장착부에 외부의 전압이 나타난다.
4	신호입력부 또는 출력부에 외부의 전압이 나타난다.
5	이중절연의 한쪽의 단락이다.
6	가연성 마취 혼합가스의 누설이다.
7	위해를 일으킬 염려가 있는 전기부품의 고장이다.
8	위해를 일으킬 염려가 있는 기계부품의 고장이다.
9	온도 제어기의 고장이다.

2) Class별 분류(1, 2, 3 내부전원기기)

기초절연이라 함은 누설전류를 적게 하는 수단으로 전원으로부터의 절연이 기본이다. 한편 의료용 전기기기를 적용시키는 환자는 수술중에 마취를 시키거나 신체가 약하거나, 여러 가지 트랜스듀서[9], 코드, 센서 등이 취급되어 있으므로 기기로부터 벗어날 수 없는 상황에 놓이게 된다. 따라서 기초절연이 파괴되어도 안전하게 되도록 또 하나의 안전수단(추가 보호수단)을 갖출 필요가 있다. 이 2중 안전이 기준 설정 시의 기본이다. 이 추가 안전수단의 방식에 따라서 1, 2, 3급 기기 및 내부 전원기기로 분류한다(표 3-13).

표 3-13 ◦ Class별 분류와 보호수단

Class별	보호수단	추가보호수단	비 고
1급 기기	기초절연	보호접지	보호접지 설비, 영구접지 또는 꽂음 접속기(3P)
2급 기기		보광절연	(a) 절연외장 2급 기기, (b) 금속외장 2급 기기(1차 회로 이중절연) (a), (b) 조합이다.
3급 기기		의료안전 초저압 전원	특수한 전원설비를 요한다. CF형은 인정하지 않음. 교류 24[V] 또는 직류 50[V]가 최대전압인 안전변압기에 접속된 기기이다.
내부 전원기기		내부전원	사용성의 설비에 의한 제한 없음, 전지 내장, 외부전원에 접속시킬 수 없는 구조이다.

의료기기는 국제적으로 통용되는 기본적인 기호와 표시등의 의미가 정해져 있다(표 3-14).

표 3-14 ◦ 표시등의 색과 그 의미

색	의 미
녹 색	동작분비 완료
노 랑	주위 또는 준비의 요구
빨 강	위험의 경고, 즉시 대처할 것을 요구
기 타	빨강, 노랑 이외의 뜻

비발광 누름 버튼의 색은 다음과 같다.

① 빨강은 무터의 정지 또는 회로의 개방을 표시할 때만 사용한다.
② 동일 누름 버튼을 열림과 닫힘에 사용할 때는 빨간색을 사용하지 않는다.

9) 트랜스듀서(Transducer) : 어떤 에너지를 다른 형태의 에너지로 변환하는 장치로 예를 들면 압전 변환기가 있다.

(2) 환자 도입선에서의 누설전류

환자 도입선에서의 누설전류(Leakage current in patient leads : 리키쥐 커런트 인 페이션트 리드)는 환자 도입선이 가장 낮은, 일반적인 임피던스를 갖는 환자와의 접점이기 때문에 아주 중요하다.

① 환자 도입선에서의 누설전류의 최대 한도는 50[μA]이다.
② 분리된 환자 도입선은 10[μA] 미만의 누설전류를 가져야 하며, 분리된 환자 도입선만이 심장에 부착되는 카테터나 전극에 연결될 가능성이 있으며, 서로 연결된 독립적인 환자 도입선들과 접지 사이 누설전류는 환자 도입선들이 동작하는 상태에서 측정하여야 한다.
③ 선전압이 환자에게 인가되었을 때 환자 도입선에서 접지로 흐르는 누설전류도 측정되어야 한다. 이러한 누설전류는 위험전류, 분리전류라 한다. 전원선 전압과 주파수가 분리된 환자 도입선에 인가될 때 접지로 흐르는 분리전류는 20[μA] 이상되어서는 안된다.

(3) 접지핀과 외부함 간의 저항

접지핀과 외부함 간의 저항(Ground-pin-to-chassis resistance : 그라운드 핀 투 섀시 레지스턴스)은 플러그의 접지핀과 노출된 금속물체, 설비의 섀시들 간의 저항은 기기를 사용하는 동안 0.15[Ω]을 넘어서는 안 되며, 저항을 측정하는 동안에 전력 코드는 기기 인입구에 있는 장력 경감기와 부착 플러그에 구부러진 상태로 연결되는 지점에 있어야 한다.

12. 의료기기의 안전성

의료기기에 대한 확인과 관리·감독이 법으로 규정되어야 하는 이유는 의료기기가 인체에 직접적으로 사용하는 기기인 만큼 그 어느 것보다 안전성이 가장 중요시되기 때문이다. 의료기기 관리하는 기관은 식품의약품안전청(KFDA)이다. 식품의약품안전청의 조직과 그 직무의 법적 근거는 식품의약품안전청장과 그 소속기관 직제(직위에 관한제도)에 관한 대통령령과 시행규칙 그리고 식품의약품안전청 및 질병관리 본부 시험의뢰규칙에 있다. 현재 식품의약품안전청의 승인을 받아 시험검사를 행하고 있는 기관은 9개이다.

(1) 의료기기의 분류

의료기기의 분류는 법률에 의거한 분류와 품목군별 분류, 안정성을 평가하는 데 필요한 인체접촉 특성에 따른 분류까지를 포함한다.

1) 의료기기법에 의거한 대분류

의료기기법 제2조에서 정의한 의료기기는 "…기구·기계·장치·재료…"이다. 의료기기법

시행규칙 별표 1.《의료기기의 등급분류 및 지정에 관한 기준과 절차》에서는 "기구·기계, 장치 및 재료별로 대분류"하도록 되어 있는데 현재 식품의약품안전청에서는 기구기계, 의료용품, 치과재료의 세 가지 대분류를 사용하고 있다(표 3-15 참조).

표 3-15 ◉ 의료기기 분류

순번	유형군	해당 의료기기	해당 대분류 품목
1	치과재료	치과재료	치과재료
2	의료용품	의료용품	의료용품
3	전원의료기기	전원을 사용하는 의료기기이다.	기구기계
4	무전원 의료기기	전원(일반적인 내부전원, 상용전원 제조자가 지정하는 특정전원)을 사용하지 않는 의료기기이다.	기구기계
5	광발생 의료기기	레이저 등 인체에 중대한 영향을 주는 광(제조 및 시험시 광의 노출을 피하기 위한 안전시설 및 기구, 작업지침 등이 필요한 경우에 한한다)을 발생하는 의료기기이다.	기구기계
6	방사선사용 의료기기	방사선을 발생하거나 사용하는(제조 및 시험시 방사선을 취급하는 경우를 포함한다) 의료기기이다.	기구기계

2) 품목별 분류

표 1-15를 좀 더 세분화고 품목별로 분류하여 나열한 것이 표 3-16이다. 이러한 품목 분류는 식품의약품안전청장의 고시에 의한 것이다. 시대가 점차 발전함에 따라 새로운 개념의 의료기기 제품군이 출현하거나 그 분류가 분명하지 않을 경우에는 수시로 바뀔 수 있다.

표 3-16 ◉ 의료기기의 품목별 분류

순번	품 목 군	해당 의료기기
1	일반기기	① 의료용 흡입기 ② 의료용 필름현상기 ③ 의료용 필름판독장치 ④ 의료용 조명기 ⑤ 보육기
2	청진기	① 청진기 ② 식도청진기 ③ 태아청진기
3	진료대	① 진료대 및 수술대 ② 이비인후과용 진료장치 및 의자 ③ 안과용 진료장치 및 의자 ④ 치과용 진료장치 및 의자
4	방사선 진료장치	① 방사선 진료장치 ② 의료용 X-선 장치
5	방사선용품	방사선용품(의료용 X-선 필름, 방사선용 증감지 등)
6	방사선 및 레이저 장해 방어용 기구	방사선 및 레이저 장해 방어용 기구(X-선 방어용 앞치마, 레이저 방어용 안경 등)
7	레이저 진료기	레이저 진료기(레이저 수술기, 의료용 레이저 심사기 등)
8	주사기	① 주사기 ② 분사식주사기 ③ 카트리지형 주사기 등
9	주사침 및 전자침	주사침 및 전자침(주사침, 봉합침, 채혈침 등)

순번	품 목 군	해당 의료기기
10	의약품 주입기	① 의약품 주입기 ② 채혈 또는 수혈 및 생검용 기구 ③ 의료용 취관 및 체액유도관
11	침 또는 구용기구	① 침 또는 구용기구(침, 온구기 등)
12	정형용 기기	① 의료용 바이브레이터 ② 정형 및 기능회복용 기구
13	정형용품	정형용품(인공관절, 골절합용 판, 골절합용 나사 등)
14	치과용 기기	① 치과용 주조기 ② 치과용 엔진 ③ 치과용 중합기
15	비뇨기과용 기계기구	비뇨기과용 기계기구(체외충격파쇄석기, 체내충격파쇄석기, 분사식 신장결석제거장치 등)
16	심혈관용 기계기구	심혈관용 기계기구(심장충격기, 외부심장압박장치, 경동맥용 신경자극장치, 자동혈액성분분리장치 등)
17	비전리 진단장치	비전리 진단장치(자기공명전산화단층촬영장치)
18	체외진단용 기기	① 뇨(소변) 또는 분변분석기기 ② 유전자 분석기구 ③ 의료용 원심분리기 ④ 체액분석기기 ⑤ 혈액검사용 기기
19	이학진료용 기기	① 이학진료용 기구 ② 개인용 전기자극기
20	체온측정용 기구	① 체온계 ② 색변화체온계 ③ 액정온도측정장치 등
21	생체현상 측정기기	① 내장기능검사용 기기 ② 호흡기능검사용 기기 ③ 지각 및 신체진단용 기구 ④ 청력검사용 기기 ⑤ 검안용기기, 혈압검사 또는 맥파검사용 기기
22	내장기능 대용기	내장기능대용기(인공심폐기, 인공심장박동기, 인공신장기, 심폐용혈액펌프 등)
23	시술기구	① 의료용 소식자 ② 의료용 칼 ③ 의료용가위 ④ 의료용 줄 ⑤ 결찰기 및 봉합기 ⑥ 의료용 클램프 ⑦ 조직가공기 ⑧ 의료용 권면자 ⑨ 의료용 겸자 ⑩ 의료용 박리자 ⑪ 개창 또는 개공용기구 ⑫ 인상채득 또는 교합용기구 ⑬ 의료용 큐렛 ⑭ 의료용 톱 ⑮ 의료용 끌 ⑯ 의료용 망치 ⑰ 의료용 레버 ⑱ 의료용 교단기 ⑲ 의료용 천자기 ⑳ 혼합 및 분배용기구 ㉑ 천삭기 및 천공기 ㉒ 의료용 확장기 ㉓ 의료용 압자 ㉔ 의료용 충전기 ㉕ 측정 및 유도용 기구 ㉖ 치과용 브로치 ㉗ 치과용 탐침 ㉘ 치과용 방습기
24	전기수술 장치	① 전기수술장치 ② 의료용 흡인기 ③ 의료용 세정기 ④ 기흉기 및 기복기 ⑤ 냉동수술장치
25	의료용 경	의료용 경(의료내시경, 의료용 카메라 등)
26	마취기	① 마취기 ② 호흡보조기
27	시력보정용 렌즈	① 시력보정용 렌즈 ② 시력보정용 안경
28	시력표 및 색각검사표	시력표 및 색각검사표
29	의료용 자기발생기	① 의료용 자기발생기 ② 의료용 전자기발생기
30	의료용 물질생성기	의료용 물질생성기

순번	품 목 군	해당 의료기기
31	인체조직 또는 기능 대치품	인체의 조직 또는 기능 대치품(인공혈관, 인조포, 인공유방 등)
32	판금물	① 의료용 챔버 ② 의료용 정온기 ③ 의료용 소독기 ④ 의료용 무균수장치
33	부목	① 팽창성 스프린트 ② 스프린트 ③ 테니스브라운스프린트 등
34	봉합사 및 결찰사	봉합사 및 결찰사(견제봉합사, 플라스틱제봉합사 등)
35	보청기	보청기
36	피임용구	① 피임용구(페사리, 자궁내피임기구 등) ② 콘돔
37	외과용품	① 탈질치료용기구(탈장대 등) ② 외과용품(수술용장갑 등)
38	치과재료	① 치과용 금속 ② 치과용 모형제품 및 매몰제 ③ 보철물 분리재료 ④ 치과용 매식재료 ⑤ 예방치과재료 ⑥ 치과용 재료 ⑦ 치과용 근관충전 및 치료제 ⑧ 의차상 재료 ⑨ 치과용 접착 및 충전재료 ⑩ 치과용 인상재료 ⑪ 치과용 연마재료 ⑫ 치과용 왁스 ⑬ 교정재료 ⑭ 보철재료
39	환자운반차	환자운반차(휠체어, 환자운반기, 환자리프트 등)

3) 의료기기의 안전성

① 다른 의료기기의 위험이나 고장을 유발해서는 안된다.

② 의료기기의 성능 및 의료기기가 환자의 건강유지나 생명에 연관되는 경우가 많으므로 기기의 기능 및 성능이 손상되지 않도록 상호 간 서브 외란의 영향, 신뢰성 등을 고려해야 한다.

③ 의료기기의 안전성은 아주 엄격히 생각할 필요성이 있다. 특히 **환자의 안전성을 확실하게 확보하지** 않으면 안된다.

(2) IEC(국제전기표준회의)에서 기기장애를 일으키는 9가지 항목

① **부품의 고장**(특히 생명유지장치 등)

② 조작미숙, 전기적 또는 기계적 손상에 의한 **동작불량**

③ 여러 가지 형태의 **에너지**(인체에 흐르는 전류, 방사선 초음파, 고주파 에너지, 가속입자 등)

④ 화학적 부식제, 독물, 고온유체의 방출, 생물학적으로 **불완전한 물질의 접촉**

⑤ 기기의 손상에 따른 용융금속이나 연고물체 등이 기기 외로 **누출되어서 생기는 화재**

⑥ **고주파 간섭**에 의한 진단, 데이터 수집, 자동 시스템, 치료 등의 방해

⑦ **부적절한 부품의 교환**, 소삭 순서의 오류, 부정 출력

⑧ 체표면의 과열에 의한 **반사운동이나 열상**

⑨ **전원공급의 정지**

(3) 의료기기의 기타 안전

1) 의료기기의 등급

가. 의료기기 안전등급 규정

식품의약품안전청은 의료기기를 인체에 미치는 위해성의 정도에 따라 관리할 수 있도록 의료기기 품목 및 품목별 등급에 관한 규정'을 제정하고 있다.

나. 의료기기 안전등급 판단기준

① 의료기기의 인체삽입 여부
② 인체 내 삽입 · 이식기간
③ 의약품이나 에너지를 환자에게 전달하는지 여부
④ 환자에게 국소적 또는 전신적인 생물학적 영향을 미치는지 여부
⑤ 체내(구강 내를 제외)에서의 화학적 변화 유무

다. 의료기기 안전등급 분류(총 1,004품목 · 4등급 분류)

표 3-17에 의료기기 안전등급 분류를 나타내었다.

표 3-17 ● 의료기기 안전등급 분류

등급	내 용	비 고
1	인체에 직접 접촉되지 아니하거나 접촉되더라도 잠재적 위험성이 거의 없고, 고장이나 이상으로 인하여 인체에 미치는 여향이 경미한 의료기기	수술용 무영등, 휠체어(수), 혈당 측정기, 혈압계(수은, 아네로이드), 의료용 · 영상처리용 장치, 소프트웨어 등
2	사용 중 고장이나 이상으로 인한 인체에 대한 위험성은 있으나 생명의 위험 또는 중대한 기능장애에 직면할 가능성이 적어 잠재적 위험성이 낮은 의료기기	고압증기멸균기, 저주파 자극기, 산소포화도 측정기, 휠체어(자), 혈압계(자), ECG
3	인체 내에 일정기간 삽입되어 사용되거나, 잠재적 위험성이 높은 의료기기	가스마취기, 인공호흡기, 인공신장기, ESWL, CT, MRI
4	인체 내에 영구적으로 이식되는 의료기기, 심장 · 중추신경계 · 중앙혈관계 등에 직접 접촉되어 사용되는 의료기기, 동물의 조직 또는 추출물을 이용하거나 안전성 등의 검증을 위한 정보가 불충분한 원자재를 사용한 의료기기	인공심폐기, 인공심장박동기, 심폐용 혈액펌프, 인공달팽이관 장치, 광선조사기 등

2) 의료기기 안전표시

가. 의료기기 안전

의료기기로부터 환자 기타의 사람들, 동물 또는 그 주위에 미치는 잠재적인 유해한 영향을 제거하기 위해 표 3-18과 같은 안전점검이 필요하다.

표 3-18 • 의료현장에서 주의할 안전문제

종 류	의료현장에서 주의할 안전문제 내용의 예
열적 안전	이상고온, 이상저온, 발열의 집중, 항온유지 불능, 폭발, 화재 등이다.
방사선적 안전	방사선 누설, 과대 에너지 조사, 장기간 작용 등이다. ① **전리방사에 대한 안전**(Ionizing Radiation : 아이노나이징 라디에이션) ② **비전리방사에 대한 안전**(Non-Ionizing Radiation : 넌 아이노라이징 라디에이션)
광학적 안전	과도한 집중, 목표물 이외의 누설(반사, 산란 등)이다.
전기적 안전	감전 Shock(쇼크), 과대 에너지, 다른 기기의 간섭, 정보의 왜곡, 기능정지, 정전 등이다. **전기적 안전**(Electrical Safety : 일렉트릭컬 세이프티)
기계적 안전	낙하, 압박, 예리한 Edge(에지), 고무관의 파열, 혈액누설, 초음파의 접속 등이다. **기계적 안전**(Mechanical Safety : 메카니컬 세이프티)
화학적 안전	의료용 가스나 약품의 오용, 용량의 과다 또는 과소, 기기의 부식, 재질의 변화, 폭발, 화재 등이다.
생물학적 안전	멸균 불완전에 의한 세균감염, 혈전이나 기포의 혼입, 생리적 반응에 의한 것 등이다. **생물학적안전**(Biocompatibility : 바이오컴패티빌리티)

① **임상자료**(Clinical Data : 클리닉 데이터)
② **환경에 대한 안전**(Environmental Safety : 엔버러멘털 세이프티)
③ **오동자에 대한 안전**(Functional Safety : 펑셔널 세이프티)
④ **성능에 대한 안전**(Performance Safety : 퍼포먼스 세이프티)
⑤ **전자파장해에 대한 안전**(Electromagnetic Compatibility : 일렉트로매그네틱 캐퍼티빌리티)

나. 각종 안전관련 표시

① 기호에 의한 표시(ISO, IEC, CE, FDA 규격)로 안전을 나타낸다.
② 색(Color : 컬러)에 의한 표시로 안전을 나타낸다.
㉠ **적색** : 위험주의 및 긴급대처요구(적색은 긴급시에 기능을 정지하기 위한 누름버튼에만 사용)할 때 부착한다.
㉡ **황색** : 경고 또는 주의요망일 때 부착한다.
㉢ **녹색** : 조작준비 완료를 뜻한다.

다. 의료기기의 전기적 안전(Electrical Safety) 및 표시(표 3-19)

표 3-19 ● 의료기기 전기적 안전 및 표시

구 분	B형 장착부	F형 절연장착부	
		BF형 장착부	CF형 장착부
정 도	허용누설전류에 대해 보호된 기기	B형 장착보다 높은 전기충격에 대한 보호를 갖춘 기기	BF형 장착부보다 높은 전기충격에 대한 보호를 갖춘 기기
외장누설 전류허용치	정상시 01.[mA] 단일고장시 0.5[mA]	정상시 0.1[mA] 단일고장시 0.5[mA]	정상시 0.1[mA] 단일고장시 0.5[mA]
환자누설 전류허용치	정상시 01.[mA] 단일고장시 0.5[mA]	정상시 0.1[mA] 단일고장시 0.5[mA]	정상시 0.01[mA] 단일고장시 0.05[mA]

13. 의료와 에너지

(1) 의료와 에너지

의료시설에서도 진료용 기기로부터 여러 가지 에너지가 방사되며 진료상의 목적으로 에너지를 주는 경우와 진료상 의도하지 않은 에너지가 누설되는 경우가 있을 수 있다. 이들 에너지에 대한 안정성은 일상생활에서의 안전성과 다르지 않다. 그러나 의료시설에서는 다음과 같은 특수한 사정이 있다.

① 환자는 에너지에 대하여 특히 약하다.
② 치료상의 목적으로 큰 에너지를 의도적으로 주는 경우가 있다.
③ 환자는 구속된 상태에 있으므로 위험을 느껴도 피할 수 없을 수도 있다.

진료용 기기로부터 여러 가지 에너지가 방사되는 진료의 목적과 의도되지 않은 에너지 누설과 같은 이유로 안전성은 특히 엄격히 규정된다.

체내 삽입형 페이스메이커를 가진 환자에게 전자유도가 있을 경우 심장질환을 갖는 환자에 전류를 흘리는 경우를 생각해 보면 에너지에 대한 안전성을 일반적인 환경보다도 엄격히 규정할 필요가 있음을 알 수 있다. 환자가 위험에 대해 대처할 수 없을 경우에는 치료목적으로 에너지를 주므로 안전 기준의 한계를 초과하는 에너지를 주는 경우가 생긴다.

생체에 대한 에너지의 작용은 다음 조건에 주의하여야 한다.

① 작용기간
② 조사밀도
③ 작용부위

④ 에너지의 종류

⑤ 기타 파라미터(주파수, 파형 등)

안전기준과 관련하여 에너지의 종류, 작용기전에 따라서 문턱값이 있는 경우에 주의하여야 한다.

예 방사선은 문턱값이 없으면 아무리 작은 소량의 영향도 축적되어 간다. 따라서 가능한 방사선의 조사량을 작게 하도록 노력하여야 한다. 이에 대하여 저주파 전류의 영향에는 문턱값이 있으며, 기준값 이하의 전류는 전혀 영향을 일으키지 않는다.

안전문제를 고려할 때 중요한 것은 기기에서 사용하는 에너지의 안전한계를 아는 것이다. 각종 에너지에 대한 인체의 안전한계를 알려면 인체의 물성을 알아야 한다. 각종 에너지에 대한 인체의 안전한계는 표 3-20과 같으며 값은 어디까지나 대략적인 값이며, 실제로는 작용의 지속시간, 주위의 조건, 펄스인 경우는 첨두치, 개인차 등도 고려하여야 한다.

표 3-20 • 각종 에너지의 한계

에너지	작용/대상	안전한계
고주파 전류	피부 고환	1[W/cm^2] 0.1[W/cm^2] 0.01[W/cm^2]
저주파 전류	이탈한계 심실세동	10[mA](Macroshock : 매크로 쇼크) 0.1[mA](Microshock : 마이크로 쇼크)
온 도	영상	450[°C]
초음파	Cavition(카베이션) 열작용 생식세포	10[W/cm^2] 1[W/cm^2] 0.1[W/cm^2]
자 계		정설 없음

(2) 에너지와 생물

안정성이라는 관점에서 보면 의료기기 기술에 최초로 요구되는 것은 생체에 에너지를 방출시켜 위해를 주지 않는 것이다.

생체에 에너지를 주게 되면 신경세포의 흥분이 일어나고, 손실에 의한 열의 발생이 일어나므로, 분자나 입자에 작용하는 직접적인 힘 등의 여러 가지 작용이 일어난다. 의료용 기기로 인하여 발생하는 안전문제를 분류해 보면 표 3-21과 같다.

표 3-21 • 의료현장에서 주의할 안전문제

안전의 종류	내 용(예)
열적 안전	이상고온, 이상저온, 발열의 집중, 항온유지 불능, 폭발, 화재 등이다.
방사선적 안전	방사선 누설, 과대 에너지 조사, 장기간 작용 등이다.
광학적 안전	과도한 집중, 목표물 이외의 누설(반사, 산란 등)이다.
전기적 안전	감전 Shock(쇼크), 과대 에너지, 다른 기기의 간섭, 정보의 왜곡, 기능정지, 정전이다.
기계적 안전	낙하, 압박, 예리한 Edge(에지), 고무관의 파열, 혈액누설, 초음파의 접속이다.
화학적 안전	의료용 가스나 약품의 오용, 용량의 과다 또는 과소, 기기의 부식, 재질의 변화, 폭발, 화재 등이다.
생물학적 안전	멸균 불완전에 의한 세균감염, 혈전이나 기포의 혼입, 생리적 반응에 의한 것 등이다.

14. 일반 사항

(1) 적용범위 및 목적

1) 적용범위

의료기기의 기계적, 전기안전에 관한 공통 기준규격(이하 기준규격이라 한다)은 전기를 사용하는 의료기기(이하 기기라 한다)에 적용한다.

2) 목 적

기준규격은 의료기기의 기술문서 작성 및 심사시 활용되는 규격으로 의료기기의 전기 · 기계적 안전에 관한 명확한 기준을 설정하여 기술문서 작성자에게 편의를 제공하고, 기술문서 심사의 공정성 및 투명성을 제공함으로써 의료기기의 품질관리에 적정을 기하는 데 있다. 이 기준규격은 권장 기준규격으로서 강제요건이 아니며 제품의 특성에 따라 개별 기준규격을 적용할 수 있다.

3) 개별기준규격

개별기준규격은 이 공통기준규격에 우선한다.

4) 보조기준규격

보조기준규격은 다음에 적용되는 일반요구사항을 규정한다.

① 한 개 군의 기기(예를 들면, 방사선을 이용하는 기기)

② 모든 기기의 특성으로서 공통기준규격에는 충분하게 나타나 있지 않은 것(예를 들면 전자파 적합성)

③ 보조기준규격이 개별기준규격에 적용되는 경우는 개별기준규격이 보조기준규격에 우선한다.

(2) 용어 및 정의

이 기준규격에 있어서 다음의 의미를 적용한다.

'전압' 및 '전류'라는 용어를 사용하고 있는 경우 그들은 교류, 직류 혹은 합성 전압, 전류의 실효치를 의미한다.

1) 기기의 부분, 보조기기 및 부속품

① 개폐커버 : 조정, 검사, 교환 또는 수리의 목적으로 기기의 부분에 접근할 수 있도록 마련된 외장 또는 가드의 일부이다.

② 접촉 가능 금속부 : 공구를 사용하지 않고 접촉할 수 있는 기기의 금속부분이다.

③ 부속품 : 기기가 의도한 사용을 가능케 하거나, 편리하게 하거나 혹은 보다 좋게 하거나 또는 부가적인 기능을 완전하게 하기 위해 기기와 병용하는 것이 필요하거나 또는 적절하게 수시로 사용하는 것이다.

④ 부속문서 : 기기 또는 부속품에 부속되고 또 기기의 사용자, 조작자, 설치업자 또는 조립업자에 있어 중요한 모든 문서, 특히 안전에 관한 정보를 기재한 문서이다.

⑤ 장착부 : 기기의 일부로서 정상적인 사용시에 다음의 상태가 되는 부분이다.

㉠ 기기가 그 기능을 수행하기 위해 환자와의 물리적 접촉이 필연적인 부분이다.

㉡ 환자와 접촉되어 있는 부분이다.

㉢ 환자와 접촉할 필요가 있는 부분이다.

⑥ 외장 : 다음 부분을 포함한 기기 외측의 표면이다.

㉠ 모든 접촉 가능 금속부, 손잡이 등과 같은 것이다.

㉡ 접촉 가능한 샤프트이다.

㉢ 시험을 목적으로 하는 경우에는 외측 표면에 낮은 도전성 재료 또는 절연재료를 부착시킨 규정된 치수의 금속박이다.

⑦ F형 절연(플로팅) 장착부(이하 F형 장착부라 한다) : 단일 고장상태에서 허용되는 환자누설전류를 초과하지 않도록 그 기기의 다른 부분으로부터 절연된 장착부, 즉 외부전원으로부터 의도되지 않은 전압이 환자에게 인가되면 전압이 장착부와 대지 사이에 인가된다. F형 장착부는 BF형 장착부와 CF형 장착부로 나눈다.

⑧ 내부전원 : 기기를 동작시키기 위해 필요한 전력을 공급하고 기기 내부에 함께 내장되어

있는 전원이다.

⑨ 활전(live : 라이브) 상태 : 기기 부분에 접속이 이루어졌을 때 허용누설전류를 초과하는 전류가 기기 부분에서 대지 또는 기기 부분에서 동일기기의 접촉 가능 부분으로 흐를 가능성이 있는 부분의 상태이다.

⑩ 전원부 : 기기의 전원에 도전 접속하는 것을 의도하는 모든 부분의 전체. 이 정의에 있어서 보호접지선은 전원부의 일부로는 간주하지 않는다.

⑪ 환자회로 : 한 부분 이상의 환자접속부를 포함하는 전기회로로서 환자접속부로부터 필요한 범위(부분)에서 내전압 요구기준을 만족시킬 수 있을 만큼 절연되어 있지 않은 도전부나 연면거리 및 공간거리 요구기준을 만족시킬 수 있을 만큼 분리되지 않은 도전부를 포함한다.

⑫ 보호커버 : 접촉했을 때 위험이 발생할 우려가 있는 부분에 불의의 접근을 방지하기 위해 준비한 외장 또는 가드의 일부분이다.

⑬ 신호입력부 : 디스플레이, 레코딩 또는 데이터 처리를 위해 다른 기기로부터 입력신호인 전압 또는 전류를 받아들이는 것을 의도한 기기 부분이다.

⑭ 신호출력부 : 디스플레이, 레코딩 또는 데이터 처리를 위해 다른 기기에 출력신호인 전압 또는 전류를 공급하는 것을 의도한 장착부 이외의 기기 부분이다.

⑮ 전원장치 : 하나 이상의 기기에 전력을 공급하는 기기이다.

⑯ 접촉 가능 부분 : 공구를 사용하지 않고 접촉할 수 있는 기기의 부분이다.

⑰ 환자 접속부 : 정상상태 또는 단일고장상태에서 그것을 통하여 환자와 기기 사이에 전류가 흐를 수 있는 장착부의 모든 개별 부분이다.

⑱ B형 장착부 : 전격보호를 위하여 이 기준규격에서 규정한 요구조건을 따르는 장착부, 특히 허용누설전류 기준규격에 적합하며 B형 장착부의 표시는 그림 3-12와 같은 기호를 표시한다. 심장에 직접 사용하기에는 적합하지 않다.

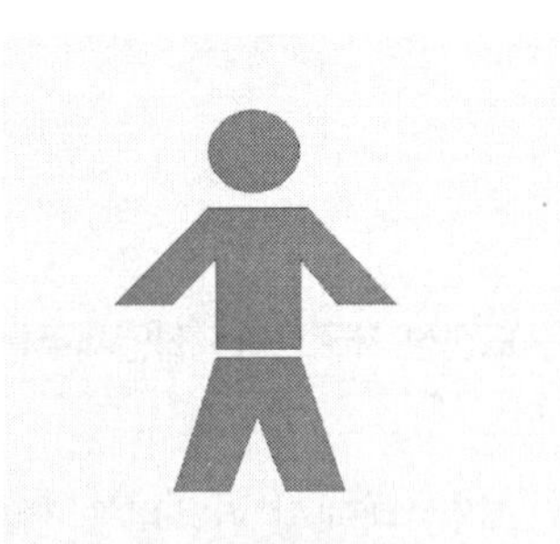

그림 3-12 • B형 장착부 기호

그림 3-13 • BF형 장착형 기호

그림 3-14 • CF형 장착형 기호

⑲ BF형 장착부 : B형 장착부보다 더 높은 전격에 대한 보호를 갖춘 F형 장착부로서 BF형 장착부의 표시는 그림 3-13과 같은 기호를 사용한다. 심장에 직접 사용하기에는 적합하지 않다.

⑳ CF형 장착부 : BF형 장착부보다 더 높은 전격에 대한 보호를 갖춘 F형 장착부로서 CF형 장착부의 표시는 그림 3-14와 같은 기호를 사용한다.

2) 기기의 형식(분류)

① AP류 기기 : 공기혼합 가연성 마취가스에서 점화원이 되지 않도록 구조, 표시 및 관련 문서가 규정된 요구사항을 만족시키는 기기 또는 기기의 부분이다.

② APG류 기기 : 산소 또는 아산화질소[10] 혼합 가연성 마취가스에서 점화원이 되지 않도록 구조, 표시 및 관련 문서가 규정된 요구사항을 만족시키는 기기 또는 기기의 부분이다.

③ 1급기기 : 전기충격에 대한 보호를 기초절연에만 의존하지 않고 기초절연의 고장(파손) 시 접촉 가능 금속부가 생기게 되지 않도록 그 기기를 설비의 고정배선 중의 접지선에 접속하기 위한 수단을 추가 안전수단으로 갖춘 기기이다.

④ 2급기기 : 전기충격에 대한 보호를 기초절연에만 의존하지 않고 이중절연 또는 강화절연과 같은 추가안전 수단을 갖춤에 따라 보호접지나 설치의 조건에 의존하지 않는 기기이다.

⑤ 심장에의 직접 사용 : 환자의 심장에 직접 도전 접속하는 기기의 사용이다.

⑥ 고정형 기기 : 건물 또는 차량 등과 같은 안정된 특정한 장소에 고정된 기기로서 공구를 사용하지 않으면 떼어낼 수 없는 기기이다.

⑦ 수지형 기기 : 정상적인 사용 시에 손으로 지지하는 것을 의도한 기기이다.

⑧ 전기를 사용하는 의료기기(이하 기기라 한다) : 사람 또는 동물의 질병의 진단, 치료, 처치, 예방 또는 동물의 구조ㆍ기능에 영향을 주기 위한 목적으로 전기를 사용하는 기구, 기계 또는 장치로서 식품의약품안전청장이 지정하는 것을 말하며 특정 전원에의 접속을 1개소만 하고, 환자에게 물리적 또는 전기적 접촉을 통하여 환자로부터 발생되는 에너지를 검출하거나 기기로부터 발생된 에너지를 환자에게 전달하는 기능을 가지며, 정상적인 사용을 가능하게 하기 위하여 제조자에 의해 정의된 부분품 또는 부속품을 포함한다.

⑨ 이동형 기기 : 기기 자체의 바퀴 또는 그와 동등한 수단에 의해 지지된 상태에서 한

10) 아산화질소[亞酸化窒素, Nitrous oxide : 나이트러스 악사일] : 일산화이질소, 소기(笑氣 : 웃음 가스)라고도 하며, 여러 가지 질소 산화물 중의 하나로 화학식은 N_2O. 상쾌하고 달콤한 냄새와 맛을 가진 무색의 기체로, 흡입하면 약한 히스테리 증상이 나타나 고통에 대해 무감각하게 되고, 때때로 웃기까지 한다. 1772년 영국의 화학자 조지프 프리스틀리가 발견했고, 후에 다른 영국의 화학자 험프리 데이비가 아산화질소라고 명명했으며 생리학적 효과도 증명했다.

- 용도 : 단기간 실시하는 외과수술에서 마취제로 주로 사용하는 것인데, 장시간 흡입하면 사망한다. 또한 이 기체는 식용 에어로졸의 분사제(噴射劑)로도 사용된다. 아산화질소는 묽은 질산에 아연을 반응시키거나, 아질산나트륨($NaNO_2$)에 염산히드록실아민($NH_2OH \cdot HCL$)을 반응시켜 얻을 수 있으나, 가장 보편적으로는 질산암모늄(NH_4NO_3)을 분해시켜 만든다.

장소에서 다른 장소로 이동시키는 것을 의도한 기기이다.

⑩ 영구설치형 기기 : 공구를 사용하지 않으면 떼어낼 수 없는 영구적인 접속방법으로 전원에 전기적으로 접속되는 기기이다.

⑪ 휴대형 기기 : 1인 이상의 손에 의해 운반되고, 사용 중 또는 사용하고 있지 않은 기간 중에 한 장소에서 다른 장소로 이동시키는 것을 의도한 기기이다.

⑫ 거치형 기기 : 고정형 기기 또는 한 장소에서 다른 장소로 이동하는 것을 의도하지 않은 기기이다.

⑬ 가변형 기기 : 전원에 접속 또는 접속하지 않은 상태에서 범위에 제한되지 않고 한 장소에서 다른 장소로 쉽게 이동하는 것을 의도한 기기이다.

⑭ 내부전원 기기 : 내부전원에 의해 동작시킬 수 있는 기기이다.

3) 절 연

의료기기의 절연의 종류를 나타내면 그림 3-15와 같다.

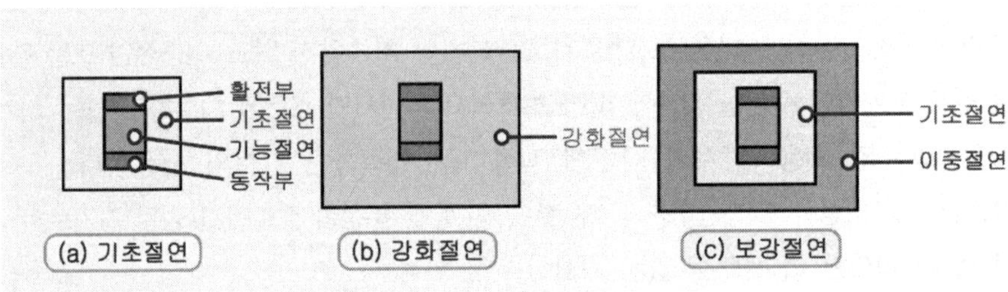

그림 3-15 • 절연의 종류

① 공간거리 : 두 개의 도전성 부분 간의 공기 중 최단거리이다.

② 기초절연 : 전기충격에 대한 기초적인 보호를 위해 활전부(Live part : 라이브 파트)에 사용하는 절연(그림 3-30 (a))이다.

③ 연면거리 : 두 개의 도전성 부분 간의 절연물 표면에 연한 최단거리이다.

④ 이중절연 : 기초절연과 보강절연으로 구성한 절연이다.

⑤ 강화절연 : 이 기준규격에서 규정한 조건하에서 이중절연과 동등한 정도의 전기충격에 대한 보호를 제공하고 활전부(Live part : 라이브 파트)에 사용하는 단일절연 시스템(그림 3-30 (b))이다.

⑥ 보강절연 : 기초절연의 불량 시 전기충격에 대한 보호를 위하여 기초절연에 추가해 사용하는 독립된 절연(그림 3-30 (c))이다.

4) 전 압

① 고전압 : 교류 1,000[V], [AC]를 넘거나 또는 직류 1,500[V], [DC] 혹은 첨두 전압이 1,500[Vp]를 초과하는 전압이다.

② 전원전압 : 전원으로부터 공급되는 전압으로서 다상인 경우 선간의 전압, 단상인 경우는 중성선과 선간의 전압이다.

③ 안전특별 저전압 : 변압기 또는 컨버터에 정격전압을 인가했을 때 안전특별저전압 변압기 또는 이와 동등하게 분리된 장치에 의해 접지회로가 없는 도선 간에 나타나는 공칭전압으로서 교류 25[V], [AC] 또는 직류 60[V], [DC]를 넘지 않는 전압이다.

5) 전기적 접속(전기적 접속기)

① 전원접속기 : 공구를 사용하지 않고 유연한 코드를 기기에 접속하기 위한 것으로서 코드에 부착된 전원 커넥터와 기기에 부착된 전원소켓단자로 구성된다.

② 전원소켓(Inlet : 인렛) : 기기 내에 부착되거나 기기에 고정된 전원접속기의 한 부분이다.

③ 보조전원소켓(Outlet : 아웃렛) : 공구를 사용하지 않고 다른 기기 또는 그 기기의 분리된 부분에 전원을 공급하는 것을 의도한 그 기기와 같은 전원전압을 갖는 소켓이다.

④ 도전접속 : 도전접속을 통하여 허용누설전류를 초과하는 전류를 흘릴 수 있는 접속이다.

⑤ 착탈전원코드 : 적절한 전원접속기에 의해 기기의 접속을 의도한 유연성 코드이다.

⑥ 외부접속용 단자반 : 다른 기기와의 전기적 접속을 하기 위한 단자반이다.

⑦ 고정전원소켓 : 건물이나 차량 내의 고정 배선계에 설치된 전원소켓이다.

⑧ 내부접속용 단자반 : 기기의 내부 또는 기기의 부분 간의 내부접속을 하기 위한 단자반이다.

⑨ 전원 커넥터 : 전원에 접속하는 것을 의도하는 유연성 코드와 일체로 하거나 또는 여기에 부착하는 것을 의도한 전원접속기의 부품, 전원 커넥터는 기기의 전원소켓에 삽입시키는 것을 의도하는 것이다.

⑩ 전원 플러그 : 고정전원소켓에 삽입시키기 위해 기기의 전원 코드와 일체로 하거나 또는 부착하는 것을 의도한 부품이다.

⑪ 전원단자반 : 전원에의 전기적 접속을 하기 위한 단자반이다.

⑫ 단자반 : 전기적 접속을 하기 위한 기기의 부품으로서 여러 개의 독립된 접점이 있어도 좋다.

⑬ 전원코드 : 전원을 공급하기 위하여 기기에 고정하거나 또는 착탈하는 유연성 코드이다.

6) 변압기

안전특별저전압 변압기는 최소한 기초절연에 의해 대지 및 변압기의 본체에서 전기적으로 분리되고, 적어도 이중절연 또는 강화절연과 동등한 절연에 의해 입력권선에서 전기적으로 분리되는 변압기로서 안전특별저전압회로에 전력을 공급하도록 설계된 출력권선을 가진 변압기이다.

7) 기기의 동작

① 냉상태 : 기기에 충분히 긴 시간 동안 전력을 공급하지 않아 기기의 온도가 주위온도와 같아진 상태이다.

② 연속가동 : 초과온도를 제한하지 않고 시간제한이 없는 정상부하에서 기기의 가동이다.

③ 간헐부하의 연속가동 : 기기가 전원에 연속적으로 접속된 상태에서 가동되는 것으로서 지정한 허용부하시간은 장시간 부하가동온도에 도달하지 않을 정도로 짧으나, 다음 부하까지의 간격은 장시간 무부하 가동온도까지 냉각할 만큼 충분히 길지 않은 상태에서 기기의 가동이다.

④ 단시간 부하의 연속가동 : 기기가 전원에 연속적으로 접속된 상태에서 가동되는 것으로서 지정한 허용부하시간은 장시간 부하가동온도에 도달하지 않을 만큼 짧으나, 다음 부하까지의 간격은 장시간 무부하 가동온도까지 냉각할 만큼 충분히 긴 상태에서 기기의 가동이다.

⑤ 듀티 사이클 : 기기 가동시간의 합과 듀티 사이클에 이은 휴지시간의 조화에 대한 가동시간의 비로서 가동시간과 듀티 사이클 간격이 변화할 경우에는 충분히 긴 시간의 평균치로서 계산한다.

⑥ 간헐가동 : 특정한(지정한) 동일 사이클이 연속하여 가동되는 것으로서 각각의 사이클은 연속된 각 사이클이 지정한 온도한계를 초과하지 않는 정상부하의 동작시간과 간헐가동에 이은 기기에 전원을 예열하거나 끊은 상태에서의 휴지기간으로 구성된다.

⑦ 정상상태 : 안전상 위험에 대한 보호를 위해 준비된 모든 수단이 완전한 상태이다.

⑧ 정상사용 : 사용설명서에 따라 조작자가 행하는 일상적인 점검 및 조정을 포함하여 동작 및 사전준비이다.

⑨ 올바른 설치 : 최소한 제조업자가 부속문서에 나타내고 있는 설치에 관한 지시에 따라 설치된 상태이다.

⑩ 단시간 동작 : 냉상태에서 개시하고, 지정한 온도한계를 넘는 일 없고 각 동작의 간격은 기기가 냉상태에 달할 만큼 충분히 긴 지정시간의 정상부하에 있어서의 동작이다.

⑪ 단일고장상태 : 기기에 갖추어진 안전상 위험에 대한 보호수단의 하나가 고장 나거나 또는 외부에 하나의 이상상태가 존재하는 상태이다.

8) 기계적 안전

① 시험수압 : 기기안전 기준에 규정한 적합 여부를 시험하기 위해 용기 또는 용기 부분에 적용하는 압력이다.

② 최대 허용부하 압력 : 제조업자 혹은 시험기관 또는 전문가가 최신 시험보고서에서 지정하

고 있는 압력이다.

③ 최소파단하중 : 후크의 법칙[11]이 성립하는 최대 하중이다.

④ 압력(과압) : 대기압을 넘는 압력(게이지 압력)이다.

⑤ 안전동작하중 : 기기의 사용설명서에 따라 설치 또는 사용한다면 그 기기 또는 기기부품의 제공자의 선언에 의해 허용될 수 있는 기기 또는 기기의 부품이 견딜 수 있는 최대하중이다.

⑥ 안전장치 : 한계를 초과하는 움직임에 의한 위험한 힘 또는 현수 수단의 사고 시의 현수물체의 낙하의 위해로부터 환자 또는 조작자를 보호하는 수단이다.

⑦ 정하중 : 물체의 가속 또는 감속에 기인하는 모든 부하를 제외한 한 부분에 대한 최대하중이다. 하중이 몇 개의 병렬된 지지부에 분할되고 또 이들 부분에 대한 배분이 명확히 결정되지 않은 경우는 가장 불리한 가능성을 생각할 것이다.

⑧ 안전계수(율) : 최소파단하중과 안전동작 하중과의 비이다.

⑨ 총하중 : 정상상태에서 가속과 감속에 의해 발생하는 정하중과 힘의 합이다.

(3) 분 류

기기 및 그 장착부는 규정에 따른 표시 및 표식에 의해 분류해야 하며, 분류에는 다음을 포함한다.

1) 전기충격에 대한 보호형식에 의한 분류

가. 외부전원에서 입력을 얻는 기기

① Ⅰ급기기 : 1급기기에는 2중 절연 또는 강화절연 부분, 특별지진입에서 동작하는 부분, 또는 기기를 가동시키기 위해 전기회로의 도전성 부분에 접촉되지 아니하면 안 되는 경우에는 보호 임피던스에서 보호된 접촉 가능 부분이 있어도 좋다.

② Ⅱ급기기 : 적어도 강화절연과 같은 절연에 의해 도전성 부분으로부터 절연된 명판, 나사 및 리베트와 같은 소부품을 제외하고, 모든 도전성 부분을 싸는 내구성 있는 실질적으로 연속한 절연물의 외장을 지닌 기기, 2급기기를 싸는 절연물의 외장은 보강절연의 일부 또는 전체를 형성해도 좋다.

---

11) Hooke's Law(후크의 법칙) : 물체에 가해진 하중과 그로 인해 발생하는 변형량과의 관계를 나타내는 법칙이다. 어떤 임의의 물체에 하중이 가해지면 어느 한계에 이르기까지는 변형량이 하중에 선형적으로 비례한다는 법칙이다. 응력(Stress : 스트레스)이 σ, 변형률(Strain : 스트레인)이 ε, 탄성계수(Elastic modulus : 일레스틱 모듈레스)가 E로 표시될 때 후크의 법칙을 수식으로 나타내면 $\sigma = E\varepsilon$가 된다.

나. 내부전원형 기기

전원에 접속하는 것을 의도하는 내부전원기기는 그렇게 접속하고 있는 동안은 1급 또는 2급기기에 대한 요구사항에 적합할 것. 그렇게 접속하고 있지 않을 때는 내부전원기기에 대한 요구사항에 적합할 것이다.

2) 물의 유해한 침입에 대한 보호의 정도에 따른 분류

3) 제조업자가 지정하는 멸균 또는 소독방법에 의한 분류

4) 공기 · 가연성 마취가스 또는 산소/아산화질소 · 가연성 마취가스가 있는 곳에서의 사용의 안전정도에 의한 분류

① 공기 · 가연성 마취가스 또는 산소/아산화질소 · 가연성 마취가스 속에서의 사용에 적합치 않은 기기이다.

② AP류 기기 : 공기혼합 가연성 마취가스에서 점화원이 되지 않도록 구조, 표시 및 관련 문서가 규정된 요구사항을 만족시키는 기기 또는 기기의 부분이다.

③ APG류 기기 : 산소 또는 아산화질소 혼합 가연성 마취가스에서 점화원이 되지 않도록 구조, 표시 및 관련 문서가 규정된 요구사항을 만족시키는 기기 또는 기기의 부분이다.

5) 가동 모드에 의한 분류

① 연속가동 : 초과온도를 제한하지 않고 시간제한이 없는 정상부하에서 기기의 가동이다.

② 단시간 동작 : 냉상태에서 개시하고, 지정한 온도한계를 넘는 일 없이 또 각 동작의 간격은 기기가 냉상태에 달할 만큼 충분히 긴 지정시간의 정상부하에 있어서의 동작이다.

③ 간헐가동 : 특정한(지정한) 동일 사이클이 연속하여 가동되는 것으로서 각각의 사이클은 연속된 각 사이클이 지정한 온도한계를 초과하지 않는 정상부하의 동작시간과 그에 이은 기기에 전원을 예열하거나 끊은 상태에서의 휴지기간으로 구성된다.

④ 단시간 부하의 연속가동 : 기기가 전원에 연속적으로 접속된 상태에서 가동되는 것으로서 지정한 허용부하시간은 장시간 부하가동온도에 달하지 않을 만큼 짧으나, 다음 부하까지의 간격은 장시간 무부하 가동온도까지 냉각할 만큼 충분히 긴 상태에서 기기의 가동이다.

⑤ 간헐부하의 연속가동 : 기기가 전원에 연속적으로 접속된 상태에서 가동되는 것으로서 지정한 허용부하시간은 장시간 부하가동온도에 도달하지 않을 정도로 짧으나, 다음 부하까지의 간격은 장시간 무부하 가동온도까지 냉각할 만큼 충분히 길지 않은 상태에서 기기의 가동이다.

15. 전기충격의 위험에 대한 안전

(1) 일반사항

기기는 정상적인 사용 및 단일고장상태에 있어서 전기적 충격의 위험을 가능한 한 미연에 방지하도록 설계할 것. 기기가 이 절의 해당하는 요구사항을 만족할 때 적합하다고 간주한다.

(2) 분류에 관계하는 요구사항

1) 1급기기

① 1급기기에는 2중절연 또는 강화절연부분, 특별저전압에서 동작하는 부분 또는 기기를 가동시키기 위해 전기회로의 도전성 부분에 접촉되지 아니하면 안 되는 경우에는 보호 임피던스에서 보호된 접촉 가능 부분이 있어도 좋다.

② 외부직류전원에 접속하는 것을 지정하고 있는 기기의 접속 가능 도전부로부터의 전원부의 분리가 기초절연으로만 이루어지는 경우 개별보호접지를 준비한다.

2) 2급기기

① 2급기기는 다음 중 한 가지로 할 것

㉠ 절연외장의 2급기기 : 적어도 강화절연과 같은 절연에 의해 도전성 부분으로부터 절연된 명판, 나사 및 리베트와 같은 소부품을 제외하고, 모든 도전성 부분을 싸는 내구성 있는 실질적으로 연속한 절연물의 외장을 지닌 기기. 2급기기를 싸는 절연물의 외장은 보강절연의 일부 또는 전체를 형성해도 좋다.

㉡ 금속외장의 2급기기 : 전원부 전체에 걸쳐 이중절연을 사용한(이중절연의 사용이 분명히 실시불가능하기 때문에 강화절연을 사용한 부분은 제외한다) 실질적으로 연속한 도전성 외장을 지닌 기기이다.

㉢ 상기 1급기기 및 2급기기의 형태를 조합한 기기이다.

② 기기에 1급기기에서 2급기기의 보호로 변화되는 장치를 부착할 경우에는 다음과 같이 모든 요구사항을 만족할 것

㉠ 교환장치는 선택한 '클래스'(등급)를 명료하게 표시할 것이다.

㉡ 교환에는 공구의 사용이 필요한 점이다.

㉢ 기기는 항상 선택한 '클래스'(등급)에 관한 요구사항의 전 범위에 적합할 것이다.

㉣ 2급기기의 위치에 있을 때 교환장치는 기기에의 보호접지선의 접속을 떼어낸다.

③ 2급기기에는 기능접지단자 또는 기능접지선을 갖추어도 좋다.

3) 1급기기 및 2급기기

① 기초절연 외의 기기에는 1급기기 또는 2급기기의 요구사항에 따른 추가보호수단을 갖출 것이다.

② 외부의 직류전원에서 전력의 공급을 받을 것을 지정하고 있는 기기(예를 들면, 구급차 내에서 사용하는 기기)에 대해서는 극성을 반대로 접속했을 때 안전상 위험을 발생하지 않을 것이다.

4) 내부전원형 기기

전원에 접속하는 것을 의도하는 내부전원기기는 그렇게 접속하고 있는 동안은 1급 또는 2급기기에 대한 요구사항에 적합할 것. 그렇게 접속하고 있지 않을 때는 내부전원기기에 대한 요구사항에 적합할 것이다.

5) B, BF 및 CF형 기기

의료기기를 제조할 때 안전대책상 필요한 조건은 IEC(International Electro-technical commission : 인터내셔널 일렉트로 테크니컬 커미션)에서 국제적으로 통일한 안을 기준으로 하고 있다. IEC의 안전대책 추진방법은 먼저 근본 원인을 제거하는 절대적 안전대책을 우선하고, 그것이 불충분한 경우는 추가적 보호수단을 강구한 조건부 안전대책, 즉 부가적 보호수단을 더한다. 다시 이것들이 의도한 안전목표에 도달하지 않는 경우는 기술적 안전대책(예를 들면 주의표시 등) 등을 강구하도록 요구하고 있다. 심장에의 직접사용을 의도하는 기기 또는 기기의 부분은 CF형으로 본다.

표 3-22 • 여러 상태에서 인체와 외부도체와의 접촉저항 참고치

저항치	표면상태, 접촉상태
40[kΩ]	건조한 도체에 마른 손가락 끝을 접촉시켰을 때(접촉면 3.2[cm^2])이다.
15[kΩ]	젖은 도체에 마른 손가락 끝을 접촉시켰을 때(접촉면 3.2[cm^2])이다.
8[kΩ]	마른 손으로 펜치(Nipper)를 잡았을 때(접촉면 18.6[cm^2])이다.
5[kΩ]	젖은 신을 신은 발이다.
1.6[kΩ]	마른 손으로 1.5[inch] 파이프를 잡았을 때(접촉면 96.7[cm^2])이다.
1[kΩ]	젖은 손으로 1.5[inch] 파이프를 잡았을 때, 또는 피부 위에 심전도 전극을 장착하였을 때(접촉면 96.7[cm^2])이다.
100[Ω]	물에 불은 손으로 1.5[inch] 파이프를 잡고, 50[mA]의 전류를 3초 동안 흘렸을 때이다.
50~100[Ω]	Paddle을 붙였을 때의 전극과 신체와의 합성저항이다. 심장 또는 가슴부위에 젤리 등을 충분히 바른 3.5[inch]인치 세동제거용 전극이다.

IEC에서는 의료용 기기를 전기 쇼크 방지의 보호형식에 따라 Class Ⅰ, Ⅱ, Ⅲ, 내부전원형 기기의 4종류 class로, 전기 쇼크 방지의 보호 정도에 따라 B, BF, CF의 3종류로 분류하고 있다(B는 인체에 장착하는 장치-Body : 바디, F는 입력절연형-Floating : 플로우팅, C는 심장-Cardiac : 카디악).

(3) 전압 및 에너지의 제한

플러그를 이용해 전원에 접속하는 것을 의도하는 기기는 플러그를 뽑아내고 1초 후에 플러그의 전원용 핀 간 및 전원용 각 핀과 외장과의 사이에 전압이 60[V]를 넘지 않도록 설계할 것.

① 적합여부는 다음의 시험방법에 의해 조사한다.

㉠ 기기를 정격전압 또는 정격전류 범위의 상한치로 동작시킨다.

㉡ 기기의 전원스위치를 'ON'(온) 또는 'OFF'(오프) 중 바람직하지 않은 쪽의 위치로 해두고, 플러그에 의해 기기를 전원에서 떼어낸다.

㉢ 떼어낸 1초 후에 플러그의 핀 및 각 핀과 외장과의 사이의 전압을, 시험에 영향을 주지 않는 내부 임피던스를 지닌 계측기를 이용해 측정한다.

㉣ 측정한 전압이 60[V]를 넘지 않아야 한다.

㉤ 이 시험은 10회까지 하여야 한다.

② 정격전압 250[V] 이하에 관해서는 3000[pF] 이하, 정격전압 125[V] 이하에 관해서는 5000[pF] 이하의 용량을 지닌 간섭억제용 콘덴서가 각 전원도선과 대지와의 사이에 사용되고 있는 경우에는 전원도선과 외장과의 사이의 시험은 하지 않아야 한다. 0.1[μF] 이하의 간섭억제용 콘덴서가 각 전원도선 간에 접속되어 있는 경우에는 전원도선 간의 시험은 하지 않아야 한다.

③ 기기의 전원을 끊고, 정상적인 사용시에 부착하고 있는 개폐커버를 세거한 직후에 접촉 가능해지는 콘덴서 또는 기기에 접속한 회로부품의 활전부에 60[V]를 넘는 잔류전압, 또는 이 전압을 넘을 경우에는 2[mJ]를 넘는 잔류 에너지가 있어서는 안 된다. 자동방전이 상식적인 수단이면 불가능하고, 또 개폐커버가 공구를 사용하지 않으면 떼어낼 수 없는 경우에는 수동방전이 가능한 장치를 짜 넣는 것이 인정된다. 이 경우에는 콘덴서 또는 거기에 접속하는 회로를 표시하여야 한다.

④ 적합여부는 다음의 시험방법에 의해 조사한다.

기기를 정격전압에서 동작시킨 후 전원을 차단한다. 정상적인 사용 시에는 부착되어 있는 개폐커버를 보통으로 할 수 있는 속도로 가능한 한 빨리 제거한다. 그 직후에 접촉 가능한 콘덴서 또는 거기에 접속하는 히로부품의 잔류전압을 측정하고, 또 산류 에너지를 계산한다. 자동적이지 않은(수동의) 방전장치가 제조업자에 의해 지정되어 있을 경우에는 그것이 짜 넣어져 있는 것과 표시를 검사에 의해 확인하여야 한다.

(4) 허용값

직류, 교류 및 합성파형의 연속누설전류 및 환자측정전류의 허용치를 표 3-23과 같다. 특별히 설명이 없는 한 그들 값은 직류 또는 실효치로 한다. 표시 허용값은 네트워크를 흐르는 전류에 적용하고 측정한다. 그 외에 파형 및 주파수에 관계없이 누설전류는 통상의 사용상태 또는 단일고장상태에서 10[mA](실효치)를 초과하지 말아야 한다.

표 3-23 ● 전기 쇼크에 대한 보호정도에 따른 분류

(연속누설전류 및 환자누설전류의 허용값[mA])

누설전류(漏泄電流)	B형		BF형		CF형	
	정상상태	단일고장	정상상태	단일고장	정상상태	단일고장
접지누설전류 일반기기	0.5	1	0.5	1	0.5	1
접지누설전류 ① 및 ②에 따른 기기	2.5	5	2.5	5	2.5	5
접지누설전류 ③에 따른 기기	5	10	5	10	5	10
외장누설전류	0.1	0.5	0.1	0.5	0.01	0.5
환자누설전류(직류) 환자누설전류(교류)	0.01 0.1	0.05 0.5	0.01 0.1	0.05 0.5	0.01 0.01	0.05 0.05
환자누설전류(외부전압이 신호입력부 또는 출력으로부터 전원에 나타날 때)	–	5	–	–	–	–
환자누설전류(외부전압이 F형 절연장착부의 전원에 나타날 때)	–	–	–	5	–	0.05
환자측정전류(교류) 환자측정전류(직류)	0.01 0.1	0.05 0.5	0.01 0.1	0.05 0.5	0.01 0.1	0.05 0.05

(단, 접지누설전류에 대하여는 전원 도선의 1선이 단선된 상태일 뿐이다.)

* ① 전원부에 보호 접지한 shield(실드)를 구비하고, 접촉 가능한 금속부분을 보호접지하지 않은 기기이다.
* ② 접촉 가능한 금속부는 모두 보호접지하고, 또한 보호접지선을 직접설비의 보호단자에 접속시키는 이동형 기기이다.
* ③ 보호접지선을 도구를 사용하지 않고는 떼어낼 수 없는 방법으로 고정배선한 기기이다.

제 2 절 의료기기 생물학적 안전

1. 적용범위

의료기기의 생물학적 안전에 대해 공통기준규격(이하 기준규격이라 한다)은 사람 신체에 대해 접촉하는 의료기기에 포함한다.

2. 목 적

기준규격은 의료용구의 심사시 활용되는 규격 및 기술문서작성으로, 의료기기의 생물학적 안전에 대한 정확한 기준을 설정하여 기술문서 작성자에게 편의를 제공하고, 기술문서 심사의 투명성 및 공정성을 제공함으로써 의료기기의 품질관리를 분석하는 데에 기하고 있다. 이 기준규격은 권장 기준규격으로서 강제요건이 아니며 제품의 특징을 개별에 따라 기준규격을 맞추어서 할 수 있다.

3. 정 의

(1) 의료기기

① '의료기기'라 함은 사람 또는 동물에게 단독 또는 조합하여 사용되는 기구, 기계, 장치, 재료 또는 이와 유사한 제품으로 다음을 포함한다.

㉠ 질병의 진단 · 치료 · 경감 · 처치 또는 예방의 목적으로 사용되는 제품이다.

㉡ 상해 또는 장애의 진단 · 치료 · 경감 또는 보정의 목적으로 사용되는 제품이다.

㉢ 구조 또는 기능의 검사 · 대체 또는 변형의 목적으로 사용되는 제품이다.

㉣ 임신조절의 목적으로 사용되는 제품이다.

※ 단, 약사법에 의한 의약품과 의약외품 및 장애인복지법 제65조에 따른 장애인보조기구 중 의지, 보조기를 제외한다.

② 의료기기는 사용 목적과 사용시 인체에 미치는 잠재적 위해성 등의 차이에 따라 체계적 · 합리적 안전관리를 할 수 있도록 식품의약품안전청장에 의해 등급이 분류되어 지정되어야 한다. 의료기기의 등급 분류 및 지정에 관한 기준 및 절차 등에 관하여 필요한 사항은 보건복지가족부령으로 정한다.

(2) 재 료

의료기기 또는 의료기기의 부분품으로 사용되는 합성 혹은 세라믹, 합금, 금속, 천연 중합체 비생물 조직 등을 포함하는 비생물체를 말한다.

(3) 완제품

완제품 자체가 의료기기로 사용되는 것을 말한다.

4. 의료기기의 생물학적 평가에 적용되는 일반원리

의료기기의 제품에 사용되는 재료를 선택함에 있어서 재료의 성질(기계적 · 형태적 · 전기적 · 물리적 · 독성학적 · 화학적 성질)과 기능이 사용목적에 적당한가를 먼저 생각해야 한다.

① 의료기기의 생물학적 평가와 연관하여 고려되어야 하는 사항 : 생물학적 평가 이전에 완제품의 추출 가능한 정성분석과 화학물질에 대한 정량작업이 이루어져야 한다.
  ㉠ 공정과정에서의 잔류물, 혼합물, 첨가물이다.
  ㉡ 완제품에서의 기타 구성성분 및 구성성분의 상호작용이다.
  ㉢ 완제품의 성능과 성질이다.
  ㉣ 용출물이다.
  ㉤ 제조재료(들)이다.
  ㉥ 제품의 분해산물(분해하였을 때 생겨지는 산물)이다.

② 생물학적 가치와 판단에 사용되는 시험과 시험결과의 분석 : 의료기기 및 부분품이 사람신체와 접촉하는 접촉상태, 시간, 횟수, 재료의 화학적 특징 등이 고려되어야 한다. 의료용 재료 및 완제품에 대하여 행하는 시험에 사용되므로 잠재적인 생물학적 피해의 범위는 광범위하며 다음 중 피해 영향이 포함된다.
  ㉠ 단기적 영향 : 피부, 점막 및 안구에 대한 자극성 시험, 급성독성시험, 응혈성 시험 및 응혈성, 감작성 시험 등이 포함된다.
  ㉡ 장기적 혹은 특정한 독성 영향 : 생식독성시험, 발암성시험, 유전독성시험, 감작성시험, 만성독성시험 및 아급성이다.
  ㉢ 모든 잠정적인 생물학적 피해는 각각의 원자재 및 완제품에 대하여 고려되어야 하지만, 모든 잠정적 피해에 대해서는 시험이 필요하거나 시행되어야 함을 뜻하는 것은 아니다.
  ㉣ 체외 혹은 체내 시험은 마지막 사용용도를 바탕으로 설정되어야 하며, 충분한 지식을 갖춘 자가 우수 시험실 관리기준(Good laboratory practice : 굿 래버러터리 프랙티스)에 맞게 시행하여야 한다. 체내시험을 시행하기 이전에 체외시험이 먼저 이루어져야만 하고, 시험분석이 끝난 시험자료는 보관되어야 한다.

③ 생물학적 재평가 : 다음 사항 중 하나 이상의 선택사항에 해당된다면 생물학적 재평가가 고려되어야 한다.

㉠ 저장중인 완제품의 상태변화이다.

㉡ 사람에게 사용되었을 때 부작용이 나타날 수 있다는 증거가 있는 경우이다.

㉢ 멸균방법에 대한 변화 및 조성, 공정 주요포장의 변화이다.

㉣ 제품 재료의 출처나 사양의 변화이다.

㉤ 제품의 사용목적의 변화이다.

※ 위 기준규격에 의한 생물학적 평가는 의료기기의 제조에 사용되는 재료의 성분의 특징과 임상시험, 비임상시험, 유동성, 시판 후 생겨나는 결과 등을 생각하여야 한다.

5. 의료기기의 분류

다음 중 분류에 비적용되는 의료기기의 시험은 일반사항에 따라야 한다. 두 가지 이상으로 구분할 수 있는 의료기기는 각각의 구분에 적당한 시험을 선택하여야 한다.

(1) 접촉의 특성에 따른 분류

1) 비접촉 의료기기

환자의 신체에 직접 혹은 간접적으로 접촉하지 않는 의료기기와 비접촉 의료기기의 기준규격에 준하지 않는 의료기기를 뜻한다.

2) 표면접촉 의료기기

다음과 같이 사람의 신체에 접촉하는 의료기기를 말한다.

가. 피 부

피부(손상되지 않은 피부)에만 접촉하는 의료기기(진찰용기구, 전극, 외부 보철물 등)이다.

나. 점 막

점막과 접촉하는 의료기기(자궁 내 피임장치 및 치과교정기구, 치과보철물, 기관지경, 기관튜브, 위내시경, 결장경, 상결장경, 위 튜브, 내부장기 및 질 내벽 및 관련 의료용구, 요도 카테터, 콘텍트렌즈)이다.

다. 파열되거나 손상된 표면

파열되거나 손상된 표면과 접하는 의료기기(육아조직의 드레싱 혹은 치료기구 및 폐쇄형 첨포, 궤양, 화상 등)이다.

3) 체내삽입 의료기기

다음과 같이 사람신체에 접하는 의료기기를 뜻한다.

가. 혈액과 간접적으로 접촉

혈관의 한 지점에서 접하여 혈관계 입구의 도관 역할을 하는 의료기기(수혈세트, 확장세트, 수액세트 등)이다.

나. 조직, 뼈 및 상아질계와 접촉

조직, 뼈 및 상아질계와 접촉하는 의료기기(피부 스테플 및 치과용 보철물, 치과용 시멘트, 유출관 시스템, 관절경, 복강경 등)이다.

다. 순환 혈액과 접촉

순환하는 혈액과 접하는 의료기기(부속품 또는 투석기 튜브, 부속품 또는 체외 산소공급 튜브, 산소공급기, 임시 인공심장 박동기 전극, 혈관 내 카테터)이다.

라. 체내이식형 의료기기

다음과 같이 사람신체에 접촉하는 의료기기를 말한다.

① 뼈 : 주로 뼈와 접하는 의료기기(골 내에 사용하는 의료기기 또는 시멘트 뼈 보철기, 대체 조인트, 플레이트, 정형외과용 핀 등)이다.
② 조직 : 주로 피부와 접하는 의료기기(결찰클립, 골막하의 이식물, 인공후두, 인공유방, 대체힘줄, 자극기 또는 근육신경 센서, 약물공급의료기기, 인공심장 박동기 등)이다.
③ 혈액 : 주로 혈액과 접하는 의료기기(심실보조기구 또는 약물전달 카테터, 혈관이식, 심장 밸브, 인공동정맥관, 인공심장 박동기 전극 등)이다.

(2) 접촉기간에 따른 분류

사람신체에 접촉하는 기간에 의해 다음과 같이 분류된다.

1) 제한된 접촉

24시간 이내에 일회 또는 수회 접하는 의료기기이다.

2) 지속접촉

24시간 이상 30일 이내에 일회, 수회(누적되는) 및 장기간 접하는 의료기기이다.

3) 영구접촉

일회, 수회(누적되는) 및 장기간 이용되거나 접촉기간이 30일을 초과하는 의료기기이다.

※ 의료기기 또는 재료가 2개 이상의 접촉기간 분류에 준하면 보다 엄격한 시험기준이 선택되어야 한다. 접촉이 수회 이루어지는 의료기기에 대한 분류를 시행할 때는 잠재적인 누적효과와 이러한 접촉이 일어나는 횟수를 항상 생각해야 한다.

(3) 의료기기의 등급 분류

1) 의료기기의 등급 분류 기준

식품의약품안전청장은 인체에 미치는 잠재적 위해성의 정도에 따라 의료기기위원회의 심의를 거쳐 의료기기를 다음 4개의 등급으로 분류한다.

① 1등급 : 인체에 직접 접촉되지 아니하거나 접촉되더라도 잠재적 위험성이 거의 없고, 고장이나 이상으로 인하여 인체에 미치는 영향이 경미한 의료기기이다.
② 2등급 : 사용중 고장이나 이상으로 인한 인체에 대한 위험성은 있으나 생명의 위험 또는 중대한 기능장애에 직면할 가능성이 적어 잠재적 위험성이 낮은 의료기기이다.
③ 3등급 : 인체 내에 일정기간 삽입되어 사용되거나, 잠재적 위험성이 높은 의료기기이다.
④ 4등급 : 인체 내에 영구적으로 이식되는 의료기기, 심장·중추신경계·중앙혈관계 등에 직접 접촉되어 사용되는 의료기기, 동물의 조직 또는 추출물을 이용하거나 안전성 등의 검증을 위한 정보가 불충분한 원자재를 사용한 의료기기이다.

2) 잠재적 위해성에 대한 판단 기준

① 의료기기의 인체 삽입여부이다.
② 인체 내 삽입·이식기간이다.
③ 의약품이나 에너지를 환자에게 전달하는지 여부이다.
④ 환자에게 국소적 또는 전신적인 생물학적 영향을 미치는지 여부이다.
⑤ 체내(구강 내를 제외한다)에서의 화학적 변화 유무이다.

6. 의료기기 안전표시

① 의료기기의 용기나 외장에는 다음 사항을 기재하여야 한다. 단, 보건복지가족부령이 정하는 용기나 외장의 경우는 예외이다.
   ㉠ 제조업자 또는 수입업자의 상호와 주소
   ㉡ 수입품의 경우는 제조원(제조국 및 제조사명).

ⓒ 제품명, 형명(모델명), 품목허가(신고)번호

ⓔ 제조번호와 제조년월일

ⓜ 중량 또는 포장단위

※ 위 사항이 외부의 용기나 포장에 의하여 보이지 아니할 경우에는 외부의 용기나 포장에도 같은 사항을 기재하여야 한다.

② 의료기기의 첨부문서에는 다음 사항을 기재하여야 한다.

㉠ 사용방법 및 사용시 주의사항이다.

㉡ 보수점검이 필요한 경우 보수점검에 관한 사항이다.

ⓒ 의료기기법 제18조의 규정에 의하여 식품의약품안전청장이 기재하도록 정하는 사항이다.

ⓔ 그 밖에 보건복지가족부령으로 정하는 사항이다.

※ 위 사항은 다른 문자·기사·도화 또는 도안보다 쉽게 볼 수 있는 장소에 기재하여야 하고, 보건복지부령이 정하는 바에 의하여 한글로 읽기 쉽고 이해하기 쉬운 용어로 정확히 기재하여야 한다.

③ 심장충격기의 경우 아래 사항을 포함하여 식품의약품안전청장이 별도로 고시한 의료기기 기술문서 등 심사에 관한 규정에서 정한 기재사항에 따라 기재하여야 한다.

㉠ 제품명, 형명(모델명)

㉡ 제조업자 또는 수입자의 상호 및 주소

ⓒ 수입품의 경우 제조원(제조국, 제조회사명)

ⓔ 품목 허가번호 및 사용목적

ⓜ 제조번호와 제조년월일, 중량 또는 포장단위

ⓑ 제품의 유효(사용)기간(유효 또는 사용기간이 정해진 품목에 한한다)

ⓢ 성능 및 사용방법(첨부문서로 대체가 가능하다)

ⓞ 사용상의 주의사항(첨부문서로 대체가 가능하다)

ⓙ 기타 필요한 기재사항

㉮ 정격 전원 주파수[Hz] 및 정격 전원전압[V]

㉯ 전원 입력 또는 소비전력[A], [VA] 또는 [W]

㉰ 전기충격에 대한 보호의 형식 및 정도이다.

㉱ 별도의 ECG, 감시용 전극에 접속하기 위한 심장충격기의 경우 감시기에는 심장충격기 보호회로를 포함하고 있다는 표시로 그림 3-16과 같다.

㉲ 50[Ω]의 저항성 부하에 전달되는 주울(Joule) 단위의 방출 에너지로 교정하여 표시한다.

※ 위의 기타 필요한 기재사항 중 '별도의 ECG, 감시용 전극에 접속하기 위한 심장충격기의 경우 감시기에는 심장충격기 보호회로를 포함하고 있다는 표시'는 심장충격기 방전에 대한 안전표시로써 뇌파계나 전기수술기, 환자감시장치의 기타 필요 기재사항이기도 하다.

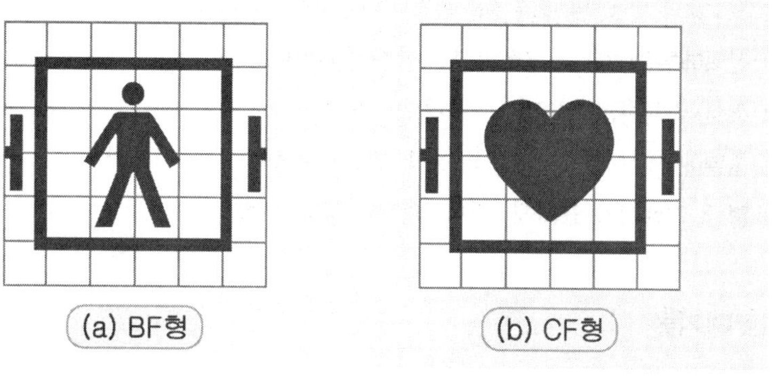

그림 3-16 • 심장충격기 방전에 대하여 안전한 (a) BF형 및 (b) CF형 기기 기호

7. 멸 균

(1) 멸균의 의미

감염관리는 의료기기의 제조에서 시작된다. 의료기기의 사용 환경 및 환자가 기대하는 멸균 품질을 이해할 때 적절한 수준의 멸균 프로세스가 운용될 수 있다. 여기서 멸균이란 미생물에 물리적 · 화학적 자극을 가하여 완전히 사멸 제거하는 것을 말한다. 멸균 프로세스를 빠르고, 효과적이며 저비용을 수행하기 위해서는 무엇보다 생균수[12)]를 낮추어야 한다.

(2) 멸균의 공정 및 검증

멸균공정은 KGMP(한국 우수의약품 제조기준)의 정의로 하나의 특수 공정이다. 즉, 멸균 후 뒤이은 검사나 시험에서 멸균을 완전히 확인할 수 없기 때문에 특수하게 관리되어야 한다. 이와 같은 특수한 관리는 검증에서 시작된다. 제품에 있는 생균수가 많을수록 멸균공정이 더욱 복잡해지며, 특히 발열성과 유관한 제품의 경우 생균 및 생균수의 관리가 더욱 중요해진다. 공정 검증은 IQ(설치적격성 검증)와 OQ(운용적격성 검증), PQ(성과적격성 검증)로 구분하며 세척(적용시), 청정실, 포장 및 멸균공정이 검증 범주에 포함된다.

(3) 멸균방법

① 멸균방법을 결정할 때, 고려할 사항은 제품의 양립성이다.

12) 생균수 : 제품 그리고 포장(패키지) 내에 있는 생명력이 있는 미생물의 개체 수이다.

㉮ 감마멸균은 쉽고 빠르지만 테프론 재질에 맞지 않다. 전자빔 멸균은 배터리나 전자부품을 가진 제품에 해롭다. 산화에틸렌은 잔류물이 걱정되고, 스팀 멸균은 그 사용에 제한을 받는다.

② 다양한 멸균방법 중 의료기기의 3가지 주요 멸균공정과 멸균 의료기기 표시에 대한 요구사항과 관련된 일련의 규격이다.

㉠ 산화에틸렌(EO) 멸균확인 및 일상 관리(EN 550)

㉡ 조사 멸균확인 및 일상 관리(EN 552)

㉢ 습열에 의한 멸균확인 및 일상 관리(EN 554)

㉣ 멸균 의료기기 표시에 대한 요구사항(EN 556)

8. 의료폐기물

지정폐기물 중 의료기관, 동물병원, 시험·검사·연구기관 등 환경부령으로 정하는 배출기관에서 인체나 동물에 대한 진찰, 치료, 시험·검사·수술 등 의료행위 또는 시험·검사·연구 등에서 발생되는 물질로서 인체에 위해를 줄 우려가 있어 환경·보건상 특별한 관리가 필요하다고 인정되어 대통령령으로 정하는 폐기물을 말한다.

표 3-24 • 의료폐기물 발생현황(2005)

구 분	2000년(t)	2001년(t)	2002년(t)	2003년(t)	2004년(t)	2005년(t)
합 계	22,350	27,777	33,981	37,327	43,127	59,056
조직물류	1,624	993	919	952	1,039	7,936
폐합성수지류	20,726	26,782	33,062	36,375	42,088	51,120

병·의원 등에서는 의료폐기물을 성상 및 위해도에 따라 전용 용기에 별도 보관하여야 하며, RFID(무선주파수인식기술) 의료폐기물 관리 시스템이 도입됨에 따라 의료폐기물 배출시부터 전용용기에 전자태그를 부착하여 관리하여야 한다.

(1) 의료폐기물의 종류

병·의원은 사업장에서 발생하는 의료폐기물을 성상 및 위해성 정도에 따라 격리의료폐기물, 위해의료폐기물(조직물류폐기물, 병리폐기물, 손상성폐기물, 생물·화학폐기물, 혈액폐기물), 일반의료폐기물로 세분한다.

① 격리의료폐기물 : 전염병 등으로부터 타인을 보호하기 위하여 격리된 환자에 대한 의료행위에서 발생한 일체의 폐기물이다.

② 위해의료폐기물 : 인체 위해의 우려가 있어 특별한 관리가 필요한 조직물류폐기물, 병리

계폐기물, 손상성폐기물, 생물 · 화학폐기물, 혈액오염폐기물 등의 폐기물이다.

㉠ **조직물류폐기물** : 인체 또는 동물의 조직 · 장기 · 기관 · 신체의 일부, 동물의 사체, 혈액 · 고름 및 혈액생성물(혈청, 혈장, 혈액제제) 등과 재활용하는 태반, 치아가 있다.

㉡ **병리계폐기물** : 시험 · 검사 등에 사용된 배양액, 배양용기, 보관균주, 폐시험관, 슬라이드, 커버글라스, 폐배지, 폐장갑 등이 있다.

㉢ **손상성폐기물** : 주사바늘, 봉합바늘, 수술용 칼날, 한방침, 치과용 침, 파손된 유리 재질의 시험기구 등이 있다.

㉣ **생물 · 화학폐기물** : 폐백신, 폐항암제, 폐화학치료제 등이 있다.

㉤ **혈액오염폐기물** : 폐혈액백, 혈액투석시 사용된 폐기물, 그 밖에 혈액이 유출될 정도로 포함되어 있어 특별한 관리가 필요한 폐기물 등이 있다.

③ 일반의료폐기물 : 위해의 정도는 낮으나 별도의 관리가 필요한 혈액 · 체액 · 분비물 · 배설물이 함유되어 있는 탈지면, 붕대, 거즈, 일회용 기저귀, 생리대, 일회용 주사기, 수액세트 등이 있다.

(2) 의료폐기물의 보관용기 · 보관기간 · 보관상태

1) 보관용기

전용용기에 넣어 보관하여야 하며 상자형 용기의 구조는 이중구조로 하되 겉면에는 뚜껑을 설치하고 내부에는 오렌지색의 투명한 합성수지 주머니를 넣어서 사용하여야 하며, 합성수지류 전용용기에는 뚜껑이 열리지 않도록 하는 잠금장치가 있어야 한다.

① **봉투형 용기** : 고상(병리계, 생물 · 화학, 혈액오염, 일반의료폐기물)
※ 봉투형 용기는 위탁처리 시 골판지(또는 합성수지류) 용기에 담아서 배출한다.

② **골판지류 용기** : 고상(병리계, 생물 · 화학, 혈액오염, 일반의료폐기물)

③ **합성수지류 용기** : 액상(병리계, 생물 · 화학, 혈액오염)

2) 보관기간

기존 배출기관 규모기준에서 종류별로 위해성 및 발생량 등을 고려하여 차등화됨에 따라 격리의료폐기물은 7일, 위해의료폐기물은 종류별로 15일 또는 30일간 이내에서 보관한다.

3) 보관상태

부패 · 변질의 우려가 있는 폐기물은 전용용기에 넣어 전용 보관시설(4[℃] 이하)의 또는 전용의 보관창고에서 보관하여야 하나, 피 · 고름이 묻어 있는 탈지면과 부패 · 변질의 우려가 없는 치아는 상온보관(현재는 냉장)보관한다.

표 3-25 ● 의료폐기물의 보관용기 · 보관기간 · 보관상태

폐기물의 종류		형태	보관용기	보관기간	보관상태
격리의료폐기물		고상	합성수지(붉은색)	7일	냉장(4[℃] 이하)보관
위해 의료 폐기물	조직물류폐기물	고상	합성수지(노란색)	15일	냉장(4[℃] 이하)보관 (치아는 60일)
		액상			
	병리계 폐기물	고상	골판지(노란색)	15일	상온가능
		액상	자가처리	매일	
	손상성 폐기물	고상	합성수지(노란색)	30일	상온가능
	생물 · 화학폐기물	고상	합성수지(노란색)	15일	상온가능
	혈액오염폐기물	고상	골판지(노란색)	15일	상온가능
일반의료폐기물		고상	골판지(검은색)	15일	상온가능
		액상	합성수지(검은색)	15일	상온가능

보관창고는 냉동시설이 바깥에서 배부가 보이지 않는 구조로 시설을 설치하되 의료폐기물을 보관한다는 보관표지판을 설치해야 하고, 시설의 내부에 온도계를 부착하여 가동 여부를 확인해야 하며, 주변지역과 시설에는 **주 1회 이상 약물소독**의 방법으로 소독을 실시한다.

(3) 의료폐기물의 처리

의료폐기물은 **소각시설이나 멸균 · 분쇄시설에서 처리**(도서지역 발생 의료폐기물은 생활폐기물 소각시설에서 처리가능)하며, **위탁처리는 소각만 허용하며, 자가처리는 소각 또는 멸균분쇄**가 가능하다. **소각처리는 현재 최고의 처리방법**으로 90[%] 이상의 부피감소와 병원균 소멸효과가 크나, 소각방법 및 유해가스처리에 대한 신중한 검토가 필요하다.

병원 폐기물 소각 처리시 소각온도를 1200[℃]로 유지하여야 하며, 의료폐기물은 사용한 배지, 동물사체, 적출물 등의 소각 처리에는 **2차 연소식 소각로**를 이용 완전 분해를 할 수 있는 **회전로식, 상연소식 및 유동층 상식의 소각로**를 사용한다.

① **회전식 소각로** : 폐기물과 연소공기의 혼합 촉진을 위해 경사진 회전원통으로 구성되어 있으며, **액체 및 고체 동시에 소각처리가 가능한 입증된 기술이나, 설치와 운영비**(수동으로 재처리)가 비싸다.

② **공기 조절식 소각로 : 병원에 자체 시설하여 소각처리에 사용하는 소형소각로로 에너지 회수에 대한 잠재적 가능성과 보조연료**의 큰 소비없이 부피를 감소시킬 수 있으나, 다량의 폐기물 소각시 완전 소멸하지 않을 가능성과 배출가스로 대기오염의 우려가 있다.

③ **스토커식 소각로 : 투입되는 쓰레기를 건조, 연소, 후연소의 과정으로 소각하며**, 발열량이

낮은 폐기물 소각에 적합하고 연소실 온도는 750~950[℃] 정도로써 배출 가스 처리기술이 완성단계에 있다. 규모에 관계없이 안전연소가 가능하며, 운전시 전문기술이 필요하고, 소형화는 경제적문제로 어려우며, 고온 소각시 연소실이 손상될 수 있다.

④ 열분해법 : 유기물질에 무산소, 저산소 상태에서 열을 가하여 저분자 물질로 분해하며, 배출가스가 적은 장점과 안전성, 유지관리, 기술적 문제가 남아있다.

⑤ 플라즈마 소각 : 아직 시험단계에 있는 소각법으로 플라즈마 상태의 고온을 이용 유리슬래그로 직접 고형화됨으로 유해가스처리가 문제이며, 경제적인 측면에서도 아주 불리하다.

9. 시 험

(1) 일반사항

제4항에서 말한 일반사항과 다음의 사항을 고려하여 의료기기의 생물학적 시험이 시행되어야 한다.

① 시험은 완제품 또는 완제품을 대표할 수 있는 샘플에 대해서 시행한다.

② 시험방법의 선택에 다음 사항을 고려한다.

㉠ 일반적인 사용조건에서의 사람신체접촉과 접촉의 정도, 시간, 횟수와 상태이다.

㉡ 완제품에 대한 물리적·화학적 특징이다.

㉢ 완제품을 구성하는 화학물질의 독성이다.

㉣ 완제품에 용출물의 성분이 없는 경우와 용출물이 존재하여도 잘 알려져 있는 물질이거나 독성에 문제가 없는 경우에는 전신에 대한 영향을 평가하는 시험이 시행되지 않을 수 있다.

㉤ 환자의 신체 크기에 의한 의료기기 접촉표면적과의 관계이다.

㉥ 문헌, 경험 및 비임상시험에 근거한 정보이다.

㉦ 의료기기의 사용시 사용자의 생물학적 안전을 보장하는 것이 위의 기준규격의 첫 번째 목적이고, 두 번째 목적은 시험동물보호를 위하여 시험시 사용되는 시험동물의 수와 시험동물시험을 최소화하고자 하는 것에 있다.

③ 의료기기 시험용 검액을 추출할 때 추출용매와 추출조건이 완제품의 특성 및 사용조건에 적합하여야 한다.

④ 시험시 적절한 양성 및 음성 대조군이 사용되어야 한다.

⑤ 생물학적 시험은 의료기기의 임상적 사용시에 사람에게 생겨날 수 있는 예상치 못한 부작용의 발생을 관찰할 수 있도록 설계되어야 한다.

(2) 초기 생물학적 시험

1) 세포독성 시험

세포배양 기술을 이용하여 의료기기 및 의료용 재료 또는 용출액에 의한 세포의 용해(세포의 사망) 정도, 세포성장의 저해율을 근거로 하여 세포에 미치는 영향을 관찰하는 시험이다.

2) 감작성 시험

적절한 시험동물 샘플을 이용하여 의료기기 혹은 의료용 재료 또는 용출액에 의한 접촉감작성의 잠재성을 측정하기 위한 시험으로 미량의 용출물의 접촉 혹은 노출에 의해서도 알레르기나 감작반응을 나타내는 실험이다.

3) 자극성 시험

동물의 점막, 눈, 피부 등과 같은 적절한 부위 혹은 이식조직을 이용하여 의료기기 및 의료용 재료 또는 용출액에 대한 자극성의 잠재성을 측정하기 위한 시험으로 이 시험은 적절한 부위를 선택하여 의료기기 및 의료용 재료, 용출액에 대한 접촉부위 또는 접촉시간을 고려하여 알맞게 설정되어야 한다.

4) 피내반응시험

의료기기 용출액에 의한 조직의 전체 가운데 한 부분 반응을 검사하는 시험으로서 점막 또는 피부에 의한 자극성시험의 적용이 맞지 않을 경우에 미친다(혈액과 접촉하는 의료기기). 피내반응시험은 용출액이 소수성[13)]일 경우에도 적용될 수 있다.

5) 급성독성 시험

시험동물에 의료기기 및 의료용 재료 또는 용출액을 24시간 이내에 1회 이상 노출시켰을 때 시험동물에 나타나는 잠재적 위해를 검사한다. 급성독성시험은 의료기기가 접촉될 때 독성물질 혹은 분해산물이 흡수될 가능성이 있을 때 적합하다.

6) 발열성 시험

의료기기 또는 의료용 재료의 용출액 내에서 발열반응을 일으키는 매개체를 찾아내는 시험이다. 일회의 시험만으로는 엔도톡신 감염을 발생시키는 매개물질의 발열 반응을 구분할 수 없다.

---

13) 소수성 : 물에 친화력을 가지지 않은 화학적 성질이다.

7) 아급성독성 시험

의료용 재료 및 의료기기 또는 용출액을 24시간 이상 시험동물 수명의 10[%] 이하(쥐의 경우 최고 90일) 이내로 1회 이상 노출시켰을 때 나타나는 반응을 검사한다. 아급성 독성시험은 만성 독성 시험자료가 있는 의료용 재료에 대해서는 시행하지 않을 수 있고, 이런 경우에는 시행하지 않는 이유를 최종 보고서에 첨가시켜야 한다. 그러므로 아급성 독성시험은 접촉방법과 시간에 대하여 적합해야 한다.

8) 유전독성 시험

포유동물 및 비포유동물의 세포배양 또는 다른 기법을 사용하여 의료기기 및 의료용 재료 또는 용출액에 의한 유전자변이, 염색체 구조 및 수의 변화, DNA 또는 유전독성을 검사하기 위한 실험이다.

9) 이식 시험

의료용 재료 또는 완제품의 검체를 이식부위 또는 적용하고자 하는 적절한 조직에 외과적으로 이식하여 직접관찰 및 현미경 관찰로 살아 있는 조직에 대한 전체 가운데 병이 있는 부분 정도를 평가한다. 이식시험은 접촉방법과 시간에 대하여 적합하여야 한다. 의료용 재료이식 후 시험동물 몸 전체에 나타난 상황을 평가하였다면 이식시험은 아급성 독성시험과 차이가 없다.

10) 혈액적합성 시험

적합한 시험동물 모델 및 시스템을 사용했을 때 의료용 재료에 의한 혈액 및 혈액과 접촉하는 의료기기 또는 혈액구성요소들의 영향을 검사한다. 특정한 혈액적합성 시험은 의료기기의 3차 구조, 접촉조건 및 임상적 적용기간 동안의 의료기기 또는 의료용 재료의 유체역학을 고려하여 설계할 수 있다.

11) 용혈성 시험

의료기기 및 의료용 재료 혹은 용출액에 의한 적혈구의 용해 및 헤모글로빈의 방출정도를 검사하기 위한 시험이다.

(3) 추가적 생물학적 시험

1) 만성독성 시험

의료기기 및 의료용 재료 또는 용출액을 최소 시험동물 수명의 10[%] 이상(쥐의 경우 최고 90일 이상) 이내로 1회 이상 노출시켰을 때 나타나는 현상을 결정한다. 만성독성시험은 접촉방법과 시간에 대해서 적합하여야 한다.

2) 발암성 시험

의료기기 및 의료용 재료 또는 용출액을 시험동물 수명의 전 기간 동안 1회 이상 노출 또는 접촉시켜 종양형성의 가능성을 평가한다. 발암성시험은 단일실험으로 만성독성 및 종양형성 여부를 동시에 관찰할 수 있도록 설계할 수 있다. 발암성시험은 다른 출처로부터 제안된 자료가 있는 경우에 준하여 이루어져야 한다. 발암성시험은 시간과 접촉방법에 대하여 적합하여야 한다.

3) 생식독성 시험

의료기기 및 의료용 재료 또는 용출액이 생식기능, 배형성(배자기형 발생성), 태아기와 초기 생후기의 성장에 대한 잠재적 영향력의 여부를 평가한다. 생식독성시험은 의료기기가 적용 개체의 생식능력에 영향을 줄 수 있는 잠재력이 있을 경우에 준하여 이루어져야 한다. 의료기기의 적용 부위는 필히 고려되어야 한다.

4) 생분해성 시험

재흡수 또는 성질의 변형 가능성이 있을시, 생분해성시험은 의료기기 및 의료용 재료 혹은 용출액에 의한 재흡수, 분포, 생물학적 변이 및 용출물 및 분해산물의 제거, 변성을 평가한다.

10. 의료기기의 국내 및 국제인증마크

기계·기구·화학·의류·생활용품의 품질향상 및 소비자 보호를 위해 한국전기전자시험연구원 등 6개 국가공인시험기관에서 축적된 기술을 바탕으로 품질보증검사기준에 만족하는 우수업체의 상품만을 선정하여 품질을 보증하는 제도이다. 업소에서 국가공인시험기관에 신청하여 품질기준에 합격되어야 발급된다. 품질기준은 한국생활용품 시험검사소를 비롯하여 화학·원사·기기·유화·전자·의류 등 6개 민간시험검사소가 공동으로 마련하였다.

각종 품질인증마크 중 유일하게 환불보상제가 보장되어 불량품이거나 하자가 발생하면 현품으로 바꾸어 주거나 100[%] 현금으로 보상받을 수 있는 마크이다(그림 3-17).

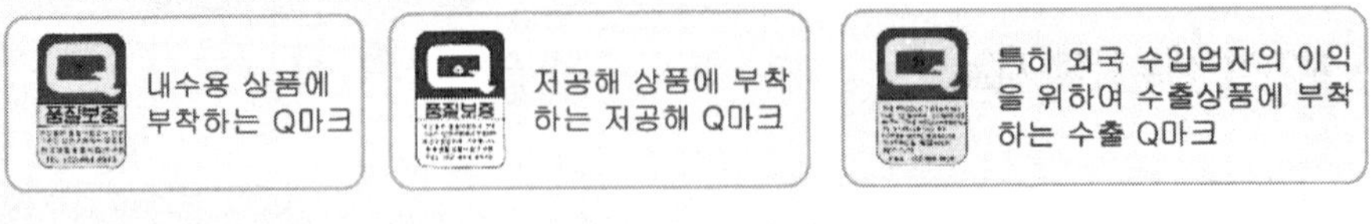

그림 3-17 • Q마크

(2) HD 및 HH 마크

HD 및 HH는 전기안전인증 마크로써 업소에서 산업기술시험원, 한국전기전자시험연구원 및 전자파연구원 등에 신청하여 전기적 안전성 기준에 합격된 제품에 대하여 발급된다. 전기안전인증 마크는 기관별로 부여된 고유 영문자(산업기술시험원 : S, 한국전기전자시험연구원 : H, 전자파연구원 : J)에 지역을 나타내는 영문자(A : 서울, B : 부산, C : 대구, D : 인천, … H : 경기도, … 0)와 일련번호 등의 조합으로 구성된다. 즉 HD인 경우에는 한국전기전자 시험연구원(H)에서 인천 소재(D) 업소에 발급한 전기안전인증 마크이다.

(3) GH 마크

GH(Goods of Health : 굳 오브 헬스) 마크는 보건산업진흥원이 식품 · 약품 · 화장품 · 의료기기 등의 품질과 기능을 엄격히 평가해 기준을 통과한 제품에 부여하는 인증제도이다. 보건관련 제품의 KS 마크라 한다[14](그림 3-18).

그림 3-18 • GH 마크

(4) 국제규격 ISO 13485 / 유럽규격 EN 46001

유럽인증마크(의료기기 : MDD/CE MARK) 규격을 만들기 위해 여러 회의를 거친 끝에 국제기구에서는 각 국가규격이 아닌 국제규격(EN)을 만들었는데 그것이 바로 ISO 13485이다. 1996년 국제표준화기구(Internation Organization for Standardization : 인터내셔널 오가니제이션 포 스텐다디제이션 : ISO)는 1994년에 발행된 ISO 9000 시리즈(품질경영시스템)를 기본으로 의료기기 관련 산업분야를 특화한 ISO 13485/8규격을 발행하였다.

(5) CE 마크

CE는 불어로 Communaut Europeen Mark(커뮤넌트 유로피언 마크)의 머리글자이며, 유럽

14) BF형 장착부보다 더 높은 전격에 대한 보호를 갖춘 F형 장착부, 심장에의 직접 사용을 의도하는 기기 또는 기기의 부분

공동체(유럽연합)를 의미한다. CE마크는 제품이 안전, 건강, 환경 및 소비자보호와 관련된 유럽규격, 즉 EU이사회 지침(directive : 디렉티브)의 요구사항을 모두 만족한다는 의미이며, 유럽연합 내에서 유통되는 소비자 안전과 관련된 제품에는 반드시 승인을 받고 CE 마크를 부착해야 한다.

CE Mark(마크)는 1990년 12월 제품의 규격 및 기술규정에 따라 적합성평가를 하는 시험 및 인증제도가 총괄적 접근방식(Global Approach : 글로벌 어프로치)으로 통일되면서 각 제품별로 달리 적용하던 인증절차(그림 3-19)나 인증마크를 통일하고 범 유럽차원의 시험인증기관(EOTC-European Organization for Testiong and Certification : 유러피언 오가니제이션 포 테스팅 앤드 서티피케이션)을 설립(1990.4.25)하면서 EU집행위에서 총괄하던 업무를 EOTC에서 관장토록 하고 17개 인증대상 품목군을 정하고, 8개의 인증방식(Module : 모듈)을 정하면서 본격 시행되었다.

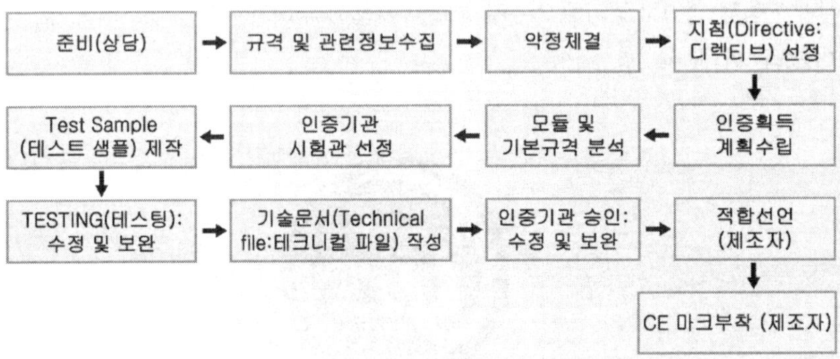

그림 3-19 ● CE마크 인증획득 절차

그림 3-20 ● CE 마크

(6) NSF 마크

NSF(National Sanitation Foundation : 내셔널 센니테이션 파운데이션)으로 미국 위생규격이다. NSF에서는 보건안전과 환경보호를 위하여 일하는 기관으로 규격개발, 교육제공, 안전성 검토에 입각된 고품질 규격을 제공하여 해당제품의 적합성을 평가하는 기관이다. NSF는 약 50여년간 보건과 의료에 관련된 제품들을 인증해 왔으며, 현재 NSF의 인증을 받은 업체는 약 58개국 2,900개 업체에 달하고 있다. NSF 마크는 제품의 보건 위생에 대한 강제규격으로써 NSF 규격을 취득한 제품은 위생에 관련된 안전과 품질에 대하여 국제적으로 보증할 수 있으므로 핵심적인 홍보도구가 될 수 있으며 새로운 시장의 개척과 확보에 기여할 수 있다.

(7) DMF

CE 마크 인증을 획득하기 위해서는 기술서류 DMF(Device Master File : 디바이스 마스터 파일)를 관리하여야 하는데, DMF에는 다음과 같이 2가지 사항이 포함되어 있어야 한다.

① DHR(Design History Record : 디자인 히스토리 레코드) : 개발 전 DMF(설계규정 ISO9001)에 따른 연구개발과 관련된 서류 및 각종 시험자료

② GMP : 개발 후 설계 변경된 도면, 복지부 형식승인을 받기 위해서 각종 자료, 특별주문과 관련된 모든 자료(작업지도서, 지시서, 계약검토의뢰서, 공정도 등)의 보관위치, 기록서로 대치 가능하여야 한다.

(8) FDA 승인절차

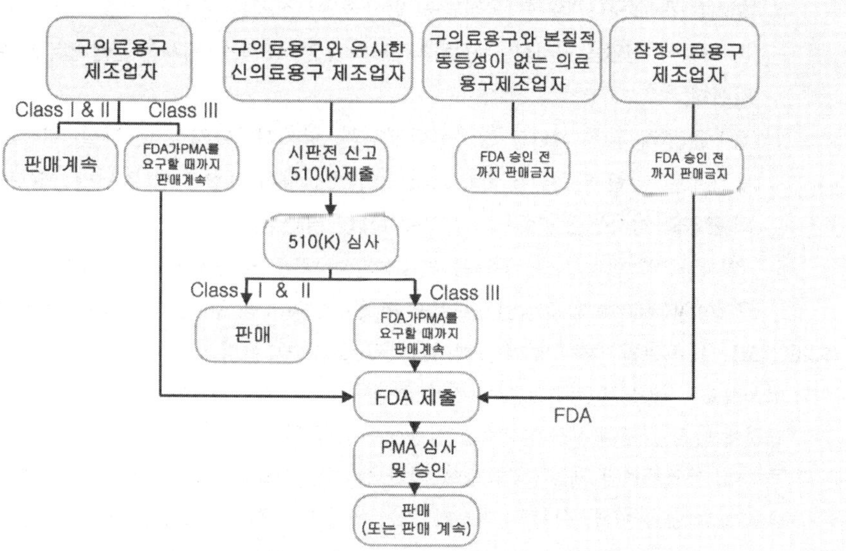

그림 3-21 FDA • 승인절차

제3절 방사선 안전

1. 진단용 방사선발생장치의 안전관리에 관한 규칙

제1조(목적) 의료기관에서 설치, 운영하는 진단용 방사선장치의 안전관리와 X-선 영상 정보의 정도관리를 통해 환자 및 방사선관계종사자에 대한 방사선 위해를 방지하고 진료의 적정을 기하고자 한다.

제2조(정의) 이 규칙에서 사용하는 용어의 정의는 다음과 같다.

1. "진단용 방사선발생장치"라 함은 방사선을 이용하여 질병의 진단에 사용하는 기기로서 아래에 해당하는 장치를 말한다.
   가. 진단용 X-선 장치
   나. 진단용 X-선 발생기
   다. 치과진단용 X-선 발생장치
   라. 전산화 단층촬영장치 등 방사선을 발생시켜 질병의 진단에 사용하는 기기
   마. 유방촬영용 장치 등 방사선을 발생시켜 질병의 진단에 사용하는 기기
2. "방사선방어시설"이라 함은 방사선의 피폭을 방지하기 위하여 진단용 방사선발생장치를 설치한 장소의 방사선 차폐시설과 방사선 장해방어용 기구를 말한다.
3. "방사선 관계종사자"라 함은 진단용 방사선발생장치를 설치한 곳을 주된 근무 장소로 하는 자로서 진단용 방사선발생장치의 관리·운영·조작 등 방사선 관련 업무에 종사하는 자를 말한다.
4. "안전관리"라 함은 진단용 방사선발생장치, 방사선방어시설 및 암실, 현상기, 방사선 필름카세트, 산란 엑스선제거용 그리드, 엑스선사진 관찰대 등 진단영상정보에 관한 설비의 관리와 방사선 관계종사자의 피폭관리를 말한다.
5. "방사선구역"이라 함은 진단용 방사선발생장치를 설치한 장소 중 외부방사선량이 1주당 0.3[mSv](30[mrem]) 이상인 곳으로서 벽, 방어칸막이 등 구획물에 의하여 구획된 곳을 말한다.

제3조(신고) ① 의료법(이하 "법"이라 한다) 제32조의2 제1항의 규정에 의하여 의료기관(지역보건법 제7조·제8조 및 제10조의 규정에 의한 보건소·보건의료원·보건지소, 병역법 제11조의 규정에 따라 징병검사를 실시하는 지방병무청, 군통합병원령 제1조의 규정에 의한 병원급 의무부대, 학교보건법 제3조의 규정에 의한 보건실, 행형법 제2조 제5항의 규정에 의한 교도소 등을 포함한다. 이하 같다)의 개설자 또는 관리자는 진단용 방사선발생장치를 설치하는 때에는 사용일 3일 전까지, 사용을 중지한 때에는 사용중지 일부터 3일 이내에, 양도 또는 폐기한 때에는 그 사유가 발생한 날부터 30일 이내에 각각 별지 제1호 서식 또는 별지 제1호의 2서식에 의한 신고서에 다음 각 호의 구분에 의한 서류를 첨부하여 당해 의료기관의 소재지를 관할하는 시장·군수·구청장(자치구의 구청장을 말한다. 이하 같다)에게 제출하여야 한다.

1. 별지 제1호 서식에 첨부하여야 하는 서류

가. 진단용 방사선발생장치 검사성적서 사본 1부
나. 방사선 방어시설검사 성적서 사본 1부
다. 별지 제3호 서식에 의한 방사선 관계종사자신고서 1부(처음 설치하는 경우에 한한다)
라. 양도자의 별지 제2호 서식에 의한 신고필증 사본 1부(양도받아 설치하는 경우에 한한다)
마. 특수의료 장비등록필증 사본 1부(특수의료장비를 설치하는 경우에 한한다)

2. 별지 제1호의 2서식에 첨부하여야 하는 서류
가. 별지 제2호 서식에 의한 신고필증 원본
나. 양도, 양수를 확인할 수 있는 서류 1부(양도신고를 하는 경우에 한한다)
다. 폐기를 확인할 수 있는 서류 1부(폐기신고를 하는 경우에 한 한다)

② 제1항의 규정에 의하여 신고 받은 시장 · 군수 · 구청장은 별지 제2호 서식에 의한 신고필증을 교부하여야 하며 분실 등 정당한 사유가 있는 경우에는 신청에 따라 재교부하여야 한다.

③ 시장 · 군수 · 구청장은 제2항의 규정에 의하여 신고필증을 교부받은 자가 신고필증을 잃어버리거나 헐어 못쓰게 되어 재교부를 신청한 때에는 이를 재교부하여야 한다.

④ 의료기관의 개설자 또는 관리자는 매년 3월 1일 현재의 소속 방사선 관계종사자의 변동사항을 별지 제3호 서식에 의한 신고서에 의하여 3월 31일까지 의료기관 소재지를 관할하는 시장 · 군수 · 구청장에게 제출하여야 한다.

⑤ 시장 · 군수 · 구청장은 별지 제4호 서식에 의한 진단용 방사선발생장치 관리대장을 작성 · 비치하고 제1항 · 제4항 및 제10조 제2항의 신고사항을 기재하여야 한다.

제4조(검사 및 측정) ① 의료기관의 개설자 또는 관리자는 다음 각 호의 1에 해당하는 사유가 있을 시에는 법 제32조의2 제2항의 규정에 의하여 해당 진단용 방사선발생장치를 사용하기 전에 당해 진단용 방사선발생장치에 대하여 [별표 1]의 진단용 방사선발생장치의 검사기준에 따라 제6조의 규정에 의한 검사기관의 검사를 받아야 한다. 다만, 약사법시행규칙 제40조 제1항 제5호, 제46조 제1항의 규정에 의하여 검사를 마친 경우에는 그 검사일로부터 3년 이내에 검사기관의 검사를 받아야 한다.

1. 진단용 방사선발생장치를 설치하거나 이전하여 설치하는 경우
2. 진단용 방사선발생장치의 전원시설을 변경하는 경우
3. 제3조 제1항의 규정에 의하여 사용중지신고를 한 진단용 방사선발생장치를 다시 사용하고자 하는 경우
4. 진단용 방사선발생장치의 안전에 영향을 미치는 수리를 하는 경우

② 의료기관의 개설자 또는 관리자는 제1항의 규정에 의하여 검사를 받은 진단용 방사선발생장치에 대하여 검사받은 날부터 3년마다 제6조의 규정에 의한 검사기관의 검사를 받아야 한다.

③ 의료기관의 개설자 또는 관리자는 법 제32조의2 제2항의 규정에 의하여 방사선 방어시설에 대하여 [별표 2]의 방사선방어시설검사기준에 따라 당해 진단용 방사선발생장치를 사용하기 전에 제6조의 규정에 의한 검사기관의 검사를 받아야 한다.

④ 의료기관의 개설자 또는 관리자는 제3항의 규정에 의하여 검사 받은 방사선 방어 시설

중 방사선 차폐시설을 변경 설치하거나 방사선 차폐시설의 설계 시에 설정한 주당 최대 동작부하를 초과한 때에는 지체 없이 방사선 방어시설에 대하여 제6조의 규정에 의한 검사기관의 검사를 받아야 한다.

⑤ 의료기관의 개설자 또는 관리자는 법 제32조의2 제2항의 규정에 의하여 방사선 관계종사자로 하여금 티·엘 배지를 사용하게 하는 경우에는 3월마다 1회 이상 방사선 피폭선량측정을 받도록 하여야 하며, 필름배지를 사용하게 하는 경우에는 1월마다 1회 이상 방사선 피폭선량측정을 받도록 하여야 한다.

⑥ 제5항의 규정에 의한 방사선 관계종사자의 방사선 피폭선량측정에 있어 선량한도는 [별표 3]과 같다.

⑦ 식품의약품안전청장은 방사선 관계종사자 개인피폭선량의 관리를 위하여 필요한 세부절차를 정하여 고시하여야 한다.

제5조(검사 등의 시험방법) ① 제4조의 규정에 의한 검사 또는 측정(이하 "검사 등"이라 한다)의 시험방법은 식품의약품안전청장의 승인을 얻어 제6조의 규정에 의한 검사기관의 장이 정한다. 이 경우 승인절차 등 세부사항에 대하여는 식품의약품안전청장이 따로 정하여 고시하는 바에 의한다.

② 검사 등의 재검사를 할 경우에는 제1항에서 정한 시험방법 외의 다음 각 호의 1의 시험방법에 의하여 시험할 수 있다.

1. 식품의약품안전청장이 고시한 시험방법
2. 제조업소에서 정한 시험방법
3. 국제전기기술위원회에서 권고하는 시험방법(제1호 및 제2호의 시험방법이 없는 경우에 한한다)

제6조(검사 및 측정기관) ① 진단용 방사선발생장치 및 방사선방어시설을 검사하는 기관 또는 방사선 관계종사자에 대한 피폭선량을 측정하는 기관은 [별표 4]의 기준에 의하여 식품의약품안전청장이 지정하는 기관으로 한다.

② 제1항의 규정에 의한 검사기관 또는 측정기관(이하 "검사·측정기관"이라 한다)의 지정, 검사 및 측정업무의 정지, 지정취소 등에 대하여는 식품의약품안전청장이 따로 정하여 고시한다.

제7조(검사 등의 신청) ① 검사 등을 받고자 하는 자는 별지 제5호 서식에 의한 진단용 방사선발생장치 검사신청서, 별지 제6호 서식에 의한 방사선 방어시설 검사신청서 또는 별지 제7호 서식에 의한 방사선 관계종사자 피폭선량 측정신청서를 검사·측정기관의 장에게 제출하여야 한다. 제8조 제4항에 의한 재검사의 경우에도 또한 같다.

② 제1항의 규정에 의하여 검사 등을 신청하는 자는 [별표 5]에서 정하는 수수료를 검사·측정기관에 납부하여야 한다.

제8조(검사결과의 통지 등) ① 제7조의 규정에 의하여 검사·측정기관의 장이 의료기관의 개설자 또는 관리자로부터 검사 등의 신청을 받은 때에는 검사 등을 행하고 별지 제8호 서식에 의한 진단용 방사선발생장치 검사성적서, 별지 제9호 서식에 의한 방사선 방어시설 검사성적서 또는 별지 제10호 서식에 의한 방사선 관계종사자 피폭선량 측정 성적서를 신청인에게 교부하

여야 하며, 검사 또는 측정한 날부터 1월 이내에 그 성적서 사본을 식품의약품안전청장에게 제출하여야 한다.

② 검사, 측정기관의 장은 검사 또는 측정결과 [별표 1], [별표 2] 또는 [별표 3]의 기준에 적합한 것으로 판정된 경우에는 검사 또는 측정일부터 1월 이내에 당해 의료기관의 소재지를 관할하는 시장·군수·구청장에게 통지하고, 부적합한 것으로 판정된 경우에는 검사 또는 측정성적서의 사본을 첨부하여 지체 없이 당해 의료기관의 소재지를 관할하는 시장·군수·구청장에게 통지하여야 한다.

③ 시장·군수·구청장은 제2항의 규정에 의하여 부적합한 것으로 판정된 검사 등의 결과를 통지받은 경우에는 통지를 받은 날부터 1월 이내에 법 제50조의 규정에 의하여 의료기관의 개설자 또는 관리자에게 다음 각 호의 1의 명령을 하고, 그 사실을 식품의약품안전청장에게 통지하여야 한다. 다만, 제1호의 명령을 한 경우에는 그 사실을 건강보험심사평가원장에게도 통지하여야 한다.

1. 부적합 진단용 방사선발생장치 또는 방사선 방어시설에 대한 사용금지 및 수리·교정 후 재검사
2. 선량한도초과자에 대한 건강진단 및 안전조치(근무지의 변경 또는 근무시간의 단축 등을 말한다)

④ 의료기관의 개설자 또는 관리자는 제3항의 규정에 의한 명령을 받은 경우에는 진단용 방사선발생장치 또는 방사선 방어시설을 수리·교정하고 재검사를 신청하여야 하며, 선량한도초과자에 대하여는 즉시 건강진단 및 안전조치를 실시하고, 안전조치 후 6월마다 제13조의 규정에 의한 건강진단을 실시하여야 한다. 이 경우 6월마다 행하는 건강진단 실시결과 이상 징후가 나타나지 아니하는 때에는 당해 선량한도초과자의 동의를 얻어 관할 시장·군수·구청장에게 안전조치의 해제를 요구할 수 있다.

⑤ 시장·군수·구청장은 제4항의 규정에 의한 요구에 의하여 안전조치를 해제한 경우에는 그 사실을 식품의약품안전청장에게 통지하여야 한다.

⑥ 검사 등의 성적서를 재발급받고자 하는 자는 별지 제11호 서식에 의한 검사 등 성적서 재교부신청서를 검사·측정기관의 장에게 제출하여야 한다.

⑦ 검사·측정기관의 장은 제1항의 규정에 의하여 검사·측정을 한 때에는 검사·측정 후 1월 이내에 그 성적서 사본(피폭선량 측정의 경우 그 결과)을 식품의약품안전청장에게 제출하여야 한다.

제9조(방사선구역) ① 법 제32조의2 제1항의 규정에 의하여 의료기관의 개설자 또는 관리자는 진단용 방사선발생장치를 설치한 때에는 진단용 방사선의 안전관리를 위하여 방사선구역을 설정하고 일반인의 출입제한 등의 조치를 취하여야 한다.

② 방사선구역에는 [별표 8]의 방사선구역표시를 하여야 한다.

제10조(진단용 방사선의 안전관리책임자) ① 법 제32조의2 제2항의 규정에 의하여 의료기관의 개설자 또는 관리자는 진단용 방사선발생장치의 안전관리와 적정한 사용을 위하여 [별표 9]의 진단용 방사선안전관리책임자 자격기준에 따라 당해 의료기관 소속 방사선 관계종사자 중에서 진단용 방사선안전관리책임자(이하 "안전관리책임자"라 한다)를 임명하여 진단용 방사선안전관리업무

(이하 "안전관리업무"라 한다)를 수행하도록 하여야 한다.

② 의료기관의 개설자 또는 관리자는 안전관리책임자를 선임하거나 해임한 경우에는 1월 이내에 별지 제3호 서식에 의한 신고서를 당해 의료기관의 소재지를 관할하는 시장·군수·구청장에게 제출하여야 한다.

제11조(안전관리책임자의 직무) 제10조의 규정에 의한 안전관리책임자의 직무는 다음과 같다.

1. 진단용 방사선 안전관리업무의 계획·평가 및 점검
2. 소속 방사선 관계종사자에 대한 자체교육훈련의 실시
3. 환자 및 방사선 관계종사자에 대한 방사선피해로부터의 방어조치
4. 진단영상정보 관련 설비의 안전관리
5. 방사선 관계종사자의 피폭선량 측정에 영향을 미치는 소속변동 사실의 측정기관에의 통보
6. 방사선 관계종사자의 피폭선량 측정에 영향을 미치는 피폭선량계의 파손 및 분실사실의 측정기관에의 통보
7. 제3조제1항 및 제4항의 규정에 의한 신고와 제4조의 규정에 의한 검사 등에 관한 사항
8. 제14조의 규정에 의한 진단용 방사선발생장치 등에 관한 서류의 작성·비치 및 보존에 관한 사항

제12조(의료기관의 개설자 또는 관리자의 준수사항) 법 제32조의2 제1항의 규정에 의하여 의료기관의 개설자 또는 관리자는 다음 각 호의 사항을 준수하여야 한다.

1. 안전관리책임자로부터 그 직무수행에 필요한 사항의 요청이 있을 때에는 지체 없이 조치하여야 하며, 정당한 사유 없이 이를 거부하지 아니할 것
2. 안전관리책임자가 안전관리업무를 성실히 수행하지 아니할 때에는 지체 없이 그 직위로부터 해임하고 다른 직원을 안전관리책임자로 교체할 것
3. 진단용 방사선발생장치에 대하여는 검사유효기간이 만료되기 전에 검사기관에 검사를 신청하여야 하며, 검사기관이 검사를 행할 때에는 안전관리책임자를 참여시킬 것
4. 방사선 관계종사자가 진단용 방사선발생장치를 운영·조작·관리 및 점검할 때에는 필름배지 또는 티·엘배지 등 피폭선량계를 착용하도록 하여야 하며, 방사선 관계종사자의 피폭선량측정을 신청할 때에는 측정대상에 해당하는 자를 누락하지 아니할 것
5. 제8조제4항의 규정에 의하여 시장·군수·구청장으로부터 진단용 방사선발생장치 또는 방사선방어시설의 사용금지와 수리·교정 및 재검사명령을 받은 때에는 지체 없이 이를 이행할 것
6. 방사선 관계종사자에 대한 피폭선량을 측정한 결과 [별표 3]의 방사선 관계종사자의 선량한도를 초과한 자에 대하여는 방사선피폭의 우려가 없는 근무지로 변경하는 등 지체 없이 필요한 조치를 할 것
7. 방사선 관계종사자 외에 방사선구역에 출입하는 자에 대한 방사선피폭방지를 위한 조치를 할 것
8. 적정한 진단영상정보를 얻을 수 있도록 그 설비의 안전관리에 필요한 조치를 할 것

제13조(방사선 관계종사자에 대한 건강진단) ① 법 제32조의2 제2항의 규정에 의하여 의료기관의 개설자 또는 관리자는 방사선 관계종사자에 대하여 2년마다 건강진단을 실시하여야 한다. 다만,

방사선 관련 업무에 처음 종사하는 방사선 관계종사자에 대하여는 업무 종사 전에 건강진단을 실시하여야 한다.

② 제1항의 규정에 의한 건강진단의 문진사항 및 검사항목은 다음 각 호와 같다.

1. 문진사항

   가. 방사선피폭증상의 유무

   나. 방사선피폭증상이 있는 자는 그의 작업장소·작업내용·작업기간·피폭선량 및 방사선 장해유무

   다. 그 밖의 방사선에 의한 피폭증상

2. 검사항목

   가. 말초혈액 중의 혈색소량·적혈구수 및 백혈구수

   나. 그 밖에 의사가 필요하다고 인정하는 검사

제14조(서류의 작성 · 비치 및 보존) 법 제32조의2 제3항의 규정에 의하여 의료기관의 개설자 또는 관리자와 검사·측정기관의 장 및 시장·군수·구청장은 [별표 10]의 진단용 방사선발생장치 등에 관한 서류를 작성·비치 및 보존하여야 한다.

제15조(안전관리책임자에 대한 교육) ① 법 제32조의2 제2항의 규정에 의하여 안전관리책임자로 선임된 자는 선임된 날부터 1년 이내에 방사선분야 관련단체가 실시하는 안전관리책임자교육을 이수하여야 한다. 다만, 방사선분야 관련단체로부터 안전관리책임자 교육을 받은 후 1년 이내에 안전관리책임자로 선임된 자의 경우에는 그러하지 아니한다.

② 제1항의 규정에 의한 안전관리책임자의 교육에 관하여 필요한 사항은 식품의약품안전청장이 따로 정하여 고시한다.

제16조(지도 · 감독) ① 법 제32조의2 제1항의 규정에 의하여 시장·군수·구청장은 의료기관의 진단용 방사선 안전관리상태를 지도·점검하고 필요한 경우에는 의료기관의 개설자 또는 관리자에 대하여 그 시정을 명할 수 있다.

② 식품의약품안전청장은 검사 등의 공정성과 효율성을 확보하기 위하여 검사·측정기관에 대하여 필요한 지도와 감독을 행할 수 있으며, 식품의약품안전청장은 검사·측정기관이 그 업무를 성실하게 수행하지 아니한 경우에는 검사·측정기관의 지정을 취소할 수 있다.

③ 식품의약품안전청장 또는 시장·군수·구청장은 안전관리를 위하여 필요한 경우에는 의료기관의 개설자 또는 관리자나 검사·측정기관의 장에게 필요한 사항을 보고하게 하거나 자료를 제출하게 할 수 있다.

④ 시장·군수·구청장은 매년 3월 31일 현재의 진단용 방사선발생장치 안전관리현황 및 방사선 관계종사자현황을 별지 제12호 서식 및 별지 제13호 서식에 의하여 5월 31일까지 시·도지사를 거쳐 식품의약품안전청장에게 제출하여야 한다.

제17조(적용의 배제) 진단용 방사선발생장치 중 진단용 X-선 발생기 또는 치과진단용 X-선 발생장치(파노라마 및 세파로 촬영장치를 제외한다)만을 사용하면서 주당최대동작부하의 총량이 10[mA · min(밀리암페어 · 분)] 이하인 의료기관에 대하여는 제4조 제2항 · 제5항, 제9조, 제10조 및 제13조의 규정을 적용하지 아니한다.

제18조(과태료) ① 의료법시행령 제35조의 규정에 의한 과태료 부과기준은 [별표 11]과 같다.

② 과태료의 징수절차에 관하여는 세입 징수관 사무처리 규정을 준용한다. 이 경우 납입고지서에는 이의방법 및 이의기간을 함께 적어 넣어야 한다.

2. 방사선 방어시설의 검사

안전관리검사에서의 방사선 방어시설이란 진단용 방사선발생장치를 설치하여 사용하는 장소에서 X-선이 촬영실이 아닌 장소로 누설되는 것을 방어하기 위해 납 혹은 콘크리트 등의 물질을 이용하여 적합하게 차폐하는 것뿐만 아니라 환자 또는 방사선 관계종사자 등에게 필요 이외의 X-선에 노출되지 않게 적합한 방어용 기구를 사용하여 방어조치를 하는 것을 말한다.

3. 방사선 방어시설의 검사기준

① 진단용 방사선발생장치를 설치하여 진단하는 곳, 즉 촬영실에서는 바닥·천장 또는 벽에는 도구를 사용하지 아니하고서는 제거 및 이동할 수 없는 방사선 차폐시설(이하 "방어벽"이라 한다)이 마련되어야 하고, 방어벽의 외부에서 측정한 방사선 산란선량 또는 누설선량의 합계는 주당 2.58 × 10 − 5[C/kg](주당 100[mR]) 이하이어야 한다. 다만, 사람이 거주 및 통행하지 아니하는 쪽에는 방어벽을 설치하지 않아도 되고, 방사선 관계자 이외의 자가 거주하는 쪽에 설치된 방어벽의 외부에서 측정한 방사선 산란선량 및 누설선량의 합계는 주당 2.58 × 10 − 6[C/kg](주당 10[mR]) 이하이어야 한다.

② 방사선 누설선량 측정 : 누설선량 측정은 제어실 또는 암실을 포함한 촬영실 외부에서의 1차선 및 산란선량에 의한 누설선량을 측정하는 것으로 인체대용 phantom(팬텀, 30 × 30 × 30[cm])을 사용하여 누설선량 측정기로 측정하며, 허용기준은 다음 사항과 같다.

㉠ 진단용 엑스선 발생장치, 전산화 단층촬영장치

㉮ 방사선 관계종사자 상주 또는 주거 : 주당 100[mR](2.58 × 10−5[C/kg]) 이하이다.

㉯ 비방사선 관계종사자 상주 또는 주거 : 주당 100[mR](2.58 × 10−5[C/kg]) 이하이다.

㉡ 치과진단용 X-선 발생장치(구내촬영용), 진단용 X-선 발생기

주당 최대 동작부하가 10[mA.min] 이하일 경우는 진료용 X-선 방어칸막이로 차폐 가능하며, 이 경우 진료용 X-선 방어칸막이 외부에서의 누설선량은 주당 100[mR] (2.58 × 10−5[C/kg]) 이하가 되어야 한다.

③ 촬영실의 1차선 방어벽 이외의 모든 천장, 벽 및 바닥에는 2차선 방어벽이 장치되어야 하고, 이 경우는 방어벽의 높이는 2[m] 이상이어야 한다.

④ 방어벽의 차폐물질이 연판으로 된 경우에는 이의 조건에 해당해야 한다.

㉠ 연판 자체의 무게로 인해 주름이 잡히거나 휘어지지 아니하도록 하여야 하고, 물리적 충격을 직접 받지 않도록 해야 한다.

㉡ 연판과 연판이 이어지는 부분은 폭 1.5[cm] 이상의 연판으로 겹쳐지도록 하여야 하고, 연판 외의 차폐물질과 이어지는 부분은 폭 2.5[cm] 이상의 연판으로 겹치게 하여야 한다.

⑤ 필름출입구의 문은 1[mm] 연당량 이상이어야 한다.

⑥ 제어실의 방사선 방어시설 : 제어실은 촬영실과 분리되어 진단용 방사선을 조절하는 제어장치가 설치된 장소로서 환자의 동작 및 활동을 볼 수 있는 환자 보기창 등이 설치되어야 한다.

⑦ 제어소의 방사선 방어시설

㉠ 제어소는 촬영과 일부 개방된 방어벽으로 구별된 상태에서 진단용 방사선을 조절하는 제어장치가 설치된 곳이어야 한다.

㉡ 제어장치가 X-선 고전압발생장치에 붙어 있지 아니한 제어소의 바닥면적은 1.5[m^2] 이상이어야 한다. 또한 방어벽과 검사테이블 간의 거리는 2[m] 이상이어야 하며, 진단용 방사선발생장치의 최고 관전압에 따른 방어벽 또는 환자 보기창의 구조는 다음 사항과 같다.

㉮ 최고 관전압이 100[kV]를 초과하는 경우

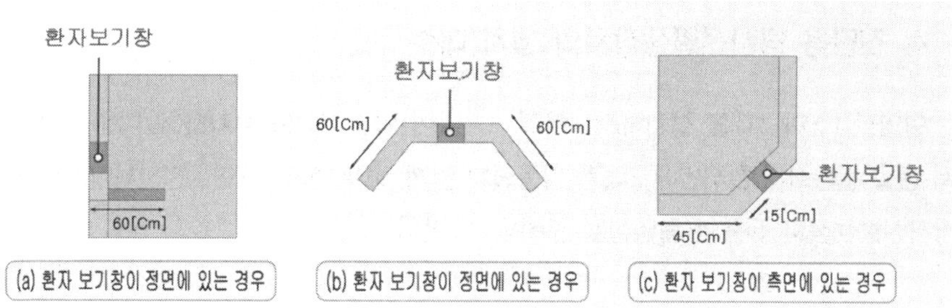

그림 3-22 • 제어소 방어벽의 배치구조

ⓐ 방어벽은 1.5[mm]연당량 이상이어야 하고, 방어벽의 배치구조는 그림 3-40과 같다.

ⓑ 환자 보기창은 1.5[mm]연당량 이상이어야 하고, 100[kV]에서의 연당량이 지워지지 않도록 기재되어야 한다.

㉯ 최고 관전압이 100[kV] 이하인 경우

ⓐ 방어벽은 1[mm]연당량 이상이어야 하고, 방어벽의 크기는 가로 1[m] × 세로 2[m] 이상이어야 한다.

ⓑ 환자 보기창은 1[mm]연당량 이상이어야 한다.

⑧ 진단용 방사선발생장치를 의료기관 이외의 곳으로 이동하여 사용하는 경우의 방사선 방어시설

㉠ 이동검진차량이 통행할 수 있는 지역에서 사용하는 경우 : 진단용 방사선발생장치는 이동검진차량에 부착하여야 하고, 방사선 관계종사자가 위의 장치를 조작하는 장소에는 방어벽을 설치하며, 방어벽 외측과 차량의 외측에서의 방사선 누설선량은 주당 2.58×10^{-5}[C/kg](주당 100[mR]) 이하이어야 한다.

㉡ 도서벽지 등 이동검진차량이 통행할 수 없는 지역에서 사용하는 경우 : 진단용 방사선발생장치는 이동검진차량에의 장치 부착이 필요하지 아니하며, 방사선 관계종사자가 위의 장치를 조작하는 장소에는 진단용 X-선 방어칸막이를 설치하며, 진단용 X-선 방어칸막이 외측에서의 방사선 누설선량은 주당 $2.58 \times 10-5$[C/kg](주당 100[mR]) 이하이어야 한다.

⑨ 이동형 진단용 방사선발생장치 : Mobile Unit(모빌 유닛), C-Arm(시-암), Portable Unit(포터블 유닛)]의 방사선 방어시설 및 다른 방어시설은 필요하지 않고, 일정한 촬영실 안에 고정하여 촬영장치로만 이용된 경우에는 다목 내지 가목의 기준에 의한 방사선 방어시설을 갖추어야 한다. 방어벽 외측과 차량의 외측에서의 방사선 누설선량은 주당 2.58×10^{-5}[C/kg](주당 100[mR]) 이하이어야 한다.

4. 진단용 방사선발생장치의 설치 대수

촬영실 1실에 1대를 설치하되, 어쩔 수 없이 2대 이상을 설치하여야 하는 경우에는 변환 스위치 등을 활용하여 한꺼번에 2대가 가동되지 않게 해야 한다. 다만, 전산화단층촬영장치 중 진단용 방사선발생장치 전용의 촬영실을 준비해야 한다.

5. 방사선 방어시설의 차폐

방어벽은 장치 종류와 방사선의 사용 에너지에 따라 달라진다.

① 진단용 X-선 장치를 이용하는 곳의 방어벽은 X-선 사용관 전압이 낮기 때문에 일반적으로 150[kV] 이하이므로 몇 [mm]의 납 혹은 콘크리트로 방어할 수 있다.

② 방사선의 차폐에는 1차선을 차폐하기 위한 1차 방어벽과 2차선을 차폐하기 위한 2차 방어벽으로 구분되며, 1차 방어벽은 촬영실 안에서 1차선이 대상될 수 있는 바닥, 천장이 포함된 전체 벽면이 포함되므로 2차 방어벽은 1차선 이외의 산란 X-선이 대상될 수 있는 촬영실 주위의 모든 방어벽을 말한다.

6. 방사선 장해방어용 기구

진단용 방사선발생장치의 사용시 방사선으로부터 환자 혹은 방사선 관계종사자를 방어하기 위한 방사선 장해방어용 기구는 식품의약품안전청장의 고시 및 산업표준화법에 의한 한국산업규격(KS)에 적절하여야 하며, 그 종류는 진료용 X-선 방어칸막이, 진료용 X-선 방어앞치마, 치과진료용 X-선 방어앞치마, 환자생식기방어용 기구, 그 밖의 방사선 장해방어용 기구, 투시 촬영대에 부착한 엑스선 방어용 앞치마(투시장치에 한한다) 등이 있다.

① 인간의 신체 안에 조직 간 선량분포에 따른 위험 정도를 하나의 양으로 표현하기 위하여 피폭된 모든 조직에 대하여 각 조직의 등가선량에 해당 조직의 조직가중치를 곱한 결과를 합산한 양을 말한다. 이 경우는 전신피폭된 조직가중치의 합은 '1'로 하는 것을 유효선량이라고 한다.

② 인간의 신체의 피폭선량을 나타내기 위하여 흡수선량에 당해 방사선의 방사선가중치를 곱한 양을 말하며, 이러한 경우는 진단용 X-선의 방사선 가중치는 '1'로 말하는 것은 등가선량이라고 한다.

③ 방사선 관계종사자의 측정에 필요한 세부사항 등 선량한도 측정방법은 식품의약품안전청장의 허가를 받아 측정기관의 장이 정한다.

④ 연간 선량한도는 연도 중 처음 피폭선량을 측정한 시기와 상관없이 매년마다 12월 말일을 기준으로 하고, 티·엘배지를 사용하는 방사선 관계종사자의 선량한도는 매 분기 말일마다 측정한 양을 더한 값으로 한다.

7. 방사선발생장치의 안전관리

① 진단용 방사선발생장치의 안전관리에 관한 규칙은 의료기관에서 설치·운영하는 진단용 방사선발생장치를 안전하게 관리함으로써 환자 및 방사선 관계종사자가 방사선으로 인하여 위해를 입는 것을 방지하고 신료의 적정을 도모하기 위하여 필요한 사항을 규정함을 목적으로 한다.

② 안전관리는 진단용 방사선발생장치, 방사선 방어시설 및 암실, 현상기, 방사선필름 카세트, 산란엑스선 제거용 그리드, X-선 사진관찰대 등 진단 영상정보에 관한 설비의 관리와 방사선 관계종사자에 대한 피폭관리를 포함한다.

③ 의료기관의 개설자 또는 관리자는 다음 중 해당하는 사유가 있으면 해당 진단용 방사선발생장치를 사용하기 전에 그 진단용 방사선발생장치에 대하여 검사기관의 검사를 받아야 한다. 단, 시험검사성적서 등을 제출하여 의료기기 품목허가를 받은 진단용 방사선발생장치 중 이를 사용하기 전에 의료기관에 설치하여 시험검사기관의 시험검사를 받아 시험검사성적서 등을 작성한 진단용 방사선발생징치의 경우에는 본문에 따른 검사를 받지 아니하고 사용할 수 있다. 검사받은 진단용 방사선발생장치에 대하여는 검사를 받은 날부터 3년마다 검사기관의 검사를 받아야 한다.

㉠ 진단용 방사선발생장치를 설치하거나 이전하여 설치하는 경우이다.

㉡ 진단용 방사선발생장치의 전원시설을 변경하는 경우이다.

㉢ 사용중지신고를 한 진단용 방사선발생장치를 다시 사용하려는 경우이다.

㉣ 진단용 방사선발생장치의 안전에 영향을 미치는 수리를 하는 경우이다.

④ 또한 진단용 방사선발생장치를 설치하면 진단용 방사선의 안전관리를 위하여 방사선구역을 설정하고 일반인의 출입을 제한하는 등의 조치를 취하여야 한다. 방사선구역이란 진단용 방사선발생장치를 설치한 장소 중 외부방사선량이 주당 0.3[mSv](30[mrem]) 이상인 곳으로써 벽, 방어칸막이 등의 구획물로 구획되어진 곳을 말한다. 방사선구역에는 방사선구역표시를 하여야 한다.

⑤ 방사선 안전관리 책임자의 직무는 다음과 같다.

㉠ 안전관리업무의 계획·점검 및 평가를 한다.

㉡ 소속 방사선 관계종사자에 대한 자체교육훈련을 실시한다.

㉢ 환자 및 방사선 관계종사자에 대한 방사선피해로부터 방어조치를 한다.

㉣ 진단 영상정보 관련 설비의 안전관리를 한다.

㉤ 피폭선량 측정에 영향을 미치는 방사선 관계종사자의 소속 변동사실의 측정기관에 통보를 한다.

㉥ 방사선 관계종사자의 피폭선량 측정에 영향을 미치는 피폭선량계의 파손 및 분실 사실을 측정기관에의 통보한다.

㉦ 진단용 방사선발생장치 관련 신고와 검사 또는 측정에 관한 사항이다.

㉧ 진단용 방사선발생장치, 방사선 관계종사자 및 방사선 방어시설에 관한 서류의 작성·비치 및 보존에 관한 사항이다.

⑥ 방사선 관계종사자의 선량한도

방사선 관계종사자의 선량한도 측정방법 등 측정에 필요한 세부사항은 식품의약품안전청장의 승인을 받아 측정기관의 장이 정한다. 연간 선량한도는 연도 중 처음 피폭선량을 측정한시기와 관계없이 매년도 12월 말일을 기준으로 하되, 티·엘배지를 사용하는 방사선 관계종사자의 선량한도는 매분기 말일마다 측정한 양을 합산한 것으로 한다. 개인의 부당한 방사선 피폭을 제한하기 위한 한도를 말한다. 표 3-26은 히로시마, 나가사키 원폭생존자 12만명의 역학조사에 의하여 선량한도를 규정하였다.

방사선 피폭의 종류는 다음과 같다.

㉠ 직업상의 피폭 : 방사선 작업종사자

㉡ 일반인 피폭 : 일반인

㉢ 의료상 피폭 : 환자

방사선은 양면성을 가지고 있으며, 병을 치료하기 위해 쓰이는 미소한 방사선의 피폭은 인체에 크게 유해하거나 염색체나 림프구와 같은 중요 장기에 미치는 악영향은 극히 적으며, 피폭영향이 없는 것으로 알려져 있으나 직업적으로 방사선 피폭이 인체에 미치는 영향은 작업자의 생명과 직결될 수도 있다. 표 3-26은 인체에 미치는 정도에 따른 유효선량 한도와 눈의 수정체에 미치는 영향(=등가선량) 그리고 피부에 미치는 영향 등을 나타내었다.

표 3-26 • 방사선 관계종사자의 선량한도

피복 구분	선량한도	
	직업상 피폭	일반인 피폭
유효선량한도	연간 50[mSv] (5[rem]) 이하이어야 하며, 5년간 누적 선량은 100[mSv] (10[rem]) 이하이어야 한다.	1[mSv]/1년
등가선량 (수정체)	연간 150[mSv] (15[rem]) 이하이어야 한다.	15[mSv]/1년
등가선량 (피부 · 손 및 발)	연간 500[mSv] (50[rem]) 이하이어야 한다.	50[mSv]/1년

8. 방사선의 안전관리

(1) 방사선 방어의 기본

방사선은 가능한 한 피복을 안 받는게 좋으며, 거리, 시간, 차폐의 외부방사선 방어원칙과 격납, 차단, 희석의 내부방사선 방어원칙을 준수하고, 방사선오염은 확산되므로 오염검사를 철저히 한다.

(2) 의료분야의 방사선 안전관리

관련 법규 : 방사선안전관리 등의 기술수준에 관한 규칙

1) 방사선 진료장비의 관리

① 진료의 목적으로 방사성 동위원소 및 방사선발생장치를 인체에 사용하는 의료기관은 환자의 피폭방사선량을 의사의 처방대로 유지하여야 한다.

② 의료기관은 과학기술부장관이 고시하는 바에 따라 방사선 진료장비를 유지 · 관리하여야 한다.

2) 입원실

진료의 목적으로 방사성 동위원소를 인체에 사용하는 의료기관은 체내에 잔류하는 방사성 동위원소가 교육과학기술부장관이 정하여 고시하는 수량을 초과하는 환자를 일반환자와 격리하여 수용하여야 하며, 배설물을 배출하는 경우에는 교육과학기술부장관이 정하여 고시하는 방법에 따라야 한다.

3) 진료환자의 퇴원

교육과학기술부장관이 정하는 고시하는 수량을 초과하는 진료환자를 퇴원시켜서는 아니 된다.

4) 간병인

간병인에 대한 피폭방사선량이 방사선 작업종사자의 선량한도를 초과하지 아니하도록 하여야 한다.

5) 사용시설

방사성 동위원소 등을 고정차폐된 사용시설 이외에서 사용하는 경우이다.

① 피폭방사선량이 선량한도 이하가 되도록 하는 차폐벽 또는 차폐물을 설치한다.
② 방사선 관리구역의 경계에 설치한 울타리 등 사람의 출입을 제한하는 시설의 사방에 소리·경광등 겸용의 경고등을 설치한다.

표 3-27 • 방사선 안전관련 법령

법 률	시 행 령	시 행 규 칙
원자력법	원자력법시행령	• 원자력법시행규칙 • 방사선 안전관리 등의 기술기준에 관한 규칙 • 원자로시설 등의 기술기준에 관한 규칙
방사선 및 방사성 동위원소이용진흥법	방사선 및 방사성 동위원소 이용진흥법시행령	
원자력시설 등의 방사능 방호 및 방재대책법	원자력시설 등의 방호 및 방사능 방재대책법시행령	원자력시설 등의 방호 및 방사능 방재대책법 시행규칙
비파괴검사기술의 진흥 및 관리에 관한 법률	비파괴 검사기술의 진흥 및 관리에 관한 법 시행령	비파괴 검사기술의 진흥 및 관리에 관한 법 시행규칙

6) 방사선 작업종사자 개인피폭관리

방사선 작업종사자 및 수시출입자의 개인피폭선량이 법정 선량한도를 초과하지 아니하도록 피폭기록을 체계적으로 관리하여야 한다.

7) 방사선 안전관리 관련 조치사항

① 종사자 건강진단 : 종사개시 전, 연 1회, 선량한도를 초과할 때 행한다.
② 종사자 개인피폭선량 측정 : 월 1회(필름배지/TLD 판독업체) 행한다.
③ 종사자교육 : 신규종사자 20시간(작업개시 전), 기존종사자 6시간 연 1회 행한다.
④ 방사선계측장비 검교정 : 매 6개월마다 행한다.
⑤ 분기보고 : 매분기 경과 후 30일 이내 행한다.
⑥ 정기검사 수검 : 원자력안전기술원에서 해당 연도에 일괄통보 · 시행한다.
⑦ 면허소지자 보수교육 : 3년에 1회 행한다.
⑧ 경미한 사항 변경시 : 30일 이내 경미한 사항 변경신고를 한다.
⑨ 변경허가신청 : 시설 추가 또는 수량 증가시 신청한다.
⑩ 도난 · 분실시 : 발생 즉시 한국원자력안전기술원에 보고한다.

8) 방사선사고 비상조치 유형

① 응급조치의 원칙 : 방사선시설에서 폭발, 지진, 화재 등에 의한 이상사태나 오염, 피폭 등의 방사선사고가 발생하거나 발생할 우려가 있을 때에는 다음 원칙에 따라 임시응급처치를 하여야 한다.

㉠ 안전유지의 원칙 : 인명 및 신체의 안전을 제1로 하고, 물질의 손상에 대한 배려를 제2로 한다.

㉡ 통보의 원칙 : 인근에 있는 사람, 사고현장책임자(시설관리자) 및 방사선장해방지에 종사하는 관계자(방사선관리담당자, 방사선안전관리자)에게 신속히 알린다.

㉢ 확대방지의 원칙 : 응급조치를 한 자가 과도한 방사선피폭이나 방사성물질의 흡입을 초래하지 않는 범위 내에서 오염의 확산을 최소한으로 저지한다. 화재의 경우에는 초기소화와 확대방지에 노력한다.

㉣ 과대평가의 원칙 : 사고의 위험성은 과대평가하는 것은 있어도 과소평가하는 일은 없도록 한다.

② 사고 시의 통보

㉠ 사입소 내 통보 : 이상사태의 발견자는 언제, 어디서, 어떤 사고(시체사고, 화재, 방사선사고)가 어떻게 발생했는가(발생상황, 사상자유무, 피폭가능성, 오염의 유무, 사고의 확대성 유무)를 통보원칙에 따라 관계자에게 알린다.

㉡ 사업소 외 통보 : 원자력관계사업자는 지진·화재 기타 재해에 의하여 원자력 관계시설이나 방사성 물질 등에 위험이 발생하거나 발생할 우려가 있을 때, 원자력관계 시설의 고장 등이 발생한 때, 방사선장해가 발생할 때에는 대통령이 정하는 바에 따라 안전장치를 하고 그 사실을 지체 없이 교육과학기술부장관에게 보고하여야 한다.

③ 이상피폭 시의 조치 : 이상피폭이 발생할 우려가 생기면 즉시 다음 조치를 취한다.

㉠ 실내라면 같은 방에 있는 사람에게 이상의 가능성을 알리고 즉시 실외로 피난시킨다. 실외라면 공동작업자에게 이상을 알린다.

㉡ 본인이 이상발생의 통보를 하든가 근처에 있는 사람에게 통보를 의뢰하고, 통보처나 통보방법을 방사성 동위원소를 사용하는 장소에 상시 게시해 두면 이상시에 도움이 된다.

㉢ 방의 문을 닫고 다른 사람의 피폭을 피하기 위해 출입금지 등의 저치를 취한다. 실외라면 로프 등으로 출입금지구역을 설정하고 주의사항을 표시한 후, 방사선안전 관리자나 담당자의 지시에 따라 피폭을 발생시키는 원인을 제거하기 위한 작업을 한다.

④ 화재·지진발생 시의 조치

㉠ 화재발생 시의 조치 : 방사선시설에서 화재가 발생하는 경우에는 초기소화로 손해를 최소로 하는 것과 함께 방사선장해의 발생을 막고 방사능오염이 확대되지 않도록 해야 한다.

㉡ 지진발생 시의 조치 : 지진은 돌연 예고도 없이 발생하여 낙하물, 전도물에 의한 피해와 2차적으로 발생하는 화재, 피폭, 오염의 위험을 초래한다. 작업자 각자의 응급조치는 다음과 같다.

㉮ 지진을 느끼면 곧 열원의 전기, 가스를 끊는다.

㉯ 진동이 끝나면 신병의 안전을 확인하고 근처에 있는 사람의 안부를 확인한다.

㉰ 주위의 상황을 재빨리 점검하고 발화의 경우에는 초기소화, 방사성 용액의 누출 등의 경우에는 오염 확대 방지조치를 취한다.

㉱ 인체에 상처 등이 있으면 구원을 청해 구급처치를 받는다.

㉲ 제2의 지진에 대비하여 보다 안전한 장소로 대피한다.

⑤ 오염사고 시 대책 : 방사선기기의 잘못 조작, 기기고장, 파손 등 방사성 동위원소의 밀폐에 실패로 발생하여 표면오염, 공기오염, 피부오염, 내부피폭이 발생한다. 관리구역 외부로 누설 등을 일으키기 때문에 신속·적절한 조치가 필요하며, 현장에 출입하는 경우에는 필요에 따라 보호 마스크, 방호복, 공기호흡기 등을 사용한다.

9. 레이저

(1) 레이저의 안전

소규모 병원이나 개인 병원에서는 레이저의 안전교육과 관리 및 안전한 사용을 위하여 제조업자의 안전 사용설명서를 이용하고, 대형병원에서는 레이저 안전위원회를 구성하여 레이저 안전 프로그램을 개발하고 감독하는 것이 바람직하다. 위원회의 인적구성은 병원운영자, 수술실감독관, 의사, 교육관리자, 생물의학 공학자와 위험관리자가 포함되어 있어야 하며, 지정된 레이저 안전관리자(Laser Safety Officer, LSO : 레이저 세이프티 오피서)는 레이저 안전 프로그램의 행적적인 요소들을 감독하고 임명한다. 레이저 관련학회 또는 (대형 의료)센터 등으로부터 안전 교육을 받은 기술자나 간호사, 의사 또는 소규모 병원이나 개인 병원의 레이저 안전관리사가 될 수 있다.

1) 레이저의 위험성 관리

레이저의 위험성 관리 방법 혹은 안전 조치는 레이저 방사광선에 의도하지 않게 노출이 되거나, 우연히 노출이 되는 경우로부터 환자와 직원을 적절하게 보호할 수 있는 방법이어야 하며, 일반적으로 관리 방법은 공학적 관리와 행정적 관리 방법으로 구분한다.

가. 공학적 관리방법

① 레이저 시스템 내에 통합되어 있으며, 우연하게 노출될 수 있는 요인을 고려하도록 설계된 장치이다.

② 인터록(Interlock)과 시청각방출탐지기(Audible and Visible Emission Indicator : 어더블 앤드 비지블 이미션 인디케이들), 접속키(Access Key : 액서스 키), 관선멈춤장치(Beam Stop : 빔 스탑), 서비스패널(Service Panel : 서비스 패널) 등이 포함된다.

나. 행정학적 관리방법

① 공학적 관리 방법을 보충해주는 것으로써 규율과 작동 방법들을 설명한 설명서나 지시서 등이다.

② 보안경과 같은 개인보호 장비사용과 교육, 평면도, 배치도, 교정과정(CALIBRATION : 캘러브레이션), 제조업자나 LSO 또는 레이저시설의 레이저 안전위원회에서 제시한 작업 지침서가 해당한다.

2) 레이저 관련 직원에 대한 건강관리

공칭위험구역(NHZ) 내에서 근무하는 직원과 Ⅲb, Ⅳ등급 레이저를 사용하는 사용자가 대상이며, 환경적 위험과 연관이 있는 경우나 레이저 방사 광선에 낮은 수준으로 노출이 되던지 혹은 누적적으로 노출이 되는 레이저 관련 직원은 눈병 병력을 재검토하고, 레이저 통제지역에서 근무를 하기 전에 기초적인 시력검사를 실시한다.

3) 레이저 사용 직원의 교육 및 훈련

규모에 상관없이 모든 의료시설에서는 레이저의 위험성을 관리할 수 있는 적절한 안전 절차를 수립하고 유지하여야 하고, Ⅲb, Ⅳ등급 레이저를 사용하고 레이저 통제 지역에서 근무하고 있는 모든 의료 직원들에 대하여 적당한 교육이 포함되어야 하며, 레이저를 사용하는 의료진과 모든 지원 인력이 해당한다. 레이저 안전관리사와 기술사 그리고 레이저 서비스 직원들을 위하여 추가적인 교육 요건이 필요할 수 있으며, 교육 절차는 안전한 레이저 환경을 확립하고 유지하는데 필요한 모든 조치들을 이해할 수 있도록 제공되어야 하고, 교육내용은 사용되는 레이저와 임상 시행절차에 맞추어 구체적이어야 한다.

4) 환자교육

일반적인 정보와 안전교육은 환자의 걱정을 덜어주는데 도움이 된다. 레이저를 사용하는 동안은 보안경 때문에 환자와 눈을 맞출 수 없어 환자와 의사간의 의사소통이 제한될 수 있으므로 환자와 직원이 보안경을 착용하는 모습의 사진이나 비디오를 레이저 사용 이전에 보여주는 것이 바람직하다. 또한, 환자들이 출입문에서 보는 "경고" 표지 사진을 환자에게 보여주고 이에 대한 이유를 설명하는 것도 좋은 교육이 된다.

5) 레이저의 안전교육 내용

가. 과학적 지식 : 기본 개념 및 인체영향

① 레이저의 원리 및 특성
② 임상분야 적용에 대한 소개
③ 여러 유형의 레이저로부터 출력되는 레이저 출력 특성
④ 레이저와 피부 간의 상호작용에 대한 소개
⑤ 레이저 방사에 대한 눈과 피부의 영향

나. 레이저 관련 기준 및 법규

① 레이저 안전 관리사의 역할과 책임
② 레이저 위험판단과 안전관리 원칙
③ 레이저 관련 국제규격 및 국내규격 비교
④ 레이저 제품의 품질보증의 원칙
⑤ 국내·국외 레이저 관련 제도 및 법규 비교

다. 레이저 안전에 대한 기술적 관리

① 개인보호 장비 선정 및 구비
② 레이저 위험 평가
③ 전기안전 평가
④ 레이저 반사나 흡수로부터의 위험 및 마취 혼합물과 부합된 위험 평가
⑤ 피부, 눈에 대한 최대 호용레벨 미만 여부 평가 방법
⑥ 인화성 위험요소 평가
⑦ 장비 테스트, 조정 및 고장수리

라. 레이저 안전에 대한 행정적 관리

① 제한구역 설정방법
② 레이저 안전관리 문서화 및 기록방법
③ 레이저 위험지역 설정 및 경고 표시방법
④ 레이저 사고위험 분석방법
⑤ 레이저 안전방침 및 절차 개발
⑥ 접근통제 방법
⑦ 레이저 안전규정 준수에 대한 사항

6) 레이저로부터의 보호방법

① 보안경을 착용한다(가시광선 5[mW]까지는 보안경을 착용할 필요가 없다).
② 착용하는 옷과 수술실문은 레이저 빔에 의해 손상을 받지 않는 재질로 제작한다.
③ 경고표시등이나 경고표시판을 부착한다.
④ 경고표시가 있는 장소는 허가된 인원만 출입한다.
⑤ 레이저 빔 차단을 위한 차단막을 설치하거나 누출되지 않도록 한다.

02 의료법규

제1절 의료기기법

1. 총칙(법 제1조 내지 제4조)

1.1 목 적

의료기기법은 의료기기를 제조, 수입 및 판매 등에 관한 사항을 규정함으로써 의료기기의 효율적인 관리를 도모하고 나아가 국민보건 향상에 기여함을 목적으로 한다.

1.2 정 의

1) 의료기기 : 이 법에서 "의료기기"라 함은 사람 또는 동물에게 단독 또는 조합하여 사용되는 기구·기계·장치·장치·재료 또는 이와 유사한 제품으로서 다음 각 호의 1에 해당하는 제품을 말한다.
   ※ 다만, 약사법에 의한 의약품과 의약외품 및 [장애인복지법] 제65조의 따른 장애인보조기구 중 의지(義肢)·보조기(補助器)를 제외한다.
   ① 질병의 진단·치료·경감·처치 또는 예방의 목적으로 사용되는 제품
   ② 상해 또는 장애의 진단·치료·경감 또는 보정의 목적으로 사용되는 제품
   ③ 구조 또는 기능의 검사·대체 또는 변형의 목적으로 사용되는 제품
   ④ 임신조절의 목적으로 사용되는 제품
2) 기술문서 : 의료기기의 성능 및 안전성 등 품질에 관한 자료로서 당해 품목의 원자재, 구조, 사용목적, 사용방법, 작용원리, 사용시 주의사항, 시험규격 등이 포함된 문서를 말한다. [의료기기법 제2조 2항]
   품목허가를 받고자 하는 자는 2년이 경과되지 않은 기술문서 심사결과 통지서를 제출하여야 한다. [의료기기법 시행규칙 제5조 1항]
3) 의료기기취급자 : 이 법에서 "의료기기취급자"라 함은 의료기기를 업무상 취급하는 다음 각 호의 1에 해당하는 자로서 이 법에 의하여 허가를 받거나 신고를 한 자와 의료법에 의한 의료개설자 및 수의사법에 의한 동물병원개설자를 말한다.
   ① 의료기기제조업자
   ② 의료기기수입업자
   ③ 의료기기수리업자
   ④ 의료기기판매업자
   ⑤ 의료기기임대업자

1.3 의료기기의 등급분류 기준

1) 식품의약품안전청장은 인체에 미치는 잠재적 위해성의 정도에 따라 의료기기위원회의 심의를 거쳐 의료기기를 다음 4개의 등급으로 분류한다. 이 경우 두 가지 이상의 등급에 해당되는 경우에는 가장 높은 위해도에 따른 등급으로 분류한다.
   ① 1등급 : 인체에 직접 접촉되지 아니하거나 접촉되더라도 잠재적 위험성이 거의 없고, 고장이나 이상으로 인하여 인체에 미치는 영향이 경미한 의료기기
   ② 2등급 : 사용 중 고장이나 이상으로 인한 인체에 대한 위험성은 있으나 생명의 위험 또는 중대한 기능장애에 직면할 가능성이 적어 잠재적 위험성이 낮은 의료기기
   ③ 3등급 : 인체 내에 일정기간 삽입되어 사용되거나, 잠재적 위험성이 높은 의료기기
   ④ 4등급 : 인체 내에 영구적으로 이식되는 의료기기, 심장·중추신경계·중앙혈관계 등에 직접 접촉되어 사용되는 의료기기, 동물의 조직 또는 추출물을 이용하거나 안전성 등의 검증을 위한 정보가 불충분한 원자재를 사용한 의료기기
2) 가목의 잠재적 위해성에 대한 판단기준은 다음과 같다.
   ① 의료기기의 인체 삽입여부
   ② 인체 내 삽입·이식기간
   ③ 의약품이나 에너지를 환자에게 전달하는지 여부
   ④ 체내(구강 내를 제외한다)에서의 화학적 변화 유무
   ⑤ 환자에게 국소적 또는 전신적인 생물학적 영향을 미치는지 여부

1.4 의료기기의 등급 지정

식품의약품안전청장은 의료기기의 사용목적과 사용시 인체에 미치는 잠재적 위해성 등의 차이에 따라 체계적·합리적 안전관리를 할 수 있도록 의료기기의 등급을 분류하여 지정하여야 한다. 제1항의 규정에 의한 의료기기의 등급분류 및 지정에 관한 기준 및 절차 등에 관하여 필요한 사항은 보건복지가족부령으로 정한다.

2. 의료기기 제조 등(제6조 내지 제17조)

2.1 의료기기의 허가규정

'의료기기 허가 등에 관한 규정'은 의료기기법시행규칙 제5조 제5항 및 제18조 제3항의 규정에 따라 제조 및 수입 의료기기의 허가, 신고 등에 관한 세부사항을 정하고 있으며, 여기에는 의료기기 시험검사기관의 관리에 대한 사항이 포함되어 있다.

1) 제조업 허가요건

의료기기의 제조를 업으로 하고자 하는 자는 제조소별로 식품의약품안전청장의 허가를 받아야 하며, 제조업허가를 신청하는 때에는 1개 이상의 제조품목허가를 동시에 신청하거나 1개 이상의 제조품목을 동시에 신고하여야 한다.

제조업 허가 신청시 제출하여야 하는 서류는 다음과 같다.

① 정신보건법 제 3조 제 1호에 따른 정신질환자 및 마약 그 밖의 유독물질의 중독자에 해당하지 아니함을 증명하는 진단서로서 6월이 경과되지 아니한 것(법인의 경우 제외)
② 제조소의 시설내역서
③ 위탁계약서 사본(제조공정 일부 도는 시험위탁의 경우)

2) 제조품목 허가요건

제조품목허가 대상은 2등급 · 3등급 또는 4등급으로 분류한 품목 및 1등급 중 이미 허가를 받거나 신고한 품목과 구조 · 원리 · 성능 · 사용목적 및 사용방법 등이 본질적으로 동등하지 않은 품목이다

제조품목허가는 식품의약품안전청장에게 신청서를 제출하여야 하며, 신청시 첨부하여야 할 서류는 아래와 같다.

① 기술문서와 안전성 · 유효성에 관한 자료 또는 기술문서 등 심사결과 통지서(2년이 경과되지 아니한 것)
② 시험검사성적서
③ 제조시설내역서 또는 위탁계약서 사본(다만, 유형군이 같을 경우 생략)

3) 의료기기 유형군

① 유형군이란 의료기기의 원자재, 제조공정 및 품질관리체계가 비슷한 형태로서 식품의약품안전청장이 정하는 품목의 집단을 말한다. 식품의약품안전청장이 정한 유형군은 다음과 같다.

순번	유형군	해당 의료기기
1	무전원 의료기기	전원(일반적인 상용전원, 내부전원, 제조자가 지정하는 특정전원)을 사용하지 않는 의료기기이다.
2	전원 의료기기	전원을 사용하는 의료기기이다.
3	방사선사용 의료기기	방사선을 발생하거나 사용하는(제조 및 시험시 방사선을 취급하는경우를 포함한다.) 의료기기이다.
4	광발생 의료기기	레이저 등 인체에 중대한 영향을 주는 광(제조 및 시험시 광의 노출을 피하기 위한 안전시설 및 기구, 작업지침 등이 필요한 경우에 한한다.)을 발생하는 의료기기이다.
5	의료용품	의료용품
6	치과재료	치과재료

4) 제조품목 신고

제조품목 신고대상은 1등급 중 이미 허가를 받거나 신고한 품목과 구조 · 원리 · 성능 · 사용목적 및 사용방법 등이 본질적으로 동등한 품목으로서 관할지방 식품의약품안전청장에게 신고서를 제출하여야 하며, 첨부서류는 시설내역서 또는 위탁계약서이다. 다만, 유형군이 같을 경우에는 신고서만 제출하면 된다.

5) 조건부 허가요건

조건부로 제조업허가를 받고자 할 경우에는 **식품의약품안전청장에게 신청**하여야 하며 신청시 제출서류는 아래와 같다.

조건부 허가 또는 신고를 한 자는 조건을 이행하게 된 경우 조건 이행 사실을 **식품의약품안전청장에게 통보하면, 식품의약품안전청장 또는 관할 지방식품의약품안전청장은 20일 이내에 조건이행 여부 확인**하고 조건부를 정식 허가증 등으로 바꾸어 교부한다.

① **진단서로서 6월**이 경과되지 아니한 것

② **법인등기부등본**(법인인 경우)

③ 건물을 신축할 경우에는 **대지의 소유권을 확인할 수 있는 서류** 또는 임대차계약서 사본

④ 기존 건물을 사용할 경우에는 건축물의 소유권을 확인할 수 있는 서류 또는 임대차 계약서 사본

6) 조건부 제조품목 허가요건

조건부 제조품목 허가를 받고자 하는 경우에도 식품의약품안전청장에게 신청하여야 하며 신청시 제출서류는 아래와 같다.

① **기술문서와 안전성·유효성에 관한 자료** 또는 기술문서 등 심사결과 통지서(2년이 경과되지 아니한 것)

② **시험검사 성적서** : 조건부 제조 품목신고를 하고자 하는 경우에는 신고서만 관할 지방 식품의약품안전청장에게 제출하면 된다.

7) 의료기기 재심사

의료기기 재심사 대상은 **허가를 받고자 하는 품목이 작용원리, 성능 또는 사용목적 등에서 이미 허가를 받거나 신고한 품목과 본질적으로 동등하지 아니한 신개발**의료기기 또는 국내에 대상 질환 환자수가 적고 용도상 특별한 효용가치를 갖는 의료기기로서 식품의약품안전청장이 지정하는 희소의료기기에 해당하여 시판 후 안전성과 유효성에 대한 조사가 필요하다고 인정하는 경우에 제조품목허가 시 재심사를 받을 것을 명한다.

재심사대상 의료기기의 제조업자는 **당해 품목이 제조 품목 허가일 부터 4년 내지 7년 이내의 범위에서 식품의약품안전청장이 품목허가 시 정하는 기간 이내에 재심사를 신청**하여야 하며, 신청서류는 아래와 같다.

① **국내 시판 후의 안전성 및 유효성**에 관한 조사 자료

② **부작용 및 안전성**에 관한 국내·외 자료

③ **국내·외 판매현황 및 외국의 허가현황**에 관한 자료

의료기기 재심사의 방법 및 절차는 다음과 같으며, 세부사항은 **식품의약품안전청장이 고시하도**록 하고 있다.

① 재심사신청을 받은 경우 **6월 이내에 의료기기위원회의 심의**를 거쳐 재심사 실시, 재심사 결과 통지

② 재심사결과를 통지 받은 **제조·수입업자는 통지 일로부터 30일 이내에 재심사 결과**에 따른 조치

8) 의료기기 재평가

식품의약품안전청장은 제조품목허가를 하거나 제조품목신고를 받은 의료기기 중 안전성 및 유효성에 대하여 재검토가 필요하다고 인정되는 의료기기에 대하여 재평가를 실시할 수 있다.

식품의약품안전청장은 의료기기에 대한 재평가를 실시하고자 하는 때에는 의료기기위원회의 심의를 거쳐 재평가 대상 품목을 결정한 후 다음 사항을 공고하여야 한다.

① 재평가 대상품목
② 재평가 신청기간
③ 재평가에 필요한 제출자료의 내용

이 경우, 재평가 대상품목에 속하는 의료기기의 제조업자는 재평가 신청기간 내에 의료기기 재평가신청서에 재평가에 필요한 자료를 첨부하여 식품의약품안전청장에게 제출하여야 한다.

재평가의 신청을 받은 식품의약품안전청장은 당해 품목에 대한 재평가를 실시하고, 그 결과에 대하여 재평가 대상품목의 제조업자가 의견을 제출할 수 있도록 재평가결과 시안을 1월 이상 열람시킨 후 재평가결과를 공고하여야 한다.

재평가와 관련하여 제출자료의 작성요령, 각 자료의 요건과 면제범위 및 재평가범위와 실시기준 등에 관한 세부사항은 식품의약품안전청장이 정하여 고시하도록 하고 있다.

9) 의료기기로 임상시험

의료기기로 임상시험을 하고자 하는 자는 임상시험계획서를 작성하여 식품의약품안전청장의 승인을 받아야 한다.

임상시험계획의 승인을 얻고자 하는 자는 임상시험계획승인신청서에, 승인을 얻은 임상시험계획을 변경하고자 하는 자는 임상시험계획변경승인신청서에 임상시험계획승인서와 다음의 서류 및 자료를 첨부하여 식품의약품안전청장에게 제출하여야 한다. 다만, 임상시험계획변경의 승인을 신청하는 경우에는 식품의약품안전청장이 정하여 고시하는 바에 따라 제2호 내지 제4호의 자료 중 그 전부 또는 일부를 제출하지 아니할 수 있다.

① 임상시험계획서 또는 임상시험변경계획서
② 임상시험용 의료기기가 별표 2의 제조소의 시설기준에 적합한 시설에서 제조되고 있음을 입증하는 자료
③ 제7항 제2항의 규정에 의한 기술문서 등에 관한 자료
④ 임상시험실시기관의 승인서

임상시험계획서에 포함되어야 할 사항은 아래와 같다.

① 임상시험의 명칭
② 임상시험실시기관의 명칭 및 소재지
③ 임상시험의 책임자 · 담당자 및 공동연구자의 성명 및 직명
④ 임상시험용 의료기기를 관리하는 관리자의 성명 및 직명
⑤ 임상시험의뢰자의 성명 및 주소
⑥ 임상시험의 목적 및 배경

⑦ 임상시험용 의료기기의 사용목적(대상 질환 또는 적응증을 포함한다)
⑧ 피험자의 선정기준 · 제외기준 · 인원 및 그 근거
⑨ 임상시험기간
⑩ 임상시험방법(사용량 · 사용방법 · 사용기간 · 병용요법 등을 포함한다)
⑪ 관찰항목 · 임상검사항목 및 관찰검사방법
⑫ 예측되는 부작용 및 사용시 주의사항
⑬ 중지 · 탈락 기준
⑭ 성능의 평가기준, 평가방법 및 해석방법(통계분석 방법에 의한다)
⑮ 부작용을 포함한 안전성의 평가기준, 평가방법 및 보고방법
⑯ 피험자동의서 서식
⑰ 피해자 보상에 대한 규약
⑱ 임상시험 후 피험자의 진료에 관한 사항
⑲ 피험자의 안전보호에 관한 대책
⑳ 그 밖에 임상시험을 안전하고 과학적으로 실시하기 위하여 필요한 사항

식품의약품안전청장은 제출된 임상시험계획승인신청서를 검토하여 적합하다고 인정되는 경우에는 신청인에게 임상시험계획승인서를 교부하고, 임상시험계획변경이 승인을 하는 경우에는 승인서의 변경 및 처분사항란에 변경사항을 기재한다.

임상시험계획의 승인 또는 변경승인신청 시 제출자료의 작성요령, 면제되는 자료의 범위, 승인요건 · 기준 및 절차 등에 대한 세부사항은 식품의약품안전청장이 정하여 고시하도록 하고 있다. 임상시험실시기준은 아래와 같다.

① 임상시험계획서에 의하여 안전하고 과학적인 방법으로 실시할 것
② 식품의약품안전청장이 지정하는 임상시험실시기관에서 실시할 것
③ 임상시험의 책임자는 전문지식과 윤리적 소양을 갖추고 해당 의료기기의 임상시험을 실시하기에 충분한 경험이 있는 자 중에서 선정할 것
④ 임상시험의 내용 및 임상시험 중 피험자에게 발생할 수 있는 건강상의 피해에 대한 보상 내용과 절차 등을 피험자에게 설명하고 식품의약품안전청장이 정하는 바에 따라 동의서를 받을 것. 다만, 피험자의 이해능력 · 사고능력의 결여 등의 사유로 동의를 받을 수 없는 경우에는 친권자 또는 후견인 등의 동의를 받아야 한다.
⑤ 피해자의 안전대책을 강구할 것
⑥ 임상시험용 의료기기는 임상시험외의 목적에 사용하지 아니할 것. 다만, 말기암 등 생명을 위협하는 중대한 질환을 가진 환자에게 사용하는 경우 등 식품의약품안전청장이 정하는 경우에는 그러하지 아니한다.
⑦ 임상시험은 임상시험계획의 승인 또는 변경승인을 얻은 날부터 2년 이내에 개시할 것
⑧ 임상시험 전에 식품의약품안전청장이 정하는 바에 따라 임상시험자자료집을 임상시험자에게 제공할 것
⑨ 안전성 및 성능과 관련된 새로운 자료 또는 정보 등을 입수한 때에는 지체없이 이를 임상시험

자에게 통보하고 그 반영여부를 검토할 것

⑩ 임상시험용 의료기기는 별표 3에 의한 의료기기 제조 및 품질관리기준에 따라 적합하게 제조된 것을 사용할 것

⑪ 그 밖에 식품의약품안전청장이 임상시험의 적정한 실시를 위하여 정하는 사항을 준수할 것

임상시험을 하는 자는 매년 2월말까지 임상시험실시상황을 식품의약품안전청장에게 보고하고, 임상시험을 종료한 때에는 종료일부터 20일 이내에 보고서를 식품의약품안전청장에게 제출하여야 하며, 이상시험을 종료한 자는 임상시험계획서와 임상시험실시에 관한 기록 및 자료를 임상시험의 종료일부터 10년간 보존하여야 한다.

그 밖에 임상시험실시에 관한 세부기준과 임상시험실시기관의 지정기준 등에 관한 세부사항은 식품의약품안전청장이 정하여 고시하도록 하고 있다.

10) 제조업자의 준수사항

① 보건위생상 위해가 없도록 제조소의 시설을 위생적으로 관리하고 종업원의 보건 위생상태를 점검할 것

② 작업소에는 위해가 발생할 염려가 있는 물건을 두어서는 아니되며, 작업소에서 국민보건에 유해한 물질이 유출되거나 방출되지 아니하도록 할 것

③ 출고된 의료기기가 안전성 및 유효성을 해치거나 품질이 불량한 경우에는 지체없이 회수하는 등의 시정조치를 취하고 그 결과를 식품의약품안전청장에게 보고하되, 그 기록을 2년 이상 보존할 것

④ 멸균제품인 경우에는 반드시 새로운 용기를 사용할 것

⑤ 허가를 받거나 신고한 품목의 안전성 및 유효성과 관련된 새로운 자료나 정보(의료기기의 사용에 의한 부작용 발생사례를 포함한다)를 알게 된 경우에는 식품의약품안전청장이 정하는 바에 따라 이를 보고하고 필요한 안전대책을 강구할 것

⑥ 의료기기법시행규칙 별표 3에 의한 "의료기기 제조 및 품질관리기준"을 준수하고, 동기준에 적합함을 판정받은 의료기기를 판매할 것

⑦ 전년도의 생산 및 수출실적을 매년 4월 15일까지 식품의약품안전청장이 정하여 고시하는 바에 따라 식품의약품안전청장에게 보고할 것

11) 폐업 등의 신고

제조 · 수입업자가 폐업 · 휴업 또는 재개신고를 하고자 하는 경우에는 식품의약품안전청장에게 신고를 하여야 하며, 신고시 제출서류는 다음과 같다.

① 폐업의 경우 : 제조업허가증, 모든 제조품목허가증과 제조품목신고증

② 휴업의 경우 : 제조업허가증

12) 수입업 허가

의료기기의 수입을 업으로 하고자 하는 자는 식품의약품안전청장의 수입허가를 받아야 하며, 수입업허가를 신청하는 때에는 1개 이상의 수입품목허가를 동시에 신청하거나 1개 이상의 수입품목을

동시에 신고하여야 한다.

수입업 허가 신청시 제출하여야 하는 서류는 다음과 같다.

① 법 제6조 제6항 제1호(정신질환자 관련) 및 제3호(마약 등 중독자 관련)에 해당하지 아니함을 증명하는 진단서로서 6월이 경과되지 아니한 것(법인의 경우 제외)

② 수입업소의 시설내역서

의료기기 수입업 허가를 받을 수 없는 자는 의료기기 제조업 허가를 받을 수 없는 자와 동일하다.

13) 수입품목 허가

수입품목허가 대상은 제조품목허가 대상과 마찬가지로 2등급 · 3등급 또는 4등급으로 분류한 품목 및 1등급 중 이미 허가를 받거나 신고한 품목과 구조 · 원리 · 성능 · 사용목적 및 사용방법 등이 본질적으로 동등하지 않은 품목이다.

수입품목허가는 식품의약품안전청장에게 신청서를 제출하여야 하며, 신청시 첨부하여야 할 서류는 다음과 같다. 다만, 이미 허가받은 제품과 동일 제품일 경우 제1호 및 제2호는 제출하지 아니한다.

① 기술문서와 안전성 · 유효성에 관한 자료 또는 기술문서 등 심사결과통지서 (2년이 경과되지 아니한 것)

② 시험검사성적서

③ 제조시설내역서 또는 위탁계약서 사본 (다만, 유형군이 같을 경우 생략)

④ 의료기기 제조 및 품질관리기준과 동등 이상이거나 국제기준에 적합함을 인정하는 서류

⑤ 정부 또는 정부가 위임 · 위탁한 기관에서 당해 품목이 적합하게 제조 · 판매되고 있음을 증명하는 서류. 다만, 발행일부터 2년이 경과되지 아니하여야 하며, 유효기간이 있는 것은 유효기간이 경과되지 아니하여야 한다.

※ 참고 : 동일 제품이란 동일제조원(제조국가 · 제조회사 및 제조소가 동일한 경우)의 동일한 제품을 말하며, 이에 대한 해당여부를 검토받고자 하는 경우에는 확인받고자 하는 자는 이미 허가받은 당해 제품과 동일함을 입증할 수 있는 자료(제조 · 판매증명서, 제품안내서 등)를 첨부하여 식품의약품안전청장에게 신청하면 되고, 이 경우 식품의약품안전청장은 검토사항에 대한 결과를 10일 이내에 통지하게 된다.

14) 수입품목 허가신청 시 제출서류 중 인정되는 외국 제조소의 품질관리실태 적합인정 서류

① 생산국 정부 또는 생산국 정부에서 위임한 기관에서 발행한 것으로서, 당해 제조소가 의료기기법 시행규칙 별표 3에 의한 의료기기 제조 및 품질관리 기준과 동등하거나 또는 그 이상의 기준에 적합함을 인정하는 서류

② 식품의약품안전청장이 인정하는 기관 BSI(the British Standards Institution : 더 브리티쉬 스탠다드스 인스티튜션-영국표준협회), TUV(Technischer Überwachungsverein), UL(Underwriters Laboratories : 언더라이터스 레버러토리스) CSA(the Canadian Standards Association : 더 캐나디언 스탠다드어소시에이션), DNV(in addition to the elements of Dn : 인에디션 투 더 엘레먼

츠 오브디앤 등)에서 발행한 것으로서, 당해 제조소가 시행규칙 별 3에 의한 의료기기 제조 및 품질관리 기준과 동등하거나 또는 그 이상의 기준에 적합함을 인정하는 서류

③ 식품의약품안전청장에 등록된 품질관리심사기관에서 시행규칙 별표 3의 의료기기 제조 및 품질관리기준에 따라 심사하여 발급한 "품질관리기준적합인정서"

④ 생산국 정부에서 당해 품목을 의료기기로 정하지 아니한 경우 또는 1등급 의료기기(멸균 의료기기 제외)인 경우에는 식품의약품안전청장이 인정하는 기관(KTL(Korea Testing Laboratory : 코리아 테스팅 레버러토리}, BSI, TUV, UL, CSA, DNV 등)에서 발행한 ISO 9001 적합인정 서류

⑤ 1등급 의료기기(멸균의료기기 제외)인 경우에는 당해 품목에 대한 시험검사성적서 등 적정한 품질관리시험을 실시하고 있음이 인정되는 서류

⑥ 수입품목 허가신청 시 제출서류 중 인정되는 제조·판매증명서의 요건은 의료기기의 제조회사명, 제조소 소재지, 제품명 및 형명 등이 명기되어야 하며, 제조국 정부에서 품목허가 등의 제도가 없거나 상이하여 명기사항 중 일부가 생략되거나 제조·판매증명서를 제출할 수 없는 등의 경우에는 제조국 정부에서 발행한 입증자료나 관련 근거규정을 제출할 수 있다.

15) 수입품목 신고

수입품목 신고대상은 1등급 중 이미 허가를 받거나 신고한 품목과 구조·원리·성능·사용목적 및 사용방법 등이 본질적으로 동등한 품목으로서 다음의 서류를 첨부하여 관할 지방 식품의약품안전청장에게 신고하면 된다.

① 시설내역서 또는 위탁계약서 사본 (다만, 유형군이 같을 경우 생략)

② 의료기기 제조 및 품질관리기준과 동등 이상이거나 국제기준에 적합함을 인정하는 서류

③ 제조·판매증명서

16) 수입업자의 준수사항

① 보건위생상 위해가 없도록 영업소의 시설을 위생적으로 관리할 것

② 출고된 의료기기가 안전성 및 유효성을 해치거나 품질이 불량한 경우에는 지체없이 회수하는 등의 시정조치를 취하고 그 결과를 식품의약품안전청장에게 보고하되, 그 기록을 2년 이상 보존할 것

③ 허가를 받거나 신고한 품목의 안전성 및 유효성과 관련된 새로운 자료나 정보 (의료기기의 사용에 관한 부작용 발생사례를 포함한다)를 알게 된 경우에는 식품의약품안전청장이 정하는 바에 따라 보고하고 필요한 안전대책을 강구할 것

④ 별표 5에 의한 수입 및 품질관리기준을 준수하고, 동 기준에 적합함을 판정 받은 수입 의료기기를 판매할 것

⑤ 대외무역법 제15조의 규정에 따라 지식경제부 장관이 공고하는 의료기기의 수출입요령과 식품의약품안전청장이 정하는 수입의료기기의 관리에 관한 규정을 준수할 것

⑥ 중고의료기기를 수입하는 경우에는 시험검사기관의 검사필증을 부착하여 판매할 것

⑦ 전년도의 수입실적을 매년 4월 15일까지 식품의약품안전청장이 정하는 바에 따라 식품의약품안전청장에게 보고할 것. 다만, 전자무역 촉진에 관한 법률 제2조 제6호의 규정에 의한 전자문서

교환방식으로 표준 통관예정보고를 한 경우에는 이를 보고하지 아니할 수 있음

17) 수리업의 신고

의료기기의 수리를 업으로 하고자 하는 자는 식품의약품안전청장에게 다음의 서류를 첨부하여 신고하면 된다.

법 제6조 제6항 제1항 및 제3호에 해당하지 아니함을 증명하는 진단서로서 6개월이 경과되지 아니한 것 (법인의 경우 제외)

18) 수리업의 변경·폐업 등의 신고

① 신고한 사항을 변경하고자 하는 경우에는 신고증과 변경사유 및 그 근거서류(전자문서로 된 신고서 포함)를 첨부하여 식품의약품안전청장에게 제출

② 폐업·휴업하고자 하는 자는 신고서(전자문서로 된 신고서 포함)에 신고증을 첨부하여, 재개신고를 하고자 하는 자는 신고서(전자문서로 된 신고서 포함)를 식품의약품안전청장에게 제출

19) 수리업자의 준수사항

① 허가를 받거나 신고한 내용과 다르게 변조하여 의료기기를 수리하지 말 것

② 수리업자가 의료기기를 수리한 경우에는 상호 및 주소를 해당 의료기기의 용기 또는 외장에 기재할 것

③ 수리업자는 의료기기의 수리를 의뢰한 자에 대하여 수리내역을 문서로 통보할 것

④ 시설 및 품질관리체계를 유지할 것

20) 판매업 또는 임대업의 신고

의료기기의 판매나 임대를 업으로 하고자 하는 자는 신고서(전자문서로 된 신고서 포함)에 제3조 제1항 제1호의 규정에 의한 서류(전자문서를 포함)를 첨부하여 시장·군수 또는 구청장에게 제출

21) 판매업 또는 임대업의 변경·폐업 등의 신고

① 변경신고서(전자문서로 된 신고서 포함)에 해당 신고증을 첨부하여 시장·군수 또는 구청장에게 제출

② 폐업·휴업하고자 하는 자는 신고서에 신고증(전자문서로 된 신고서 포함)을 첨부하여, 재개신고를 하고자 하는 신고서(전자문서로 된 신고서 포함)를 시장·군수 또는 구청장에게 제출

22) 판매업자·임대업자의 준수사항

① 제조·수입·판매업자가 아닌 자로부터 의료기기를 구입하지 아니할 것. 다만, 폐업하는 의료기기관으로부터 구입하는 경우에는 그러하지 아니함

② 불량의료기기의 처리에 관한 기록을 작성·비치하고 이를 1년간 보존할 것

③ 업소명칭 등을 사용함에 있어서 다음 각 목에 규정된 표시를 고유 명칭으로 하거나 영업소의 표시와 함께 사용하지 아니할 것

㉠ 제조업자 또는 수입업자의 영업소로 오인하게 할 우려가 있는 표시

㉡ 의료법에 의한 의료기관의 명칭 또는 이와 유사한 명칭의 표시

④ 다음 각 목의 1에 해당하는 의료기기를 판매 또는 임대하거나, 판매 또는 임대의 목적으로 저장·진열하지 아니할 것

㉠ 중고의료기기의 경우 검사필증이 붙어 있지 아니한 것

㉡ 오염·손상되었거나 식품의약품안전청장 또는 관할지방 식품의약품안전청장이 수거·폐기할 것을 명한 것

㉢ 사용기한이나 유효기간이 지난 것

23) 용기 등의 기재사항

① 제조업자 또는 수입업자의 상호와 주소

② 수입품의 경우는 제조원(제조국 및 제조사명)

③ 제품명, 형명(모델명), 품목허가(신고)번소

④ 제조번호와 제조연월일

⑤ 중량 또는 포장단위

※ 그 면적이 좁거나 용기 또는 외장에 모두 기재할 수 없을 경우 외부의 용기나 외부의 포장 또는 첨부문서에 기재 : 이 경우 제품명, 제조·수입업자의 상호는 당해 의료기기의 용기나 외장에 기재

24) 첨부문서의 기재사항

① 사용방법 및 사용시 주의사항, 보수점검이 필요한 경우 보수점검에 관한 사항, 제18조의 규정에 의하여 식품의약품안전청장이 기재하도록 정하는 사항

② "의료기기"라는 표시

③ 제품의 사용목적

④ 보관 또는 저장방법

⑤ 1회용인 경우 '일회용'이라는 표시

⑥ 모든 공정 위탁의 경우, 제조업자 또는 수입업자의 상호와 주소

⑦ 낱개모음으로 한 개씩 사용할 수 있도록 포장하는 경우 최소 단위명에 형명과 제조회사명

⑧ 멸균 후 재사용이 가능한 의료기기인 경우 그 청소, 소독, 포장, 재멸균 방법과 재사용 횟수의 제한내용을 포함하여 재사용을 위한 적절한 절차에 대한 정보

⑨ 의료기기가 의학적 치료목적으로 방사선을 방출하는 경우 방사선의 특성·종류·강도 및 확산 등에 관한 사항

⑩ 그 밖에 의료기기의 특성 등 기술정보에 관한 사항

※ 참고 : 제1호 내지 제7호의 사항을 용기 또는 외장이나 포장에 기재한 경우에는 첨부문서에 그 기재를 생략할 수 있음

25) 임상시험용 의료기기의 첨부문서 기재사항

① "임상시험용"이라는 표시
② 제품의 형명
③ 제조번호 및 제조일자
④ 보관(저장)방법
⑤ 제조업자 또는 수입업자의 상호 (위탁제조 또는 수입의 경우에는 제조원과 국가명 포함)
⑥ "임상시험용 외의 목적으로 사용할 수 없음"이라는 표시

26) 기재사항의 표시방법

의료기기의 용기나 외장의 기재사항, 외부포장 등의 기재사항, 첨부문서의 기재사항은 다음과 같이 하여야 한다.

① 한글로 기재하여야 함
② 한글과 같은 크기의 한자 또는 외국어를 함께 기재할 수 있음
③ 점자표기 병행이 가능함

27) 의료기기의 광고의 범위 등

금지되는 광고는 다음과 같다.

① 의사 · 치과의사 · 한의사 · 약사 또는 기타의 자가 의료기기를 지정 · 공인 · 추천 · 지도 또는 사용하고 있다는 내용 등의 광고. 다만, 국민보건을 위하여 국가 · 지방자치단체 기타 공공단체가 이를 지정하여 사용하고 있는 사실을 광고하는 경우에는 그러하지 아니함
② 외국제품을 국내제품으로 또는 국내제품을 외국제품으로 오인하게 할 우려가 있는 광고
③ 효능이나 성능을 광고함에 있어서 사용 전 · 후의 비교 등으로 그 사용결과를 표시 또는 암시하거나 적응증상을 위협적인 표현으로 표시 또는 암시하는 광고
④ 사실유무와 관계없이 다른 제품을 비방하거나 비방한다고 의심되는 광고
⑤ 사용자의 감사장 또는 체험담을 이용하거나 구입 · 주문쇄도 그 밖에 이와 유사한 표현을 사용한 광고
⑥ 효능 · 효과를 광고함에 있어서 "이를 확실히 보증 한다"라는 내용 등의 광고 또는 "최고", "최상" 등의 절대적 표현을 사용한 광고
⑦ 의료기기를 의료기기가 아닌 것으로 오인하게 할 우려가 있는 광고
⑧ 의료기기의 효능 · 효과 또는 사용목적과 관련되는 병의 증상이나 수술 장면을 위협적으로 표시하는 광고

※ 주의 : 의료기기를 광고하고자 하는 자는 금지된 광고에 해당되는지 여부에 관하여 식품의약품안전청장이 정하는 바에 따라 사전에 심사를 의뢰할 수 있음

28) 추적관리관리(법 제25조 내지 제27조)

추적관리대상 의료기기는 다음과 같다.

① 인체 안에 1년 이상 삽입되는 의료기기

㉠ 이식형 인공심장박동기
㉡ 이식형 인공심장박동기와 연결되는 영구 설치용 적극
㉢ 인공심장판막
㉣ 이식형 심장충격기
㉤ 이식형 의약품 주입기
㉥ 그 밖에 식품의약품안전청장이 소재파악의 필요성이 있다고 정하여 고시하여 의료기기

② 생명유지용 의료기기 중 의료기관 이외의 장소에서 사용이 가능한 의료기기
㉠ 인공호흡기(상시착용에 한함)
㉡ 체외형 인공심장박동기
㉢ 그 밖에 식품의약품안전청장이 소재파악의 필요성이 있다고 정하여 고시하는 의료기기

③ 의료기기의 품목을 허가하는 경우에는 그 품목허가증에 추적관리대상 의료기기라고 기입한다.

④ 추적관리 대상의료기기 취급자별 기록사항은 다음과 같다.
㉠ 취급자(제조 · 수입 · 판매 · 임대 · 수리업자)
㉮ 형명별 · 제조단위별 제조 · 수입량 및 제조 · 수입일시(제조 · 수입업자에 한함)
㉯ 형명별 · 제조단위별 판매 또는 임대수량, 판매 또는 임대일시 및 판매업자 또는 임대업자의 상호와 주소
㉰ 그 밖에 보건위생상 위해발생을 방지하기 위하여 필요한 사항
㉡ 사용자(의료기관 개설자 및 의사 · 한의사 · 치과의사 등)
㉮ 추적관리대상 의료기기를 사용하는 환자의 성명, 주소, 생년월일 및 성별
㉯ 추적관리대상 의료기기의 명칭 및 제조번호 또는 이를 갈음한 것
㉰ 추적관리대상 의료기기를 사용한 연월일
㉱ 사용 의료기관의 명칭 및 소재지
㉲ 그 밖에 보건위생상 위해발생을 방지하기 위하여 필요한 사항
㉢ 추적관리대상의 기록의 작성 및 보존
㉮ 추적관리대상 의료기기의 제조업자 · 수입업자 · 판매업자 · 임대업자 및 수리업자는 추적관리대상 의료기기의 제조 · 판매 · 임대 또는 수리내역 등에 대한 기록을 작성 보존하여야 한다.
㉯ 추적관리대상 의료기기를 취급하는 의료기관개설자 및 의료기관에서 종사자 등은 추적관리대상 의료기기를 이용하는 환자에 대한 추적이 가능하도록 기록을 작성하여 보존하여야 한다.
㉰ 추적관리대상 의료기기의 제조업자 · 수입업자 · 판매업자 · 임대업자 및 수리업자는 의료기기를 사용하는 도중에 사망 또는 인체에 심각한 부작용이 발생하였거나 발행할 우려가 있음을 인지한 경우 식품의약품안전청장에게 즉시 보고하고 기록 유지

⑤ 식품의약품안전청장이 자료제출의 요구 후 10일 이내에 자료를 제출하여야 하며, 기록에 대한 비밀을 보장하고 사용 환자 사망 및 추적관리의 필요성이 없게 될 경우까지 기록을 보존하여야 한다.

29) 부작용 보고

의료기기취급자는 의료기기를 사용하는 도중에 사망 또는 심각한 부작용이 발생하였거나 발생할 우려가 있음을 인지한 경우 다음과 같이 식품의약품안전청장에게 보고하고 그 기록을 2년 간 보존하여야 하며, 부작용 보고 및 관리에 관한 세부사항은 식품의약품안전청장이 정하여 고시하도록 되어있다.

① 사망이나 생명에 위협을 주는 부작용이 발생한 경우, 7일 이내에 보고하고, 상세한 내용은 이후 8일 이내에 추가로 보고

② 입원 또는 입원기간의 연장이 필요한 경우, 회복이 불가능하거나 심각한 불구 또는 기능저하를 초래하는 경우, 선천적 기형 또는 이상을 초래하는 경우는 15일 이내에 보고

30) 등급에 재분류 신청 및 지정 절차

① 식품의약품안전청장은 이해관계인 등의 신청이 있거나 재분류의 필요가 있다고 인정되는 경우에는 의료기기위원회의 심의를 거쳐 품목별 등급을 재분류할 수 있도록 하고 있다.

② 식품의약품안전청장이 재분류를 하는 때에는 잠재적 위해성의 정도와 다음의 기준에 의한 타당성을 검토하여야 한다.

㉠ 품목별 설명내용과 해당 의료기기의 사용목적, 용도, 원리, 특성 및 기능 등이 유사한 동일 품목에 해당되는지 여부

㉡ 이미 분류되어 지정·관리되는 품목과 비교하여 안전성 및 성능이 충분히 확보되어 있는지 여부

③ 등급의 재분류를 신청하고자 하는 자는 의료기기법시행규칙 별지 제33호 서식의 신청서에 다음의 자료를 첨부하여 식품의약품안전청장에게 제출하여야 한다.

㉠ 기술문서 등에 관한 자료

㉡ 재분류 대상 의료기기와 유사한 다른 의료기기와의 구조·원리, 성능, 사용목적, 사용방법 등 기술적 특성의 비교·분석에 관한 자료

④ 다목의 규정에 따라 등급의 재분류 신청을 받은 식품의약품안전청장은 이를 90일 이내에 심사·결정한 후 그 결과를 신청인에게 통보하고, 이를 고시하도록 하고 있다.

31) 제조시설 및 품질관리체계의 기준

(1) 제조소의 시설

제조업자는 제조소에 다음의 시설 및 기구를 갖추고 이를 유지하여야 하며, 정기적으로 점검하여 의료기기의 제조 및 품질관리에 지장이 없도록 하여야 한다.

① 제조 작업을 행하는 작업소

② 원료·자재 및 제품의 품질관리를 행하는 시험실

③ 원료·자재 및 제품을 보관하는 보관소

④ 제조 및 품질관리에 필요한 시설 및 기구

(2) 제조소의 시설기준

제조소에는 다음의 기준에 적합한 작업소와 보관소를 두어야 한다.

① 작업소

㉠ 쥐, 해충, 먼지 등을 막을 수 있는 시설을 할 것

㉡ 멸균을 요하는 제품을 제조하는 작업소의 천장은 먼지가 떨어질 우려가 없도록 마무리 되어야 하고, 바닥과 벽은 매끄럽게 하여 먼지나 오물을 쉽게 제거할 수 있게 하여야 하며, 천장, 바닥, 벽의 표면은 소독액의 분무세척에 견딜 수 있도록 되어 있을 것

㉢ 작업소에는 작업대를 두고, 멸균을 요하는 제품을 제조하는 경우에는 멸균시설을 둘 것

② 보관소는 원료, 자재 및 제품을 위생적이고 안전하게 보관할 수 있도록 설비할 것

③ 제조공정 및 시험의 위탁범위 : 제조업자는 의료기기의 제조공정 또는 시험을 다음 기준에 해당하는 자에게 위탁할 수 있으며, 이 경우 제1호의 규정에 의한 제조소의 시설 중 위탁한 공정에 관련된 제조시설 및 기구나 시험에 관련된 시설 및 기구를 갖추지 아니할 수 있다.

㉠ 제조공정을 수탁할 수 있는 자의 범위

㉮ 위탁하고자 하는 품목과 동일한 유형군에 속하는 품목에 대하여 의료기기법시행규칙 별표 3에 의한 의료기기 제조 및 품질관리기준에 적합함을 판정받은 제조업자

㉯ 의료기기법 제29조의 규정에 의한 식품의약품안전청에 등록된 의료기기 시험검 기관

㉰ 의료기기 외에 제조업자로서 자동에어로졸충전, 연필제조, 가스주입, 도급, 주물, 단조(鍛造), 판금, 사출(寫出), 인쇄, 코팅, 도장, 멸균, 직조, 타면(打綿), 설계에 관한 공정을 수행하는 자

㉱ 의료기기 외의 물품제조업자로서 부분품 또는 부품의 제조를 전문으로 하는 자

32) 의료기기 제조 및 품질관리기준

(1) 품질경영시스템

제조업자는 제조 및 품질관리를 위하여 조직, 책임, 절차, 공정 및 자원 등을 효율적으로 관리하기 위한 품질경영시스템을 수립하고 품질 매뉴얼 등의 문서로 작성하여야 한다.

(2) 품질경영시스템의 문서화 및 실행

제조업자는 다음 사항에 대한 절차와 방법 등 세부내용을 문서화하고 그에 따라 품질경영시스템을 실행하여야 한다.

① 품질방침

② 계약검토

③ 설계관리

④ 문서 및 자료관리

⑤ 구매관리

⑥ 제품의 식별 및 추적관리

⑦ 제조공정의 관리

⑧ 구매품 및 제품의 시험검사

⑨ 부적합품의 관리
⑩ 측정장비의 관리
⑪ 시정 및 예방조치
⑫ 제품의 취급, 보관, 포장, 보존 및 인도에 관한 사항
⑬ 교육훈련
⑭ 그 밖에 제품의 타당성확인(validation 발리데이션) 등 제조 및 품질관리에 필요한 사항

(3) 책임과 권한

제조업자는 품질에 영향을 미칠 수 있는 구성원에 대하여 그 책임과 권한, 구성원 간 상호관계를 정하고 이를 문서화하여야 한다.

(4) 품질책임자의 지정

제조업자는 조직의 관리자 중 한 사람을 품질책임자로 지정하여 다음의 업무를 수행하도록 하여야 하며, 품질책임자가 업무를 수행하는데 지장을 주어서는 아니 된다.

① 제조소의 품질관리에 관한 업무
② 제조소의 품질관리 결과의 평가 및 제품의 출하여부 결정
③ 이 기준에 따른 품질 경영시스템의 확립, 시행 및 유지

(5) 품질기록의 관리

① 제조업자는 제조 및 품질관리를 실행하는 데 필요한 각종 기록의 식별, 수집, 색인, 열람, 파일링(Filing), 보관, 유지 및 폐기에 대한 절차를 문서로 작성하여 관리하여야 한다.
② 모든 품질기록은 손상, 손실 또는 열화를 방지할 수 있는 시설 내에서 즉시 검색이 가능하도록 보관하여야 한다.

(6) 품질감사 등

① 내부품질감사 : 제조업자는 이 기준의 적합성 유지를 위하여 내부품질감사의 계획 및 실행을 위한 절차를 문서로 작성하고 정기적으로 수행하여야 하며, 그 수행결과는 제조 및 품질관리에 활용하여야 한다.
② 외부품질심사 : 제조업자는 의료기기법시행규칙 제15조 제1항 제6호의 규정에 의한 제조 및 품질관리기준의 준수상황을 식품의약품안전청장이 정하여 고시하는 바에 따라 정기심사를 받아야 한다.

(7) 적합성 평가

① 의료기기법시행규칙 제15조 제1항 제6호의 규정에 의하여 이 기준에 적합함을 인정받거나 또는 준수상황에 대한 정기심사를 받고자 하는 자는 식품의약품안전청에 등록된 의료기기 품질관리심사기관의 장에게 식품의약품안전청장이 정하는 바에 따라 신청서를 제출하여야 한다.
② 조업허가 제외 대상
  ㉠ 정신질환자
  ㉡ 금치산자 · 한정치산자 · 파산자로서 복권되지 아니한 자
  ㉢ 마약 그 밖의 유독물질의 중독자

㉣ 이 법을 위반하여 금고 이상의 형의 선고를 받고 그 집행이 종료되지 아니하거나 그 집행을 받지 아니하기로 확정되지 아니한 자

㉤ 이 법을 위반하여 제조업허가가 취소된 날부터 1년이 경과되지 아니한 자

2.2 재심사 및 재평가

1) 재심사 대상

① 허가를 받고자 하는 품목이 작용원리, 성능 또는 사용목적 등에서 이미 허가를 받거나 신고한 품목과 본질적으로 동등하지 아니한 신개발의료기기

② 국내에 대상 질환 환자수가 적고 용도상 특별한 효용가치를 갖는 의료기기로서 식품의약품안전청장이 지정하는 희소의료기기에 해당하여 시판 후 안전성과 유효성에 대한 조사가 필요하다고 인정하는 경우

2) 재평가 대상

제조품목허가를 하거나 제조품목 신고를 받은 의료기기 중 안전성 및 유효성에 대하여 재검토가 필요하다고 인정되는 의료기기

2.3 임상시험

1) 임상시험계획 승인

① 의료기기로 임상시험을 하고자 하는 자는 임상시험계획서를 작성하여 식품의약품안전청장의 승인을 얻어야 한다.

② 임상시험에 사용할 목적으로 승인을 얻은 임상시험용 의료기기를 제조 또는 수입하는 경우에는 제조업의 허가 또는 수입업의 허가 없이도 제조 또는 수입할 수 있다.

③ 임상시험용 의료기기를 제조 또는 수입하고자 하는 경우 적합한 제조시설에서 제조하거나 제조된 의료기기를 수입하여야 한다.

2) 피험자 선정

① 집단시설에 수용 중인 자를 임상시험의 피험자로 선정하여서는 안 된다.

② 임상시험을 하고자 하는 자는 임상시험의 내용 및 임상시험 중 피험자에게 발생할 수 있는 건강상의 피해에 대한 보상내용과 절차 등을 피험자에게 설명하고 피험자의 동의를 얻어야 한다.

2.4 제조업자의 준수사항

1) 보건위생상 위해가 없도록 제조소의 시설을 위생적으로 관리하고 종업원의 보건위생상태를 철저히 점검할 것

2) 작업소에는 위해가 발생할 염려가 있는 물건을 두어서는 아니 되며, 작업소에서 국민보건에 유해한 물질이 유출되거나 방출되지 아니하도록 할 것

3) 출고된 의료기기가 안전성 및 유효성을 해치거나 품질이 불량한 경우에는 지체 없이 회수하는 등의 시정조치를 취하고 그 결과를 식품의약품안전청장에게 보고하되, 그 기록을 2년 이상 보전할 것

4) 멸균제품인 경우에는 반드시 새로운 용기를 사용할 것
5) 허가를 받거나 품목의 안전성 및 유효성과 관련된 새로운 자료나 정보를 알게 된 경우에는 이를 보고하고 필요한 안전대책을 강구할 것
6) 의료기기제조 및 품질관리기준을 준수하고 기준에 적합한 의료기기를 판매할 것
7) 제조업자는 전년도의 생산 및 수출실적을 매년 4월 15일까지 식품의약품안전청장에게 보고하여야 한다.

2.5 폐업 등의 신고

제조업자는 그 제조소를 폐업 또는 휴업하거나 휴업한 제조소를 재개한 때에는 그 폐업 · 휴업 · 재개 또는 변경이 있은 날부터 30일 이내에 이를 식품의약품안전청장에게 신고하여야 함(휴업기간이 1월 미만인 경우 제외)

2.6 수입업 허가

1) 허가요건

① 의료기기의 수입을 업으로 하고자 하는 자는 식품의약품안전청장의 허가를 받아야 한다.
② 수입업 허가를 신청하는 때에는 1개 이상의 품목허가를 동시에 신청하거나 1개 이상의 품목을 동시에 신고하여야 한다.
③ 수입품목허가를 받거나 수입품목 신고를 하고자 하는 자는 품질검사를 위한 시설 및 품질관리체계를 갖추어야 한다.

2) 수입자의 준수사항

① 보건위생상 위해가 없도록 영업소의 시설을 위생적으로 관리할 것
② 출고된 의료기기가 안전성 및 유효성을 해치거나 품질이 불량한 경우에는 지체 없이 회수하는 등의 시정조치 후 그 결과를 식품의약품안전청에 보고하되, 그 기록을 2년 이상 보존할 것
③ 허가를 받거나 신고한 품목과 안전성 및 유효성과 관련된 새로운 자료나 정보를 알게 된 경우에는 보고하고 필요한 안전대책을 강구할 것
④ 수입 및 품질관리기준을 준수하고 동 기준에 적합함을 판정받은 수입 의료기기를 판매할 것
⑤ 대외무역법에 따라 지식경제부 장관이 공고하는 의료기기의 수출입요령과 식품의약품안전청장이 정하는 수입의료기기의 관리에 관한 규정을 준수할 것이다.
⑥ 중고의료기기를 수입하는 경우에는 시험검사기관의 검사필증을 부착하여 판매할 것이다.
⑦ 수입업자는 전년도의 수입실적을 매년 4월 15일까지 식품의약품안전청장에게 보고하여야 한다.

3) 준용규정

법 제6조제5항 내지 제7항, 세7조 내지 제9조 및 제11조 내지 제13조의 규정을 준용한다.

2.7 수리업 신고

1) 신고요건

① 의료기기의 수리를 업으로 하고자 하는 자는 식품의약품안전청장에게 수리업 신고를 하여야 한다.

※ 다만, 제조품목허가 등을 받은 자가 자사의 제품을 수리하는 경우에는 제외한다.

② 수리업 신고를 하고자 하는 자는 시설 및 품질관리체계를 갖추어야 한다.

2) 수리업자의 준수사항

① 허가를 받거나 신고한 내용과 다르게 변조하여 의료기기를 수리하지 말 것이다.

② 의료기기를 수리한 경우에는 상호 및 주소를 해당 의료기기의 용기 또는 외장에 기재할 것이다.

③ 의료기기의 수리를 의뢰한 자에 대하여 수리내역을 문서로 통보할 것이다.

④ 시설 및 품질관리체계를 유지할 것이다.

3) 준용규정

제6조 제6항, 제11조 내지 제13조

2.8 판매업 및 임대업신고

1) 신고요건

의료기기의 판매 또는 임대를 업으로 하고자 하는 자는 영업소마다 영업소 소재지의 시장·군수 또는 구청장에게 판매업 또는 임대업신고를 하여야 한다.

2) 신고 예외대상

① 의료기기의 제조업자나 수입업자가 그 제조 또는 수입한 의료기기를 의료기기취급자에게 판매 또는 임대하는 경우이다.

② 판매업신고를 한 자가 임대업을 하는 경우이다.

③ 약국개설자나 의약품도매상이 의료기기를 판매 또는 임대하는 경우이다.

④ 임신조절용 의료기기를 판매하는 경우이다.

3) 판매업자·임대업자의 준수사항

① 제조·수입·판매업자가 아닌 자로부터 의료기기를 구입하지 아니할 것이다.

② 불량의료기기의 처리에 관한 기록을 작성·비치하고 이를 1년간 보존할 것이다.

③ 업소의 명칭 등을 사용함에 있어서 다음에 해당하는 명칭 또는 표시를 사용하거나 영업소의 표시와 함께 사용하지 아니할 것이다.

㉠ 제조업자 또는 수입업자의 영업소로 오인하게 할 우려가 있는 명칭 또는 표시이다.

㉡ 의료기관의 명칭 또는 이와 유사한 명칭이다.

④ 다음에 해당하는 의료기기를 판매 또는 임대하거나 판매 또는 임대의 목적으로 저장·진열하지 아니할 것이다.

㉠ 검사필증이 붙어 있지 아니한 것이다.
㉡ 오염 · 손상되었거나 식약청 또는 지방 식약청이 수거 · 폐기를 명한 것이다.
㉢ 사용기한 또는 유효기간이 지난 것이다.
준용규정 : 제6조제6항, 제11조 및 제13조

3. 의료기기의 취급(법 제18조 내지 제24조)

3.1 기준규격

식품의약품안전청장은 의료기기의 품질에 대한 기준이 필요하다고 인정하는 의료기기에 대하여 그 적용범위, 형상 또는 구조, 시험규격, 기재사항 등을 기준규격으로 정할 수 있다.

3.2 용기 등의 기재사항

의료기기의 용기나 외장에는 다음의 사항을 기재하여야 한다.
1) 제조업자 또는 수입업자의 상호와 주소
2) 수입품의 경우는 제조원(제조국 및 제조사명)
3) 제품명, 형명(모델명), 품목허가(신고)번호
4) 제조번호와 제조연월일
5) 중량 또는 포장단위

3.3 외부포장 등의 기재사항

의료기기의 용기나 외장에 기재된 위 "나"항이 외부의 용기나 포장에 의하여 보이지 아니할 경우에는 외부의 용기나 포장에도 같은 사항을 기재하여야 한다.

3.4 첨부문서의 기재사항

첨부문서에는 다음의 사항을 기재하여야 한다.
1) 사용방법 및 사용 시 주의사항
2) 보수점검이 필요한 경우 보수점검에 관한 사항 등

3.5 기재상의 주의

위 "나" 내지 "라"에 규정된 사항은 다른 문자 · 기사 · 도화 또는 도안보다 쉽게 볼 수 있는 장소에 기재하여야 하고, 한글로 읽기 쉽고 이해하기 쉬운 용어로 정확히 기재하여야 한다.

3.6 기재 및 광고의 금지

1) 의료기기의 용기, 외장, 포장 또는 첨부문서에 당해 의료기기에 관하여 다음 사항을 기재하여서는 아니 된다.
   ① 거짓 또는 오해할 염려가 있는 사항

② 품목허가 등을 받지 아니한 성능이나 효능 및 효과
③ 보건위생상 위해가 발생할 우려가 있는 사용방법이나 사용기간

2) 의료기기의 광고와 관련하여 다음에 해당하는 광고를 하여서는 안 된다.
① 의료기기의 명칭·제조방법·성능이나 효능 및 효과 또는 그 원리에 관한 거짓 또는 과대광고
② 의료기기의 성능이나 효능 및 효과에 관하여 의사·치과의사·한의사·수의사 그 밖의 자가 이를 보증한 것으로 오해할 염려가 있는 기사를 사용한 광고
③ 의료기기의 성능이나 효능 및 효과에 관하여 암시적 기사·사진·도안 그 밖의 암시적 방법에 의한 광고
④ 의료기기에 관하여 낙태를 암시하거나 외설적인 문서나 도안을 사용한 광고
⑤ 품목허가를 받지 아니하거나 품목신고를 하지 아니한 의료기기의 명칭·제조방법·성능이나 효능 및 효과에 관한 광고

3.7 일반 행위의 금지

1) 품목허가를 받지 아니하거나 품목신고를 하지 아니한 의료기기를 판매·임대·수여 또는 사용하여서는 안 되며, 수리·판매·임대·수여 또는 사용의 목적으로 제조·수입·수리·저장 또는 진열하여서는 안 된다.
2) 다음에 해당하는 의료기기를 제조·수입·판매 또는 임대하여서는 안 된다.
① 허가를 받거나 신고한 내용과 다른 의료기기
② 전부 또는 일부가 불결하거나 병원미생물에 오염된 물질 또는 변질이나 변패한 물질로 된 의료기기
③ 그 밖에 국민보건에 위해를 끼쳤거나 끼칠 우려가 있는 의료기기
3) 수리업자는 의료기기를 수리할 때 허가받거나 신고한 성능, 구조, 정격, 외관, 치수 등을 변환하여서는 안 된다.
4) 의료기관개설자 및 동물병원개설자가 의료기기를 사용하는 때에는 허가받거나 신고한 내용과 다르게 변조 또는 개조하여서는 안 된다.
5) 수리업자·판매업자·임대업자는 다음에 해당하는 의료기기를 수리·판매 또는 임대하거나 수리·판매 또는 임대의 목적으로 저장·진열하여서는 아니 되며, 의료기관개설자와 동물병원개설자는 이를 구입·사용하여서는 안 된다.
① 허가를 받거나 신고한 내용과 다르게 제조·수입 또는 수리된 의료기기
② 의료기기의 용기, 외장 포장 또는 첨부문서의 기재사항을 위반한 의료기기
6) 의료기관개설자는 식품의약품안전청장으로부터 임상시험에 관한 승인을 얻지 아니한 의료기기에 대하여 임상시험에 사용하여서는 안 된다.
7) 누구든지 의료기기가 아닌 것은 그 외장·포장 또는 첨부문서에 의료기기로서 유사한 성능이나 효능 및 효과 등이 있는 것으로 오인될 우려가 있는 표시를 하거나 이와 같은 내용의 광고를 하여서는 아니 되며, 의료기기로서 표시되거나 광고된 것을 판매 또는 임대하거나 판매 또는 임대의 목적으로 저장 또는 진열하여서는 안 된다.

4. 감독(법 제28조 내지 제35조)

4.1 보고와 검사

식품의약품안전청장, 시장 · 군수 · 구청장은 필요하다고 인정하는 때에 의료기기취급자에게 보고를 하게 하거나 검사를 실시할 수 있다.

4.2 검사명령

당해 의료기기가 국민보건에 위해를 끼칠 우려가 있다고 인정하는 경우에 의료기기 취급자에 대하여 식품의약품안전청에 등록된 시험검사의 검사를 받을 것을 명할 수 있다.

4.3 폐기명령

법 제24조의 규정을 위반한 의료기기 또는 해당 의료기기의 사용이 국민건강에 중대한 피해를 주거나 치명적 영향을 줄 가능성이 있는 의료기기에 대하여 회수, 폐기 또는 그 밖의 처리를 할 것을 명할 수 있다.

4.4 사용 중지명령

의료기관개설자 또는 동물병원개설자에 대하여 사용 중인 의료기기가 검사결과 부적합으로 판정되거나 제30조제1항의 규정에 해당할 우려가 있는 때에는 사용의 중지 또는 수리 등 필요한 조치를 명할 수 있다.

4.5 허가 등의 취소와 업무의 정지

법 제32조에서 정하는 규정을 위반한 의료기기취급자에 대하여 허가취소, 영업소 폐쇄, 품목의 제조 · 수입 및 판매의 금지 또는 업무의 전부 또는 일부의 정지를 명할 수 있다.

4.6 과징금처분

의료기기를 이용하는 자에게 심한 불편을 주거나 그 밖에 특별한 사유가 인정되는 때에는 국민건강에 해를 끼치지 아니하는 범위 안에서 업무정지처분에 갈음하여 과징금을 부과할 수 있다.

4.7 청 문

허가의 취소, 영업소의 폐쇄, 품목의 제조 · 수입 및 판매의 금지 또는 업무의 전부 또는 일부의 정지를 명하고자 하는 경우 청문을 실시하여야 한다.

5. 보칙(제40조 내지 제42조)

5.1 제조업자 등의 지위승계

1) 제조업자 등이 사망하거나 그 영업을 양도한 때 또는 법인인 제조업자 등의 합병이 있는 때에는 그 상속인, 영업을 양수한 자 또는 합병 후 존속하는 법인이나 합병에 의하여 설립되는

법인이 그 제조업자 등의 지위를 승계한다.

2) 제조업자 등의 지위를 승계한 상속인이 법 제6조제6항에 해당되어 제조업허가를 받을 수 없는 경우에는 상속 개시일부터 6월 이내에 다른 사람에게 양도하여야 한다.
3) 제조업자 등이 허가를 받거나 신고한 의료기기에 대한 영업을 양도한 때에는 그 영업을 양수한 제조업자 등은 해당품목의 허가 또는 신고에 관한 제조업 등의 지위를 승계한다.

5.2 수수료

의료기기법에 의한 허가를 받거나 신고를 하고자 하는 자는 수수료를 납부하여야 하며, 허가 또는 신고 사항을 변경하고자 하는 경우에도 같다.

6. 경과조치(법 부칙 제2조 내지 제5조)

6.1 허가 등에 관한 경과조치

이 법 시행 당시 종전의 약사법에 의하여 의료기기의 제조업허가, 제조품목허가 또는 수입품목허가를 받거나 제조품목 신고 또는 수입품목 신고를 한 경우, 의료기기 판매업신고를 한 경우에는 이 법에 의하여 허가 또는 신고된 것으로 본다.

6.2 수입업 허가 및 수리업 신고 등에 관한 경과조치

이 법 시행 전에 의료기기 수입·수리 또는 임대를 업으로 하고 있는 자는 이 법이 시행된 날부터 1년 이내에 제14조 내지 제17조의 규정에 각각 적합하도록 하여야 한다.

6.3 고시·처분·명령·지정 및 계속 중인 행위에 관한 경과조치

이 법 시행 전에 약사법에 의하여 행한 고시·처분·명령·지정 그 밖의 행정기관의 행위 또는 각종 신청·신고 그 밖의 행정기관에 대한 행위는 그에 해당하는 이 법에 의한 행정기관의 행위 또는 행정기관에 대한 행위로 본다.

6.4 벌칙 등에 관한 경과조치

이 법 시행 전의 약사법에 위반한 행위에 대한 벌칙 또는 과태료의 적용에 있어서는 약사법에 의한다.

제 2 절 의료기기법 세부 각 조항 해설

1. 의료기기의 등급분류 및 지정에 관한 기준과 절차(제2조)

1.1 등급의 지정절차

식품의약품안전청장은 의료기기를 기구 · 기계, 장치 및 재료별로 대분류하고, 각 대분류군을 원자재, 제조공정 및 품질관리체계가 비슷한 품목군으로 중분류하며, 각 중분류군을 기능이 독립적으로 발휘되는 품목별로 소분류하여 소분류된 품목별로 등급을 정하여 고시한다.

1.2 등급의 재분류 신청 및 지정절차

1) 식품의약품안전청장은 이해관계인 등의 신청이 있거나 재분류의 필요가 있다고 인정되는 경우에는 의료기기위원회의 심의를 거쳐 품목별 등급을 재분류할 수 있다.
2) 재분류를 하는 때에는 잠재적 위해성의 정도와 다음의 기준에 의한 타당성을 검토하여야 한다.
   ① 품목별 설명내용과 해당 의료기기의 사용목적, 용도, 원리, 특성 및 기능 등이 유사한 동일 품목에 해당되는지 여부
   ② 이미 분류되어 지정 · 관리되는 품목과 비교하여 안전성 및 성능이 충분히 확보되어 있는지 여부
3) 등급의 재분류를 신청하고자 하는 자는 별지 제33호서식의 신청서에 다음의 자료를 첨부하여 식품의약품안전청장에게 제출하여야 한다.
   ① 기술문서 등에 관한 자료
   ② 재분류 대상 의료기기와 유사한 다른 의료기기와의 구조 · 원리, 성능, 사용목적, 사용방법 등 기술적 특성의 비교 · 분석에 관한 자료
4) 다목의 규정에 따라 등급의 재분류 신청을 받은 식품의약품안전청장은 이를 90일 이내에 심사 · 결정한 후 그 결과를 신청인에게 통보하고, 이를 고시하여야 한다.

등급별 품목 관리내용

구분	1등급	2등급	3등급	4등급	비고
관리요건	신고	허가	허가	허가	신개발은 필요
기술문서 등 심사	없음	민간심사 가능	민간심사 가능	식품의약품안전청 심사	방사선 관련 품목 및 안전성 · 유효성심사 필요한 품목은 식약청
임상시험	불필요	불필요	불필요	안전성 및 성능이 미흡한 경우	신개발 및 안전성 · 유효성이 미흡한 품목은 필요
GMP 적용률	미적용	85[%]	90[%]	95[%]	

2. 의료기기 제조 및 품질관리기준(제15조)

2.1 적합성 평가

① 이 규칙 제15조제1항 제6호의 규정에 의하여 적합함을 인정받거나 또는 준수상황에 대한 정기심사를 받고자 하는 자는 식품의약품안전청에 등록된 의료기기 품질관리심사기관의 장에게 식품의약품안전청장이 정하는 바에 따라 신청서를 제출하여야 한다.

② 품질관리심사기관의 장은 적합인정 또는 정기심사를 신청한 업소에 대하여 식품의약품안전청 소속 의료기기 감시원 1인을 포함한 심사단을 구성하여 서류검토 및 합동심사를 실시하여야 한다.

③ 품질관리심사기관의 장은 '7-②항목'에 의한 서류검토 및 합동심사 결과, 이 기준에 적합하다고 인정하는 경우에는 식품의약품안전청장이 정하는 바에 따라 "품질관리기준적합인정서"를 발급하여야 하고 그 결과를 식품의약품안전청장에게 보고하여야 한다.

④ 식품의약품안전청장은 품질관리심사기관이 보고한 내용에 따라 관련 규정에 의한 행정조치를 취해야 한다.

2.2 세부기준

식품의약품안전청장은 제조 및 품질관리에 관한 세부사항과 의료기기의 시설 및 품질관리체계를 심사·평가하기 위한 품질관리심사기관의 등록에 필요한 절차·방법·요건 및 관리방법과 이 기준에서 정하지 아니한 사항을 정하여 고시한다.

3. 품질검사시설 및 품질관리체계의 기준(제19조)

3.1 수입업소의 시설

수입업자는 수입업소에 다음 각목의 시설 및 기구를 갖추고 유지하여야 하며, 정기적으로 점검하여 의료기기의 수입 및 품질관리에 지장이 없도록 하여야 한다.

① 수입업무를 행하는 영업소

② 제품을 보관하는 창고

③ 품질관리를 위한 시험이 필요한 경우 시험실과 당해 시험에 필요한 시험시설. 다만, 시험을 위탁하는 경우 위탁시험에 관련된 시험실 또는 시험시설을 갖추지 아니할 수 있다.

3.2 수입업소의 시설기준

① 제품의 수입 시 상태를 유지할 수 있는 시설을 둘 것

② 저온보관시설, 빛가림을 위한 시설을 할 것(제품의 저온보관이 필요하거나 빛을 받는 경우에는 제품의 기능에 지장이 있는 제품의 경우에 한한다)

③ 보관방법이 정하여진 품목을 취급하는 경우에는 그 조건을 유지할 수 있는 시설을 설치할 것

4. 수입 및 품질관리기준(제20조)

4.1 기준서의 종류

수입업자는 수입의료기기의 품질관리를 적절히 이행하기 위하여 제품표준서 및 수입관리 기준서를 작성하여 비치하여야 한다.

4.2 제품표준서

수입업자는 제품 표준서를 품목마다 작성하여야 하며, 제품 표준서에는 각 항목의 사항이 포함되어야 한다.

① 의료기기의 품명 및 형명
② 수입의료기기의 제조업자명 및 제조국명
③ 형상 및 구조 · 완제품의 자가 품질관리 시험규격
④ 법 제19조 내지 법 제22조의 규정에 의하여 의료기기 용기 등에 기재하여야 할 사항
⑤ 설치방법 및 순서(설치관리가 필요한 의료기기에 한한다)
⑥ 멸균방법 · 멸균기준 및 멸균판정에 관한 사항(멸균 의료기기에 한한다)
⑦ 제품표준서의 제정자 및 제정연월일(개정한 경우에는 개정자 · 개정연월일 및 개정사유를 기재한다)

4.3 수입관리 기준서

수입관리 기준서에는 각 항목의 사항이 포함되어야 한다.

① 제품관리 및 시험검사에 관한 사항
② 시험검사결과 판정 및 불합격품의 처리에 관한 사항
③ 시험검사시설의 관리에 관한 사항
④ 수입의료기기의 제조업자와의 연락방법
⑤ 수입의료기기 제조업자의 제조 및 품질관리상황에 대한 확인사항
⑥ 수입관리기준서의 제정자 및 제정연월일(개정한 경우 개정자 · 개정연월일 및 개정사유를 기재한다)

4.4 품질책임자의 지정

수입업자는 수입업소마다 1인 이상의 품질책임자를 두어 품질관리에 관한 업무를 수행하도록 하고, 2인 이상의 품질책임자를 둔 때에는 업무를 분장하여 책임의 한계를 명확하게 하여야 한다.

4.5 품질책임자의 임무

품질책임자는 다음 각 항목의 사항을 이행하여야 한다.

① 품질관리를 적절히 이행하기 위하여 제품표준서 및 수입관리 기준서를 비치 · 활용하여야 한다.
② '5-가 항목'의 서류를 기준으로 하여 작업지시서를 작성하고, 기준에 적합하게 운영되고 있는지

여부를 점검·확인하여야 한다.

③ 수입의료기기의 제조업자가 적정한 제조 및 품질관리를 하고 있는지 여부를 확인하여야 한다.

4.6 수입제품의 품질관리업무

① 수입의료기기의 표시사항 및 포장에 대하여 적합 여부를 확인하고, 그 기록을 작성하여야 한다.

② 수입의료기기 및 부속품의 보관·출하에 대하여 관리기록을 작성하여야 한다.

③ 수입의료기기의 당해 제조소의 품질관리실태에 대한 적합성을 확보하기 위하여 생산국의 정부, 생산국의 정부가 위임한 기관, 식품의약품안전청장이 인정하는 기관에서 해당 수입의료기기를 제조하는 제조소의 품질관리실태가 [별표 3]의 의료기기제조 및 품질관리기준과 동등 이상이거나 국제기준에 적합함을 인정하는 서류로서 2년이 경과되지 아니한 것(유효기간이 기재된 것은 유효기간 이내의 것)을 비치하여야 한다.

④ 제품보관시설을 점검하여 그 기록을 작성하여야 한다.

⑤ 수입의료기기가 중고품일 경우에는 시험검사기관의 검사필증이 붙은 것이 아니면 출하하지 말아야 한다.

4.7 외부품질심사

수입업자는 이 규칙 제20조제1항제5호의 규정에 의한 수입 및 품질관리기준의 준수상황을 식품의약품안전청장이 정하여 고시하는 바에 따라 정기심사를 받아야 한다.

4.8 시정조치

수입업자는 의료기기의 품질에 관하여 불만이 발생한 경우 수입관리자가 그에 대한 원인규명과 시정조치를 취할 수 있도록 관련 절차를 마련하고 이를 이행하여야 한다.

4.9 기 록

수입업자는 다음 각목의 기록을 작성하여 관리하여야 한다.

① 제6호의 수입제품의 품질관리업무에 관련된 기록

② 시정조치에 관한 기록

③ 그 밖에 이 기준에 의한 업무처리에 관한 기록

4.10 교 육

수입업자는 작업원이 맡은 업무를 효과적으로 수행하고 수입의료기기에 대한 품질을 확보할 수 있도록 작업원에 대하여 품질관리에 관한 교육계획을 수립하고 문서로 작성하여 관리하여야 한다.

4.11 적합성 평가

① 제20조제1항제4호의 규정에 따라 이 기준에 적합함을 인정받거나 준수 여부에 대한 정기심사를 받고자 하는 자는 품질관리심사기관의 장에게 식품의약품안전청장이 정하여 고시하는 바에

따라 신청서를 제출하여야 한다.

② 품질관리심사기관의 장은 적합인정 또는 정기심사를 신청한 수입업소에 대하여 식품의약품안전청 소속 의료기기감시원 1인을 포함한 심사단을 구성하여 서류검토 및 합동심사를 실시하여야 한다.

③ 품질관리심사기관의 장은 '11-나항목'에 의한 서류검토 및 합동심사 결과, 이 기준에 적합하다고 인정하는 경우에는 식품의약품안전청장이 정하는 바에 따라 "수입품질관리기준적합인정서"를 발급하여야 하고 그 결과를 식품의약품안전청장에게 보고하여야 한다.

④ 식품의약품안전청장은 품질관리심사기관이 보고한 내용에 따라 관련 규정에 의한 행정조치를 취하여야 한다.

4.12 세부기준

이 기준에서 정하지 아니한 세부사항은 식품의약품안전청장이 정하여 고시한다.

5. 수리업의 시설 및 품질관리체계 기준(제22조)

5.1 시설관리

수리업자는 당해 의료기기의 수리 및 시험에 필요한 시설 및 기구를 갖추어야 한다.

5.2 수리관리 기록서

수리업자는 수리관리기록을 품목마다 작성하여야 하며, 수리관리 기록서에는 다음 사항이 포함되어야 한다.

① 의료기기의 품명 및 형명

② 의료기기의 제조업자(수입업자)명 및 제조국

③ 제조연월일 및 수리연월일

④ 점검확인결과서

⑤ 주요 수리내용

⑥ 수리시설의 관리에 관한 기록

5.3 책임기술자의 임명

수리업자는 수리업무를 책임 관리하는 자로서 수리하는 의료기기의 분야에 관하여 적합한 자격을 가진 책임기술자를 두어야 한다.

5.4 책임기술자의 임무

① 수리관리기록서의 작성·비치 및 활용

② 수리작업 후 적정하게 수리되었는지 여부의 확인·점검

③ 수리 후 결과에 대한 품질보증을 위한 점검확인과 그 결과의 기록·유지

5.5 시정조치

수리업자는 수리한 의료기기의 품질에 관하여 불만이 발생한 경우 **책임기술자로 하여금 그에 대한 원인규명과 시정조치**를 취할 수 있도록 하는 절차를 정하고 이를 이행하여야 한다.

5.6 기 록

다음 기록을 작성하고 이를 유지하여야 한다.

① **수리관리** 업무에 관련된 기록
② **시험검사** 장비를 포함한 수리시설에 관한 기록
③ **시정조치**에 관한 기록
④ 그 밖에 이 기준에 의한 **업무처리**에 관한 기록

제3절 의료기기 품목허가 및 승인신청조항

1. 의료기기 제조품목 허가

1) 근거법령 : 의료기기법 제6조 및 동법시행규칙 제5조
2) 허가대상 : 제조품목 허가를 받고자 하는 자
3) 처리절차
  ① 처리기관 : 식품의약품안전청 종합민원실
  ② 처리기간
    ㉠ 안전성 · 유효성 심사필요 : 80일
    ㉡ 기술문서 심사필요 : 65일
    ㉢ 기술문서 등 심사불필요 : 10일
  ③ 수수료
    ㉠ 안전성 · 유효성 심사필요 : 40,000원
    ㉡ 기술문서 심사필요 : 30,000원
    ㉢ 기술문서 등 심사불필요 : 10,000원
4) 구비서류
  ① 의료기기 제조(수입)품목허가신청서 [별지 제5호 서식]
  ② 제조업 및 품목신고를 득한 후에는 별 3(제조 및 품질관리기준) 실사(KGMP) 후 적합판정을 받아야만 판매 가능
  ③ 최초 이후 품목허가(신고) 신청 시 품목군이 다른 경우 품목허가(신고)를 득한 후 KGMP 적합판정을 받아야 판매 가능(단, 품목군이 동일한 경우 불필요)
  ④ 당해 품목에 대한 시설내역서 및 위탁계약서 사본(제조공정의 일부나 시험을 위탁하는 경우에 한함)

※ 시설내역서 : 기 허가받은 제품과 원자재, 제조공정 및 품질관리체계가 비슷한 형태로 써 동일 유형군일 경우 생략가능

5) 제조 품목 허가시 유의사항

① 형상 및 구조 : [별첨 1]로 하여 다음의 내용 포함

㉠ 개요, 외관 및 구조설명(사진은 컬러), 회로도, 치수 및 중량, 제품의 특성 등

② 원자재 : [별첨 2]로 하여 다음의 내용 포함

㉠ 전기 또는 기계장치인 경우 : 일련번호, 부분품명, 부분품관리번호 또는 원재료명, 규격, 수량, 비고를 표로 작성

㉡ 의료용품 또는 치과재료인 경우 : 일련번호, 명칭, 원재료 또는 성분 및 분량, 규격, 비고를 표로 작성

※ 의료기기기술문서 등 심사에 관한 규정 제12조에 의하여 작성

③ 제조방법 : [별첨 3]으로 하여 다음의 내용 포함

※ 제조공정도(표로 작성), 제조공정도에 대한 자세한 설명

④ 사용목적 : [별첨 4]로 하여 다음의 내용 포함 – 사용목적

⑤ 사용방법 : [별첨 5]로 하여 다음의 내용 포함 – 사용 전 준비사항, 조작순서 및 사용방법, 사용 후 보관방법 등

⑥ 사용 시 주의사항 : [별첨 6]으로 하여 내용 사용 시 주의사항, 보관조건 등 포함

⑦ 포장단위 : 직접기재 또는 [별첨 7]로 하여 기재

⑧ 저장방법 및 유효기간 : [별첨 8]로 하여 기재

⑨ 시험규격 : 시험검사기관에서 적합확인 받은 승인번호 기재

2. 의료기기 제조업 허가

1) 근거법령 : 의료기기법 제6조 및 동법시행규칙 제3조

2) 허가대상 : 의료기기의 제조를 업으로 하고자 하는 자

3) 처리절차

① 처리기관 : 식품의약품 종합정보서비스(KIFDA)를 통해 인터넷 접수 및 식품의약품안전청 종합민원실에 직접 접수

② 처리기간 : 25일

③ 수수료 : 30,000원

4) 구비서류

① 의료기기제조(수입)업 **허가신청서** [의료기기법시행규칙 별지 제1호 서식]

※ 개인사업자 : 대표자의 본적 기재

② 건강진단서로서 발행일부터 6개월 이내만 유효함

법인의 경우 : 법인등기부 등본(담당 공무원 확인 사항)

※ 정신질환자, 마약 그 밖의 유독물질의 중독자에 해당하지 아니함을 증명

③ **법인등기부등본**(법인에 한한다)

④ 제조소의 시설내역서(시설배치도 및 시설, 기구목록)

※ 의료기기허가 등에 관한 규정 별지 제1호 서식에 이용

※ 보관 및 시험을 함에 있어 필요한 시설 또는 기구에 대한 사항 및 제조소, 시험실, 보관소의 전경(디지털 사진)을 첨부

⑤ 위탁계약서 사본 첨부(시험실을 갖추지 아니할 수 있다.)

※ 제조소, 시험실, 보관소의 면적을 확인 할 수 있는 평면도

5) 제조업 허가시 유의사항

제조업허가를 신청하는 때에는 1개 이상의 제조품목허가를 동시에 신청하거나 1개 이상의 제조품목을 동시에 신고하여야 한다.

6) 허가심사 기준

① 구비서류 적정여부 검토(의료기기법시행규칙 제3조 제1항)

② 대표자 결격사유(의료기기법 제6조 제6항) 및 법인 확인

③ 건강진단서 적정 여부(정신질환자, 마약 및 기타 유독물질 중독자가 아님을 증명하는 서류로 6개월이 경과되지 아니한 것)

④ 금치산자·한정치산자 또는 파산자로서 복권되지 아니한 자(본적지 신원조회로 확인)

⑤ 의료기기법을 위반하여 금고 이상의 형의 선고를 받고 그 집행이 종료되지 아니하거나 그 집행을 받지 아니하기로 확정되지 아니한 자(본적지 신원조회로 확인)

※ 공통사항 : 제조업 허가가 취소된 날부터 1년이 경과되었는지 여부

3. 의료기기 수입품목 허가

1) 근거법령 : 의료기기법 제14조 및 동법시행규칙 제18조

2) 허가대상 : 수입품목허가를 받고자 하는 자

3) 처리절차

① 처리기관 : 식품의약품안전청 종합민원실

② 처리기간

㉠ 안전성·유효성 심사필요 : 80일

㉡ 기술문서 심사필요 : 65일

㉢ 기술문서 등 심사불필요 : 10일

③ 수수료

㉠ 안전성·유효성 심사필요 : 40,000원

㉡ 기술문서 심사필요 : 30,000원

㉢ 기술문서 등 심사불필요 : 10,000원

4) 구비서류

① 의료기기 제조(수입)품목 허가신청서 [별지 제3호 서식]

② 기술문서심사결과 통지서

※ 발행일로부터 2년이 경과되지 아니한 것, KIFDA(Korea internet food& drug

administration : 코리아 인터넷 푸드& 드러그 어드미니스트레이션)를 통해 원본을 연계하여 첨부하는 경우에는 종이문서 제출 생략

③ 시험검사 성적서

※ 발행일로부터 2년이 경과되지 아니한 것, KIFDA를 통해 원본을 연계하여 첨부하는 경우에는 종이문서 제출 생략

④ 제조, 판매증명서(정부 또는 정부가 위임한 기관에서 발행)

⑤ GMP(Good Manufactucring Practice) 관련 증명서(생산국 정부, 생산국정부 등에서 시행규칙 별표3 기준 동등이상 인하는 서류)

⑥ 당해 품목에 대한 시설내역서, 위탁계약서 사본

※ 위탁계약서 : 제조공정이의 일부나 시험을 위탁하는 경우에 한정

※ 시설내역서 : 기 허가받은 제품과 원자재, 제조공정 및 품질관리체계가 비슷한 형태로써 동일 유형군일 경우 생략가능

⑦ 일괄검토일 경우

※ 기술문서 검토 자료 및 허가신청 구비서류 전체 : 수입업 및 품목허가(신고)를 득한 후에는 별표 5(수입 및 품질관리기준)실사(KGIP) 후 적합판정을 받아야만 판매 가능하고 최초 이후 품목허가 신청시 품목군이 다른 경우 품목허가를 득한 후 KGIP(Korean German Industrial Park : 코리아 저먼 인더스트리얼 파크)적합판정을 받아야 판매 가능(단, 품목군이 동일한 경우 불필요)

⑧ 제조 · 판매 증명서 및 GMP 증명서(인정 범위 등)

㉠ 제조 · 판매 증명서

㉮ 의료기기법시행규칙 제18조 제1항 제4호에 따라 정부 또는 정부가 위임, 위탁한 기관에서 당해 품목이 적합하게 제조, 판매되고 있음을 증명하는 서류

㉯ 정부 또는 정부가 위임, 위탁한 기관에 따른 인정 범위

ⓐ 정부기관 발행 증명서, 시 · 도 등 지자체 발행 증명서

ⓑ Notified Body(오티파이드 바디) 발행 증명서(유럽)

㉰ 다른 국가에서 위탁제조 등 하는 경우

㉵ 제조의뢰자(제조원) : 미국, 제조자 : 아일랜드 → 미국에서 제조, 판매 증명서 발행(위탁자로서 아일랜드 제조원 명시)

㉱ 유의사항 : 유효기간 준수할 것/ 발행일로부터 2년 또는 표기된 유효기간을 넘지 않아야함

㉡ GMP 관련 증명 : 의료기기법시행규칙 제18조 제1항 제3호에 따라 생산국정부, 생산국정부가 위임한 기관 또는 식품의약품안전청장이 인정하는 기관에서 해당 품목을 제조하는 제조소의 품질관리 실태가 의료기기법시행규칙 별표3에 의한 의료기기제조 및 품질관리기준과 동등 이상이거나 국제기준에 적합함을 인정하는 서류

㉮ 국가기관 발행 GMP certification(써티피케이션) : 인정

㉵ 미국 제조판매증명서의 GMP 언급 인정

㉯ ISO 인정범위

ⓐ 국내 2-4등급, 1등급(멸균) : ISO13485(1996), ISO13485(2003), ISO13485+ISO9001

ⓑ 국내 1등급(비멸균), 해당국에서 의료기기가 아닌 제품 : ISO9001(2000)

ⓒ Notified Body(NB : 노티파이드 바디) 발행 증명서 : 인정(EU 가입국 한정)

ⓓ EU MDD(Medical Devices Directive : 메디컬 디바이시스 다이렉티브) 93/42/EEC 부속서(Annex : 아넥스)

ⓔ 국내 2-4등급, 1등급(멸균) : Annex II(아넥스 투 : 부가하다. 합병하다.)

ⓕ 국내 1등급(비멸균), 해당국에서 의료기기가 아닌 제품 : Annex V

4. 의료기기 수입업 허가

1) 근거법령 : 의료기기법 제14조 및 동법시행규칙 제17조
2) 허가대상 : 의료기기의 수입을 업으로 하고자 하는 자
3) 처리절차

① 처리기관 : 식품의약품안전청 종합민원실

② 처리기간 : 25일

③ 수수료 : 30,000원

4) 구비서류

① 의료기기 수입업 허가신청서 [별지 제1호서식]

② 건강진단서로서 발행일부터 6월이 경과하지 아니한 것(개인에 한함)

※ 정신질환자, 마약 그 밖의 유독물질의 중독자가 아니라는 내용이 있어야 한다.

③ 법인등기부등본(담당 공무원 확인사항)

④ 수입업소의 시설내역서

㉠ 의료기기허가 등에 관한 규정 별지 제1호 서식을 이용

㉡ 보관 및 시험을 함에 있어 필요한 시설 또는 기구에 대한 사항 및 영업소, 시험실, 창고의 전경(디지털 사진)을 첨부

㉢ 시험을 위탁하는 경우 위탁계약서 사본을 첨부(시험실을 갖추지 아니할 수 있다.)

㉣ 영업소, 시험실, 창고의 면적을 확인할 수 있는 평면도

5) 수입업 허가 시 유의사항

수입업허가를 신청하는 때에는 1개 이상의 품목허가를 동시에 신청하거나 1개 이상의 품목을 동시에 신고하여야 한다.

5. 의료기기 수리업 신고

1) 근거법령 : 의료기기법 제15조 및 동법시행규칙 제22조
2) 신고대상 : 의료기기의 수리를 업으로 하고자 하는 자

※ 단, 제조품목허가 등을 받은 자가 자사의 제품을 수리하는 경우는 제외

3) 처리절차
① 처리기관 : 식품의약품안전청 종합민원실
② 처리기간 : 20일
③ 수수료 : 30,000원

4) 구비서류
① 의료기기 수리업 신고시청서 [별지 제23호서식]
② 건강진단서로서 발행일부터 6월이 경과하지 아니한 것(개인에 한함)
※ 정신질환자, 마약 그 밖의 유독물질의 중독자에 해당하지 아니함을 증명
③ 법인등기부등본(법인에 한함)
④ 시설기준(시설배치도 및 기구목록 포함)

5) 의료기기 수리업 신고
① 신고대상 : 의료기기의 수리를 업으로 하고자 하는 자. 단, 제조품목허가 등을 받은 자가 자사의 제품을 수리하는 경우는 제외
② 신고기관 : 식품의약품안전청 종합민원실
③ 구비서류
㉠ 의료기기 수리업 신고서 [별지 제23호서식]
㉡ 법 제6조제6항제1호 및 제3호에 해당되지 아니함을 증명하는 진단서로서 발행일로부터 6월이 경과되지 아니한 것(법인의 경우는 제외)
㉢ 법인등기부등본(법인인 경우에 한함)
⑤ 처리기간 : 20일
⑥ 수수료 : 30,000원
⑦ 시설기준 : 수리실, 시험실, 기타의 전경(디지털 사진)을 첨부 및 면적을 확인할 수 있는 평면도
⑧ 수리업 예외 대상
㉠ 의료기기법 제6조 제2항의 규정에 의한 제조품목허가 등을 받은 자가 자사의 제품을 수리하는 경우 예외
㉡ 의료기기를 수리한 경우에는 상호 및 주소를 해당 의료기기의 용기 또는 외장에 기재

6. 의료기기 기술문서 심사의뢰

"**기술문서**"란 의료기기의 성능 및 안전성 등 품질에 관한 자료로서 당해 품목의 **원자재, 구조, 사용목적, 사용방법, 작용원리, 사용 시 주의사항, 시험규격** 등이 포함된 문서로서 심사의뢰서와 구비서류로 구성(의료기기법 제2조 정의)되며, 심사대상과 구비서류에 따라 [기술문서(변경)심사]와 [안전성, 유효성심사]로 분류됨

1) 근거법령 : 의료기기법 제6조 및 동법시행규칙 제7조
2) 신청대상
① 기술문서 심사대상 : 의료기기법 제6조, 제11조 및 제14조의 규정에 의하여 제조 또는 수

입품목허가(변경허가를 포함)를 받고자 하는 의료기기 중 아래의 안전성, 유효성 대상품목을 제외한 의료기기

② 안전성 · 유효성 심사대상 품목

㉠ 이미 허가받은 사항 중 의료기기의 설계, 재료, 화학적 구성요소, 에너지원, 제조과정 등 제품의 안전성이나 유효성에 영향을 미치는 변경허가를 받고자 하는 품목

㉡ 신개발의료기기와 법 제3조 및 식품의약품안전청장이 정한 의료기기품목 및 품목별 등급에 관한 규정 제2조의 규정에 의한 4등급 품목 중 안전성, 유효성이 확인되지 아니한 의료기기

㉢ ㉡에 해당하는 수출용, 군수용 또는 관수용 의료기기를 국내 시판용으로 허가조건을 변경하고자 하는 경우로서 이미 허가받은 제품과 본질적으로 동등하지 아니한 품목

3) 처리절차

① 처리기관 : 식품의약품안전청 종합민원실

② 처리기간

㉠ 안전성 · 유효성 심사대상 : 70일

㉡ 기술문서 심사대상 : 55일

㉢ 기술문서 변경심사 : 32일

③ 수수료

㉠ 안전성 · 유효성 심사대상 : 30,000원

㉡ 기술문서 심사대상 : 20,000원

㉢ 기술문서 변경심사 : 20,000원

4) 구비서류

① 의료기기 기술문서 등 심사의뢰서(의료기기법 시행규칙 별지 제7호 서식)

② 기술문서 등 심사 첨부자료

구분	심사대상	첨부 서류
기술문서(변경) 심사	2, 3, 4등급	• 사용목적에 관한 자료 • 물리 · 화학적 특성에 관한 자료 • 전기 · 기계적 안전에 관한 자료 • 생물학적 안전에 관한 자료 • 방사선에 관한 안전성 자료 • 전자파장해에 관한 자료 • 성능에 관한 자료 • 시험규격 및 실측치에 관한 자료
안전성, 유효성 심사	• 신개발의료기기 • 미리허가품목과상이(사용목적, 작용원리, 원자재 등)하여 안전성, 유효성에 영향을 미치는 의료기기	상기 자료 및 하기 자료 추가 • 기원 및 개발경위에 관한 자료 • 안정성에 관한 자료 • 임상시험에 관한 자료 • 외국의 사용현황 등에 관한 자료 • 비교검토 및 특성에 관한 자료

7. 의료기기 임상시험계획 승인신청

1) 근거법령 : 의료기기법 제10조 및 의료기기법시행규칙 제12조 · 제13조
2) 신청대상 : 의료기기로 임상시험을 하고자 하는 자
3) 처리절차
   ① 처리기관 : 식품의약품안전청 종합민원실
   ② 처리기간 : 30일
   ③ 수수료 : 없음
4) 구비서류
   ① 임상시험계획승인신청서 [별지 제15호서식]
   ② 임상시험계획서
5) 임상시험계획서에 포함되어야 할 사항
   ① 임상시험의 명칭, 임상시험실시기관의 명칭 및 소재지
   ② 임상시험의 책임자 · 담당자 및 공동연구자의 성명 및 직명
   ③ 임상시험용 의료기기를 관리하는 관리자의 성명 및 직명
   ④ 임상시험의뢰자의 성명 및 주소
   ⑤ 임상시험의 목적 및 배경
   ⑥ 임상시험용 의료기기의 사용목적(대상질환 또는 적응증을 포함)
   ⑦ 피험자의 선정기준 · 제외기준 · 인원 및 그 근거
   ⑧ 임상시험기간
   ⑨ 임상시험방법(사용량 · 사용방법 · 사용기간 · 병용요법 등)
   ⑩ 관찰항목 · 임상검사항목 및 관찰검사방법
   ⑪ 예측되는 부작용 및 사용시 주의사항
   ⑫ 중지 · 탈락기준
   ⑬ 성능의 평가기준
   ⑭ 평가방법 및 해석방법(통계분석방법에 의함)
   ⑮ 부작용을 포함한 안전성의 평가기준 · 평가방법 및 보고방법
   ⑯ 피험자동의서 서식
   ⑰ 피험자의 안전보호에 관한 대책
   ⑱ 임상시험 후 피험자의 진료에 관한 사항
   ⑲ 피해자 보상에 대한 규약
   ⑳ 그 밖에 임상시험을 안전하고 과학적으로 실시하기 위하여 필요한 사항
   ㉑ 임상시험용 의료기기가 [별표 2](제조시설 및 품질관리체계의 기준)의 제조소의 시설기준에 적합한 시설에서 제조되고 있음을 입증하는 자료
   ㉒ 기술문서 및 안전성 · 유효성에 관한 자료

8. 의료기기 의료기기 해당여부 질의

1) 근거법령 : 의료기기 등급 분류 및 지정 등에 관한 규정 제4조
2) 신청대상 : 제조 또는 수입하고자 하는 제품이 의료기기에 해당하는지의 여부를 질의하고자 하는 민원인
3) 처리절차
   ① 처리기관 : 식품의약품안전청 종합민원실
   ② 처리기간 : 7일
   ③ 수수료 : 없음
4) 구비서류
   ① 의료기기 해당여부 질의 공문
   ② 당해 제품의 용도 및 사용목적에 관한 자료
   ③ 당해 제품의 형상 및 구조, 원자재, 성능, 사용목적, 사용방법 등에 관한 자료
   ④ 기타 당해 제품에 대한 규격 등에 관한 자료

9. 의료기기 의료기기 허가절차 흐름도

1) 제조(수입)하고자 하는 품목에 대한 기술문서 등 심사 의뢰 및 시험검사성적서 발급
2) 기술문서 심사결과 통지서 및 시험검사성적서를 첨부하여 식약청에 제조(수입)업 허가와 동시에 제조(수입)품목 허가신청
3) 허가증을 교부받은 후 품질검사기관에 GMP 신청
4) GMP 실사 후 적합판정을 받은 경우에 한하여 제조(수입) 판매가 가능

제 4 절 우리나라의 제조물책임법(PL법)

제1조(목적) 이 법은 제조물의 결함으로 인하여 발생한 손해에 대한 제조업자 등의 손해배상책임을 규정함으로써 피해자의 보호를 도모하고 국민생활의 안전향상과 국민경제의 건전한 발전에 기여함을 목적으로 한다.

제2조(정의) 이 법에서 사용하는 용어의 정의는 다음과 같다.

1. "제조물"이라 함은 다른 동산이나 부동산의 일부를 구성하는 경우를 포함한 제조 또는 가공된 동산을 말한다.
2. "결함"이라 함은 당해 제조물에 다음 각 목의 1에 해당하는 제조 · 설계 또는 표시상의 결함이나 기타 통상적으로 기대할 수 있는 안전성이 결여되어 있는 것을 말한다.
   가. "제조상의 결함"이라 함은 제조업자의 제조물에 대한 제조 · 가공상의 주의의무의 이행여부에 불구하고 제조물에 원래 의도한 설계와 다르게 제조 · 가공됨으로써 안전하지 못하게 된 경우를 말한다.

나. "설계상의 결함"이라 함은 제조업자가 합리적인 대체설계를 채용하였더라면 피해나 위험을 줄이거나 피할 수 있었음에도 대체설계를 채용하지 아니하여 당해 제조물이 안전하지 못하게 된 경우를 말한다.

다. "표시상의 결함"이라 함은 제조업자가 합리적인 설명·지시·경고 기타의 표시를 하였더라면 당해 제조물에 의하여 발생될 수 있는 피해나 위험을 줄이거나 피할 수 있었음에도 이를 하지 아니한 경우를 말한다.

3. "제조업자"라 함은 다음 각 목의 자를 말한다.

가. 제조물의 제조·가공 또는 수입을 업으로 하는 자

나. 제조물의 성명·상호·상표 기타 식별 가능한 기호 등을 사용하여 자신을 가목의 자로 표시한 자 또는 가목의 자로 오인시킬 수 있는 표시를 한 자

제3조(제조물책임) ① 제조업자는 제조물의 결함으로 인하여 생명·신체 또는 재산에 손해(당해 제조물에 대해서만 발생한 손해를 제외한다)를 입은 자에게 그 손해를 배상하여야 한다.

② 제조물의 제조업자를 알 수 없는 경우 제조물을 영리목적으로 판매·대여 등의 방법에 의하여 공급한 자는 제조물의 제조업자 또는 제조물을 자신에게 공급한 자를 알거나 알 수 있었음에도 불구하고 상당한 기간 내에 그 제조업자 또는 공급한 자를 피해자 또는 그 법정대리인에게 고지하지 아니한 때에는 제1항의 규정에 의한 손해를 배상하여야 한다.

제4조(면책사유) ① 제3조의 규정에 의하여 손해배상책임을 지는 자가 다음 각 호의 1에 해당하는 사실을 입증한 경우에는 이 법에 의한 손해배상책임을 면한다.

1. 제조업자가 당해 제조물을 공급하지 아니한 사실
2. 제조업자가 당해 제조물을 공급한 때의 과학·기술수준으로는 결함의 존재를 발견할 수 없었다는 사실
3. 제조물의 결함이 제조업자가 당해 제조물을 공급할 당시의 법령이 정하는 기준을 준수함으로써 발생한 사실
4. 원재료 또는 부품의 경우에는 당해 원재료 또는 부품을 사용한 제조물 제조업자의 설계 또는 제작에 관한 지시로 인하여 결함이 발생하였다는 사실

② 제3조의 규정에 의하여 손해배상책임을 지는 자가 제조물을 공급한 후에 당해 제조물에 결함이 존재한다는 사실을 알거나 알 수 있었음에도 그 결함에 의한 손해의 발생을 방지하기 위한 적절한 조치를 하지 아니한 때에는 제1항 제2호 내지 제4호의 규정에 의한 면책을 주장할 수 없다.

제5조(연대책임) 동일한 손해에 대하여 배상할 책임이 있는 자가 2인 이상인 경우에는 연대하여 그 손해를 배상할 책임이 있다.

제6조(면책특약의 제한) 이 법에 의한 손해배상책임을 배제하거나 제한하는 특약은 무효로 한다. 다만 자신의 영업에 이용하기 위하여 제조물을 공급받은 자가 자신의 영업용 재산에 대하여 발생한 손해에 관하여 그와 같은 특약을 체결한 경우에는 그러하지 아니하다.

제7조(소멸시효 등) ① 이 법에 의한 손해배상의 청구권은 피해자 또는 그 법정대리인이 손해 및 제3조의 규정에 의하여 손해배상책임을 지는 자를 안 날부터 3년간 이를 행사하지 아니하면 시효로 인하여 소멸한다.

② 이 법에 의한 손해배상의 청구권은 제조업자가 손해를 발생시킨 제조물을 공급한 날부터 10년 이내에 이를 행사하여야 한다. 다만, 신체에 누적되어 사람의 건강을 해하는 물질에 의하여 발생한 손해 또는 일정한 잠복기간이 경과한 후에 증상이 나타나는 손해에 대하여는 그 손해가 발생한 날로부터 기산한다.

제8조(민법의 적용) 제조물의 결함에 의한 손해배상책임에 관하여 이 법에 규정된 것을 제외하고는 민법의 규정에 의한다.

제 5 절 대한민국 의료기기 관리제도(GMP 제도를 중심으로)

1. 의료기기법의 제정 목적 및 배경

(1) 제정 목적

의료기기의 제조·수입 및 판매 등에 관한 사항을 규정함으로써 의료기기의 효율적인 관리를 도모하고 나아가 국민보건향상에 기여함을 목적으로 한다.

(2) 제정 배경

① 의약품 중심의 약사법으로는 임상적 측면과 기기적 측면이 조화된 관리체계구축에 한계가 있다.
② GHTF(Global Harmonization Task Force : 글로벌 허모나이제이션 테스크 포스)현 등 국제환경변화에 따른 시의적절한 약사법령개정의 어려움이 있다.
③ 의료기기산업의 활성화 및 국제경쟁력 강화하기 위해서 제정한다.

2. 의료기기 관리제도

(1) GMP 측면

① 2004.5.30. 이전 : 우수의료기기제조 및 품질관리기준(식약청고시) → 권장사항
② 2004.5.30. 이후 : 의료기기제조·수입 및 품질관리기준(식약청고시) → 의무사항
- 약사법에 의거 허가받은 기존 업소에 대하여는 2007. 5. 30까지 적용 유예한다.

3. 우리나라 의료기기의 분류체계

① 등급별 분류 : 4개 등급
② 유형군별 분류 : 6개 유형군
㉠ 전기를 사용하지 않는 의료기기
㉡ 전기를 사용하는 의료기기
㉢ 방사선을 발생하거나 사용하는 의료기기(제조공정에서 방사선을 취급하는 경우를 포함한다.)
㉣ 레이저 등 인체에 중대한 영향을 주는 광을 발생하는 의료기기

ⓜ 의료용품

ⓗ 치과재료

③ 품목군별 분류 : 39개 품목군

4. 우리나라 의료기기 제도관리 조직

(1) 보건복지가족부

보건복지가족부(Ministry for Health, Welfare and Family Affairs : 미니스트리 포 헬스,웰페어 앤드 페밀리 어페어)(행정주체)는 보건위생과 식품 및 방역, 의정과 약정 따위의 국민 보건에 관한 사무와 의료보험 및 국민연금, 극빈 소외계층에 대한 지원 따위의 사회복지 증진에 관한 사무 및 여성복지에 관한 사무를 수행하는 대한민국의 중앙 행정기관이다. 2008년 2월 29일 국가청소년 위원회+(여성가족부의 가족 · 보육업무)+(기획예산처 양극화민생대책본부의 업무)를 통합하여 보건복지가족부로 개편되었다.

① 의료기기 관련 정책에 관한 종합계획을 수립 및 조정한다.

② 의료기기 법령 제 · 개정에 관한 사항(의료기기법, 의료기기법시행령, 의료기기법시행규칙) 등을 행한다.

(2) 식품의약품안전청(KFDA)(행정주체)

식품의약품안전청(Korea Food & Drug Administration : 코리아 푸드 앤드 드러그어드미니스트레이션 : KFDA), 줄여서 식품의약품안전청은 전향적이며 예방 중심적인 식품 · 의약품 체계의 구축운영을 통하여 국민의 기대에 부응하고, 관련 산업의 경쟁력 향상에 기여하고자 설립된 대한민국 보건복지가족부 산하의 행정기관이다.

① 의료기기 제조업 · 수입업 및 품목을 허가한다.

② 의료기기의 제조 · 수입 및 품질관리 기준에 관한 사항 등을 점검한다.

(3) 품질관리심사기관(민간 인증기관)

① 의료기기제조 · 수입 및 품질관리기준 적합성 평가 및 적합 인정서를 발급한다.

② 산업기술시험원, 한국전기전자시험연구원, 한국화학시험연구원, 한국생활환경시험원 등이 있다.

5. 식품의약품안전청 의료기기 관리조직

(1) 의료기기 관리

① 의료기기 안전국

㉠ 의료기기 안전정책과 : 의료기기 제조업 · 수입업의 허가 및 품목허가, 임상시험계획(변경)의 승인 및 관리

㉡ 의료기기 허가심사팀

㉢ 의료기기관리과 : 의료기기의 품질관리 및 안전성에 관한 정보의 관리

㉣ 의료기기품질관리과 : 의료기기 품질관리에 관한 종합계획, 수립, 시행 품질관리 심사기관의 등록, 지도, 감독

② 의료기기 평가부

㉠ 의료기기기준과 : 의료용 기구기계(전기 또는 자기를 이용하지 않는 기구기계), 치과재료 및 의료용품의 기술문서 심사 및 심사기관의 심사원 교육

㉡ 전자의료기과 : 의료용 기구기계(전기 또는 자기를 이용하는 것)의 기술문서 심사 및 심사기관의 심사원 교육

㉢ 방사선표준과 : 방사선측정기의 교정 및 표준유지

㉣ 방사선안전과 : 의료용방사선 방어설비 안전성 검토, 감시

6. 우리나라 의료기기 GMP 제도의 법규 형식

(1) 의료기기 제조업자

① 의료기기 제조업자의 의무(2008. 2. 29. 개정)

㉠ 제조업자는 제6조 제4항의 규정에 의한 시설 및 품질관리체계를 유지하여야 하며, 그 밖에 제조 및 품질관리(자가 시험을 포함한다.) 또는 생산관리에 관하여 보건복지가족부령이 정하는 사항을 준수하여야 한다.

㉡ 제조업자는 보건복지가족부령이 정하는 바에 따라 의료기기의 생산실적 등을 식품의약품안전청장에게 보고하여야 한다.

② 의료기기 제조 및 품질관리기준

참조(의료기기법시행규칙 [별표 3])

③ 의료기기제조 및 품질관리기준 적합성 평가기준 및 평가표

참조(의료기기제조 · 수입 및 품질관리기준(식약청고시) [별표 1])

(2) 의료기기 수입업자

① 의료기기 수입업자의 의무

㉠ 보건위생상 위해가 없도록 영업소의 시설을 위생적으로 관리할 것

㉡ 출고된 의료기기가 안전성 및 유효성을 해치거나 품질이 불량한 경우에는 지체 없이 회수하는 등의 시정조치 후 그 결과를 식약청에 보고하되, 그 기록을 2년 이상 보존할 것

㉢ 허가를 받거나 신고한 품목과 안전성 및 유효성과 관련된 새로운 자료나 정보를 알게 된 경우에는 보고하고 필요한 안전대책을 강구할 것

㉣ 수입 및 품질관리기준을 준수하고 동 기준에 적합함을 판정받은 수입 의료기기를 판매할 것

㉤ 대외무역법에 따라 지식경제부 장관이 공고하는 의료기기의 수출입요령과 식품의약품안전청장이 정하는 수입의료기기의 관리에 관한 규정을 준수할 것

㉥ 중고의료기기를 수입하는 경우에는 시험검사기관의 검사필증을 부착하여 판매할 것

㉦ 수입업자는 전년도의 수입실적을 매년 4월 15일까지 식품의약품안전청장에게 보고하여야 한다.

② 수입 및 품질관리기준
참조(의료기기법시행규칙 [별표 5])
③ 의료기기수입 및 품질관리기준 적합성 평가기준 및 평가표
참조(의료기기제조 · 수입 및 품질관리기준(식약청신고시) [별표 2])

7. GMP 관련 제조 · 수입업자 준수사항 비교

의료기기제조 · 수입 및 품질관리기준 적합성 평가기준을 표로 나타내었다.
① 의료기기 제조 · 수입 및 품질관리기준 [별표 1]
② 의료기기 제조 · 수입 및 품질관리기준 [별표 2]

의료기기제조 · 수입 및 품질관리기준 적합성 평가기준

의료기기제조 및 품질관리기준 적합성 평가기준 (고시 별표 1)		의료기기수입 및 품질관리기준 적합성 평가기준(고시 별표 2)
1. 목적		1. 기준서의 작성 · 비치
2. 적용범위		2. 제품표준서
3. 인용규격 및 용어의 정의		3. 수입관리기준서
4. 품질경영시스템	4.1 일반 요구사항 4.2 문서화 요구사항	4. 품질책임자의 지정
5. 경영책임	5.1 경영의지 5.2 고객중심 5.3 품질방침 5.4 기획 5.5 책임과 권한 및 의사소통 5.6 경영검토	5. 품질책임자의 임무
6. 자원관리	6.1 자원의 확보 6.2 인적자원 6.3 기반시설 6.4 작업환경	6. 수입제품의 품질관리업무
7. 제품실현	7.1 제품실현의 기획 7.2 고객 관련 프로세스 7.3 설계 및 개발 7.4 구매 7.5 생산 및 서비스 제공 7.6 모니터링 및 측정 장비의 관리	7. 시정조치
8. 측정, 분석 및 개선	8.1 일반 요구사항 8.2 모니터링 및 측정 8.3 부적합 제품의 관리 8.4 데이터의 분석 8.5 개선	8. 기록
		9. 교육

8. 의료기기제조 · 수입 및 품질관리기준 적합성 평가

적합성평가 업무는 다음과 같다.

① 대 상 : 의료기기 제조 · 수입업소

② 기 준 : 의료기기제조 · 수입 및 품질 관리기준에 준하여 평가한다.

③ 기 관 : 품질관리심사기관

④ 방 법 : 식품의약품안전청 · 품질관리심사기관 합동심사

㉠ 제15조 제1항 제6호의 규정에 의하여 이 기준에 적합함을 인정받거나 또는 준수상황에 대한 정기심사를 받고자 하는 자는 식품의약품안전청에 등록된 의료기기 품질관리심사기관의 장에게 식품의약품안전청장이 정하는 바에 따라 신청서를 제출하여야 한다.

㉡ 품질관리심사기관의 장은 적합인정 또는 정기심사를 신청한 업소에 대하여 식품의약품안전청 소속 의료기기 감시원 1인을 포함한 심사단을 구성하여 서류검토 및 합동심사를 실시하여야 한다.

㉢ 품질관리심사기관의장은 '㉡ 항목'에 의한 서류검토 및 합동심사 결과의 기준에 적합하다고 인정하는 경우에는 식품의약품안전청장이 정하는 바에 따라 "품질관리기준적합인정서"를 발급하여야 하고 그 결과를 식품의약품안전청장에게 보고하여야 한다.

㉣ 식품의약품안전청1연구원

㉤ 한국화학시험연구원

9. 의료기기제조 수입 및 품질관리기준 적합성 평가 절차도

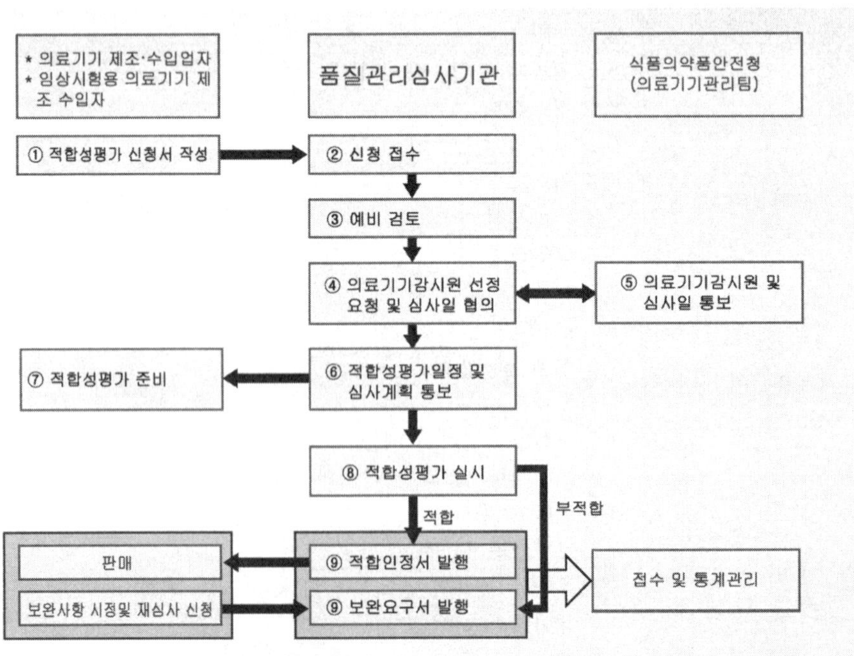

의료기기제조 수입 및 품질관리기준 절차도

10. 적합성 평가에서의 참고사항

(1) 적합성 평가결과 부적합

적합성 평가결과 현장 재심사가 필요한 중대한 보완사항이 있는 경우 적합성 평가를 실시한 날로부터 3개월 이내의 기한을 정하여 보완요구한 후 현장재심사를 실시하고, 현장재심사가 필요하지 아니한 경미한 보완사항이 있는 경우에는 적합성 평가를 실시한 날로부터 20일 이내의 기한을 정하여 보안요구한 후, 제출된 보안(시정) 결과에 대하여 서류 재심사 실시한다. 보안요구 기한 내에 보안되어 재심사 신청이 이루어지지 아니한 경우 부적합 통보를 받는다.

품질관리심사기관의 장은 제3항의 규정에 의한 적합성평가 결과를 적합성 평가를 실시한 날로부터 7일 이내에 별지 제3호 서식에 의하여 식품의약품안전청장에게 보고하여야 한다.

(2) 정기심사

의료기기제조·수입업자는 3년에 1회 이상 정기심사를 받아야 하며 정기심사 60일 전까지 품질관리심사기관에 신청하여야 한다.

(3) 심사 동시 실시

품질관리기준의 적합성 평가를 받고자 하는 자가 ISO 13485, CE 인증 등에 대한 심사를 함께 신청한 경우 품질관리기준의 적합성 평가와 ISO13485, CE 인증 등에 대한 심사를 동시에 실시할 수 있다.

(4) 품질관리기준 적합성 평가 품목군 및 등급분류

① 품질관리제도의 취지 및 다양한 의료기기의 특성 등을 고려
② 기존에 적용해 온 39개 품목군과 위해 등급(1등급/2·3·4등급)으로 구분

11. 품질관리심사기관 평가지도 감독

(1) 감독기관 : 식품의약품안전청 의료기기관리팀

(2) 대상기관

① 산업기술시험원
② 한국화학시험연구원
③ 한국전기전자시험연구원
④ 한국생활환경시험연구원

(3) 기준 : 품질관리 심사기관 관리운영기준(의료기기제조·수입 및 품질관리기준 [별표3])

① 품질관리심사기관의 요건
② 품질관리심사기관의 직원 및 심사단의 구성요건
③ 심사업무 절차(식품의약품안전청 승인 세부운영기준)

④ 이의 불만 및 분쟁 처리절차

(4) 처분 : 시정명령 또는 1년 이내 업무정지

* 의료기기법, 의료법 식품의약품안전청 홈페이지(http://www.kfda.go.kr) 참조 요망함

참고문헌

1. 《기초전기전자공학(Electronics Fundamentals)》, Floyd 원저, 김종수 외 공역, 청문각
2. 《디지털 논리회로 설계와 실험》, 이기학 · 백주기 공저, 성안당
3. 《디지털 의료영상학》, 정환 · 이완 · 기문찬 공저, 정문각
4. 《동력배선실기》, 박원규 저, 한국산업인력공단
5. 《자동화를 위한 센서의 기초와 활용》, 김상진 · 왕종배 공저, 연학사
6. 《센서공학(Sensor&Transducer)》, 이덕출 · 공용혁 · 김성남 · 나승권 · 장창현 공저, 엔트미디어
7. 《심전도 단기완성 및 심전도해설》, 전종영, 김형욱, 고려의학
8. 《알기 쉬운 릴레이와 시퀀서》, 岡本裕生 著 · 李永實 譯, 성안당
9. 《알기 쉬운 자동 제어》, 김원배 · 나승권 · 문명룡 · 이재규 · 조명현 · 차익수 공저, 동일출판사
10. 《의공실무》, 나승권, 상학당
11. 《의료기기 응용회로》, 나승권, 상학당
12. 《의료전기회로(병원전기설비)》, 나승권, 상학당
13. 《전기 · 전자 측정》, 김선태 외 5인 공저, 한국직업능력 개발원
14. 《전자회로의 이해》, 김평호 · 나승권 · 이동원 · 최성재 공저, 남두도서
15. 《초급자를 위한 PSPICE 활용》, 황락훈 · 조문택 · 이충식 · 나승권 공저, 동일출판사
16. 《최신 전자기초실습》, 임승하 · 황호웅 · 나승권 · 이종성 공저, 남두도서
17. 《PSPICE와 PSIM 시뮬레이션중심의 전력전자공학》, 서영수 · 황락훈 · 조문택 · 심광영 · 곽동걸 · 채수형 · 나승권 공저, 동일출판사
18. 《현대 기초의학 및 의공학》, 나승권, 도서출판 상학당, 2007, 2009
19. 《현대 의용전자공학》, 나승권, 도서출판 상학당, 2007, 2009
20. 《현대 의료기기》, 나승권, 도서출판 상학당, 2007, 2009
21. 《현대 의용기계공학》, 나승권, 도서출판 상학당, 2007, 2009
22. 《현대 의료안전 · 법규 및 정보》, 나승권, 도서출판 상학당, 2007, 2009
23. Analog Integrated Circuit Application, Michael Jacob, Prentice hall
24. Basic Engineering Circuit Analysis, David Irwin, Wiley
25. Design of Pulse Oxieter, Webster, Institute of Physics publishing
26. Fundamentals of Analog Circuit, Floyd, Prentice Hall
27. Fundamentals of biomechanics, Nihat Ozkaya, Springer
28. Logic and Computer Design Fundamentals, Morris Mano, Prentice Hall
29. Lower-limb prosthesis : including prosthetist's supplement, New York University Medical Center

찾아보기

□ 저자 약력 □

■ 나 승 권

- 충북 세명대학교 일반대학원 전기전자학과 졸업(전력전자 및 자동제어 전공, 공학석사)
- 충북 세명대학교 일반대학원 전기전자학과 졸업(의공학 및 전력전자응용전공, 공학박사)
- 강원 상지영서대학, 의료시스템정보과 강의(현)
- 한국폴리텍Ⅲ대학 원주캠퍼스 의용공학과 교수(현)
- 한국산업인력공단 의공(산업)기사, 의료전자기능사 이론, 실기 출제(검토, 채점)위원(현)
- (재)원주의료기기테크노밸리 의료기기자문위원(현)
- 한국산업단지공단 클러스터추진단 기술과제 평가위원(현)
- 강원지식재산권 서포터즈 위원회 위원(현)
- 강원테크노파크 입주기업심의위원회(의료기기) 평가위원(현)
- 메디칼디바이스저널, 기술편집 자문위원(현)
- ㈜ED, (주)메디아나, ㈜씨유메디칼시스템, ㈜메디즌, ㈜엠에스믹스미작헌, ㈜태연메디칼 ㈜대화기기, ㈜메디칼써프라이, ㈜리스템, ㈜에이아이랩, ㈜바이오프로테크 의료기술 자문위원(현)
- TUV Korea Ltd. TUV Suddeutschland Group(Medical-Health-Service부서), 의료기기자문 및 외래교수(현)
- ISO 9001 : 2008(국제심사원), (재)키캅연구소 전문위원(서비스 품질, 우수기업 인증원)
- 대한의용생체공학회, 대한의공협회, 한국의료정보교육협회, 산단공혁신클러스터, 한국산업기술재단, 대한전력전자학회, 한국산학기술학회, 대한전기학회 회원

의료기기운용

2011년 10월 25일 1판 1쇄 발행

저 사 나 승 권
발행인 남 승 우

발행처 도서출판 상尙 학學 당堂

서울시 동작구 사당로9가길 6(사당동 220-43)
TEL : 02) 595-1692~4
FAX : 02) 595-1394
E-mail : namdoo6@unitel.co.kr
신고 : 2-155호 (1968. 11. 29)

정가 28,000원

ISBN 978-89-6587-036-4 93560

〈디자인〉 편집 엄해숙 / 표지 토틀컴